しっかり学べる！最新MRIスタンダード

MRI from Picture to Proton
Third Edition

Donald W. McRobbie
South Australian Medical Imaging, Adelaide, Australia

Elizabeth A. Moore
Global MR R&D, Royal Philips, the Netherlands

Martin J. Graves
Cambridge University Hospitals, Cambridge, UK

Martin R. Prince
Weill Cornell Medical College, Cornell University

訳

百島 祐貴
慶應義塾大学病院予防医療センター 副センター長

押尾 晃一
慶應義塾大学医学部放射線診断科 専任講師

メディカル・サイエンス・インターナショナル

以下の方々に謝意を表します．Dr Marc Agzarian，Gregory Brown，Patrick Revel，Kathryn McClintock．

DWMcR

MRIの世界でインスピレーションを与えてくれた友人諸君に本書を捧げます（お名前を挙げずとも誰かわかるでしょう）．

EAM

家族，友人，そして同僚の皆さんへ．

MJG

ケンブリッジ大学出版局（CUP）の編集スタッフ諸氏，特にKirsten Bot氏，故Richard Marley氏の支援なくして本書は完成しなかったでしょう．

Authorized translation of the original English edition,
"MRI from Picture to Proton", Third Edition
by Donald W. McRobbie, Elizabeth A. Moore, Martin J. Graves, Martin R. Prince

Copyright © Donald W. McRobbie, Elizabeth A. Moore, Martin J. Graves and Martin R. Prince 2003, 2007, 2017
All rights reserved.

This translation of "MRI from Picture to Proton" Third Edition is published by arrangement with Cambridge University Press, University Printing House, Shaftesbury Road, Cambridge CB2 8BS, UK

© First Japanese Edition 2018 by Medical Sciences International, Ltd., Tokyo

Printed and Bound in Japan

訳者序文

　本書はMRIの基礎，原理の入門書である．扱われている範囲は，磁気共鳴現象，パルス系列の基本から始まり，fMRIなど最新の技術まで広く包括的である．以下，本書の特色を具体的にいくつか挙げ，あわせて効率的な読み方のアドバイスとする．

1. 実際から始めて原理へ立ち戻って解説している

　原題の「Picture to Proton」が表す通り，まず画像から入り，必要に応じて理論に進むという方針を貫き，放射線技師，臨床検査技師はもとより，臨床医，放射線科医，医学生の誰もが無理なく理解できるように配慮されている．序文(1章)に書かれている通り，エンジンの構造を知らなくても車は運転できるが，運転しているうちにエンジンの構造も自ずから理解できるようになり，さらに詳しく車の構造を勉強すればさらに運転も上手になる，という姿勢が本書の基本であり，最大の特長である．

2. 読者の学習段階，知識レベルに応じて読める

　本書は，基本的な解説を本文に集中し，発展事項はBOXの形で囲み記事として各所にまとめられている．著者も述べている通り，入門者はまずBOXを飛ばして一通り目を通し，2回目以降は適宜興味のあるBOXも読むようにすることで，無駄なく知識を広げることができる．すでに知識のある読者は，そのレベルに応じて必要なBOXを選んで読むことができる．

3. 数式を使ってきちんと説明している

　MRIの入門書のなかには，できる限り数式を使わないで説明するものも少なくない．一見魅力的なアプローチであるが，確固たる物理学の枠組みのうえに成り立つMRIのことなのでどうしても無理があり，言葉だけの説明はかえって混乱の元になりうる．ならば初めから，理解できる範囲の数式を導入する方が見通しもよいし，結局短時間で目的を達することができる．本書はもっぱらこの立場で，冒頭から躊躇なく数式を使ってきちんと「手を抜かずに」説明している．しかしレベルは大学初年級程度の数学にとどまっており，医療に携る読者であれば，必要に応じて教科書を復習すれば十分に理解できる範囲である．

4. 相互参照が豊富である

　原著には随所に他章，他項への相互参照が記載されているが，訳出にあたってさらにこれを補完，追加した．読者は，多少面倒でもこの参照を追うことにより，複雑なMRIの知識体系をより立体的，総合的に把握することができる．

　なお，本書は原書第3版(2017年発行)の翻訳であるが，原書第1版(2003年)は，神戸大学杉村和朗教授の監訳の下「標準MRI─画像・図から学ぶ基礎と臨床応用」(2004年，オーム社)として訳出されている．その内容は10年以上を経て大きく変化しているが，基本構成はほぼ変わりない．新たな翻訳を快く任せていただいた杉村先生には深く御礼申し上げる次第である．

　翻訳にあたっては，放射線科医の百島がまず全文を翻訳し，医師であると同時にFSEやGRASEの開発者でもあるMR研究者の押尾が技術的な面をチェックし，必要に応じて訳注を加えた．最後になったが，常に完璧といえる綿密な編集作業をしていただいた編集部の正路修氏に深謝する．

2018年8月

訳者を代表して　　百島　祐貴

目次

訳者序文——iii
略語集——viii

1章　MR はおもしろい——1

1.1　ロケットサイエンスではありませんが，
　　　MRI はもっと素晴らしいものです——1
1.2　医用画像の歴史——1
1.3　本書の利用法——6

Part I　入門（基礎）編

2章　MRI 入門——11

2.1　はじめに——11
2.2　MRI 検査室にようこそ——11
2.3　MRI の安全——14
2.4　インプラントと金属異物——17
2.5　検査の実際——19
2.6　MRI 技師のブログ——22

3章　画像コントラスト——26

3.1　はじめに——26
3.2　基本的な略語——27
3.3　T2 強調像——27
3.4　FLAIR——28
3.5　T1 強調像——29
3.6　造影 T1 強調像——29
3.7　STIR——30
3.8　プロトン密度強調像——32
3.9　グラジエントエコー法——35
3.10　造影剤——37
3.11　MR 血管撮像——38
3.12　拡散強調画像——39

4章　パルス系列——41

4.1　はじめに——41
4.2　パルス系列の構造——41
4.3　スピンエコー (SE) 法——44
4.4　グラジエントエコー (GE) 法——48
4.5　エコープラナー (EPI) 法——53
4.6　パルス系列の選び方——54

5章　ピクセル・マトリックス・スライス——55

5.1　はじめに——55
5.2　アナログ・デジタル変換——55
5.3　マトリックス，ピクセル，分解能——59
5.4　スライス方向——61
5.5　画像の表示——62
5.6　ピクセルの表すもの——64
5.7　2D から 3D へ——65

6章　画質最適化の基本——68

6.1　はじめに——68
6.2　何を最適化するか？——68
6.3　分解能，SN 比，スキャン時間の相互関係——72
6.4　実際的な最適化法——77

7章　アーチファクトとその対策——82

7.1　はじめに——82
7.2　体動によるアーチファクト——82
7.3　脂肪抑制法——88
7.4　デジタル処理関連によるアーチファクト——93
7.5　磁化率アーチファクト・金属アーチファクト——97
7.6　ハードウェアによるアーチファクト——99
7.7　アーチファクトの原因究明——101

8章 空間エンコード――104

8.1 はじめに――104
8.2 パルス系列の構造――104
8.3 RF波と傾斜磁場――105
8.4 スライス選択――108
8.5 スライス面内の局在決定――112
8.6 フーリエ変換とk空間――119
8.7 高速化――122
8.8 3D FT法――124

9章 共鳴現象と緩和現象――126

9.1 はじめに――126
9.2 原子核の回転運動――126
9.3 磁気モーメントの計測――129
9.4 緩和時間――132
9.5 エコーの形成――133
9.6 緩和メカニズム――137
9.7 ガドリニウム造影剤――143

10章 MRのハードウェア――146

10.1 はじめに――146
10.2 磁石――146
10.3 傾斜磁場――151
10.4 RF送信系――155
10.5 RF受信系――159
10.6 コンピューターシステム――164
10.7 設置工事――165
10.8 その他のMRIシステム――166

11章 品質管理――168

11.1 はじめに――168
11.2 品質管理サイクル――168
11.3 信号パラメータ――171
11.4 幾何学的パラメータ――175
11.5 緩和パラメータ――180
11.6 アーチファクト――181
11.7 スペクトロスコピーのQA――182

11.8 経時的安定性――182
11.9 特殊なQA――183

Part II エキスパート編

12章 いろいろなパルス系列1 (スピンエコー系)――187

12.1 はじめに――187
12.2 古典的スピンエコー法――187
12.3 高速スピンエコー法 (TSE/FSE)――189
12.4 高速スピンエコー法の拡張――194
12.5 SE法とGE法の組み合わせ――202

13章 いろいろなパルス系列2 (グラジエントエコー系)――210

13.1 はじめに――210
13.2 GE法の画像生成――210
13.3 FID，エコー，コヒーレンス――210
13.4 超高速GE法――221

14章 パラレルイメージング・その他の新しい撮像法――229

14.1 はじめに――229
14.2 パラレルイメージングの予備知識――229
14.3 SENSE：画像空間における
　　　パラレルイメージング――230
14.4 SMASH：k空間における
　　　パラレルイメージング――234
14.5 同時マルチスライス励起による高速化――239
14.6 パラレルイメージングの画質――242
14.7 k-t BLAST――246
14.8 非直交データ収集法――247
14.9 圧縮センシング――253

15章 フローとMRA――256

15.1 はじめに――256

15.2	フローが画像に及ぼす影響——256
15.3	非造影 MRA (NC-MRA)——260
15.4	造影 MRA (CE-MRA)——267
15.5	磁化率強調画像——271

16 章 心臓 MRI ——274
16.1 はじめに——274
16.2 患者の準備——274
16.3 形態学的検査——277
16.4 機能的検査——278
16.5 心筋灌流画像——286
16.6 心筋バイアビリティ——288
16.7 心筋組織の特性評価——291
16.8 冠動脈 MRI ——291

17 章 MR スペクトロスコピー——292
17.1 はじめに——292
17.2 化学的基礎知識——292
17.3 シングルボクセル MRS ——295
17.4 シングルボクセル MRS のデータ解析
——299
17.5 化学シフトイメージング——302

18 章 拡散強調画像，灌流強調画像，fMRI
——307
18.1 はじめに——307
18.2 拡散強調画像——307
18.3 灌流強調画像——315
18.4 ダイナミックコントラスト造影法
(DCE-MRI) による透過性画像——320
18.5 BOLD 効果による脳賦活マップ——324

19 章 定量的 MRI ——330
19.1 はじめに——330
19.2 緩和時間——330
19.3 拡散パラメータ——338
19.4 組織灌流と透過性——339

19.5 脂肪定量——339
19.6 MR エラストグラフィ——342
19.7 計測値の正確度・精度・信頼性——345

20 章 MRI の安全性——348
20.1 はじめに——348
20.2 RF 波の影響——348
20.3 傾斜磁場の影響——351
20.4 静磁場の影響——354
20.5 MRI と妊娠——355
20.6 職業的曝露——356
20.7 造影剤の安全性——356
20.8 MRI は安全か？——358

21 章 MRI の最新動向——361
21.1 はじめに——361
21.2 7 T MRI システム——361
21.3 超偏極イメージング——363
21.4 PET/MR ——365
21.5 MR-LINAC ——366

付録——369
A.1 ベクトル——369
A.2 正弦波と余弦波——369
A.3 指数関数——370
A.4 複素数——370
A.5 フーリエ変換の基礎——371
A.6 重要な定数——372

索引
和文索引——373
欧文索引——378

略語集

略語	意味	解説
α (アルファ)	Flip angle (フリップ角)	RF B_1 パルスによって磁化 M が倒れる角度.
γ (ガンマ)	Gyromagnetic ratio (磁気回転比)	原子核の歳差運動周波数と外部磁場強度 B_0 の比例定数. プロトン (^{1}H) の場合 $\gamma=2.67 \times 10^8$ rad/s.
Δ (デルタ) B	Inhomogeneity (磁場不均一性)	磁場の不均一性, ppm で表す.
μ (ミュー)	Magnetic moment (磁気モーメント)	原子核のスピンに由来する微視的磁場.
τ_c (タウ)	Correlation time (相関時間)	分子が衝突する平均時間. プロトンの緩和機構に影響する.
χ_m (カイ)	Susceptibility (磁化率)	外部磁場中に置かれた物質の磁化の状態を示す.
ω_0 (オメガ), f_0	Larmor frequency (ラーモア周波数)	原子核の歳差運動周波数, 共鳴周波数.
180°	180° pulse (180° パルス)	磁化を 180° 倒す RF パルス. 反転パルス, 再収束パルスとして使われる.
2D FT	Two-Dimensional Fourier Transform (2 次元フーリエ変換)	周波数エンコード, 位相エンコードされた MR 信号を 2 次元画像に変換する数学的処理.
3D FT	Three-Dimensional Fourier Transform (3 次元フーリエ変換)	2 方向に位相エンコードを行うことにより 3 次元的ボリューム画像を撮像する方法.
4D-TRAK	4D-Time-Resolved Angiography using Keyhole	キーホールイメージングを利用した高時間分解能造影 MRA [フィリップス].
90°	90° pulse (90° パルス)	磁化を 90° 倒す RF パルス. 通常, 励起パルスに使用されるが, 再収束パルスにも利用できる.
ARC	Auto-calibrating Reconstruction for Cartesian sampling	GRAPPA 系の, オートキャリブレーションを利用する k 空間処理によるパラレルイメージング法 [GE ヘルスケア].
ASL	Arterial Spin Labelling (動脈スピンラベル法)	プロトンを内因性のマーカーとする灌流画像法. (→18.3.2)
ASSET	Array Spatial Sensitivity Encoding Technique	SENSE 系の, 画像空間処理によるパラレルイメージング法 [GE ヘルスケア]. (→14.3.1)
B	Magnetic field (磁場)	磁束密度あるいは誘導磁場. 単位はテスラ (T).

略語集

略語	意味	解説
B_0		主磁場(静磁場)の強さ.標準的なMRIでは1.5T.
B_1		RF波が作る回転磁場の強さ.
BASG	Balanced SARGE	すべての軸の位相をリワインドするGE法(バランス型GE法)[日立].
bFFE	Balanced FFE	すべての軸の位相をリワインドするGE法(バランス型GE法)[フィリップス].(→16.4.1)
BLADE		直交座標系/ラジアル法のハイブリッド型データ収集法.体動アーチファクトを軽減できる.略語ではなく商品名[シーメンス](→PROPELLER).(→7.2.1)
BLAST	Broad-use Linear Acquisition Speed-up Technique	ダイナミック造影,シネ撮像法の高速化法のひとつ.x-t空間をx-f空間に変換することによってアンダーサンプリングを行う.(→14.7)
BOLD	Blood Oxygen Level Dependent	デオキシヘモグロビンが血液のMR信号に及ぼす影響.これを利用したイメージング.(→18.5)
BRAVO	BRAin VOlume imaging	反転プレパルスを使用する3D GE法.等方性脳画像の撮像に用いられる[GEヘルスケア].
BSI	Blood Sensitive Imaging	磁化率強調画像[日立].
bSSFP	Balanced Steady-State-Free-Precession	すべての軸の位相をリワインドするGE法(バランス型GE法)の一般名.(→16.4.1)
b-TRANCE	Balanced TRiggered Angiography Non Contrast Enhanced	すべての軸の位相をリワインドするGE法(バランス型GE法)[フィリップス].(→15.3.4)
BW, RBW	BandWidth, Receive BandWidth (バンド幅,受信バンド幅)	パルスや信号に含まれる周波数の範囲.MR受信機が検出する周波数の範囲.
CARE Bolus	Combined Applications to Reduce Exposure Bolus	フルオロトリガー法による造影MRA法[シーメンス].
CE-MRA	Contrast Enhanced Magnetic Resonance Angiography (造影MRA)	ガドリニウム造影剤を使用するMRA法.(→15.4)
CENTRA	Contrast ENhanced Timing Robust Angiography	セントリックオーダリングを利用する造影MRA法[フィリップス].
CHESS	CHEmical Shift Selective (化学シフト選択的撮像法)	水,脂肪のプロトンの共鳴周波数の差を利用して,いずれかを励起あるいは飽和する方法.(→7.3.3)
CIA	Contrast Improved Angiography	3D TSEによる非造影MRA法[東芝].

ix

略語集

略語	意味	解説
CISS	Constructive Interference in the Steady State	すべての軸の位相をリワインドする GE 法 (バランス型 GE 法). 位相を反転させた 2 回の撮像を行ってバンディングアーチファクトを軽減する [シーメンス] (→PBSG). (→13.3.4)
CLEAR	Constant LEvel AppeaRance	コイルの感度による信号の不均一を軽減する後処理フィルター [フィリップス] (→NATURAL, PURE).
CP	Carr-Purcell sequence	90°-180°-180°-…パルス列による撮像法. (→12.2.2)
CPMG	Carr-Purcell-Meiboom-Gill sequence	CP と同様だが, 励起パルスと再収束パルスの位相が 90° ずれているもの. 偶数エコーでは不完全な 180° パルスの影響が補正される. (→12.2.2)
CS	Compressed Sensing (圧縮センシング)	スパースデータに対して, 画像圧縮の方法を使ってスキャン時間の短縮をはかる方法. (→14.9)
CUBE		再収束パルスに可変フリップ角を用いた 3D TSE 法 (GE ヘルスケア. 略語ではなく商品名) (→12.4.4)
DCE	Dynamic Contrast Enhanced (ダイナミックコントラスト造影法)	ダイナミック造影下に T1 強調像を撮像して, 組織の信号強度の変化を捉えることにより, 血流動態の解析を行う方法. (→18.4)
DESS	Double Echo Steady State	FISP のグラジエントエコー, タイムリバース型の (PSIF の) ハーンエコーを合成する GE 法 [シーメンス]. (→13.3.4)
DIET	Dual Interval Echo Train	TSE で, エコー間隔を調整することでカップリングを温存することにより, 脂肪の信号を低減する方法 [東芝]. (→12.3.2)
DIR	Double Inversion Recovery	血流信号の抑制法. ブラックブラッド法ともいう. 3D TSE 法で, 2 つの反転パルスを使って 2 つの組織 (通常は CSF と灰白質) の信号を抑制する. (→16.3)
Dixon		TSE 法, GE 法において, 水と脂肪の位相差を利用してそれぞれの信号を分離する方法. 発明者の名前による. (→13.3.1)
DRIVE	DRIVen Equilibrium	TSE のエコートレインの最後に 90° パルスを加え, 縦磁化を強制的に回復させる方法 [フィリップス] (→RESTORE).
DRKS	Differential Rate K-space Sampling	セントリックオーダリングによる高時間分解能造影 MRA [東芝].

略語集

略語	意味	解説
DSC	Dynamic Susceptibility Contrast	ダイナミック造影下に T2* 強調像を撮像して, 組織の信号強度の変化を捉えることにより, 血流動態の解析を行う方法. (→18.3.1)
DSV	Diameter Spherical Volume	B_0 の均一性を表示する際の球体の半径. この体積に対する磁場強度の誤差を ppm で表示する. (→10.2.2)
DTI	Diffusion Tensor Imaging (拡散テンソル画像)	組織の異方性拡散を画像化する方法. (→18.2.3)
EPI	Echo Planar Imaging (エコープラナー法)	1 回の励起パルスで k 空間のデータをすべて収集する高速撮像法. (→12.5.2)
ESP	Echo SPacing (エコー間隔)	TSE のエコートレインにおける再収束パルスの時間間隔 (=エコーの時間間隔). (→12.3.1)
ETL	Echo Train Length (エコートレイン長)	TSE で 1 回の励起パルス後に収集されるエコーの数 (=エコートレイン内のエコーの数). (→12.3.1)
f_N	Nyquist frequency (ナイキスト周波数)	信号をデジタルデータとして収集するとき, 正確に収集するために必要な最小周波数. (→5.2)
FASE	Fast Advanced Spin Echo	k 空間分割イメージング (segmentation) を利用するスピンエコー系高速撮像法 [東芝]. SuperFASE はエコー間隔をさらに短縮する方法 (→TSE).
FBI	Fresh Blood Imaging	心電トリガー 3D TSE 法を利用する非造影 MRA 撮像法 [東芝]. (→15.3.3)
FE	Frequency Encoding (周波数エンコード)	周波数エンコード傾斜磁場を使って MR 信号の位置を決定する方法. (→8.5.3)
FFE, TFE	Fast Field Echo, Turbo Field Echo	高速 GE 法. T1-FFE, bFFE, T2-FFE, TFE はこの高速版 [フィリップス]. (→4.4.3)
FID	Free Induction Decay (自由誘導減衰)	1 個の RF パルスによって発生する MR 信号.
FIESTA	Fast Imaging with Enhanced Steady sTate Acquisition	すべての軸の位相をリワインドする GE 法 (バランス型 GE 法) [GE ヘルスケア]. (→16.4.1)
FIESTA-c	Fast Imaging with Enhanced Steady sTate Acquisition Cycled phases	すべての軸の位相をリワインドする GE 法 (バランス型 GE 法). 位相を反転した 2 回の撮像を行うことによりバンディングアーチファクトを低減する [GE ヘルスケア].
FIR	Fast Inversion Recovery (高速反転回復法)	反転プレパルスを使用する TSE 法. FLAIR, STIR に利用する [日立].
FISP, TrueFISP	Fast Imaging with Steady Precession	リワインド型 GE 法. すべての軸の位相をリワインドしたもの (バランス型 GE 法) が trueFISP [シーメンス]. (→13.3.2)

略語	意味	解説
FLAIR	FLuid Attenuated Inversion Recovery	T1 緩和を利用して脳脊髄液の信号を抑制する SE 系反転回復法. (→3.4)
FLASH	Fast Low Angle SHot	スポイル型 GE 法. Turbo-FLASH はこの高速版 [シーメンス]. (→13.3.1)
FLUTE	FLUoro TriggEred	造影 MRA におけるフルオロトリガー法 [日立]. (→15.4.1)
fMRI	Functional Magnetic Resonance Imaging (機能的 MRI)	BOLD 効果を利用して脳の活動による信号変化を捉える方法. (→18.5)
FOV	Field Of View (撮像視野)	撮像する範囲の大きさ. (→5.3)
FSBB	Flow Sensitive Black Blood	磁化率強調画像 [東芝].
FSE	Fast Spin Echo (高速スピンエコー法)	k 空間のセグメント化を利用するマルチスピンエコー系高速撮像法. TSE に同じ. (→12.3)
FWHM	Full Width at Half Maximum (半値幅)	スライス厚の測定法. 山型のスライスプロファイルの測定に際して, ピーク値の半分の値をもつ範囲の幅を表す. (→7.4.2)
G_x, G_y, G_z	Gradients (傾斜磁場)	z 方向の磁場 B_z の x, y, z 方向における勾配 (線形変化). 単位は mT/m. (→8.3.2)
GE	Gradient Echo (グラジエントエコー)	傾斜磁場を使って, TE の時点で MR 信号を再収束させる撮像法. あるいはこれによって発生する MR 信号. (→4.4)
GMN	Gradient Moment Nulling	スピンの移動による位相シフトを補正する方法. flow compensation (フロー補正), velocity compensation (速度補正) ともいう. (→15.2.2).
GRAPPA	GeneRalized Auto-calibrating Partial Parallel Acquisition	オートキャリブレーションを利用する k 空間処理によるパラレルイメージング [シーメンス]. (→14.4.3)
GRASE	GRadient And Spin Echo	スピンエコーとグラジエントエコーを同時に収集する TSE 系撮像法. (→12.5.1)
GRE	Gradient Recalled Echo	リワインド型 GE 法 [GE ヘルスケア社].
HASTE	Half-Fourier Acquired Single shot Turbo spin Echo	ハーフフーリエ法を利用したシングルショット TSE 法 (→SS-TSE). (→12.4.3)
IDEAL	Iterative Decomposition of water and fat using Echo Asymmetry and Leastsquares estimation	水と脂肪の信号を分離する撮像法 (→Dixon) [GE ヘルスケア].
IFIR	Inhance inFlow Inversion Recovery	すべての軸の位相をリワインドする GE 法 (バランス型 GE 法) を利用した非造影 MRA 法 [GE ヘルスケア]. (→15.3.4)

略語	意味	解説
iPAT	Integrated Parallel Imaging Techniques	パラレルイメージング法 [シーメンス].
IR	Inversion Recovery (反転回復法)	縦磁化 M_0 を反転し，反転時間 TI における縦緩和を反映させる撮像法．(→3.6)
ISCE	Inclined Slab for Contrast Enhancement	3D-MRA において，スライスエンコード方向の飽和を防ぐためにフリップ角を直線的に変化させる方法 [東芝] (→TONE).
JET		直交座標系/ラジアル法のハイブリッド型データ収集法．体動アーチファクトを軽減できる．略語ではなく商品名 [東芝] (→PROPELLER). (→7.2.1)
LAVA	Liver Acquisition with Volume Acceleration	脂肪抑制併用 3D T1 強調 GE 法．おもに肝臓のダイナミック造影に用いられる [GE ヘルスケア] (→THRIVE, VIBE). (→4.4.4)
M	Magnetization (磁化)	磁場の中に置いた物体の内部に発生する磁場ベクトル．単位は A/m.
M	Gradient moment (傾斜磁場モーメント)	傾斜磁場の波形の時間積分 (=波形の下の面積). (→8.3.3)
M_0	Equilibrium magnetization (平衡磁化)	外部磁場 B_0 に置いた物体内の磁気モーメントベクトルの和.
M_{xy}	Transverse magnetization (横磁化)	M の x-y 平面成分．この成分が MR 信号を発生する.
M_z	Longitudinal magnetization (縦磁化)	M の z 軸方向 (静磁場方向) 成分.
MAVRIC	Multi-Acquisition with Variable Resonances Image Combination	3D TSE 法をもとにした金属インプラントによるアーチファクト低減法 [GE ヘルスケア．一般名でもある] (→SEMAC, O-MAR). (→7.5)
MEDIC	Multi-Echo Data-Image Combination	GE 法マルチエコー法に基づく画質，コントラスト改善法．複数の GE を収集，加算して SN 比を向上させる [シーメンス] (→MERGE, mFFE).
MERGE	Multi-Echo Recombined Gradient Echo	GE 法マルチエコー法に基づく画質，コントラスト改善法．複数の GE を収集，加算して SN 比を向上させる [GE ヘルスケア] (→MEDIC, mFFE).
mFFE	Multi-echo FFE	GE 法マルチエコー法に基づく画質，コントラスト改善法．複数の GE を収集，加算して SN 比を向上させる [フィリップス] (→MEDIC, MERGE).

略語	意味	解説
MIP	Maximum Intensity Projection (最大値投影法)	MRA で，3D データから 2D 投影画像を作るための画像処理法．3D 空間内の平行光線を想定し，光線上の最大値を代表値として 2D 画像に投影するアルゴリズム．(→15.3.1)
mIP	minimum Intensity Projection (最小値投影法)	磁化率強調画像で，3D データから 2D 投影画像を作るための画像処理法．3D 空間内の平行光線を想定し，光線上の最小値を代表値として 2D 画像に投影するアルゴリズム．(→15.5)
MOTSA	Multiple Overlapping Thin Slab Acquisition	3D 非造影 MRA で，スラブ内の飽和を低減するために複数のスラブに分割する方法．
MPR	Multi-Planar Reformat (Reconstruction) (多断面再構成)	3D データから，任意の方向の 3D 画像を作り出す画像処理法．
MP-RAGE	Magnetization-Prepared Rapid Acquisition by Gradient Echoes	プレパルスとして反転パルスを使った 3D GE 法．脳の等方性画像の撮像に用いられる [シーメンス．一般名でもある]．
MRA	Magnetic Resonance Angiography (MR 血管撮像法)	血管 (多くは動脈) を選択的に描出する撮像法．
mSENSE	Modified SENSitivity Encoding	SENSE 系の，オートキャリブレーションを利用する画像空間処理によるパラレルイメージング法 [シーメンス]．(→14.3.2)
MT	Magnetization Transfer (磁化移動)	オフレゾナンス B_1 パルスを使って結合水を励起する方法．(→9.6.4)．
MultiVane		直交座標系/ラジアル法のハイブリッド型データ収集法．体動アーチファクトを軽減できる．略語ではなく商品名 [フィリップス] (→PROPELLER)．(→7.2.1)
NATIVE	Non-contrast MR of ArTerIes and VEins	非造影 MRA 法 [シーメンス]．NATIVE-SPACAE は 3D TSE 法，NATIVE-TrueFISP はバランス型 GE 法による．(→15.3.3)
NATURAL	NATural Uniformity Realization ALgorithm	コイル感度による信号の不均一を低減する後処理フィルター [日立] (→CLEAR，PURE)．
NC-MRA	Non-Contrast Magnetic Resonance Angiography (非造影 MRA)	外因性造影剤を使用しない MRA 法．(→15.3)
NEX	Nubmer of EXcitations (加算回数)	SN 比を改善するため，MR 信号を繰り返し撮像する平均加算回数 [GE ヘルスケア]．NSA に同じ．(→4.2.1)
NMR	Nuclear Magnetic Resonance (核磁気共鳴)	MRI の基礎となる物理現象．(→1.1)
NSA	Number of Signal Acquisitions	SN 比を改善するため，MR 信号を繰り返し撮像する平均加算回数．NEX に同じ．(→4.2.1)

略語	意味	解説
O-MAR	Ortho-Metal Artifact Reduction	マルチスライス TSE におて，金属インプラントのアーチファクトを低減する方法 [フィリップス] (→MAVRIC, SEMAC). (→7.5)
PACE	Prospective Acquisition CorrEction	ナビゲーターエコーを利用して，撮像中の動きをリアルタイムに補正する方法 [シーメンス] (→Promo).
PBSG	Phase Balanced SARGE	すべての軸の位相をリワインドする GE 法 (バランス型 GE 法). 位相を反転させた 2 回の撮像を行ってバンディングアーチファクトを軽減する [日立] (→CISS).
PC	Phase Contrast (位相コントラスト法)	傾斜磁場中を移動するスピンの位相シフトを利用した非造影 MRA 法. (→15.3.2)
PD	Proton Density (プロトン密度)	単位体積あたりのプロトンの数によって決まる (緩和を考えない場合の) MR 信号強度. M_0 に等価. (→3.8)
PE	Phase Encoding (位相エンコード)	位相エンコード傾斜磁場を使って MR 信号の位置を決定する方法. (→8.5.2)
PEAKS	PEak Arterial K Space	セントリックオーダリングによる高時間分解能 MRA [日立] (→DRKS).
PEAR	Phase-Encoded Artifact Reduction	位相エンコードを並べかえることによる呼吸アーチファクトの低減法 [フィリップス] (→ROPE).
PERRM	Phase-Encode Reordering to Reduce Motion	位相エンコードを並べかえることによる呼吸アーチファクトの低減法 [日立] (→ROPE).
PNS	Peripheral Nerve Stimulation (末梢神経刺激)	傾斜磁場の生体影響による末梢神経刺激作用. (→20.3.1)
ppm	parts per million	MR スペクトロスコピーにおける代謝物質の化学シフト，静磁場不均一などの測定単位. 百万分率.
Promo	Prospective motion correction	ナビゲーターエコーを利用して，撮像中の動きをリアルタイムに補正する方法 [GE ヘルスケア] (→PACE).
PROPELLER	Periodically Rotated Overlapping ParallEL Lines with Enhanced Reconstruction	直交座標系/ラジアル法のハイブリッド型データ収集法. 体動アーチファクトを軽減できる [GE ヘルスケア. 一般名でもある] (→BLADE, JET, MultiVane, RADAR). (→7.2.1)
PSIF		良好な T2 強調像が得られるタイムリバース型 GE 法 [シーメンス. 商品名ではなく "FISP" の逆読み].

略語集

略語	意味	解説
PURE	Phased array UnifoRmity Enhancement	コイルの感度による信号の不均一を軽減する後処理フィルター [GE ヘルスケア] (→CLEAR, NATURAL).
r_1, r_2	Relaxivity (緩和能)	造影剤が組織の緩和を短縮する程度. (→9.7)
R_1, R_2, R_2^*	Relaxation rate (緩和率)	緩和時間の逆数. (→9.7)
RADAR	RADial Acquisition Regime	直交座標系/ラジアル法のハイブリッド型データ収集法. 体動アーチファクトを軽減できる [日立. 一般名でもある] (→PROPELLER). (→7.2.1)
RAPID, RAPID-3D	Rapid Acquisition through Parallel Imaging Design	SENSE 系の, 画像空間処理によるパラレルイメージング法 [日立]. (→14.3.1)
rb	Rheobase (レオベース)	基電流. 強度時間曲線における生理学的刺激の最小閾値. (→20.3.1)
RARE	Rapid Acquisition with Relaxation Enhancement	k 空間分割イメージング (segmentation) を利用するマルチエコー SE 撮像法. (→12.3.1)
RESTORE		TSE のエコートレインの最後に 90° パルスを加え, 縦磁化を強制的に回復させる方法 [シーメンス. 略称ではなく商品名] (→DRIVE).
ROPE	Respiratory-Ordered Phase Encoding (呼吸位相エンコードリオーダリング法)	位相エンコードを並べかえることによる呼吸アーチファクトの低減法. (→7.2.2)
RSSG	RF Spoiled SARGE	RF スポイラーを用いたスポイル型 GE 法 (→SPGR).
SAR	Specific Absorption Rate (比吸収率)	単位質量あたりの組織に負荷される RF エネルギー. 単位は W/kg. (→20.2.1)
SARGE	Steady state Acquisition Rewound Gradient Echo	リワインド型 GE 法 [日立].
SE	Spin Echo (スピンエコー)	2 つの RF パルス (通常は 90° パルス, それに次ぐ 180° パルス) によって, TE の時点で MR 信号 (エコー) を発生する撮像法. あるいはこれによって発生する MR 信号. (→4.3)
SEMAC	Slice Encoding for Metal Artifact Correction	マルチスライス TSE において, 金属インプラントのアーチファクトを低減する方法 (→MAVRIC, O-MAR). (→7.5)
SENSE	SENSitivity Encoding	画像空間で折り返しを復元するパラレルイメージング法 [フィリップス. 一般名でもある]. (→14.3.1)
SMASH	SiMultaneous Acquisition of Spatial Harmonics	k 空間での処理を行うパラレルイメージング法. (→14.4.1)

略語集

略語	意味	解説
SORS–STC	Slice-selective Off-Resonance Sinc pulse Saturation Transfer Contrast	磁化移動を利用した撮像法 [東芝].
SPACE	Sampling Perfection with Application of optimized Contrasts using different flip angle Evolution	再収束パルスのフリップ角を可変とする 3D TSE 法 [シーメンス]. (→12.4.4)
SPEEDER		SENSE 系の, 画像空間処理によるパラレルイメージング法 [東芝. 略称ではなく商品名]. (→14.3.1)
SPGR	SPoiled GRadient echo	RF スポイラーを用いたスポイル型 GE 法 [GE ヘルスケア]. FSPGR (Fast SPGR) は SPGR の高速版. (→4.4.2).
SPL	Sound Pressure Level (音圧レベル)	騒音の測定値. 音圧を基準値 (健常者の最小可聴音圧) に対する比で表したもの. 単位は dB (A). (→20.3.3)
SR	Slew Rate (スルーレート)	傾斜磁場の最大値を最短立ち上がり時間で割った値. 単位は T/m/s. (→10.3.1)
SS	Slice Selection (スライス選択)	スライス選択傾斜磁場とバンド幅の狭い RF パルスを同時に加えて, 薄いスライスを励起する方法. (→8.4)
SS–TSE	Single Shot Turbo Spin Echo (シングルショット TSE)	ハーフフーリエ法によるデータ収集, 再構成を併用したシングルショット TSE (→HASTE). (→12.4.3)
SSP	Sloped Slab Profile	3D-MRA において, スライスエンコード方向の飽和を防ぐためにフリップ角を直線的に変化させる方法 (→TONE) [日立].
STIR	Short TI Inversion Recovery	T1 緩和を利用して脂肪の信号を抑制する SE 系反転回復法. (→3.7)
SWAN	T2-Star Weighted ANgiography	磁化率強調画像 [GE ヘルスケア] (→SWI). (→15.5)
SWI	Susceptibility-Weighted Imaging (磁化率強調画像)	組織の磁化率の違いを特に強調した撮像法 [シーメンス]. (→15.5)
SWIp	Susceptibility-Weighted Imaging with phase difference	磁化率強調画像 [フィリップス].
T1	Spin-lattice relaxation time (スピン–格子緩和時間)	縦緩和時間ともいう. 縦磁化 M_z が M_0 に回復していく過程の時定数. (→9.4)
T1–FFE	T1-weighted Fast Field Echo	RF スポイラーを用いたスポイル型 GE 法 [フィリップス] (→SPGR).
T2	Spin-spin relaxation time (スピン–スピン緩和時間)	横緩和時間ともいう. 横磁化 M_{xy} がゼロに減衰していく過程の時定数. (→9.4)

xvii

略語	意味	解説
T2*	Apparent spin–spin relaxation time (見かけのスピン-スピン緩和時間)	FID (自由誘導減衰) 信号がゼロに減衰していく過程の時定数. (→3.9.2)
TA	Time of Acquisition	スキャン時間. 撮像時間.
TE	Echo Time (エコー時間)	パルス系列における, 励起から MR 信号のピークまでの時間. (→3.7)
TFE	Turbo Field Echo	高速 GE 法 (フィリップス) (→FFE). (→4.4.3)
THRIVE	T1 High Resolution Isotropic Volume Excitation	脂肪抑制併用 3D T1 強調 GE 法. おもに肝臓のダイナミック造影に用いられる. eTHRIVE (enhanced THRIVE) は, さらに k 空間の非対称オーダリングを利用する [フィリップス] (→LAVA, VIBE). (→4.4.4)
TI	Inversion Time (反転時間)	IR 法 (反転回復法) における反転時間 (→IR). (→3.6)
TIGRE	T1 GRadient Echo with RF fat saturation	脂肪抑制併用 3D T1 強調 GE 法. おもに乳房, 肝臓のダイナミック造影に用いられる [日立].
Time-SLIP	Time–Spatial Labelling Inversion Pulse	すべての軸の位相をリワインドする GE 法 (バランス型 GE 法) による非造影 MRA 法 [東芝]. (→15.3.4)
TOF	Time Of Flight (タイムオブフライト法)	非飽和スピンの流入効果を利用する非造影 MRA 法. (→15.2.1)
TONE	Tilted Optimized Non-saturating Excitation	3D-MRA において, スライスエンコード方向の飽和を防ぐためにフリップ角を直線的に変化させる方法 (→TONE) [フィリップス, シーメンス. 一般名でもある]. (→15.3.1)
TR	Repetition Time (繰り返し時間)	パルス系列における, 隣接する励起パルスの間隔. (→3.7)
TRANCE	TRiggered Angiography Non Contrast Enhanced	3D TSE による非造影 MRA 法 [フィリップス]. (→15.3.3)
TRAQ	Time-Resolved AcQuisition	高時間分解能造影 MRA [日立].
TRICKS	Time-Resolved Imaging of Contrast KineticS	キーホールイメージングを利用した高時間分解能造影 MRA [GE ヘルスケア]. (→15.4.2)
TRSG	Time-Reversed SARGE	タイムリバース型 GE 法 [日立].
TSE	Turbo Spin Echo (ターボスピンエコー法)	k 空間分割イメージング (segmentation) を利用するマルチスピンエコー系高速撮像法. FSE に同じ. (→12.3)
TWIST	Time-resolved angiography WIth Stochastic Trajectories	キーホールイメージングを利用した高時間分解能造影 MRA [シーメンス]. (→15.4.2)
UTE	Ultra-short TE (ウルトラショート TE)	非常に短い TE を設定できる撮像法. T2 が非常に短い結合水を描出できる. (→14.8.1)

略語集

略語	意味	解説
VASC ASL	VASCular Arterial Spin Labelling	プロトンを内因性のマーカーとする灌流画像法 [日立].
VASC FSE	VASCular Fast Spin Echo	3D TSE による非造影 MRA 法 [日立].
VCG	Vector CardioGram (ベクトル心電図)	心電ゲート法においてベクトル心電図を利用することにより, T 波の増高によるトリガーミスを防ぐことができる. (→16.2)
venc	Velocity ENCoding	位相コントラスト MRA の速度エンコードの最大流速. (→15.3.2)
VIBE	Volume Interpolated Breath-hold Examination	脂肪抑制併用 3D T1 強調 GE 法. おもに肝臓のダイナミック造影に用いられる [シーメンス] (→LAVA, THRIVE). (→4.4.4)
VIBRANT	Volume Image BReast AssessmeNT	脂肪抑制併用 3D T1 強調 GE 法. 乳腺のダイナミック造影に用いられる [GE ヘルスケア].
VIEW	Volume Imaging with Echo Weighting	再収束パルスのフリップ角を可変とする 3D TSE 法 [フィリップス].
WFS	Water-Fat Shift	周波数エンコード方向における水と脂肪の位置ズレをピクセルあたりのバンド幅で表示したもの [フィリップス]. (→6.4.2)

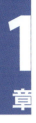

1章 MRはおもしろい

MR: What's the Attraction?

1.1 ロケットサイエンスではありませんが，MRIはもっと素晴らしいものです

　パーティで初対面の人に，自分が優秀だということを印象づけるにはどうしたらよいでしょうか．脳外科医だとか，ロケットサイエンスの専門家だというとよいかも知れませんね．そう，MRI（磁気共鳴画像法）はロケットサイエンスとは違いますが，それよりもっと素晴らしいものです．MRIは数々の驚異的な最先端の科学を複雑に組み合わせた技術です．超電導工学，低温工学，量子力学，デジタル技術，コンピュータ……そしてこれがすべて，そこらにある病院の検査室にさりげなくおさまっているのです．1970年代に開発された当初，たいして期待されていなかったMRIですが，今や画像診断の要となり，医用工学の頂点に位置するに至っています（図1.1）．

　MRIとは何でしょう？　MRIは基本的に，生体組織の70～90%を占める**水の特性を利用した検査法**です．組織中の水の量，性質は病態では大きく変化するため，MRIは極めて感度の高い診断法となっています．MRIは，原子の中心部にある微小な**原子核がもつ磁気の微妙な変化を捉える方法**です．これにより，原子核の周囲にある電子と相互作用するX線よりも詳しい情報が得られます．MRIは非常に強力な検査法で，その最先端の技術を使えば，単に正常解剖や病変を描出するだけでなく，臓器の機能，化学代謝，そして脳が何を考えているかまでわかる時代になっています．

　MRI発展の初期，スキャナはこれを発明，組み立てた物理学者，技術者のもので，**NMR**（**N**uclear **M**agnetic **R**esonance 核磁気共鳴法）とよばれていました．MRIが臨床に取り入れられたのは，「核」(nuclear) という文字が消えたからだと皮肉を言う人もいます．確かに「核」という言葉は科学的には正しいのですが，一般の人々にとっては冷戦時代の核兵器の暗いイメージが付きまとう言葉です．

　MRIを生み育ててきた科学技術は極めて広い範囲にわたるため，これを勉強することは非常に難しいものとなっています．一生かかっても，MRIのすべての面でエキスパートになることは難しいといえます．臨床家，技術者，研究者，それぞれがMRIと格闘しています．しかしよく理解できなかったり，間違って理解してしまうこともあるでしょう．私たちが本書を執筆しようと思った動機はここにあります．私たちがめざすのは，MRIを1つのツールとして，車の運転を覚えるように勉強していくことです．まず運転を覚えてから，エンジンの構造を勉強するのが近道なのです．

1.2 医用画像の歴史

　放射線医学は，1895年，**レントゲン**（Röntgen）がX線を偶然発見したときに始まりました．ほぼ同時期，1896年に**ベクレル**（Becquerel）と**キュリー夫妻**（Curies）が放射能，ラジウムを発見し，核医学の

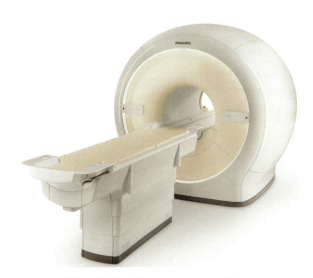

図1.1　最新の超電導MRI　（フィリップス提供）

1

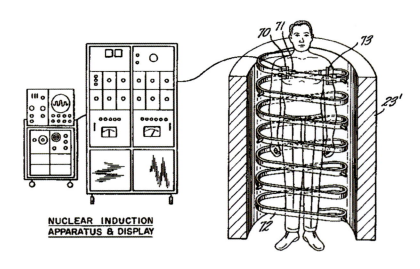

図1.2 ダマディアンが考案した NMR を利用した診断装置「組織内の癌を検出する装置と方法」(米国特許 3789832, 申請 1972 年 3 月 17 日, 認可 1974 年 2 月 5 日) (米国特許庁)

基礎を築きました．その後わずか数年のうちに，放射線医学の基本的な技術が確立されました．たとえば 1896 年には**ピューピン**(Pupin)が X 線透視を，同年**リンデンタール**(Lindenthal)が造影剤と血管造影の原理を報告しています[訳注1]．初期の X 線透視では，蛍光板を直接観察していました．つまり，術者は頭を X 線束の中に突っ込んで見ていたのです．現在では考えられないことです．残念なことに，その後の放射線防護学の発達は X 線のパイオニアたちには遅きに失しました．これに続いて 1950 年代に X 線増倍管の開発という技術革新がありましたが，通常の X 線撮影技術についていえば，ごく最近の IT・デジタル技術革命の時代まで基本的に変化ありませんでした．なかでも **CT**(Computed Tomography)はまさしく画期的な技術革新で，発明者の**ハウンズフィールド**(Hounsfield)と**コーマック**(Cormack)は 1979 年のノーベル医学生理学賞に輝きました．X 線 CT は，従来の X 線断層撮影よりもはるかに濃度分解能に優れた断層像を初めて撮像することに成功しました．X 線管の回転とコンピュータを使った画像再構成が，CT を可能としたのです．

核医学の世界でも同様の進歩があり，1958 年に**アンガー**(Anger)が開発したガンマカメラから，SPECT(Single Photon Emission Computed Tomography)が生まれ，その後 PET(Positron Emission Tomography)が誕生しました．PET の臨床応用は広く拡大し，特に悪性腫瘍の転移の検出に優れています．微量な代謝物質を検出する能力に優れており，疾患の原因究明，薬物効果の評価の強力な研究手段ともなっています．

超音波検査は，1950 年代，第二次世界大戦中に開発されたソナーが発展したもので，電離放射線を使わず，安全，非侵襲的という点に大きな特長がありました．またリアルタイムに観察でき，ドップラー効果を利用してフローを描出できることから，特に産科，循環器，腹部，血管領域，リアルタイム生検，低侵襲外科などの領域で広く応用されるようになりました．

1959 年，カリフォルニア大学バークレー校の**シンガー**(J. R. Singer)は NMR によって生体内の血流を非侵襲的に計測する方法を提唱しました．1971 年，**ダマディアン**(Raymond Damadian)は，摘出したマウスの腫瘍の緩和時間が正常組織よりも延長していることを発見しました．これによって，X 線検査，超音波検査などに比べて，病変と正常組織のコントラストが数倍も異なるまったく新しい生体画像検査への道が開けたのです(図1.2)．同時に，超低温技術の発達により全身用超電導磁石が実用化されました．ニューヨーク州立大学のダマディアンのチームは乏しい研究資金をやりくりしてブルックリンの研究室で独自の超電導磁石を設計，製作し，世界初の

[訳注 1] リンデンタールは，切断肢の血管にビスマス，鉛，バリウムを成分とする造影剤を注入して，手の血管造影を報告した．生体の血管造影を初めて報告したのは，ドイツのベルベリヒ(J. Berberich)である(1923)．

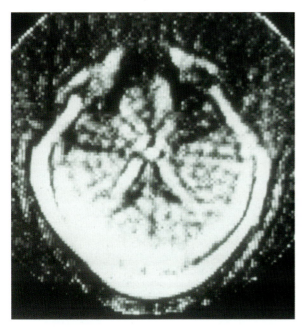

図1.3 世界初の頭部MRI EMI中央研究所，0.1Tスキャナにより撮像された．

人体のNMR画像を撮像しました．**MRI**(Magnetic Resonance Imaging)の発明者が誰かという点については議論のあるところですが，ダマディアンがMRに関する最初の略語，**FONAR**(Field fOcused Nuclear mAgnetic Resonance)の生みの親であることだけは確かです．以来，MRIの世界では略語が氾濫するようになりました(→4章)．

1973年に，**ローターバー**(Paul Lauterbur)はNature誌に，**傾斜磁場**(→8.3.2)を使って異なる位置からのNMR信号を識別し，CTのように投影画像から画像を再構成する技術を提唱しました．傾斜磁場の技術がその後のMRI発展の基盤であることは，2003年のノーベル賞委員会が認定しています．残念ながらこのローターバーの素晴らしい発明にはよい略語がありません．ローターバー自身は，zeugmatography(ズーグマトグラフィ)という難しい言葉を作りました．これは主磁場と傾斜磁場を「結びつける」という意味ですが[訳注2]，現在のMRIの言葉を使えば，ローターバーは周波数エンコード(→8.5.3)を発明したといえるでしょう．zeugmatographyという言葉は消え去ってしまいましたが，その技術は現在もさらに発展しています．

選択励起(→8.4.1)，すなわち特定のスライスのみを画像化する方法は，1974年に英国ノッティンガム大学の**マンスフィールド**(Sir Peter Mansfield)のグループが発明し，ローターバーとともに2003年のノーベル賞に輝きました．1975年には，チューリヒの**エルンスト**(Richard Ernst)らが**2次元フーリエ変換法**(2D FT)(→8.3.4)による画像再構成を発明しました．最初の実用的な2D FT法は，1980年にスコットランドのアバディーン大学，**エーデルスタイン**(Edelstein)と**ハチソン**(Hutchison)が開発したもので，スピンワープ法とよばれました．このほかにも多くの研究者が初期のMRI開発に携わっていますが，ここですべて採りあげる余裕はありません(→参考文献)．

では，医療機器業界はどのような状況だったでしょうか？ ハウンズフィールドによるX線CT開発を行ったEMI社はごく初期からMRI開発にも携わっていました．クロウ(Clow)とヤング(Young)は，1978年に世界初の頭部画像を発表しています(図1.3)．EMI社はその研究部門をピッカー・インターナショナル社に売却し，これはその後マルコーニ社を経て，現在ではフィリップス社の一部となっています．ロンドンのハマースミス病院に設置された0.15T超電導装置「ネプチューン」は，世界初の商用臨床機でした．ヨーロッパ大陸では，フィリップス社も初期研究を行っていました(図1.4)．GE社は1984年頃に高磁場(1.5T)装置を導入しました．1980年代後半，MRI検査は急速に発展して，非外傷性神経疾患の診断については早くも第一選択の検査となりました．2015年現在，世界には35,000台以上のMRIが稼働しています．

NMR関連のノーベル賞受賞者(図1.5)

1952年，ハーバード大の**パーセル**(Edward Purcell)，スタンフォード大の**ブロッホ**(Felix Bloch)は，「核磁気精密測定法の開発とその関連業績」に対してノーベル物理学賞を受賞しました．パーセルの発見について，ボストンヘラルド紙は「産

[訳注2] zeugmaは軛(くびき)の意．牛と車を連結するための横木．MRIでは周波数と位置情報を連結するという意味で使われた．

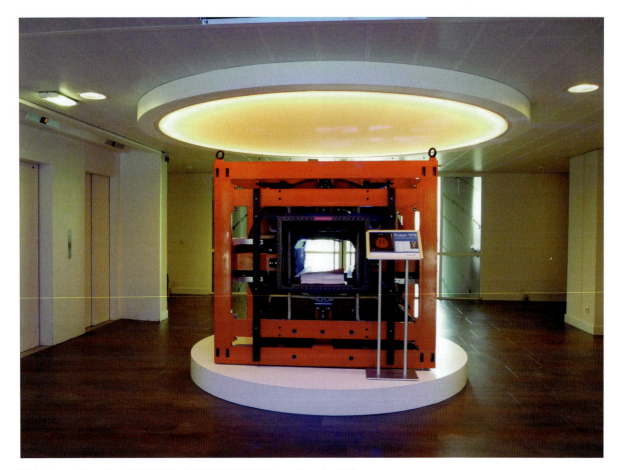

図 1.4　フィリップスの初期 MRI　0.15 T 常電導装置 (フィリップス提供).

業界に革命を起こしたり，家庭の主婦の役に立つものではない」と報じました．パーセル自身は「私は単に核磁気現象とよんでいるが，これは単に新しいツールであるのみならず新しい学問である．普通の磁気，電磁気の歴史を振り返ってみても，それは常に難しいチャレンジングな問題に溢れ，驚異に満ちたものであった」．ボストンヘラルド紙は，NMR の重要性を見誤ったようです．

ブロッホはユダヤ系スイス人で，量子物理学者ヴェルナー・ハイゼンベルクの友人でもありました．スイス人のブロッホ自身は迫害を免れましたが，ナチのユダヤ人追放に憤って，1933 年にライプツィヒの職を辞しアメリカに移住しました．その後のスタンフォード大における彼の業績は，物理学における数々の重大な業績に彩られたもので，「固体物理学の父」と称されています．

オランダ人の**ブルームバーゲン** (Nicolaas Bloembergen) は，戦時中はナチの迫害を逃れてチューリップの球根を食べて飢えを凌いだという話が知られていますが，NMR 現象発見の 2 か月後にハーバード大でパーセルの最初の大学院生となりました．パーセル，パウンド (Robert Pound) とともに，NMR 緩和の理論を開発し，これは現在 BPP 理論 (→9.6.3) として知られるものとなっています．1981 年にはレーザー分光学の研究に対してノーベル物理学賞を受賞しています．1991 年には，**エルンスト** (Richard Ernst) が，「高分解能核磁気共鳴分光法の開発への貢献」に対してノーベル化学賞を受賞しました．エルンストは 2D FT 法を最初は分光学 (スペクトロスコピー)，次はイメージングに応用してそれぞれノーベル賞を受賞したことになります．

2003 年のノーベル生理学医学賞は，**ローターバー**と**マンスフィールド**に，その「磁気共鳴画像法 (MRI) の発明」に対して授与されました．マンスフィールドは，15 歳で学業を終え，とりたてて資格もないので印刷工になるつもりでした．しかし 11 歳のときにロンドンに落ちた V1，V2 ロケットを見て科学への関心をかき立てられました．ジェッ

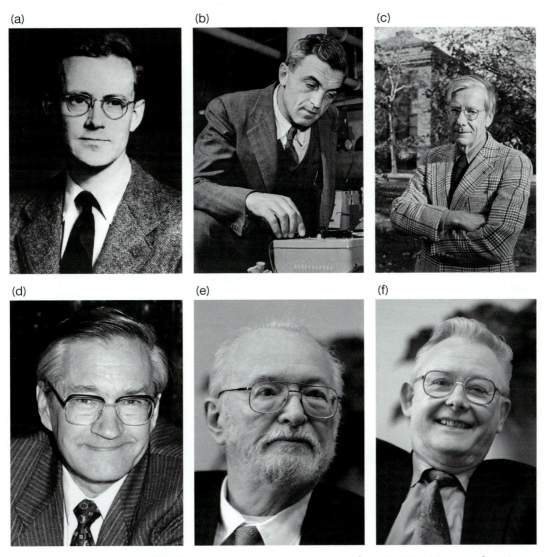

図 1.5　NMR 関連のノーベル賞受賞者　(a) パーセル (1912-97), (b) ブロッホ (1901-99), (c) ブルームバーゲン (1920-), (d) エルンスト (1933-), (e) ローターバー (1929-2007), (f) マンスフィールド (1933-2017).

ト推進研究所の助手となり，その後兵役を務めた後，大学に戻って学業を再開し，最終的にはノッティンガム大学の物理学教授となりました．1993 にはナイトに叙せられています．

ローターバーは，傾斜磁場を使って MR 画像を作るアイデアをハンバーガーを食べているときに閃いたといわれています．彼の重要な論文「誘導局所相互作用による画像形成―磁気共鳴法を例として」(Nature 242, 1973 年 3 月 16 日) は，最初はリジェクトされました．しかし 30 年後，Nature 誌はこの論文を「20 世紀の最も影響力のある論文 21」の 1 つに採択しました．

NMR に関するその他のノーベル賞受賞者として，化学シフトの理論を開発した分光学のパイオニアである**ラムゼイ** (Norman Ramsey, 1989 年物理学賞)，「原子核の磁気的性質計測に関する共鳴法」に対して受賞したラムゼイの博士論文指導者でもあった**ラビ** (Isidor Rabi, 1944 年物理学賞)，「溶液中の生体大分子の 3 次元構造の決定における NMR 分光法の開発」で受賞した**ヴュートリッヒ** (Kurt Wüthlich, 2002 年化学賞) らがあげられます．

腹部 MRI は，信号が弱く，体動の問題もあって，

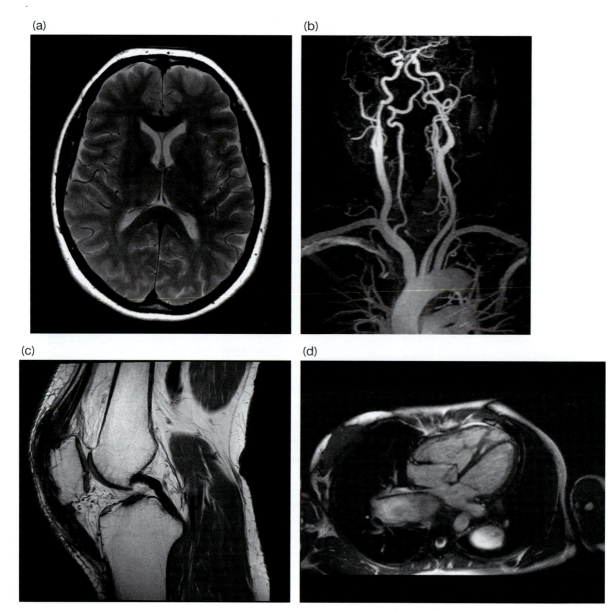

図1.6　MRIのいろいろな応用　(a) 頭部, (b) 大動脈弓と主要分枝, (c) 膝関節, (d) 心臓.

90年代になるまで本格化しませんでした．ここで鍵となったのは高速撮像法，特にグラジエントエコー法，そしてフェイズドアレイコイルの技術です．また90年代は，心臓MRI，エコープラナー法(EPI)という新しい技術が到来した時代でした．EPIは最高速，最先端の技術ですが，マンスフィールド(Sir Peter Mansfield)が最初期に考案した技術でもあります．現在では，脳のfMRIや拡散画像などに広く活躍しています．

以来，本書で紹介するさまざまな革新的技術，臨床応用が次々と生まれてきました．図1.6にいくつか例を示します．

1.3 本書の利用法

MRIの勉強を始めようとする人が必ず遭遇する，基本的な問題があります．それはそれまでに勉強してきたことと，似ても似つかないということです．放射性同位元素，フィルムスクリーン法などの知識は役に立ちません．どこから手を付けたらよいのでしょう？「最初から始めるのがよい」と歌にもある

ように[訳注3]，MRIの教科書の多くは最初の基礎から始まっています．つまりプロトン，磁化，歳差運動，ラーモア周波数などが最初の3頁で導入され，その後で画像に進むのが一般的な教科書です．しかし私たちは別の方法を考えました．反対に後ろから，**まず画像から始めて基礎に戻る**のです．これは特にすでにMR室で検査に携っている人にはよい方法です．結局のところ自動車の運転を覚えるまでは，エンジンの仕組みを知りたいなどとは思わないものだからです．

本書は2部に分かれています．第1部では，MRIの基礎のすべてが書かれていますが，普通とは逆の方向に並んでいます．まず見たり触ったりできるもの，つまりMR室に備えてある機器，ディスプレイに表示されている画像から始めます．「T1強調」などという専門用語は，まずは単なるラベルだと思ってください．その後で，いかに画像が作られるかを勉強し，最後にその背景にある物理学を勉強します．この段階になれば，このような難しい概念を具体的な画像に結びつけて考えることができるようになるでしょう．

第2部は，心臓MRI，スペクトロスコピーなど，さらに進んだトピックスを順不同にとりあげています．第2部を読むために，必ずしも第1部を読了していている必要はありません．単に逆方向に並べるのが難しいものを第2部に集めただけだからです．

いずれの章でも，本文には最も基本的な内容だけ記述しました．緑色の**BOX**には臨床的な事項，黄色の**BOX**には読者自身がスキャナを使って試してみるとよい事項や簡単な（必ずしも簡単ではないかも知れませんが）実験をあげました．青色の**BOX**は発展事項で，さまざまなトピックスの詳細を必要に応じて加えました．

MRIはまったく初めてという方は，第1部から始めて，発展事項の**BOX**を飛ばして読むことをおすすめします．さらに何かもう少し詳しく理解する必要が生じたら，今度は**BOX**にも少し時間を割いて，あらためてその章を再読してみてください．そしてさらにスペクトロスコピー，fMRIなど発展したトピックについて勉強したくなったら，第2部に進んでください．各トピックは，多少前後したり重複していたりする場合もありますが，これはさらに知識を増やしたい初心者の放射線技師から，画像診断をよりよくしようとする放射線科医，博士論文に取り込む研究者まで，幅広い読者にそれぞれに役立つ情報を提供するためにやむをえない面もあることを御理解ください．

参考文献

Christie DA and Tansey EM (eds) (1996) Making the Human Body Transparent: The Impact of Nuclear Magnetic Resonance and Magnetic Resonance Imaging. London: Wellcome Institute for the History of Medicine. Available from: www.histmodbiomed.org/witsem/vol2 [accessed 8 January 2015]. [訳注4]

Dawson M Joan (2013) Paul Lauterbur and the Invention of MRI. Cambridge, MA: MIT Press.

Mansfield P (2013) The Long Road to Stockholm: The Story of Magnetic Resonance Imaging - An Autobiography. Oxford: Oxford University Press.

[訳注3]　映画サウンドオブミュージックの「ドレミの歌」の歌詞の冒頭．"Let's start at the very beginning – A very good place to start."

[訳注4]　参考文献に示されているURLについては，翻訳時に全章にわたって確認している．

Part I

入門 (基礎) 編

MRI 入門

Early Daze[†]: Your First Week in MR

2.1 はじめに

新しい職場，新しい環境での最初の1週間というものは，慣れるのに時間がかかって緊張するものです．本章では，読者のこのような緊張を和らげて，経験豊かなベテランの気分になっていただくための入門編です．この章では以下のことを勉強します．

- 磁場の安全性，特に強磁性体プロジェクタイルに関する安全性は，最も重要なものである．患者，スタッフを危険に曝すような行動をとってはならない．
- MRI室には，患者，スタッフが禁忌となるものを身につけていないかをチェックする文書，手順が必要である．
- 磁石そのものだけでなく，コイルの扱いは特に重要で（決して壊さないこと！），患者の位置決め，コイルの装着方法を覚える必要がある．
- 安全確実な検査には，患者の協力が必須である．良い対人関係が前提である．

MRI室の環境に初めは戸惑うかもしれませんが，すぐに慣れます．では始めましょう．

2.2 MRI 検査室にようこそ

第1日目は，スタッフの安全性に関する質問票に記入し，徹底的な安全教育を受けます．いったんMRIに慣れてしまうと，CT室に入るときも時計をはずしたり，ポケットを空にしたりしているヘンな自分に気付くはずです！　まず自分の施設のMRI室の安全に関するルールに慣れる必要があります．これには，管理区域への立入，インプラントの扱い，緊急時の対応，スタッフの役割分担，その他施設独自の安全対策などがあります．

[†]訳注1　Early Daze：Early days（初めの日々）にDaze（めまい）をかけて，目が回るほど忙しい初めの数日の意．

2.2.1 MRI 検査室

MRI検査室は，その他の画像検査部門とは異なる構造になっているでしょう．独自の受付，管理部門，待合室，処置室を設けてある場合もあります．安全性が何より優先され，MRI室独自の遮蔽扉があるのが普通です．MRI室の安全性への配慮，隔離性がひときわ高いのは，ひとえにスキャンルーム（マグネットルーム）に誰かが磁性金属物を持ち込んで大事故を起こさないようにするためです．MRI検査室の構成は，概ね次のようになっています．

- 患者用施設：受付，待合室，更衣室，トイレ，処置室，面談室．
- スタッフ用施設：受付/事務室，管理部門，読影室．
- MRI装置：スキャンルーム（マグネットルーム），コンピュータ/周辺機器室，操作室/ホストコンピュータ．
- 機材保管施設：機材カート室，一般倉庫，救急カート室，清掃用具室．

MRI検査室の例を図2.1に示します．各ゾーンを示しました．**スキャンルーム（マグネットルーム，検査室）**は，立入制限区域です（→ BOX：ゾーン区分による立入制限）．MRシステムは実際には3か所に分散しています．**磁石**や**コイル**が設置されているスキャンルーム，周辺電子機器が詰め込まれている空調完備の機械室（コンピュータ室），そして操作コンソールが置いてある操作室です．

あなたが一日の大部分を過ごすのは，操作コンソールがある操作室で，ここで患者情報の入力，スキャンパラメータの設定，画像の確認，PACSシステムへの転送などを行います．スキャンルーム（ゾーンIV）にも入るには，十分なトレーニングが必要です（→ BOX：スキャンルームへの入室許可）．

Part I 入門(基礎)編

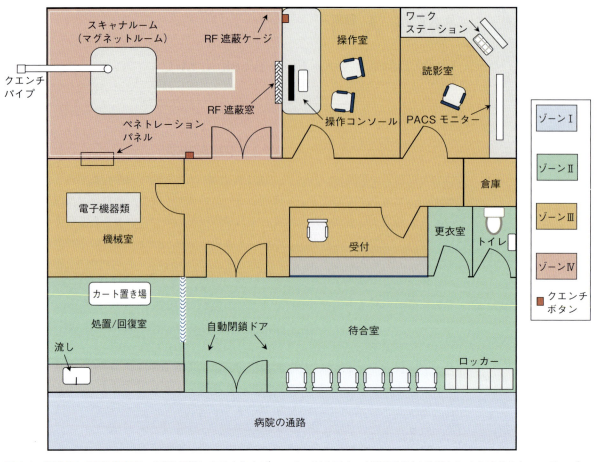

図 2.1 **標準的な MRI 検査室** ACR 標準に定められたゾーン I～IV を示す．制限区域は MHRA により定められている．ゾーン III～IV および制限区域へのアクセスは厳重な管理が必要である．

ゾーン区分による立入制限

ACR (American College of Radiology 米国放射線専門医会) の MRI 安全性専門部会は，MRI 室の安全性を確実なものとするために，ゾーンを区分しています．

- ゾーン I：一般公衆が立ち入れる領域．一般に完全に MRI 検査室外である．
- ゾーン II：公衆が立ち入る領域 (ゾーン I) と，厳重な管理が必要な領域 (ゾーン III・IV) の境界領域．患者はゾーン II でスクリーニングを受け，監視下に置かれる．
- ゾーン III：アクセスが厳重に制限され，所定の MRI 室スタッフ (つまりあなた) の管理下にある領域．ゾーン II とは物理的に区画される．
- ゾーン IV：スキャナールームそのもの．

イギリスでは，MHRA (Medicines and Healthcare products Regulatory Agency 医薬品・医療製品規制庁) が，インプラント機器の誤動作を防ぐために漏洩磁場 0.5 mT の範囲を「MR 環境」と定義しています．また (ACR のゾーン III・IV に準ずる)「MR 管理区域」へのアクセスを制限しています．この基準は，ICNIRP (International Commission on Non-Ionising Radiation Protection 非電離放射線防護に関する国際委員会) はじめ，その他の国内団体の基準に沿ったものです [訳注 2]．

スキャナールームへの入室許可

スタッフのなかでも，スキャナールームへの入室許可については厳重な制限が必要です．ACR はスタッフのカテゴリーを定めています．

［訳注 2］　日本では「MRI 安全性の考え方 (日本磁気共鳴医学会安全性評価委員会，第 2 版，2014)」が公開されている．

- 非 MRI スタッフ：患者，訪問者，MRI 以外のスタッフ．
- レベル 1 MRI スタッフ：MRI 安全性に関する基礎的教育を受け，MR 環境における自らの安全性を確保できる者．
- レベル 2 MRI スタッフ：さらに広範な安全性教育を受けた者．放射線/MRI 技師，放射線科医．本書を読んでいるあなたはここをめざしているはずです．

　日々の安全性を監督する MRI 安全性責任者，特殊な事例，新しい事例にも対処できるさらに知識の深い MRI 安全性エキスパート担当者を決めておくとよいでしょう．IPEM (Institute of Physics and Engineering in Medicine 英国医用物理技術協会) は，MRI 安全性エキスパートの役割，知識，技術に関するガイドラインを公開しています．

2.2.2 磁石（マグネット）

　磁石（マグネット）は MR システムの心臓部です．MR システムの大きさは磁石の磁場の強さで表します．磁場の強さは，物理学的には磁束密度といい，単位は**テスラ**（T，tesla）です．**ガウス**（G，gauss）も使われ，1 T＝10,000 G，1 G＝0.1 mT です．地磁気は約 0.05 mT (0.5 G) です．MRI で使用するおもな磁石の種類は 3 つです（→ 10.2.1）．

- **超電導磁石**（通常 1.5 T あるいは 3 T）
- **永久磁石**（〜0.3 T）
- **常電導磁石**（〜0.6 T）

　主磁場の方向は，通常ボア（患者が入るトンネル状空間）に沿う水平方向です．超電導磁石，永久磁石の場合，磁場は**常**に存在します．常電導磁石は電気的にスイッチをオフにすることができますが，常にオンになっていると思う方が安全です．

　超電導磁石は，**冷媒**として液体ヘリウムを必要とします．突然の磁場消失，すなわち**クエンチ**(quench) では，コイルの温度が上昇して 1 分以内に磁場が消失し，大量のヘリウムがガスとして放出されます（→ 10.2.1）．最近のシステムではクエンチ事故はまれですが，緊急時には意図的にクエンチさせることがあります．平常時でも少量のヘリウムが蒸発（ボイルオフ）して大気中に放出されています．

ヘリウムの量は，一般にメーカーのサービスマンが管理しています．図 1.1 (p.1) に典型的な超電導 MRI を示しました．

2.2.3 RF コイル

　生体組織内の診断情報を提供する **MR 信号**（MR signal）は，**RF 波**（**R**adiofrequency **P**ulse）に対する反応として得られます．RF 波は患者の全身あるいは一部を囲む**送信コイル**（transmitter coil）が発生します．**全身コイル**（ボディコイル）は通常，磁石と一体化しています．頭部，四肢などの検査には，それぞれ小さな送信コイルを使います．

　体内で発生する MR 信号を捉えるのが**受信コイル**（receiver coil）です．MR 信号は非常に弱いので，電気的な干渉に敏感です．スキャナルームの壁には，この干渉を最小限とするための**電磁シールド**（ファラデーケージ）が組み込まれています（→10.7.1）．スキャナルームの扉を閉めておくことは，このためにも重要です．

　MR システムには必ずボアに組み込まれた**全身コイル**（ボディコイル）と，**頭部コイル**があります．このほか，脊椎，頸部，膝関節，手関節，肩関節，乳腺，顎関節，腹部，末梢血管などの専用コイル，汎用フレキシブルコイルなどがあります．目的とする部位を囲うことができればどのコイルを使っても撮像可能ですが，それぞれの専用コイルは，撮像部位の大きさに合わせて密着するので，よい画像が得られます．

　コイルのなかには**アレイコイル**（マトリックスコイル）とよばれるものがあります．これは一般に，同じ種類のものであれば非アレイ型に比べてよい画像が得られます．アレイコイルは，複数のコイルエレメントからなり，使用するエレメントを選べるようになっています（→10.5.2）．アレイコイルを使うと，**パラレルイメージング**（parallel imaging）を利用してスキャン時間を短縮できます（→14.2）．

　コイルの保管には注意が必要です．コイルは MR システムのなかでも最も故障が多いもので，不注意な取り扱いがその一因です．コイルの接続，取り外しには細心の注意を払いましょう．コイル，コイルコネクタあっての MR 信号ですから，大切にしてく

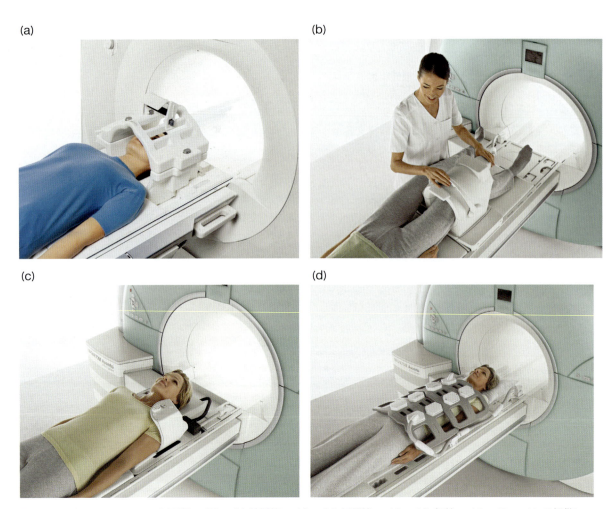

図2.2 コイルのいろいろ (a) 頭部コイル，(b) 膝関節コイル，(c) 肩関節コイル，(d) 軀幹コイル．（シーメンス提供）

ださい．コイルの例を図2.2に示します．

2.2.4 傾斜磁場

体内におけるMR信号の局在，すなわちMR信号が体のどこから発生しているかという情報は，体内の磁場に一時的な変化を加えることによって知ることができます．これを**傾斜磁場**(gradient グラジエント)とよびます．傾斜の強さは[mT/m]で表し，一般に数十mTですから，静磁場B_0よりはるかに小さなものです．x, y, zの各方向について**傾斜磁場コイル**(gradient coil)が1組ずつあり，ボアの中に組み込まれています(→10.3)．傾斜磁場は**パルス系列**(pulse sequence)(→4.2)によって計算通りに加えられます．スキャン中，傾斜磁場はスピーカーのようにトントン，ドンドン，あるいはビービーといっ

た大きな音を発生します(→10.3.5)．このため患者あるいはスキャンルーム内にいる人は耳栓が必要です．傾斜磁場は見ることはできませんが，聞くことができるのです．

2.3 MRIの安全

MRIに長期的な副作用はありませんが，スキャナのボア内に金属物体が吸引されると，患者にもスタッフにも大きな危険を伴います．MRI検査に関する患者ならびに自分の安全性に責任ある人は，磁石に金属物体を接近させることのリスクを認識していることが絶対に必要です．

2.3.1 生体作用

X線検査，CTなど他の画像検査と異なり，MRI

は電離放射線を使わず，癌あるいはその他の疾患を引き起こすことは知られていません．磁場の生体作用については，20章で詳述します．

スタッフが曝露されるのは，基本的に静磁場のみです．静磁場が生体に有害作用を及ぼすことは知られていませんが，高磁場磁石の近傍では軽度の感覚異常が知られています．患者は，静磁場，傾斜磁場，RF波（電磁波）に曝露されます．極端な場合，傾斜磁場が末梢神経刺激の原因となることがあります．これはちょっと不気味ですが，有害作用はありません．RF波のおもな影響は組織の温度上昇ですが，スキャナは一定以上のRF曝露が起こらないように，すなわち一定のSAR（Specific Absorption Rate 比吸収率）を超えないように設定されています（→**BOX**：操作モードとオプション）．SARを所定の範囲に収めるために，設定を変える必要がある場合もあります．心電図などモニタリング装置の電極を使う場合は，RF火傷の可能性があるので注意が必要です（→**BOX**：RF火傷）．

操作モードとオプション

医用MRI装置の安全に関する国際標準を定めているのが，IEC (International Electrotechnial Commission 国際電気標準会議) によるIEC60601-2-33です．IEC60601-1は，医用電気機器全般に関する標準です．IECの標準で重要なことは，3つの操作モードが定められていることです．

● 通常操作モード (normal mode)：一般的なルーチン監視のみ必要．通常の撮像．
● 第1次水準管理操作モード (first-level controlled mode)：医学的監視，その検査をすることによるリスク対ベネフィットの医学的評価が必要．
● 第2次水準管理操作モード (second-level controlled mode)：臨床研究プロトコルの承認が必要．許可のない操作を防ぐためのロック機構，パスワードの安全対策が必要．

このようなモードによって，SAR，傾斜磁場が一定のレベルに制限されます（→20章）．

FPO：B (Fixed Parameter Option: Basic 基本パラメータオプション) は，MRIメーカーとインプラントメーカーが協力して開発し，IEC TS10974として採用された標準です．この標準に適合して製造されたデバイスで撮像すると，スキャナは所定の条件に従ってRF，傾斜磁場などを制限します [訳注3]．すべてのデバイスがこれに適合しているわけではないので，埋込み式心臓デバイス，脳深部刺激装置などについてはなお慎重な対応が必要です．

RF火傷

心電トリガーなどで使用するワイヤ，ケーブルが患者に接触している場合，RFエネルギーのカップリングによって火傷を負うリスクが小さいながら存在します．ケーブルがループを形成しないようにする，ケーブルと患者の間に難燃性パッドを挿入する，不要なケーブルは取り外すなどの配慮が必要です．ケーブルはすべて絶縁不良がないか検査前に確認します．さらに心電ケーブルはMRI専用のものを使うようにします．下肢がむきだしの場合は両下肢の間，肩や上肢がボアの側面に接触する場合はその表面に絶縁パッドを置くようにします．

MRスキャナは騒音が激しく（→10.3.5），安全ガイドラインを超えることがあります．患者を含めスキャナルーム内にいる人は，音響低減のために耳栓をすることが推奨されます．

超電導磁石の冷媒（→2.2.2）に関するリスクとしては，酸欠による窒息，凍傷，低体温症があります．冷気の吸入による喘息発作の誘発も考えられます．ヘリウム補充作業のパイプを見ると，どのくらい冷たいのかつい触ってみたくなるものです！　冷媒に触れる操作は，専門の技術スタッフに任せるべきです．

診断用MRI造影剤の副作用はまれですが，蘇生キット，薬剤を備えた救急カートを用意しなければなりません．カートは緊急時にスキャナルームに持ち込めるように，非磁性であることが理想的です．造影剤を使用する場合は，医師が近くにいることが必要です．妊娠中，授乳中の造影剤使用は制限されます．造影剤の危険については20章で詳述します（→20.7）．

［訳注3］　磁場強度，コイル，B_1，dB/dt などのパラメータの範囲が標準に明記されており，デバイスメーカーはその範囲における安全性を保証する方式．

2.3.2 静磁場

静磁場に関するおもな危険は，強磁性体に対する牽引力です．磁場はスキャナの筐体を超えて広がっており，これを**漏洩磁場**(fringe field)といいます(図2.3)．漏洩磁場の強さは距離に応じて急速に減弱しますが，牽引力は**漏洩磁場の空間勾配**(static field spatial gradient)によって決まります(→BOX：磁場の牽引力)．鉄を含む強磁性体を持ち込むと牽引力が働き，スキャナに近づくと危険な**プロジェクタイル**(ミサイル物体)となってボアに吸い込まれます．ハサミのようなものは特に危険ですが，コインでも重大な損傷の原因となります．物体が大きいほど力も強くなります．酸素ガスボンベによる死亡事故の例が報告されています．静磁場の空間勾配が最も強く，したがって牽引力が最大となるのは，通常**ボアの入口部**です．

磁場の空間的変化率がなくても，強磁性物質にはその自重を上回る，長軸を磁力線に一致させるような**回転力(トルク)**が働きます(→BOX：磁場の牽引力)．これはボアの内部で最大となります．MRI検査室のスタッフ，患者にとって最も危険なのが，この物体を回転させて高速プロジェクタイル(ミサイル物体)とする力です．最近のMRスキャナの漏洩磁場は，距離が離れると急速に小さくなります．逆に，スキャナルームに入ると初めはなんともないのに，一歩近づいただけで突然手に持っている物やポケットの中身がもぎ取られ，気がついたときには時すでに遅しです．十分気をつけて下さい．

施設によっては，携帯用あるいは据置き型金属探知機を備えているところもあります．この場合は，探知機が金属全般を検知するのか，強磁性体だけを検知するのか知っておく必要があります．またこのような装置は，単に安全確認の補助となるだけで，優秀なスタッフによる徹底的なスクリーニングに替わるものではないことも重要です．MRの安全性の鍵は，常に油断しないことです．ボア内に吸い込まれた金属物体は，最悪の場合は死傷事故を引き起こすこともあり，幸い事故にならないまでもアーチファクトの原因になります．

ほとんどのMRスキャナ(超電導装置，永久磁石装置)では，コンソールの電源がOFFになっていても磁場は常にONの状態です．したがって，スキャナルームに入室する人は全員が必ずスクリーニングを受けなくてはなりません．チェックリスト，詳細な問診で，体内，体外に禁忌となるものがないことを確認しなくてはなりません．これは患者だけでなく，患者の付き添い，看護スタッフすべてに当てはまることです．

また漏洩磁場は，近傍にある機器の動作に影響することがあります(表2.1)．

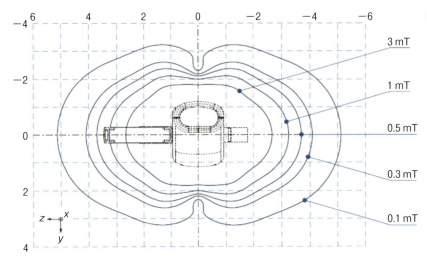

図2.3 漏洩磁場 標準的な1.5Tアクティブシールド型スキャナの磁場分布．格子は1m単位．3次元に描かれている．(フィリップス提供)

2章　MRI入門

表 2.1　漏洩磁場の強さと機器への影響

漏洩磁場 (mT)	機器	最小距離 (m) 1.5 T		最小距離 (m) 3 T	
		静磁場方向	垂直方向	静磁場方向	垂直方向
10	酸素モニター，レーザフィルムプリンタ	2.2	1.6	2.6	1.8
3	磁気メディア，液晶ディスプレイ	2.8	2.0	3.3	2.2
1	ハードディスク，X線管	3.4	2.2	4.3	2.7
0.5	MR非対応心臓ペースメーカー	4.0	2.5	4.6	2.6
0.2	CTスキャナ	4.9	3.0	5.6	3.2
0.1	ガンマカメラ，イメージインテンシファイア，PETスキャナ	5.6	3.3	6.8	3.9
0.05	リナック	6.8	3.9	8.2	4.6

磁場の牽引力

　磁化率 χ，体積 V の非飽和強磁性体に対する並進力 F は，静磁場強度 B とその空間勾配 (spatial gradient) の積に比例します．

$$F \propto \chi V B \cdot \frac{dB}{dz}$$

　ここで dB/dz は位置 z に対する B の変化率です．F はボアの入口に近づくほど強くなります．強磁性体の磁化が飽和すると (つまり完全に磁化されると)，最大牽引力は単に dB/dz に比例するようになります．

　物体が細長い場合は，その長軸を磁場の方向に一致させるような回転力 (トルク) T が働き，その力は磁場強度の 2 乗に比例します．また物体の向きにも依存します．

$$T \propto \chi^2 V B^2$$

　細長い強磁性体には，均一な磁場内でもトルクが働きます．これは，動脈瘤クリップなどのインプラントを考えるうえで重要です．

　患者をスキャナルームから素早く出さなければならない状況がありえます．たとえば緊急蘇生時，機器の故障，クエンチなどの場合です．施設ごとに，状況に応じた手順が決められていると思いますが，

患者が蘇生あるいは緊急処置を必要としている場合は，患者をスキャナルームから出すことが最優先です．これはかけつけた救急スタッフが，強力な磁場のことを知らず，強磁性体の機材(聴診器，喉頭鏡，酸素ボンベ，救急カートなど)を持ち込んで事態をますます悪化させることを防ぐためです．すべてのスタッフがあなたと同レベルの安全知識を持っていると思わないことです．

2.4 インプラントと金属異物

　動脈瘤クリップのような強磁性インプラントも，前述のような牽引力，トルクを受けます．強磁性体クリップの移動に起因する血管破裂による死亡例が，少なくとも1例報告されています．同じことが，眼球内の金属異物についてもいえます．また心臓ペースメーカー，人工内耳のような AIMD(Active Implantable Medical Device 能動埋込み型医療機器)は，静磁場によって損傷する可能性があり，特にペースメーカー装用者については一般に漏洩磁場 0.5 mT 以上の範囲(5 ガウスライン)への立入は禁じられています．鎮静患者のモニターに使用するパルスオキシメーターなど，その他の医用機器についても同様の原則が当てはまります．このようなデバ

17

イスには，MR環境下でも動作するような設計が必要です．「MR対応」と書かれている古い機器には，最大接近距離が指定されているものがあり，それ以上近づけないようにする必要があります．

本書はデバイスのMRI安全性について包括的な情報を提供することを目的としていませんので，詳細については専門書およびインターネット上の情報を参照してください（→参考文献）．以下に一般的な原則を列挙しますが，個々の症例については各施設のルールに従って下さい．

2.4.1 禁忌と注意

MRI検査が原則として禁忌とされる場合：

- MR非対応心臓ペースメーカー・埋込み式除細動器．
- ペースメーカー電極の遺残．
- 人工内耳．

MRI検査にあたって特に注意が必要なもの：

- 外科クリップあるいは強磁性体が体内（特に脳内）にある場合．
- AIMD（神経刺激装置，MR対応ペースメーカー，カプセル内視鏡）．
- 生活歴上，強磁性体が体表，体内にある場合（金属工，戦時中の砲弾遺残など）．
- 新生児・乳児（安全性に関するデータ不十分）．
- 刺青，パーマネントアイライナー．
- 体温調節機能に異常がある場合（新生児，低出生体重児，ある種の癌患者）．
- 人工心臓弁．
- 妊婦（胎児への副作用は知られておらず，専門施設では胎児MRIが撮像されていますが，妊娠初期については避けるのが一般的です．胎児に対する未知のリスクを放射線検査を含む他の検査のリスクと勘案する必要があります）（→20.5）．

適応については，このような問題を考慮して，適応のスクリーニングを行う必要があります．ガドリニウム造影剤については20章で解説します（→20.7）．

2.4.2 インプラント

受動的インプラント（passive implant）は，チタン製人工股関節のように電気を使わない体内デバイスを指しますが，この場合問題になるのは磁力（牽引力，トルク）とRFによる発熱（SAR）です（→**BOX**：金属の磁化率）．

能動的インプラント（active implant）は，電気を使う体内デバイスで，内蔵電源（電池）の場合と，外部電源（電磁波）の場合があります．心臓ペースメーカー，深部脳刺激装置，迷走神経刺激装置などがこれに当たります．能動的インプラントの場合は，機器の誤動作，予期せぬ動作モードの変更，動作の抑制，予期せぬ刺激入力，恒久的損傷などを引き起こす可能性もあります．さらにいずれの場合も内部リードの過熱の可能性があります．能動的インプラントでは，最大スルーレート（T/m/s）（→10.3.1）に制限がある場合があります．

いずれにせよ，施設ごとのルールを熟知し，検査前に撮像条件を満たしているかどうかを確認することが重要です．「前にやったことがあって，そのときは問題なかった」という患者のコメントには注意が必要です．スキャナはそれぞれに異なり，前回問題がなかったからといって，今回も大丈夫とは限りません．

ASTM（American Society for Testing and Materials）が開発，FDA（Food and Drug Agency）が制定し，IECにも採用されているインプラントのMRI適合性に関する分類があります．これによるとインプラントやその他のデバイスは，**MR Safe**（MR可），**MR Conditional**（条件付きでMR可），**MR Unsafe**（MR不可）に分類されています（図2.4）．

MR Safeは，MR環境でそのデバイスを使うことに危険がないことを意味しています．たとえば非金属製のものがこれに相当します．しかし，撮像視野（FOV：Field Of View）内あるいはその近傍にあると画質劣化の原因になることがあります．

MR Conditionalについては，ほとんどのデバイスがこれに相当します．これは一定の条件下であれば，安全に撮像できることを示しています．この条件には通常，静磁場強度（T），漏洩磁場の空間勾配（T/mあるいはG/cm），最大平均SARなどが指定されます（→**BOX**：安全性の条件）．このほか，撮像部位，体位，使用コイルなどが指定されることもあ

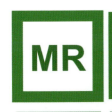 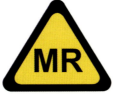 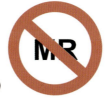

図 2.4　インプラント，デバイスの MRI 適合性表示　ASTM F2503, IEC 6250：2014 による．

ります．このような条件を満たしても，画像アーチファクトの原因になりうる点には注意が必要です．

MR Unsafe は，MR 環境下に持ち込んではならないデバイスです．

> **安全性の条件**
>
> 　MR Conditional に関する条件の記載の例をあげます．
>
> 　　X 社のインプラントモデル Y は，非臨床試験にて下記の条件下において撮像可能である：
> 　　　静磁場強度：3 T あるいはそれ以下
> 　　　静磁場の空間勾配：720 mG/cm (7.2 T/m)
> 　　　最大全身平均比吸収率 (SAR)：2.0 W/kg (撮像時間 15 分)
>
> 　静磁場強度の条件は容易に理解できると思います．ただし，すべてのデバイスが 3 T で試験されているわけではありません．
>
> 　2 番目，3 番目の項はしばしば混乱のもとになります．静磁場の空間勾配は，漏洩磁場に関するもので，指定の空間勾配のもとでデバイスに作用する力が重力よりも小さいことを示しています．単位が異なりますが，1 T/m＝100 G/cm です．メーカーによって表示方法がさまざまなので，それぞれ確認が必要です (図 2.5)．
>
> 　SAR に関する条件は，(ファントムにおける) 発熱試験によるものです．ここにある 15 分という記載は，1 シーケンスあたりの時間で，最大スキャン時間ではありません．アメリカでは SAR は 15 分の平均値を使いますが，IEC のガイドラインでは 6 分で計算します．しばしば，SAR の条件のために通常操作モードでしかスキャンできないことがあります (→BOX：操作モードとオプション)．

> **金属の磁化率**
>
> 　物質の磁気的性質は，χ (カイ) によって示される磁化率 (susceptibility) によって 3 つに大別されます．
> - 反磁性 (diamagnetic)：小さな負の磁化率をもつ物質．物質に働く力はわずかながら反発します．水，ほとんどの組織は反磁性です．$\chi < 10^{-5}$．
> - 常磁性 (paramagnetic)：やや大きな正の磁化率をもつ物質．酸素分子，鉄，ガドリニウムイオンなど．$\chi = 10^{-5} \sim 10^{-2}$．牽引力は比較的弱いものです．
> - 強磁性 (ferromagnetic)：鉄は種類によりますが $\chi = 1,000 \sim 10,000$ です．ステンレスの多くは強磁性です．磁化率が大きいということは，牽引力，トルクともに非常に強いことを意味します．インプラントに使われる金属，たとえば 316LV (サージカルステンレス)，チタン，コバルト-クロム-モリブデン合金，ニチノール (ニッケル-チタン) 合金などの磁性は弱いかあるいはほとんど磁性がないので，特に術後 6 週間経てば磁場の中でも移動しません．
>
> 図 2.6 にいろいろな金属の磁化率を示します．

2.5　検査の実際

　よい画像を撮像するには，患者さんの協力が何より大切です．最初のちょっとした会話が大きな違いを生みます．患者さんには必ず検査の概要を説明し，適応，安全性を確認するための質問票に記入してもらいます．これは静かな別室で行うのがよいでしょう．この間に所定の手順で患者さんの名前を確認するとともに，撮像部位を確認します．依頼票に左右の記載がある場合は，特に間違いが起こりやす

(a)

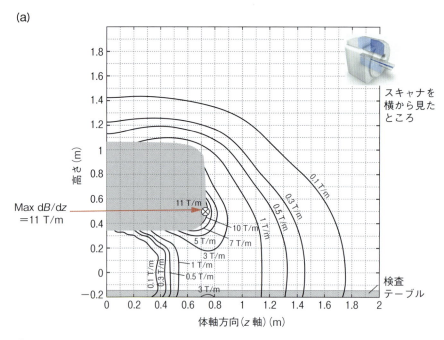

(b)

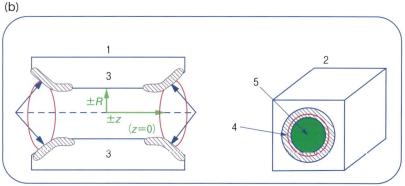

パラメータ	直径方向 R(m)	体軸方向 z(m)	磁場強度 B(T)	磁場勾配 Grad(B) (T/m)	磁場強度× 磁場勾配 (T²/m)
最大磁場強度 B	0.35	0.64	3.9	7.2	28.2
最大磁場勾配	0.51	0.92	1.82	12.4	22.6
最大磁場強度× 最大磁場勾配	0.36	0.73	3.6	10.7	38.7

図 2.5　漏洩磁場の空間勾配　(a) シーメンス Aera 1.5T．アイソセンターを原点 (0，0) として，1 象限の静磁場の空間勾配をプロットで示したもの．(b) GE ヘルスケア MR750w 3.0T．dB/dz の最大値を図表で示したもの．(c) フィリップス Achieva および Intera 1.5T．ボアを入口から見た図．それぞれのラインは，円筒状の最大空間勾配の断面．黒の破線は患者テーブルを示す．

(c)

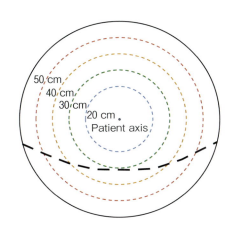

図 2.5 漏洩磁場の空間勾配 （続き）

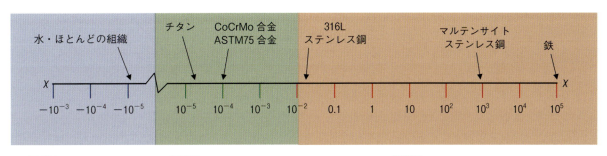

反磁性
- 小さな負の磁化率
- 水，ほとんどの有機分子
- いわゆる「非磁性」

常磁性
- 小さな負の磁化率
- イオン，金属塩，酸素，ガドリニウム造影剤
- 緩和時間に影響する

強磁性
- 大きな正の磁化率
- 鉄など
- いわゆる「磁性」

図 2.6 いろいろな金属の磁化率

いので注意します．必要に応じて，ビタミン E など油性カプセルを撮像部位に貼付します．これは特に 1 分後にはなくなってしまうような「移動性腫瘤」の場合に有用です！

患者さんには金属物，宝石類，時計，クレジットカードなどをとりはずして，ロッカーに入れるように指示します．ロッカーキーは非磁性であることが必要です．施設によって，着替えや検査衣の手順が決まっているでしょう．着替えには余計な時間がかかりますが，患者さんがスキャナに入ってから衣類のジッパー，金属フレームなどを発見した場合の手間を考えれば引き合うものです．歩けない患者さんには，非磁性 MR 用ベッドや車椅子を事前に用意します．多くの MR スキャナには着脱可能な検査

テーブルがあり，これによって検査効率が向上し，ベッド上の患者さんの移動も容易になります．

通常，検査前に体重を測定します．これは RF 曝露の安全レベルの決定に必要となります（→20.2）．スキャナによっては SAR の計算に身長の入力を求められる場合もあります．患者情報は，手入力あるいは HIS/RIS ワークリストから取り込みます．

検査に最適なコイルを選択します．コイルは撮像部位を完全に含む必要があります．ベッド上で患者さんのポジショニングを行い，コイルを装着する前に楽な姿勢であることを確認します．また，両手をつなぐ，足を組むなどして，体に不用意なループ形成がないことを確認します．必要に応じて大腿部の接触を防ぐ絶縁パッドを利用します．耳栓や防音装

置を確認します．連絡用押しボタンを持たせ，鏡，ヘッドフォンなどアメニティをセットします．できるだけ楽な状態にして，不安を取り除くことが，よい検査の秘訣です．

ポジショニングライトで，撮像部位の中心にランドマークを設定し，撮像部位を決定します．患者さんに問題がないことを確認して，テーブルをアイソセンターに移動させます（通常はボタンを押せば自動的に移動します）．アイソセンターは，静磁場が最も均一で，最もよい画質が得られる「スイートスポット」なので，撮像部位をアイソセンターに一致させることが重要です．撮像部位にランドマークを設定することで，スキャナはこれを自動的にアイソセンターに設定します．

テーブルがスキャナ内に移動すると，患者さんは閉所恐怖を訴えたり，場合によっては，特に古い60 cm径のスキャナでは体がぶつかって入らないことがあります．この場合は腕を移動したり，肘とスキャナの間に薄いパッドを挿入します．例外的に，片腕あるいは両腕を頭の上に挙げないとボアにうまく納まらない場合もあります．このような場合はできるだけ早くスキャンする必要があり，検査に時間がかかる場合は患者をいったん出して，腕を体の脇にのばして休憩させる必要があることもあります．アイソセンターにうまく移動できたら，スタッフはスキャンルームを出て，RF干渉を防ぐ扉がきちんと閉まっていることを確認します．

まず位置決め用のロカライザースキャン（スカウトスキャン）を行います（図2.7）．これは，高速，低分解能の概観像で，本スキャンにおける撮像部位の決定に使います．この画像の上で，撮像位置やプレサチュレーションバンド（空間飽和帯，→4.2.1）の設定をグラフィカルに行います．本スキャンは，一般に自動的に走るようになっており，この間に画像処理，画像転送など他の仕事をすることができます．

撮像中は，監視窓やテレビカメラによる監視が常に必要です．インターフォンによって双方向の会話ができます．途中でガドリニウム造影剤の注射が必要な場合があります．造影剤は画像コントラストを変化させるので，造影はだいたい検査の後半になります．施設によって，看護師が投与する場合もあり

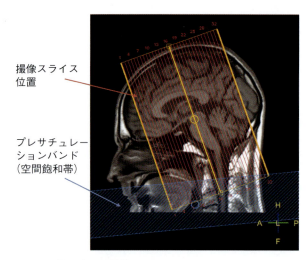

図2.7　位置決め用撮像　ロカライザースキャン（スカウトスキャン）．撮像スライス位置（赤），プレサチュレーションバンド（空間飽和帯）（青）を設定している．

ますが，医学的な責任は常に放射線科医にあります．

検査中，患者さんは完全に覚醒しているのが普通ですが，（乳児のように）眠っている場合，鎮静下にある場合もあります．覚醒していない場合は，心電図，パルスオキシメータなどの生理的モニターが必要です．心電計を使う場合，リード線が体に接触しているとRF結合による火傷を負う危険がわずかながらあります．ケーブル類がループを作らないように注意し，必要に応じてケーブルと体の間に難燃性パッドを挿入し，不要なケーブルはすべて取り外すなどの注意が必要です．さらに，MR専用のケーブルを使うようにします．

検査終了後，患者さんをスキャンルームから出し，ロッカーに案内します．造影剤の注射や閉所恐怖のために不具合を訴える場合は，回復するまでしばらく検査室にとどめて観察するのが無難です．放射線科医がPACS上の画像を読影し，依頼医への報告書作成までにはしばらく時間があるのが普通です．患者さんは通常，結果説明とその後のフォローアップ検査の予約をして帰ります．

以上が患者さんの検査の流れです．以下には架空のMRI技師のブログをご紹介しましょう．

2.6　MRI技師のブログ

多忙なMRI検査室で働く架空のMRI技師エマ

の，恐ろしいことに本当の，しかしちょっとおふざけなブログ日記です．もっと真面目な日記を書いている方にはお詫びします．彼女の昔の日記ついては本書の旧版をご覧下さい．なお我々はエマの行動や，彼女の MRI の知識を必ずしも黙認しているわけではありませんので悪しからず．

本章で解説したことについては，さらに以下の章も参照してください．

● MRI のハードウェア(→10 章)．
● MRI の安全性(→20 章)．

月曜日

体重	希望体重より＋0.2 kg，ホントの体重，明かすワケないでしょ．	ヘリウムレベル	79.3%
アルコールレベル	5 単位(だって週末だったんだもん)	静磁場曝露	5.2 mT・時(時間加重平均)
ツイッターフォロワ数	0	ツイート/リツイート	0

古い日記を見つけた．なので続編としてブログを始めることにした．
久しぶり．もう MRI 初心者じゃない．年とって，賢くなって，ちょっとすれてきた．前ほど飲まないけど，前ほど健康的でもなくなった．MRI にはすっかり適応して，X 線室に行くときもポケットの中身を空にする私！　でも心配するより安全な方がいい．

火曜日

体重	依然として＋0.0 kg，というか−0.0 kg というべきか．	ヘリウムレベル	79.3%(ゼロ・ボイルオフのスキャナだけど，毎日チェックする昔の習慣は抜けない もの)
アルコールレベル	2 単位(月曜の夜にしては上出来)	静磁場曝露	7.3 mT・時
ツイッターフォロワ数	0	ツイート/リツイート	1(下記参照)

@Em_are_I：こんにちは，ツイッターの皆さん．
新しい 3T スキャナで仕事！　とってもエキサイティング！　閃光がみえるかと思ってマグネットの後ろで頭を振り回してたら，同僚に文句を言われた．「やめてよ，エマ．患者がびっくりするわ．それに磁気ボケ(mag lag)するわよ」
「磁気ボケ？　何それ？」
「オーマイゴッド！　忘れたの？　もう磁気ボケだわ！」
う〜ん，磁気ボケだとは思わないけど．「Picture to Proton」に何て書いてあったか見てみよう．［著者注：20 章をごらんください］

水曜日

体重	＋0.1 kg	ヘリウムレベル	79.3%
アルコールレベル	3 単位(今週の目標達成)	静磁場曝露	7.3 mT・時
ツイッターフォロワ数	0(こんな面白いこと書いてるのに，みんな一体どこにいるの?!)	ツイート/リツイート	1

オーマイゴッド！　MRI 事故！　怪我人がなかったのが幸い．お爺さんのスキャン．安全チェックはすべて OK．
ペースメーカー OK，動脈瘤クリップ OK，手術歴 OK，etc, etc．
「ポケットに何か入ってません？　カードとかお金とか？」
「紙のお金(paper money)だけ」
「OK」位置決めした．ヘッドファースト．ボアの中に送り込んだその時……
ビュー！　ドドン！　何かキラキラ光るものがシャワーみたいに顔の横を飛び去った．ポケット一杯のコインが，私

Part I 入門（基礎）編

の可愛い新しいピカピカ（でもないけど）3T マグネットの中に貼り付いた！　お爺さんが大丈夫なことを確認して外に出した.
「ポケットにお金ないって言いましたよね？」私はすっかり動転してた.
「そう，paper money だけ」彼は全く動じずに，何ごともなかったように答えた.「新聞（paper）を買うためのお金（money）」
コインをはがすのに大変な時間がかかった. おまけに大切なスキャナは傷だらけ.
その後で，@Daily_News how stupid are you're readers?（読者がどんな間抜けなことをしでかしたか？）にこの件をツイート

木曜日			
体重	＋0.3 kg（MRI 室の体重計は多目に出るの. 安全対策として）	ヘリウムレベル	78.9%
アルコールレベル	9 単位（ネットで有名人になったことと，MRI 事故の心労の代償）	静磁場曝露	5.2 mT・時
ツイッターフォロワ数	151	ツイート/リツイート	10,093
		アポストロフィの誤用	1［訳注 4］

10,092 人の Daily News 読者に荒らされた. 私，なんて間抜けだったんだろう. こんな感じのツイートばっかり（これでもまだよい方）：
@Em_are_I?　最低だね，@Em_am_I だろうが……#grammar #init［訳注 5］
iPhone の自動補完機能のせいなんだけど. でも少なくともフォロワーが増えたわけだし. でも私が間抜けだと思う人にフォローして欲しくないわ.
で，新しいスキャナ. ほとんどいつも第 1 次水準管理操作モードで走ってるから温度が気になる. それに画質についてはちょっとがっかり. メーカーの人に「SNR は 100% 上昇しますって言ったじゃない」と文句いったら，しばらく黙り込んで「えー，SAR が 100% 上昇って言いました. SNR じゃなくて」
ホント？　1 文字でそんなに違うの？　また MRI の基礎の勉強しなおし？
［著者注：理論的には（バンド幅，T1，T2 が同一なら）SNR は 2 倍，SAR は 4 倍になります］

金曜日			
体重	−0.2 kg（MRI 室の体重計は正しいこともあるのよ）	ヘリウムレベル	78.9%
アルコールレベル	0 単位（二日酔いだから酒抜き）	静磁場曝露	3 mT・時
ツイッターフォロワ数	152	ツイート/リツイート	2（ありがたや，ネット人気はもうたくさん）

ツイッターを見てたら，インスタグラムに自分の MR 画像を出しているのがいた. 若い人のやることはわからない. あら，半月板損傷だわ. 少なくとも写真にセピア色のフィルターをかけてないのがマシ（#hipsterscan）
本日の秀逸ツィート：肩の #MRI 撮ったら，閉所恐怖症って診断つけられた！ #medicalgenius
午後，MRI conditional（条件付き撮像可）のペースメーカー患者をスキャンした. ドキドキ！　金曜日はのんびりできる日なのに. 心電モニター見てると，スキャナの干渉でひどい不整脈にみえる！　立会いの循環器の技師は，まるで美容師みたいにお気楽に休暇の話なんかしてた. 患者が笑顔で出てったときはホッとした. 患者にはよかったけど，MRI の安全性については問題が増えた. ハッシュタグ #MRIsafety で検索してみないと.

［訳注 4］　前日に @Daily_News にツイートした際，"your readers?" と書くべきところを，"you're readers?" と文字入力を誤ったために，文法にうるさいユーザから大量のツイートが来たという話.
［訳注 5］　MRI（エムアールアイ）の発音をもじったエマの ID "Em_are_I" は文法的には間違っているので，上記のアポストロフィの誤用にからめて "Em_am_I" じゃないのかと突っ込んだツイート

土曜日

体重	気にしない．週末だもん．	ヘリウムレベル	気にしない．週末だもん．
アルコールレベル	同上	静磁場曝露	同上
ツイッターフォロワ数	155（3つ増加）	ツイート/リツイート	2

ひどい1週間だった！　でも日曜は遊ぶんだ．MRIコースに参加するか，まだ決めてない．MRI from Picture to Protonの新版を買うだけでもよさそう．ツイッターにもコメント出てたし……

@MRI_p2p　あなたの日記，好きです[訳注6]．仲間に入れてもらえるといいな．#dreamcometrue

参考文献

American College of Radiology Expert panel on MR Safety (2013) 'ACR guidance document on MR safe practices: 2013'. JMRI 37: 501–530.

American Society for Testing and Materials (2013) 'Standard practice for marking medical devices and other items for safety in the magnetic resonance environment'. www.astm.org/Standards/F2503.htm [accessed 10 December 2013].

Institute for Magnetic Resonance Safety, Education and Research (2013). www.mrisafety.com [accessed 9 December 2013].

Institute of Physics and Engineering in Medicine (2013) 'Scientific safety advice to magnetic resonance imaging units that undertake human imaging'.

www.ipem.ac.uk/Portals/0/Documents/ Publications/Policy%20Statements/ IPEM_MRSafetyExpert_Policy Statement_04102013_SK.pdf [accessed 27 July 2014].

International Commission on Non-Ionising Radiation Protection (2004) 'Medical magnetic resonance (MR) procedures: protection of patients'. Health Physics 87: 197–216

International Electrotechnical Commission (2013) 'Medical electrical equipment — Part 2-33: particular requirements for the safety of magnetic resonance equipment for medical diagnosis edition: 3.1'. IEC 60601-2-33. www.iec.ch/webstore [accessed 22 March 2015].

Medicines and Healthcare products

Regulatory Agency (MHRA) (2014) Safety Guidelines for Magnetic Resonance Imaging Equipment in Clinical Use. London: MHRA.

NetherlandsWorking Group onMR Safety (2008) 'Using MRI safely: practical rules for employees'. www.ismrm.org/smrt/files/ 20081210_Dutch_Guidelines_on_MR_ Safety.pdf [accessed 23March 2016].

Shellock FG (2015) Reference Manual for Magnetic Resonance Safety 2015. Salt Lake City, UT: Amirsys Inc. (New edition published annually.)

Shellock FG and Crues JV (eds) (2013) Magnetic Resonance Procedures: Health Effects and Safety. Los Angeles, CA: Biomedical Research Publishing.

[訳注6]　MRI p2p は本書の題名　MRI from picture to proton から．

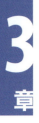

3章 画像コントラスト

Seeing is Believing†: Introduction to Image Contrast

3.1 はじめに

この章では，MRI から何がわかるかについて学び，いろいろなコントラストを紹介します．まず，人体の組織を非常に簡単に，次のように分類します．MRI の画像のみえ方を知るには，これで十分です．

- **液体**－脳脊髄液(CSF)，関節液，浮腫など．
- **水が豊富な組織**－筋肉，脳，軟骨，腎臓など．
- **脂肪が豊富な組織**－脂肪，骨髄など．

脂肪が豊富な組織は，MRI では特別なみえ方をして，アーチファクトの原因ともなります(アーチファクトとは画像に乱れを生じて，病変と間違えたり，あるいは逆に実際にあるものがみえなくなったりする現象です)．液体は，ほとんど細胞を含まず，みえ方も全く異なる点で，他の水が豊富な組織と区別されます．ここで付け加えておくと，流れている液体のみえ方は，流速その他いろいろな条件によって複雑なので，あらためて 15 章で詳しく勉強します．異常な組織は，浮腫，血液成分の増加を伴うことが多いので，水が豊富な組織と液体が混在したみえ方になるのが普通です．

MR 画像上の信号強度，すなわち明るさは，組織によって違います．この違いを**画像コントラスト**(image contrast)といいます．画像コントラストがあることによって，異なる組織の境界を知ることができるわけです．たとえば，脳腫瘍が明るく，正常脳組織が暗ければ，腫瘍の輪郭を知ることができます(図 3.1a)．MRI には，**パルス系列**(pulse sequence)とよばれる非常に多くの撮像法があり，パルス系列のタイミングを変化させることによってさまざまなコントラストを作り出すことができます．したがって，腫瘍を暗く，正常脳組織を明るくすることもできます(図 3.1b)．これは，単にウィンドウ幅，ウィンドウ値を変化させるのとは違うことに注意してください．ウィンドウ幅/値を変えると，画像全体のコントラストは変化しますが，腫瘍は正常組織より暗いままです．CT と比較してみましょう．CT のコントラストは，組織による X 線減衰率(CT 値)だけに依存しています．CT の場合，再構成アルゴリズムを変えることで「軟部画像」「骨画像」を作ることはできますが，骨は常に明るく，灰白質は常に白質より暗くみえる点では変化ありません．

この章では次のことを勉強します．
- 画像の種類を示す基本的な名前〔T1 強調，T2 強調，プロトン密度(PD)強調など〕．

---

† 訳注 1　Seeing is Believing：「百聞は一見にしかず」の意．

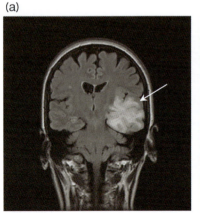

図 3.1　脳腫瘍(冠状断像)　(a) 腫瘍(→)は正常脳組織に比べて明るく表示されている．(b) 同じ断面の異なる撮像法では，腫瘍(→)が正常脳組織よりも暗く表示されている．

3章　画像コントラスト

- 基本的なスピンエコー(SE)法では TR(繰り返し時間)，TE(エコー時間)を変化させることにより，またグラジエントエコー(GE)法ではフリップ角を変化させることによりコントラストを決めることができる．
- STIR，FLAIR では，T2 強調を維持しながら脂肪，脳脊髄液の信号を抑制できる．
- 造影剤を使用することにより，腫瘍の信号強度を増強できる．
- 2 つの特殊な，しかし重要な撮像法，MR 血管撮像および拡散強調画像の概略．

撮像の実際 1：脳の基本撮像

すべての MRI 検査は原則として，少なくとも 2 種類の異なる画像コントラストを撮像し，多くの場合 4 種類以上になります．それぞれから異なる解剖学的情報，病理学的情報を得ることができ，全体として診断の信頼性が高まります．

脳の場合，最も基本的なものは **T2 強調像**，**FLAIR**，**T1 強調像**，**Gd 投与後 T1 強調像**です(Gd はガドリニウム造影剤のことで，後ほど詳しく説明します→3.10)．T2 強調像，FLAIR は，液体に対する感度が高い撮像法で，特に FLAIR は脳脊髄液(CSF)を低信号にすることにより，脳室周囲の病変の検出率を高める方法です．T1 強調像は灰白質，白質のコントラストが良好で，脳の変形，皮髄境界の消失などの診断に役立ちます．**ガドリニウム造影剤**は，血液脳関門が破綻した組織では血管から脳組織に漏洩して T1 強調像で高信号になり，病変と周囲の浮腫との境界がより一層明瞭になります．

図 3.3 はいずれも横断(水平断)ですが，撮像法によって病変と正常組織のコントラストがいかに大きく変化するかがわかります．放射線科医はさらに，冠状断，矢状断など異なる断面を撮像して立体的に画像を読むことによって，さらに多くの情報を得ることができます．

3.2 基本的な略語

MRI の撮像法には「T」で始まるいろいろな略語が登場します．MRI も他の分野と同じく独特の用語があって初めは戸惑います．表 3.1 におもな略語を示しました．ここではまだ詳しい説明はしません．単なる記号だと思っておいてください．

表 3.1　おもな略語

略語	解説
T1	組織の特性．スピン-格子緩和時間
T2	組織の特性．スピン-スピン緩和時間
T2*	組織の特性．見かけのスピン-スピン緩和時間
PD	組織の特性．プロトン密度
TR	タイミングパラメータ．繰り返し時間
TE	タイミングパラメータ．エコー時間
TI	タイミングパラメータ．反転時間
α	タイミングパラメータ．フリップ角
T1W	画像コントラストの種類．T1 強調像
T2W	画像コントラストの種類．T2 強調像
T2*W	画像コントラストの種類．T2* 強調像
PDW	画像コントラストの種類．プロトン密度強調像

3.3 T2 強調像

T2 強調像(T2-weighted image)は，液体を鋭敏にうつしだすので，MRI のなかでも最も重要な撮像法のひとつです．病的な組織の多くは，毛細血管に富むために水分が多く，まずこの画像を見ることにより大ざっぱな診断が可能となり，病変の範囲を知ることができます．たとえば膝関節の半月板損傷では，損傷部位の関節液が正常な軟骨に対して白くみえます(図 3.2)．T2 強調像は，SE 法，GE 法，いずれでも撮像できます(厳密にいうと，GE 法は T2 強調像ではなく T2* 強調像で見かけは似ていますが，重要な違いもあります．これについては後述します)．SE 法の T2 強調像には，長い TR，長い TE が必要で，スキャン時間は TR に比例するので，スキャン時間が長い傾向があります．

T2 強調像では，T2 緩和時間の長い組織が T2 緩和時間の短い組織よりも明るくみえます．脳，脊椎の場合，T2 強調像は通常 SE 法で撮像します．肝臓の場合は息止めが必要なので，より短時間で撮像できる GE 法も使われます．ただし GE 法の画像は T2* 強調像であって本当の T2 強調像ではないこと

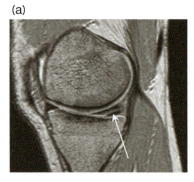
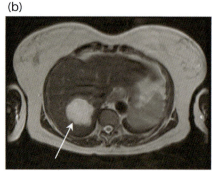

図 3.2 T2 強調像の例 (a) 膝関節(矢状断). 半月板損傷が高信号にみえる(→). (b) 腹部(横断). 肝臓の血管腫が高信号にみえる(→).

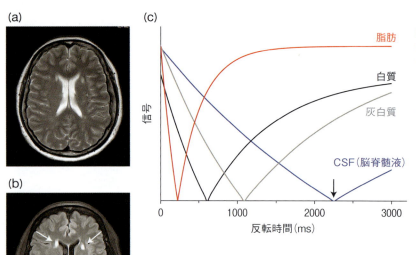

図 3.3 T2 強調像と FLAIR (多発性硬化症) (a) SE 法 T2 強調像, (b) FLAIR. 多発性硬化症の病変は, CSF の信号が抑制されている FLAIR の方が容易に識別できる(→). (c) 反転回復法の信号強度曲線. CSF のヌルポイントを示す(→).

を知っておく必要があります(→3.9).

3.4 FLAIR

　脳の T2 強調像では, 脳脊髄液(CSF)が非常に強い高信号となるため, 側脳室周囲の高信号病変を同定することが難しくなることがあります. しかし, CSF の信号は消すことができます. これは, SE 法のかわりに**反転回復法(IR 法)**を使用し, TI(反転時間)を適切な大きさに設定する方法で, FLAIR (FLuid Attenuated Inversion Recovery 液体減衰反転回復法, 図 3.3a, b), このときの TI を**ヌルポイント**(null point)といいます(→12.4)[訳注 2]. CSF の T1 緩和時間は長いのでヌルポイントとなる TI も長く, 磁場強度に応じて 1800〜2500 ms と幅があ

ります(図 3.3c). ただし FLAIR では, CSF と同程度の T1 をもつ組織の信号はすべて抑制されることに注意する必要があります. したがって, FLAIR はガドリニウム造影剤投与後には, Gd が T1 値に影響を及ぼすのであまり推奨されません[訳注 3].

[訳注 2] null の読みは「ナル」の方が実際に近いが, null point については「ヌル」と読まれることが多いので, 慣用に従って「ヌルポイント」とした.
[訳注 3] 造影 FLAIR は, 髄膜の造影効果が造影 T1 強調像よりも明瞭なので髄膜炎, 髄膜播種など髄膜疾患の診断における有用性が高いことが知られており, 臨床ではしばしば用いられる. (Splendiani A, et al : Contrast-enhanced FLAIR in the early diagnosis of infectious meningitis. Neuroradiology 2005 ; 47 : 591-598)

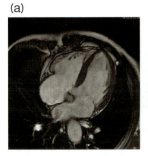
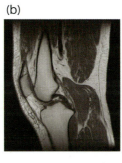
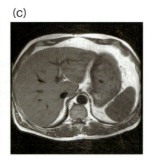

図 3.4　T1 強調像 (正常像)　(a) 心臓 (斜位断, 四腔像), (b) 膝関節 (矢状断), (c) 上腹部 (横断).

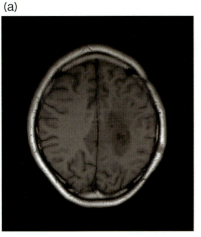
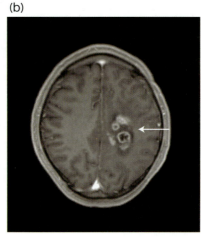

図 3.5　ガドリニウム造影 (高悪性度グリオーマ)　(a) 造影前, (b) 造影後. 腫瘍が高信号となっている (→).

3.5 T1 強調像

T1 強調像 (T1-weighted image) は, SE 法, GE 法いずれでも撮像できます. T2 強調像では T2 が長い組織ほど明るくなりましたが, T1 強調像では T1 が長い組織ほど暗くなります. 逆に T1 が短い組織は明るくなります. T1 強調像は TR が短いので, 一般にスキャン時間は短くなります. T1 強調像はコントラストに優れており, 関節液のように静止している液体は黒く, 水を含む組織は中間的な灰色, 脂肪組織は白くなります. 血液のように流れている液体は, その流速, 撮像法に応じて信号が変化します (→3.11). T1 強調像は**解剖学的スキャン** (anatomy scan) といわれるように, 異なる正常組織の境界を最も明瞭に表示できる撮像法です (図 3.4).

3.6 造影 T1 強調像

MRI は, パルス系列のパラメータを変更するだけで多彩なコントラストを作り出すことができますが, 造影剤を使用することによりさらにコントラストを変化させることができます. 最も一般的な造影剤は**ガドリニウム (Gd) 製剤**で, Gd は常磁性をもつ金属原子です (→2.4.2). Gd 造影剤を静脈内に投与すると, 速やかに血管外に出て, 半減期約 10 分で細胞外液に分布し, その後は徐々に腎臓から排泄されます. 正常腎機能の場合, 半減期約 90 分で体外に排泄され, 24 時間後には完全に排泄されると考えてよいでしょう. Gd は組織の **T1 を短縮**する効果があり, このため造影後の撮像には T1 強調像が最も適しています. 一般に, 造影前後の T1 強調像の撮像パラメータは, 前後の画像を比べやすいように一定にします. もちろん, 画像を表示するときも同じくらいのウィンドウ幅/ウィンドウ値にする必要があります.

Gd は T1 値を短縮するので, 造影剤の集まる組織の信号強度は造影 T1 強調像で強くなります. たとえば, 血液脳関門が破綻しているような脳腫瘍では, Gd が組織内に漏出するので正常組織よりも白くうつります (図 3.5).

専門用語をもう少し

すでにいくつか、説明が必要な新しい専門用語が出てきましたので、ここで少し説明しておきます。この後の節の理解にも役立つでしょう。

MR 画像は、RF パルスと傾斜磁場を繰り返し加えることで撮像し、この組み合わせを**パルス系列** (pulse sequence) といいます。すべての**パルス系列**には、**繰り返し時間 (TR)** と**エコー時間 (TE)** があり、これによってパルス系列のタイミングをコントロールします。また必ず**励起 RF パルス** (excitation pulse) があり、これが体内のプロトンの状態を変化させ、その結果 RF コイルに信号が発生します。この信号は、スピンエコー (SE) あるいはグラジエントエコー (GE) を作り、これをコイルで検出します。

SE 法ではもう一つ**再収束 RF パルス** (refocusing pulse) があり、これによってエコーが再収束し、静磁場 (B_0) の不均一が補正されます。GE 法は、傾斜磁場を使ってエコーを作るもので、SE 法より高速ですが、静磁場の不均一の影響を受けやすくなります。SE 法の変法のひとつ**反転回復法 (IR 法)** は、パルス系列の冒頭に反転パルス (180°パルス) があってプロトンの磁化を反転させます。反転パルスと励起パルスの間隔を **TI (反転時間)** とよびます。TI を特定の組織の T1 に応じた特定の値 (=T1×0.693) に設定することにより、その組織の信号を抑制することができます。

T1, T2 は、すべての組織に固有の基本的な値で、励起されたプロトンが平衡状態に戻っていく現象、すなわち**緩和** (relaxation) の速さを表わします (→9章)。T1 は**スピン-格子緩和時間**、あるいは**縦緩和時間**、T2 は**スピン-スピン緩和時間**、あるいは**横緩和時間**といいます。全身の組織の T1, T2 は、過去 30 年に及ぶデータの蓄積から詳しくわかっています。

撮像の実際 2：脊椎

脊椎は、神経系の疾患、骨関節系の疾患を疑うときに撮像されます。全体をカバーできる矢状断が最も重要です。まず矢状断の T1 強調像、T2 強調像を撮像し、椎間板ヘルニアなど特に問題のある部位の T2 強調斜位横断 (水平断) 像を撮像します。

特に神経系の疾患では、横断 T2 強調像で脊髄の内部構造がみえることが重要ですが、この目的には **T2* 強調像**が一般に適しています。骨関節系の疾患では、脊柱管を出て行く神経根の描出が重要で、

この目的には T2 強調像が適しています。

STIR の矢状断もしばしば撮像します。STIR は、FLAIR と同じく IR 法のひとつです (→3.7)。しかし FLAIR と違って、水ではなく脂肪の信号を抑制するように TI を設定します。脂肪の T1 は水よりも短いので TI も短くなります。短い TI を使うと、T1 が長い水は高信号となるので、STIR は脂肪抑制 T2 強調像のような見かけになります。

最近のワイドボア MR スキャナによる脊椎の撮像は、患者さんには非常に楽になっています。受信コイルが寝台テーブルの下に敷いてあり、頭部〜頸部用コイルは頸椎の形に成型されています。脊椎の検査は原則として、頭部を上にするヘッドファーストで撮像し、これは閉所恐怖症の患者さんにも優しい方法です。

3.7 STIR

脊椎や骨関節の撮像では、**STIR** (Short TI Inversion Recovery) をよく使います (図 3.6)。脂肪は無信号、液体は高信号となり、**脂肪抑制 T2 強調像**と見なすことができます。しかし、STIR は脂肪と同じ T1 をもつ組織はすべて無信号となりますから、T1 値に影響を及ぼす Gd 造影後にはあまり推奨されません。

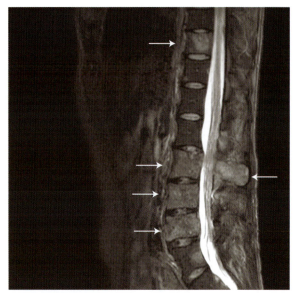

図 3.6 **STIR (矢状断、脊椎骨髄疾患)** 正常骨髄は脂肪を含むので低信号だが、骨髄を置換する病変部は高信号に認められる (→)。

3章 画像コントラスト

STIR は FLAIR と同じく IR 法のひとつです．FLAIR と違うところは，水ではなく脂肪の信号を抑制するように TI を設定することです．TI はその組織の T1 の約 70% が最適値です．たとえば，1.5T 装置では脂肪の T1 は 220 ms なので，TI を 150 ms にすると，脂肪の信号を抑制することができます．ただし TE，TR も影響するので，TI をさらに細かく調節する必要があるかもしれません．静磁場強度が異なれば TI も異なります．3.0T の場合，脂肪の T1 は約 380 ms なので，TI は約 260 ms になります．

脂肪の信号を抑制する方法は，ほかにもいくつかあり，必ずしも STIR がベストとは限りません．各種脂肪抑制法の得失，詳細は 7.3.3 を参照してください．

撮像の実際 3：膝関節・肩関節

多くの MRI 施設で，骨関節系の撮像は頭部，脊椎に次いで 3 番目に多い検査です．関節の大きさ，位置はさまざまなので，それぞれの部位に応じた専用コイルが用意されているのが一般的です．しかし，撮像の目的が関節内部の詳細な情報を得ることにある点は同じなので，撮像法はいずれの場合も似たものになります．

STIR は，特に大関節の T2 強調脂肪抑制画像の撮像に利用されます．プロトン密度 (PD) 強調像は，膝，肩などにおいて，特に脂肪抑制と併用することにより非常に有用性の高い撮像法です．術後の場合は，Gd 造影前後の T1 強調像も撮像されます．

関節置換術後の患者さんでは，大きな金属デバイスがあることが多いので，検査しても安全かどうか，金属デバイスの性状をよくチェックする必要があります．金属アーチファクトを大幅に低減する新しい撮像法を備えたスキャナもあります (→7 章)．

骨関節系の撮像体位は，コイルの形状や個人的な好みにもよります．肩，股，膝，足関節については簡単で，一般に仰臥位とします．しかし，肘，手関節については，通常の 60 cm 径ボアのスキャナではいろいろ難しい問題があります．しばしば半腹臥位で患肢を頭の上に挙げるという「超人的な」姿勢を強いることになります．この体位は患者さんにかなり苦痛なので，検査時間は 20 分が限度です．ワイドボアの装置では，仰臥位で上肢は体の脇に伸ばしておくことができます．体を少し中心からずらし

て，肘関節コイル，手関節コイルができるだけスキャナの中心にくるようにします．

技術的発展事項：スピンエコー (SE) 法

前述のように，スピンエコー (Spin Echo：SE) 法では，パラメータを変えるだけで T1 強調像，T2 強調像，プロトン密度強調像を撮像できます．検査中にパラメータを変える必要が生じた場合，たとえばスキャン時間を短く抑え，なおかつ必要なコントラストが得られるようにするにはどうのように変えたらよいでしょうか？ これには，SE 法についてもう少し詳しく知る必要があります．

SE 法を理解するのはそれほど難しくありません．まず基本は，SE 法には 2 つの RF パルスがあることです．励起パルス (excitation pulse) と再収束パルス (refocusing pulse) です．繰り返し時間 TR は，2 つの連続する励起パルスの間隔，エコー時間 TE は励起パルスと MR 信号 (エコー) の間隔です．最も簡単な形では，励起パルスと再収束パルスの間隔の 2 倍になります．

ここで TR を長く一定に保ったまま，TE を 10 ms から 100 ms まで変化させてみましょう (図 3.7a)．それぞれの画像で灰白質，白質，脳脊髄液 (CSF) の信号強度を測定すると，TE との関係をグラフにすることができます (図 3.7b)．TE が長いほど，CSF と脳のコントラストが大きくなること，SN 比 (信号雑音比) は低下することがわかります．これが基本的な T2 強調像です．

次に TE を短く一定に保ったまま，TR を 50 ms から 1000 ms まで変化させてみましょう (図 3.8a)．同じように TR に対する信号の変化をグラフにしてみます (図 3.8b)．今度は，TR が短いほど CSF と脳のコントラストが大きく，SN 比は小さくなることがわかります．これが基本的な T1 強調像です．

プロトン密度強調像を撮像したいときは，T1，T2 の影響をできるだけ小さくする必要があります．このためには，TR をできるだけ長く，TE をできるだけ短くします．図 3.7，図 3.8 からわかるように，SN 比は高くなります．

ちょっと乱暴なことをして，TR を短く，TE を長くしてみましょう．つまり T1，T2 を同時に強調した画像です．図 3.9 に例を示したように，SN 比が著しく低く，コントラストがありません．T1 も T2 も強調されているので，高信号を見てもそれが T1

31

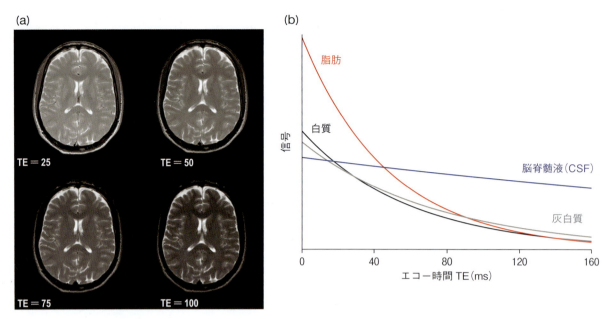

図 3.7　SE 法．TR=1500 ms として TE を変化させた場合．(a) TE が長いほど CSF と脳のコントラストは大きく，SN 比は小さい．(b) TE と信号強度の関係．

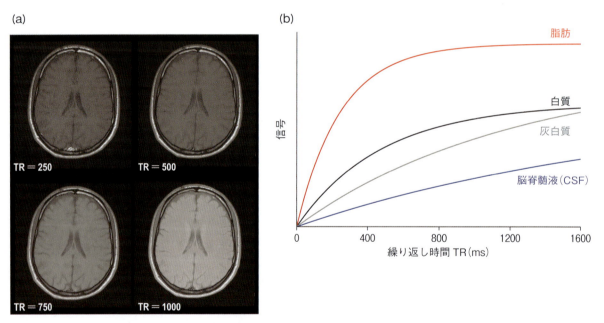

図 3.8　SE 法．TE=10 ms として TR を変化させた場合．(a) TR が短いほど CSF と脳のコントラストは大きく，SN 比は小さい．(b) TR と信号強度の関係．

が短いためなのか，T2 が長いためなのかわかりません．つまり診断の役に立ちません．こういう画像は撮像しないようにしましょう．

3.8　プロトン密度強調像

これまでに，組織の基本的な 2 つのパラメータ，T1，T2，それぞれを強調したコントラスト T1 強調像，T2 強調像について勉強しました．次に紹介す

3章 画像コントラスト

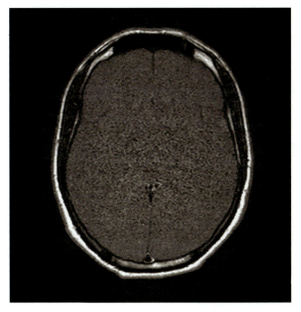

図 3.9　TR を短く(150 ms)，TE を長く(80 ms)設定した場合　SN 比が低く，コントラストも不良である．

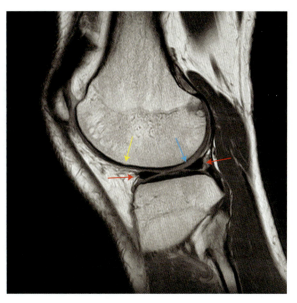

図 3.10　プロトン密度(PD)強調像(膝関節矢状断)　皮質骨(黄→)，関節軟骨(青→)，半月板(赤→)．

るのは 3 つ目のパラメータ，**プロトン密度**(Proton Density：PD)です．プロトン密度は基本的には組織の水分量です．したがって組織によってあまり変化はなく，ほとんどの場合 75〜85％です．このため T1 強調像，T2 強調像に比べるとコントラストに乏しいのですが，臨床的には有用な場合があります．特に**膝関節**では関節軟骨と皮質骨，半月板を区別することができます(図 3.10)．プロトン密度(PD)強調像は SE 法，GE 法いずれでも撮像できますが，骨関節の MRI では通常 SE 法が使われます．

試してみよう 1：SE 法のコントラスト

MRI を勉強する最もよい方法は，いろいろパラメータを変えてそのコントラストへの影響を自分で試してみることです．倫理的な問題があるので，友人を被検者にせずにファントムを使いましょう．ファントムは，水の漏れないボトルにサラダオイルと水を入れれば作れます．使用期限切れのガドリニウム造影剤があれば，もう 1 つボトルを用意して水に造影剤を加えましょう．水は 100〜200 mL で十分です．頭部コイルあるいは膝関節コイルにファントムを入れてロカライザーを撮像し，あとは好きに遊んでみましょう．パラメータを変えるときは 1 つだけにして，それ以外は固定しておきます．注意

すべき点をいくつかあげておきます．

- 高速スピンエコー法(TSE/FSE 法)ではなく，**普通のスピンエコー法(SE 法)を使いましょう**．
- 短い TR，長い TE を設定する場合，スライス枚数は少なくなります．長い TR，短い TE でスキャンする前に，**最大何枚撮像できるか確認しておきましょう**．コントラストを比較するときは，同じ位置で比較する必要があるからです．
- スライスは厚目に，10 mm でよいでしょう．高分解能撮像が目的ではありません．
- 実験を通して**受信ゲインは一定**にしましょう．やり方はマニュアルに書いてあります．ゲインを一定にしておけば，信号強度を比較して，前掲のようなグラフをプロットすることができます．

技術的発展事項：反転回復法(IR 法)

反転回復法(IR 法)はスピンエコー法(SE 法)の一種で，パルス系列の冒頭に余分な反転パルスがある，ということをすでに説明しました．その名前からわかるように，この冒頭のパルスは，すべてのプロトンを上下反転させます．プロトンは，この反転した位置から T1 緩和(縦緩和)によってもとの平衡状態に戻っていきます．次に励起パルスが加わりますが，この時点でプロトンの状態はさまざまで，一

Part I 入門(基礎)編

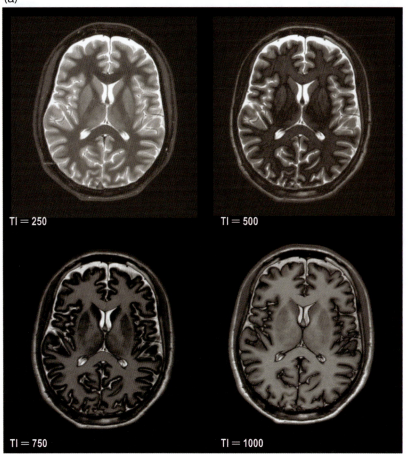

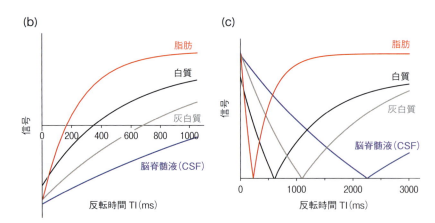

図 3.11 反転回復法 (IR 法) (a) TR＝8000 ms, TE＝10 ms として TI を変化させた場合. (b) TI と信号強度の関係. 脂肪の曲線が横軸を横切る値に TI を設定すれば脂肪抑制画像 (STIR) となる. (c) 信号強度の絶対値で表示したもの (マグニチュード画像). 通常の MRI 画像はこの形である.

部はまだ下向き，一部はちょうどゼロ，一部は上向きになっています．どの状態にあるかは組織の T1 値によって決まります．ちょうどゼロの位置にあるプロトンは信号を出しません．これをヌルポイント (null point) にあるといいます．

また，脳の MRI で比較してみましょう (図 3.11a)．TR を 8000 ms, TE を 10 ms に固定し，TI を 100〜3000 ms に変化させ，TI に対する信号強度をグラフにしました (図 3.11b)．信号強度がマイナスからプラスへ変化し，適当な TI を選ぶと脂肪の信号を抑制したり (STIR), CSF の信号を抑制 (FLAIR) できることがわかると思います.

通常，MR画像では信号のプラス/マイナスは区別しません．これは**マグニチュード画像**とよばれるもので，信号の大きさ（マグニチュード）を絶対値として表示し符号は無視します（→12.4.1）．これをあらためてプロットにすると，グラフはゼロのところで反転します（図3.11c）．

3.9 グラジエントエコー法

グラジエントエコー法（Gradient Echo：GE法）は非常に応用範囲の広い撮像法で，T1強調像，T2強調像，プロトン密度強調像を撮像できます．しかしいろいろな名前のGE法があるので，初心者は戸惑ってしまいます．どれを選べばよいでしょうか？それぞれの違いはとても重要なので，最終的にはこれを説明できなくてはいけないのですが（→13章），本章ではおもなメーカーの重要なパルス系列に限って説明します．

パルス系列の選択も重要ですが，コントラストを決めるためにさらに重要なのが励起パルスの**フリップ角 α**（flip angle）の選択です（→4.4.1）．SE法のαは90°ですが，GE法では通常もっと小さなαを使用します．またSE法に比べて**TRが非常に短く**，15～250 msが一般的です．図3.8bを見直すとわかるように，このような短いTRではSN比が非常に小さくなります．しかしαを小さく，たとえば30°くらいにすれば，SN比の低下を防ぐことができます．励起パルスのαを30°にすると，ほとんどのプロトンが平衡状態，すなわち静磁場の方向に一致した状態になります（→9章）．これは，非常に短い時間（通常500 ms以下）で完全な緩和が得られることを意味します．したがって，TRが短くてもαを30°にすれば，TEの設定次第で**T2強調像，プロトン密度強調像**を撮像することができます．

逆にαを50°以上にすると，平衡状態にあるプロトンの量が少なくなるので，**T1強調像**となります（実際にαをどの程度に設定するかはGE法の種類によって異なります．これについては13章で詳述します）．図3.12に，フリップ角による信号強度の変化を示しました．中間的なフリップ角は，T1強調像にもプロトン密度強調像にも不向きであることがわかります．

実際の検査では，GE法のTRを長くしてスライス枚数を増やす，あるいはTRを短くしてスキャン時間を短縮するなどの使い方ができます．いずれの場合も，TRに応じてフリップ角を調整することによりT1強調を保つ必要があります．

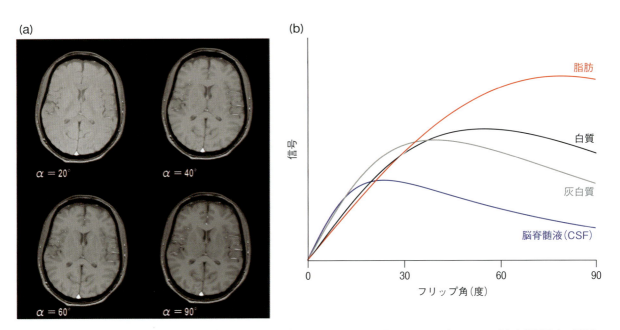

図3.12　**フリップ角によるコントラストの変化**　(a) GE法．TR=150 ms，TE=4.6 ms．(b) フリップ角と信号強度の関係．

Part I　入門(基礎)編

3.9.1　グラジエントエコー法 ─ T1 強調像

前項に述べた知識から，T1 強調 GE 法のパラメータを設定することができます．**TE は短く，フリップ角αは 50° 以上**，TR は……そう，自由に設定できるのでしたね．TR は好きなだけ短くして，スキャン時間を短縮することができます．ただし，あまり短くすると信号がなくなってしまいますから注意しましょう．コントラストの最適化については，6 章で詳しく勉強します．前項でお約束した通り，おもなパルス系列の選び方についてここで説明します．GE ヘルスケア[†]では SPGR，フィリップスなら T1-FEE，シーメンスは FLASH を選んで下さい(→表 4.2)．

T1 強調 GE 法の応用のひとつに，インフェーズ画像/アウトオブフェーズ画像があります．これは，水のプロトンと脂肪のプロトンがインフェーズ，あるいはアウトオブフェーズになるような TE を設定する方法です．**インフェーズ**(In-Phase：IP)とは 2 組のプロトンが同じ方向を向いていること，**アウトオブフェーズ**(Out-of-Phase：OP)とは 2 組のプロトンが正反対を向いていることを意味します(→7.3.2)．OP 画像では，腹部臓器の輪郭に子供のクレヨン画のような黒い縁取りがみえます．これは水を豊富に含む臓器と腹腔内脂肪の境界面で，1 つのボクセルの中に水と油が共存する場合に認められます．これを応用することにより，肝臓などの臓器のびまん性脂肪浸潤を診断することができます．脂肪浸潤のある臓器は，OP 画像で IP 画像よりも黒くなります(→13.3.1)．

撮像の実際 4：肝臓

肝臓の MRI を撮像する機会はますます増えており，オペレータの腕の見せどころです．呼吸運動による動きを防ぐため，息止め撮像が基本です．この場合，スキャン時間は 25 秒以下，できれば 15 秒に抑えたいところです．SE 法は遅いので，肝 MRI には GE 法が多く用いられます．息止めの位置は，吸気の方が患者さんには楽ですが，呼気の方が肝臓の位置のずれが少ないので，呼気で撮像するのが普通です．

標準的な撮像法は，T2* 強調像，T1 強調像(IP および OP)，脂肪抑制 T1 強調 3D 撮像，ダイナミック造影 T1 強調像です．肝腫瘤性病変のガドリニウム造影効果は病変によって異なるので，ダイナミック造影によって造影剤の病変への流入，流出を観察します．撮像方向は横断(水平断)あるいは冠状断が普通です．

一般に肝 MRI の撮像は，脊椎，骨関節の撮像に比べて時間がかかります．検査室に入る前に，息止めについて患者さんによく説明しておきます．呼気時の息止めには慣れてない患者さんもいます．息止めをしない撮像には，呼吸同期用のベルトなどが必要な場合もありますが，具体的な方法は機種によって異なります．肝 MRI では，受信コイルを患者さんの体の表面に置く必要があります．仰臥位，ヘッドファーストあるいはフットファーストとして位置決めを行い，息止めの指示が聞こえるようにインターフォンを確認します．

3.9.2　グラジエントエコー法 ─ T2* 強調像

3.3 節では，T2 の隣に意味不明な * が付いていることに気付いたと思います．これは，GE 法は静磁場の不均一を補正できないことと関連しています．完全に均一な静磁場はありえません．もしあったとしても，そこに患者さんを入れるだけで，磁化率(→2.3.2)によって不均一になってしまいます．**磁化率**とは，体内の解剖学的構造(空気を含む副鼻腔や腸管，皮質骨，鉄を含む血液成分など)による局所磁場の変動，不均一を指す言葉です．

このような局所磁場の不均一は，励起パルスによる横緩和に影響を与えて T2 値を短縮します．これを**見かけの横緩和時間 T2***といい，組織の不均一に由来する横緩和時間 T2 と区別します．この点については，9 章でさらに詳しく説明しますが，今のところは **T2* は常に T2 より短い**，ということだけ覚えておいてください．

組織の T2 が同じ静磁場不均一に起因している状態であれば，組織間の T2* の違いは T2 の違いと同じ関係にあります．つまり，CSF の T2 が脳の T2

[†]原注　本書では，グラジエントエコー法は GE，ジェネラルエレクトリック社は GE ヘルスケアと書きます．

36

より長いのと同じように，CSF の T2* は脳の T2* より長くなります．したがって，GE 法の T2* 強調像のコントラストは，基本的に SE 法の T2 強調像と同じで，水は白く，組織は灰色になります．このため，よく「GE 法の T2 強調像」という言い方をしますが，本当は「GE 法の T2* 強調像」であることを覚えておきましょう．

GE 法で T2* 強調像を撮像する場合，GE ヘルスケアでは GRE，フィリップスなら T2-FFE，シーメンスでは FISP を選びます．T1 強調を抑えるためにフリップ角 α は小さく，TR はスキャン時間を短縮したい場合は短く，スライス枚数を多くしたい場合は長くします．TE は長いほど T2* 強調が強くなりますが，SE 法の TE よりは常に短くなります．

ここまでくれば，GE 法でプロトン密度強調像を撮像する方法はわかると思います．GE 法 T1 強調像と同じパルス系列を選択し，TR は（特に 3D 法では）できるだけ短く，スライス枚数が必要な場合はそれに応じて長くします．T2 強調はできるだけ抑えたいので TE は短く，T1 強調を避けるために α は小さくします．臨床的に，GE 法プロトン密度強調像はあまり使わないので，ここまでにしておきましょう．

試してみよう 2：GE 法のコントラスト

また水と油のファントムを使って，TR，TE，α によるコントラストの変化を見てみましょう．T1 強調像，T2* 強調像を撮像するためには，それぞれ別のパルス系列が必要です．どれを使うかは，前 2 項を確認してください．注意すべき点をいくつかあげておきます．

- 短い TR，長い TE を設定する場合，スライス枚数は少なくなります．事前に**最大何枚撮像できるか**確認して起きましょう．
- パラメータを変えるときは 1 つだけにして，それ以外は固定しておきます．
- 実験を通して，TE を変えても**受信ゲインは一定**にしましょう．そうすれば信号強度を比較して，グラフをプロットすることができます．

3.10 造影剤

すでに紹介した**ガドリニウム造影剤**は（→2.5），最も一般的な造影剤でいろいろな製剤があります．濃度，容量などが異なるので，それぞれの説明書をよく確認する必要があります（→表 20.7）．

ガドリニウム造影剤は，血管から急速に血管外腔に移行し，静脈を介して最終的には腎臓から排泄されます．異常な組織では血管外腔に集積しますが，脳脊髄は例外で，血液脳関門が保たれている限り，血管外に漏出することはありません．

ガドリニウム（Gd）は**常磁性体**で，その周囲の局所磁場に影響します．影響はわずかなものですが，組織の緩和時間が変化し，特に T1 が短縮するので T1 強調像で高信号となります．

その他の常磁性体造影剤としては，SPIO（Super-Paramagnetic Iron Oxide）があり，肝 MRI に利用されます．SPIO は組織の T2 を短縮し，造影後の T2 強調像，T2* 強調像で低信号となります．SPIO 造影剤は正常 Kupffer（クプファー）細胞に取り込まれるので正常組織が低信号となり，病変部が相対的に高信号となります．しかし SPIO 製剤のほとんどは売れ行きが芳しくないため製造中止となり，現在利用可能なものはヨーロッパ市場で販売されている Lumirem（Guerbet 社）だけで，経口あるいは経直腸投与により消化管内腔の造影目的に使用されています．**マンガン**（Mn）も常磁性体造影剤として開発され，ガドリニウムと同じように T1 を短縮します．しかし，これも現在は製造中止となっています［訳注 4］．

ガドリニウムはなぜ T2 に影響しないのか？

正解は，「ガドリニウムは T2 にも影響する」です．造影剤の効果は組織中の造影剤濃度，使用するパルス系列に依存します．画像が T2 強調，T1 強調のように表現されたことからわかるように，信号

［訳注 4］　現在日本で発売されているガドリニウム製剤以外の MRI 造影剤には，静注陰性造影剤（SPIO）としてリゾビスト（一般名：フェルカルボトラン），経口陽性造影剤としてフェリセルツ（一般名：クエン酸鉄アンモニウム），ボースデル（一般名：塩化マンガン四水和物）がある．

Part I 入門(基礎)編

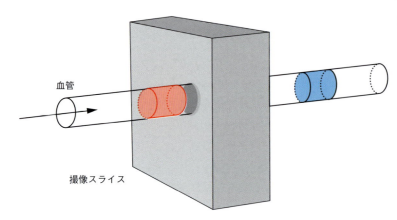

図 3.13 タイムオブフライト (TOF) 効果
撮像スライスを貫通する血管内を流れる血液ボーラスを考える．繰り返されるパルス系列の中で，最初に励起されたボーラス(青)は TR の間に撮像スライスから流出し，これにかわってまだ励起パルスを受けておらず縦磁化が完全に回復したボーラス(赤)がスライスに流入してくる．さらにスライス内の血管以外の部分は繰り返し励起パルスを受けて縦磁化が回復していないため，血管内の血液は相対的に高信号となる．

強度は T1，T2，PD，磁化率など組織のあらゆる磁気的性質の影響を受けます．ガドリニウムが非常に高濃度の組織を，TE の長い T2 強調法で撮像すると，T2 短縮のために低信号となります．

撮像の実際 5：脳の応用 MRI

脳血管の異常による神経疾患の診断には，MR 血管撮像 (MR Angiography：MRA) が重要な役割を果たします (→3.11, 15.3)．たとえば動静脈奇形 (AVM)，動脈瘤，脳卒中などの診断に有用です．MRA は GE 法が基本ですが，ガドリニウム造影剤を使用することもあります．MRA は動脈瘤，血管狭窄，血栓症などの診断に活躍しますが，高分解能が必要な場合はスキャン時間が 5〜6 分とやや長くなります．

拡散強調画像 (DWI) も神経疾患の診断にとても有用です (→3.12, 18.2)．MRA が血管内のプロトンの大きな動きを反映するのに対して，DWI は組織内のプロトンの微小な動きを画像化するもので，脳梗塞の病期診断，脳腫瘍の鑑別診断に活躍します．DWI は強力な傾斜磁場を使用するため撮像時の音や振動が大きく，撮像の前に患者さんに説明する必要があります．

3.11 MR 血管撮像

T1 強調像のところで，血液のような移動する液体は，関節液のような静止している液体と信号強度が異なると説明しました (→3.5)．GE 法の画像では，血管が強い高信号になり，これがアーチファク

トの原因になることに気づいたかもしれません．液体は T1 が長いのに，どうして高信号になるのでしょうか？ これは動きが原因です．

血管が撮像スライス面を貫通している場合を考えます (図 3.13)．撮像に際して TR の間に，スライス内にある血液のボーラス(小部分)はスライス外に流れ去ってしまい(青)，また新しい血液がスライス内に流入してきます(赤)．血管以外のプロトンはスライス内で励起パルスを繰り返し受けているため縦磁化が減少していますが，この新しいボーラスはまだ励起パルスを受けていないので縦磁化が完全に緩和した平衡状態で次の励起パルスを受けることになります．このため，TR が短くても，T1 が長くても，強い信号を出すことになります．これが TR 間隔ごとに繰り返されますが，スライス内のボーラスは常に高信号となります．この現象を**流入効果** (in-flow effect) あるいは**タイムオブフライト効果** (Time-Of-Flight effect：TOF 効果) といいます (→15.2.1)．

この流れている血液の高信号を利用し，さらに周囲の静止している組織の信号を抑制する方法を併用すると，MRA を撮像することができます．MRAには3つの方法があります．タイムオブフライト法 (TOF-MRA)，位相コントラスト法 (Phase-Contrast：PC-MRA)，そしてガドリニウム造影剤を使用して高速撮像を行う**造影 MRA** です (→15.1)．いずれも，血管が高信号，それ以外の背景組織が低信号となります．これに最大値投影法 (Maximum Intensity Projection：MIP) という画像処理を加えることによって 3D 血管像をシネ表示して観察します

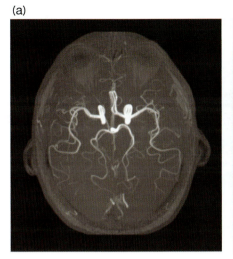
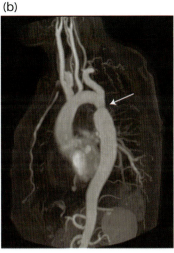

図 3.14 MR 血管撮像 (MRA) (a) TOF-MRA, 正常脳血管, (b) 造影 MRA, 大動脈縮窄症 (→).

(図 3.14).

> **MRA のピットフォール**
>
> MRA は無侵襲で，X 線も使わない安全な方法ですが，万能ではありません．たとえば TOF-MRA では，**新しい血栓**と正常な血管を区別することができません．これは新しい血栓はメトヘモグロビンのために T1 強調像で高信号となるからです．また狭窄部の範囲や程度が実際より過大に評価されることがあります．これは流速が非常に遅い血液が低信号となるためです．このようなピットフォールとその対策については後述します（→15 章）．このような問題があるものの，MRA はきわめて有用で，ルーチン検査として広く撮像されています．

3.12 拡散強調画像

拡散現象は，分子がその置かれた環境でランダムに運動する現象です（→18.2）．MRI では水分子の拡散が，病変によって変化することに注目します．たとえば細胞密度の高い腫瘍は細胞外液腔が狭くなり，プロトンの動きが正常組織に比べて制限されます［訳注 5］．

［訳注 5］ 細胞外液は，細胞微小器官が多い細胞内液に比べて拡散係数が大きいため，細胞外液腔が相対的に減少すると拡散係数は小さくなる．また細胞密度が高いほど，単位体積あたりの細胞膜構造は増加するので，これも拡散制限の一因となる．

拡散強調画像（Diffusion-Weighted Image：DWI）は原則として SE 法エコプラナー法（Echo-Planar Imaging：EPI）で撮像します（→12.5.2）．MR 信号が拡散現象を反映する感度は，非常に強力な双極性傾斜磁場の大きさによって決まります．この傾斜磁場は，大きな振幅と持続時間をもつため，TE は 80 ms 程度と長くなります．このため，DWI は T2 強調の要素も合わせもつことになります．これを **T2 シャインスルー現象**（T2-shine through）といいます（→18.2.2）．DWI から T2 強調の影響を分離するために，拡散を強調しない画像を同時に撮像して，数学的に処理することができます．これを **ADC マップ**（Apparent Diffusion Coefficient, 見かけの拡散係数）とよびます（→18.2.2）．

CSF のような液体は DWI では黒く，脳実質は灰色，急性期脳梗塞，膿瘍，ある種の腫瘍のように拡散現象が制限されている病変は白くうつります（図 3.15a）．ADC マップはこの逆で，CSF は真っ白，拡散制限病変は黒く表示されます（図 3.15b）．

DWI は，乳腺，肝臓，前立腺など体部 MRI にも広く使われます．これらの臓器の悪性腫瘍も，細胞密度が高いために高信号を示します．しかし EPI 法は特に体部では幾何学的歪みが大きいので，画質のよい画像を撮像することが難しいことがあります．本章で解説したことについては，さらに以下の章も参照してください．

- T1，T2，T2*，Gd 造影剤（→9 章）

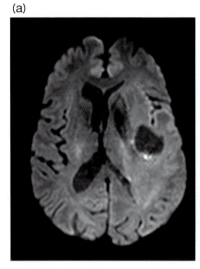 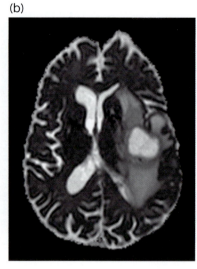

図 3.15　**拡散強調画像**　(a) 拡散強調画像．脳腫瘍．嚢胞状腫瘍の一部に高信号が認められる．脳脊髄液は T2 シャインスルー現象のため完全に黒くなっていない．(b) ADC マップ．脳脊髄液は高輝度，病変は高輝度，低輝度が混在している．

- GE 法（→13 章）
- 脂肪抑制法（→7 章 3 節）
- MRA（→15 章）
- EPI 法，DWI（→12 章，18 章）

参考文献

Bushong SC and Clarke G (2014) Magnetic Resonance Imaging: Physical and Biological Principles, 4th edn. St. Louis, MI: Mosby, chapter 7.

Hashemi RH and Bradley WG Jr (2010) MRI: The Basics, 3rd edn. Baltimore, MD: Lippincott Williams & Wilkins, chapters 4–6.

Rinck PA (2007) Magnetic Resonance in Medicine, 5th edn. Berlin: ABW Wissenschaftsverlag GmbH, chapter 10.

4章

パルス系列

Lost in the Pulse Sequence Jungle?†

4.1 はじめに

　前章では TR，TE，TI，フリップ角αなどパルス系列のパラメータを変化させることにより T1 強調，T2 強調などのコントラストを変えることができることを勉強しました．これが MRI のすべてです……といえるとよいのですが，残念ながら何百種類ものパルス系列があり，世界中で毎年開催される学会ではそのたびにさらに新しいパルス系列が発表され，そのどれにもスマートな頭文字の名前がついています．

　FLASH，HASTE，DIET，BRAVO，RESOLVE など，略称は覚えやすくてオシャレなのですが，問題はそれが何の略で，何を意味しているか推測することがほとんど不可能なことです．おまけに MRI メーカーは，同じものに異なる名前を付けたがります（メーカー別の一覧は本章の**表 4.1**，**表 4.2**，略語については巻頭の略語集を参照してください）．MRI の最終目標は，結局は T1 強調像あるいは T2 強調像を撮像することなのですが，これを達成するために実に多くの方法があります．目的地の数は少ないのですが，そこに至る道がたくさんあるのです．本章はわけのわからないパルス系列の森の中に迷い込んだあなたのためのものです．

　この章では以下のことを勉強します．

- パルス系列はスピンエコー法（SE 法），グラジエントエコー法（GE 法）に大別される．
- GE 法は一般に高速である．
- SE 法を高速化する方法がある．
- パルス系列は T1 強調，T2 強調に大別される．
- GE 法は特に体部の造影検査，および液体を高信号とする検査（心臓 MRI など）に適している．

---

†訳注 1 「パルス系列の森に迷いこんだら」

4.2 パルス系列の構造

　パルス系列を操作することによりいろいろなことができます．たとえば組織間に適当なコントラストをつける（→3 章），画像を作る，適切なスキャン時間を設定する（息止め撮像など），アーチファクトを避ける（体動，フローなど）などです．それぞれについては別の章で解説しますが，ここでは **RF パルス**と**傾斜磁場**があること，傾斜磁場には必ず**周波数エンコード傾斜磁場**（Frequency-Encode gradient：FE）があることを知っておいてください．たいていの場合，このほかに**位相エンコード傾斜磁場**（Phase-Encode gradient：PE）と**スライス選択（あるいはスラブ選択）傾斜磁場**があります．すべてのパルス系列には基本的なパラメータ TR（ms），TE（ms）があります（**図 4.1**）．**繰り返し時間 TR**（repetition time）は，励起パルスの間隔（＝ローデータの異なるラインの間隔）に相当します．**エコー時間 TE**（echo time）は，励起パルスとエコー（MR 信号）の間隔です．

4.2.1 撮像法・パルス系列・パラメータ

　MR スキャナの操作画面を開くと，すべての検査法（プログラム）が部位，目的，疾患，コイルなどによってグループ分けされています．各検査法の下にはパルス系列が並んでいます．標準的な検査法についてはすでに 3 章でいくつか解説しました．

　パルス系列には，T1 強調，T2 強調，拡散強調などがありますが，それぞれデフォルトのパラメータ（撮像方向，撮像枚数，スライス厚，加算回数，TR，TE，TI）が設定されています．これは装置にプリセットされていたり，あるいは施設ごとに必要に応じてカスタマイズできるようになっています．標準的なパラメータを**図 4.2** に示します．各パラメータにはデフォルトの値，変更可能な範囲が決まって

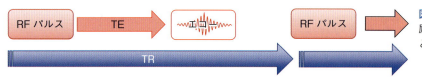

図 4.1 パルス系列の基本構造　TR＝励起パルスの間隔．TE＝励起パルスとエコー(MR 信号)の間隔．

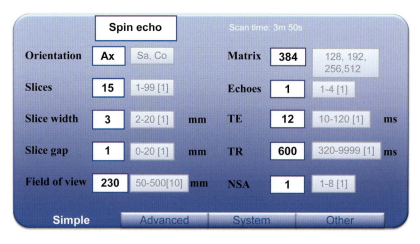

図 4.2 パラメータ設定画面の例　太字が設定されたパラメータ．グレイの表示は変更可能な範囲，カッコ内の数字は最小変更ステップ．このような画面は通常，その上部あるいは下部に，ページ，カード，タブなどが並んでいて選択できるようになっている．

います．タブ形式，カード形式で表示される機種もあります．

　以下の２章では，このようなパラメータの変更法について詳しく勉強します．まずここでは，基本的なパラメータである TR, TE, TI, ETL(Echo Train Length), 2D/3D, スキャン時間を考えます．スキャン時間は TR, N_{pe}(位相エンコードステップ数), NSA(Number of Signal Averaging 加算回数)によって決まります〔NSA は GE ヘルスケアでは NEX(Number of EXcitation)とよびます〕．

$$スキャン時間 = TR \times N_{pe} \times NSA$$

たとえば図 4.2 の例では，
$$スキャン時間 = (600 \text{ ms} \times 384 \times 1)/1000$$
$$= 230 \text{ 秒}(3 \text{ 分} 50 \text{ 秒})$$

このほかにも，目的に応じてさまざまなオプションの設定が必要で，「BOX：プレパルス」に一覧を示します．それぞれについては後章で詳しく解説します．

プレパルス

　パルス系列は，基本的なコントラストを決定するだけでなく，アーチファクトを軽減するために，本来の撮像パルス(イメージングパルス)の前後にオプションとしていろいろな**プレパルス**(preparation pulse)を使うことができます．

- **spatial saturation** (空間飽和パルス)：呼吸などによるアーチファクトの軽減に使います．任意の方向にサチュレーションバンドの幅を設定できるのが普通です(→7.2.5)．
- **fat saturation** (脂肪抑制パルス)：脂肪の信号を抑制します(→7.3.3)．
- **magnetization transfer saturation** (磁化移動飽和パルス)：MRA の背景信号の抑制に利用します(→9.6.4)．
- **magnetization preparation** (磁化準備パルス)：パルス系列の冒頭の反転パルス(STIR 法など)．T1 を強調したり，特定の組織の信号を抑制します(→4.4.4)．
- **magnetization restoration** (磁化回復パルス)：パルス系列の最後に付加する強制回復パルス(DE 法など)．T2 強調像の撮像時間を短縮します(→4.3.2)．

これらはいずれも，各 TR 間隔の中で繰り返し付加されるので，信号収集の時間が短縮する，スライス枚数が減るなどの副作用があります(図 4.3)．

4.2.2 パルス系列の分類

　多彩なコントラスト，スキャン時間短縮のニーズ

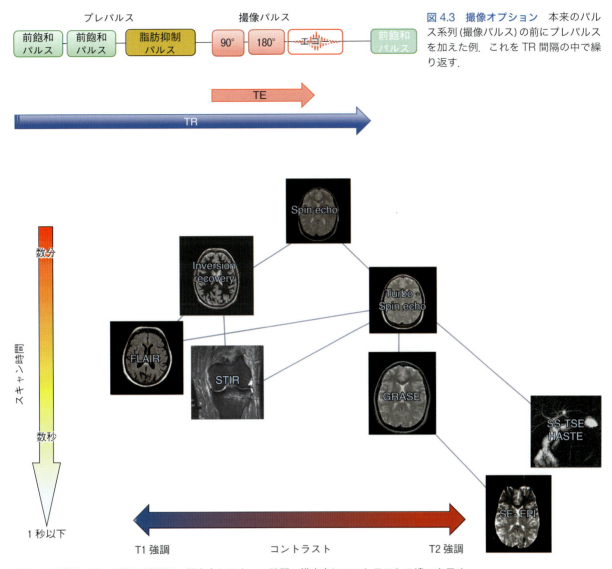

図 4.3 撮像オプション 本来のパルス系列 (撮像パルス) の前にプレパルスを加えた例. これを TR 間隔の中で繰り返す.

図 4.4 SE 法パルス系列の系統図 縦方向にスキャン時間, 横方向にコントラストの違いを示す.

に合わせて, 非常に多くのパルス系列があります. これを人間の系図のように考えると, 父系, 母系それぞれに対応する **SE 法**, **GE 法** があります. さらにそれぞれが T1 強調, T2 強調に分類されますが, 人間の系図と同じく分類しにくい複雑なものもあります. 図 4.4 に SE 法の系統図を示します. スキャン時間, コントラストによる違いを示しました.

ここにはスキャン時間, 構造が異なるさまざまなパルス系列が含まれています.

- TSE/FSE (Turbo/Fast Spin Echo ターボスピンエコー法/高速スピンエコー法)
- GRASE (GRadient And Spin Echo)
- Single-shot TSE/FSE (シングルショット TSE/FSE)
- HASTE (HAlf-Fourier Single-shot Turbo spin Echo)
- SE-EPI (Spin-Echo Echo Planar Imaging SE 型エコプラナー法)

このほかすでに勉強した FLAIR, STIR も含まれています.

これらのパルス系列は通常 2D 法で利用されますが, 3D-TSE/FSE 法も最近は利用可能になっており, 画像再構成が可能な高分解能画像を撮像することができます. パルス系列の一般名と商品名の対応

43

Part I　入門(基礎)編

表 4.1　SE 系パルス系列

一般名	GE ヘルスケア	日立	フィリップス	シーメンス	東芝
Spin echo	SE	SE	SE	SE	SE
RARE	FSE	FSE	TSE	TSE	FSE
IR-RARE	FSE-IR	FIR	IR-TSE	Turbo-IR, TIR	Fast IR
Short TI inversion recovery	STIR	STIR	STIR	STIR	Fast STIR
Long TI inversion recovery for CSF suppression	FLAIR	FLAIR	FLAIR	Turbo-dark fluid	Fast FLAIR
Single-shot RARE	SS-FSE SSFSE-IR		SS-TSE	SS-TSE HASTE	DIET, FASE, SuperFASE
Gradient and spin echo (GRASE)			GRASE	TGSE	
RARE driven equilibrium (90° flip back)	Fast Recovery FSE	DE-FSE	DRIVE	RESTORE	T2 plus FSE
3D RARE with variable flip angle	CUBE	isoFSE	VISTA, 3D-VIEW	SPACE	3D mVOX
Radial FSE	PROPELLER	RADAR	MultiVane	BLADE	JET
Echo planar imaging	EPI	EPI	EPI	EPI	EPI

を表 4.1 に示します.

4.3 スピンエコー(SE)法

　スピンエコー(SE)法は最も標準的なパルス系列
で,アイスクリームでいえばバニラアイスのような
存在です.いろいろな味付けがありますが,T1 強
調像についていえば現在も標準的撮像法の地位を
守っています.SE 系パルス系列の系統図の中心に
あり,TR,TE を変えることにより T1 強調像,T2
強調像を撮像できます.スピンエコーがどのように
発生するかについては,「**BOX：磁化**」「**BOX：スピン
エコーの形成**」で解説しますが,さらに詳細につい
ては後述します(→9 章).MR 信号(エコー)を得る
ためには,超音波検査で超音波を当てるのと同じよ
うに,まず RF パルス(励起パルス)によってエネル
ギーを加え,エコーをコイルで受信します(図 4.5).
このとき,励起パルスとエコーの間隔が TE,励起
パルスを繰り返す間隔が TR です.3 章で勉強した
ように,TR は T1 コントラスト,TE は T2 コント

ラストに影響します.SE 法は,そのコントラスト
が組織の性質だけで決まり,MR スキャナの磁場不
均一に影響されないのが大きな利点です.

磁化

　患者さんを MR スキャナの中に入れると,ごくご
くわずかに磁化されます(図 4.6).たとえば 1.5 T
装置の場合,平均的な成人の頭部に発生する磁化は
およそ 20 μT(マイクロテスラ)程度で,これは地
磁気よりも弱く,スキャナの静磁場の 75,000 分の
1 の大きさです.この微小な磁化は,スキャナの静
磁場と同じ方向(z 軸方向,頭尾方向)を向いていま
す.

　この微小な磁化を計測するには,これを z 軸から
傾ける必要があります.これには**共鳴周波数(ラー
モア周波数)**をもつ RF パルスを照射します.共鳴
周波数 f_0 (MHz) は,

$$f_0 = \gamma \cdot B_0$$

で計算できます.ここで B_0 は静磁場強度 (T),γ

44

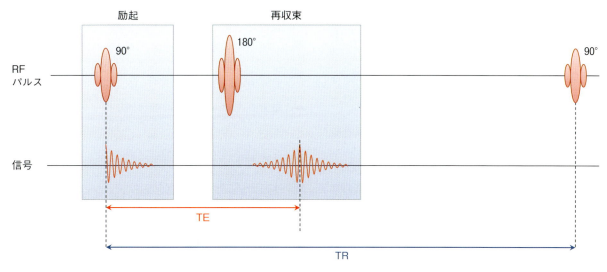

図 4.5　**SE 法の基本構造**　RF 波のみを示し，傾斜磁場は省略している．

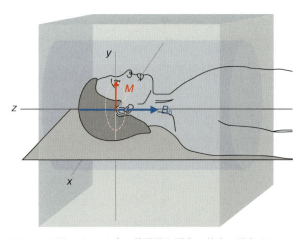

図 4.6　**MR スキャナ内の静磁場と磁化**　体内の磁化 M は，はじめは静磁場 (B_0) の方向に一致しているが，共鳴周波数をもつ RF によって xy 平面に倒れる．図は 90° 倒れた状態．

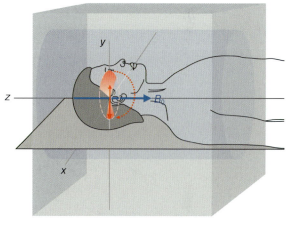

図 4.7　**スピンエコーの形成**　xy 平面上で，磁場のばらつきによって扇型に広がったスピンを 180° パルスによって x 軸の回りに反転すると（赤点線），再び方向が一致してエコーが発生する．

　（ガンマバー）[訳注 2] は磁気回転比 (42 MHz/T) です．

　磁化 M が B_0 の方向からずれると，コイルで電気信号として検出できるようになります．コイルに発生する信号の強さは，磁化 M の x-y 平面成分，つまり M_{xy} **(横磁化)** の大きさに比例します．信号は，M が 90° 倒れたときに最大となり，これを **90° パルス**といいます．

スピンエコーの形成

　このようにして MR 信号（エコー）が発生しても，その持続時間はわずか数十 ms です．これは MR スキャナ内の B_0 にわずかな不均一があるために f_0 にもばらつきが発生し，f_0 が小さい所のプロトンは（位相が）遅れ，f_0 が大きい所のプロトンは（位相が）進んで，xy 平面上で「扇」のように広がってばらばらになってしまうからです．

　ここで **180° パルス（再収束パルス）** を加えると，このばらつきをもとに戻すことができます．180° パルスはこの磁化ベクトルの「扇」を x 軸の回りにぐるりと回転させます．これによって，最も遅れて

[訳注 2]　$\bar{\nu} = \gamma/2\pi$ (= 42 MHz/T) (→8.3.1)

Part I 入門(基礎)編

いたベクトルは最も進み,最も進んでいたベクトル
は最も遅れることになります.この結果,2×TE 後
にすべての横磁化が x 軸上で一致し,大きな信号が
発生します.これが**スピンエコー**(spin echo) です
(図 4.7).この後,ベクトルはまたばらばらになっ
て横磁化は失われていきます.このようにスピンエ
コーは,MR スキャナの静磁場の不均一による信号
の低下を補償するので,組織本来の T2 緩和だけを
反映することになります.

スピンエコーの形成は,よく徒競走に例えられま
す.励起パルスの号砲でランナーは一斉にスタート
します.しかし,足の速いランナー,遅いランナー
がいるので,すぐにばらばらになります.ここでま
た 180° パルスという号砲が鳴ります.これを聞い
たランナーは一斉に 180° 向きを変えて,スタート
ラインに向けて戻って走ります.しかし足の速いラ
ンナーはやはり速く,遅いランナーはやはり遅いの
で,スタートラインには全員が同時に到着します.
これがエコーです(→9.5.1).

4.3.1 ターボスピンエコー法(TSE 法)

画像を作るためには,基本的なパルス系列を何度
も繰り返す必要があり,その回数は原則として画像
のライン数(一辺のピクセル数)に一致します.TR
によってスキャン時間は変化しますが,コントラス
トも変化するので TR を短くするわけにはいきませ
ん.**ターボスピンエコー(TSE)法**あるいは**高速ス
ピンエコー(FSE)法**は,1 回の励起パルスの後,複
数のエコーを収集することにより(図 4.8),スキャ
ン時間を短縮する方法です.この時いくつのエコー
を収集するかを表すのが**ターボファクター**(Turbo
Factor:TF)あるいは**エコートレイン長**(Echo Train
Length:ETL)です.TF あるいは ETL が 8 なら,
スキャン時間は 1/8 に短縮されます.実際の検査で
は 3〜256 の範囲で選択されます.このタイプのパ
ルス系列の一般名は RARE(Rapid Acquisition with
Relaxation Enhancement)ですが,以下では TSE を
使うことにします[訳注 3].

[訳注 3] RARE は Hennig が 1986 年に開発したパルス系
列で,後の FSE/TSE の原型となった(Hennig J, et al. J
Magn Reson Med 1986; 3: 823–833, Hennig J, et al. MRI 1988;
6: 391–395)

脳 MRI の標準的撮像方法

脳 MRI の標準的な撮像方法を示します.ただし
これはあくまでも例で,実際には施設,症例によっ
て異なります.

撮像法	パルス系列	標準的なパラメータの例	特徴
横断(軸位断)T1 強調像(図 4.9a)	SE	TR 短め(400〜700 ms),TE 短め(<15 ms),スライス数 20〜30,スライス厚 3〜5 mm,FOV 230 mm,マトリックス数 320×256	TR が短いほど T1 強調は良好.亜急性期の出血,出血性梗塞の診断,造影後の MRI による腫瘍の診断などに有用.
冠状断 T2 強調像(図 4.9b)	TSE	TR 長め(>4000 ms),TE 長め(>80 ms),ETL(TF)11〜15,その他同上	TSE を使うことにより長い TR が必要な T2 強調像のスキャン時間を短縮.腫瘍,梗塞などの診断に有用.
横断(軸位断)T2 強調 FLAIR(図 4.9c)	FLAIR	TR 十分長く(>8000 ms),TE 長め(>80 ms),TI 2400 ms 前後,その他同上	脳脊髄液(CSF)を無信号にすることにより,脱髄巣など脳室周囲の T2 延長病変の検出力が向上.
横断(軸位断)拡散強調画像(図 4.9d)	Spin echo EPI	b ファクター 500〜1000,TR, TE 適宜,スライス数 20,スライス厚 5 mm,マトリックス数 128×128	低分解能.超急性期の脳梗塞の診断に有用.

4章 パルス系列

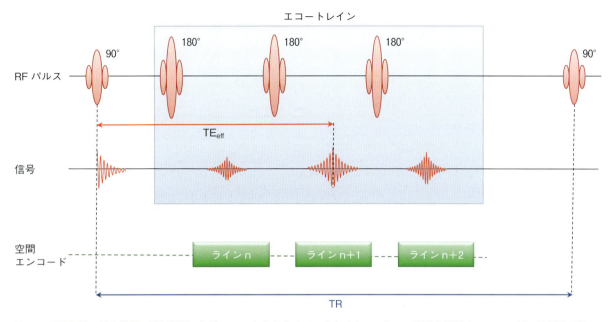

図 4.8 TSE 法の基本構造　TR 間隔で複数のデータを収集することにより，スキャン時間を短縮する．この例では ETL(TF) = 3．

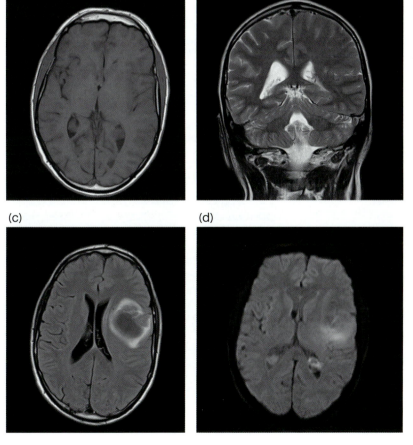

図 4.9 脳 MRI の標準的な撮像方法　(a) T1 強調 SE 法，(b) T2 強調 TSE 法 (冠状断)，(c) T2 強調 FLAIR，(d) 拡散強調 EPI 法 (→ BOX：脳 MRI の撮像方法)．

47

Part I　入門(基礎)編

T2強調像の撮像では，TSEが標準的な撮像法となっています．TRを十分長く設定してT1の影響を排除できるので，T2強調の度合いに応じて適当なTEを選べば高画質のT2強調像を撮像することができます(図4.9)．パラメータの詳細については12章で詳述しますが，ここではT2強調像に使われるSE法について考えます(→「**BOX**：脳MRIの標準的撮像方法」)

4.3.2 TSE法の応用

TSEには，さらにいろいろな応用があります．その一つが，パルス系列の冒頭に反転パルス(IRパルス)を加える**反転回復法(IR法)**で，非常に強いT1強調像が得られます．すでに勉強したSTIR法，FLAIR法と組み合わせて，特定の組織の信号の抑制にも使うことができます．この場合は，反転時間(反転パルスと励起パルスの間隔)TIを適切に指定する必要があり，原則としてデフォルトの値を変えると抑制効果が失われてしまいます．

T2強調像において，信号の回復を促進するようなRFパルスを使うことにより，TRを短縮することもできます．これは**強制回復法**(DE法：Driven Equilibrium)とよばれるもので，MR信号の収集後，次の励起パルスの直前に90°パルス(DEパルス)を追加するものです(図4.10)(→12.4.2)．

ETL(TF)を非常に長くして，1回の励起パルスですべてのMR信号を収集する方法もあります．これは**HASTE**(あるいは**シングルショットTSE**)といわれるもので，液体成分の撮像に非常に適しており，MRCP(MR胆管膵管撮像)などに利用されます(→12.4.3)．TSEは2D法，3D法いずれも可能です．3D法によって高分解能の画像を撮像するものに，CUBE，3D-VIEW，SPACEなどがあります．

TSEの欠点は，動きに弱いことです．これについては，放射状にスキャンするPROPELLER，MultiVane, BLADE, JETなどがあります(→12.4.5)．この場合，画像コントラストに制限があり，基本的にT2強調像になりますが，体動があっても撮像できる利点があります．

膝関節MRIの標準的撮像法

膝関節MRIの標準的な撮像方法を示します．ただしこれはあくまでも例で，実際には施設，症例によって異なります．

撮像法	パルス系列	標準的なパラメータの例	特徴
矢状断プロトン密度強調画像 (図4.11a)	TSE	TR長め(>2000 ms)，TE短め(<30 ms)，スライス数20〜30，スライス厚3 mm，FOV 160 mm，マトリックス数320×256	十字靱帯などの描出良好．筋，骨，軟骨などの全体像の把握．
冠状断脂肪抑制T2強調像 (図4.11b)	TSE(脂肪抑制あるいはDEパルス併用)	TRやや長め(>1000 ms)，TE長め(>80 ms)，ターボファクター11〜15，その他同上	脂肪抑制により骨髄信号を抑制し，骨挫傷の診断に有用．半月板，軟骨の描出も良好．
冠状断STIR (図4.11c)	STIR(TSE)	TR長め(>4000 ms)，TE短め(<20 ms)，TI 140 ms前後，その他同上	STIRによる脂肪抑制．脂肪抑制併用TSEの代用となる．T2強調像．
横断(軸位断)/矢状断T1強調像あるいはプロトン密度強調GE法 (図4.11d)	3D FLASH(水励起,脂肪抑制，DESS(→13.3.4)などを併用)	TR短め(<20 ms)，TE短め(<10 ms)，α小さめ(<40°)，スライス厚1〜2 mm，その他同上	関節軟骨の性状，厚さの半定量的評価に有用．多方向再構成が可能．

4.4　グラジエントエコー(GE)法

グラジエントエコー(GE)法の系統図はSE法よりも複雑です．基本的には，**スポイル型(インコヒー**

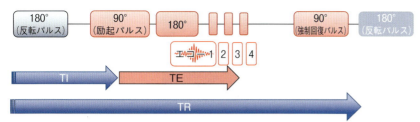

図 4.10 **TSE 法の応用** TSE 法のパルス系列の冒頭に反転パルスを追加することにより、強い T1 強調像を撮像したり、脳脊髄液 (CSF) や脂肪の信号抑制を行うことができる。TSE のパルス系列の最後に (強制回復パルス：DE パルス) を追加すると、縦磁化の回復を促進して TR を短縮できる。

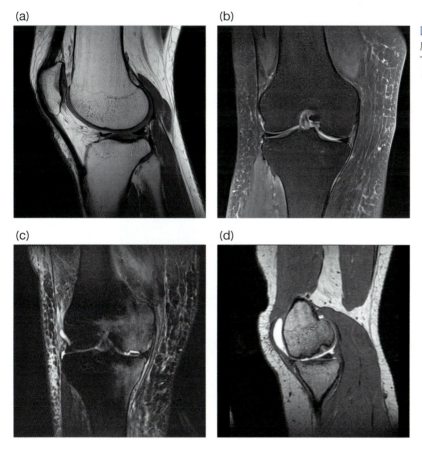

図 4.11 **膝関節 MRI** (a) プロトン密度強調 TSE 法 (矢状断), (b) 脂肪抑制 TSE 法 (DRIVE, 冠状断), (c) STIR 法 (冠状断), (d) 3D-DESS (矢状断).

レント型), **リワインド型** (コヒーレント型), **タイムリバース型**, これに加えて**ハイブリッド型**があり (→13.2), いずれも 2D 法, 3D 法で撮像できます (図 4.12). 画像コントラストは T1 強調あるいは T2* 強調で, T1, T2 が混在する場合もあります. GE 法はおもに, MRA, 造影 MRI, 息止め撮像, 高分解能 3D 撮像などに利用されます. EPI 法は, すべてのデータを 100 ms 以下で撮像することができ, スキャン時間については最も速い撮像法です. ここでは GE 法の基本であるスポイル型 GE, リワインド型 GE, およびこれに関連する撮像法を解説します.

メーカーによる名称の違いについては表 4.2 を参照してください.

4.4.1 グラジエントエコーの特徴

グラジエントエコー法 (Gradient Echo：GE, Gradient Recalled Echo：GRE) は, TR を短くしても T1 強調の影響を受けずにスキャン時間を短縮できる方法です. すでに 3 章でみたように, GE 法では新しいパラメータとして**フリップ角** α が登場します (→3.9). α はおもに T1 強調度に影響します. SE 法と同じく MR 信号はコイルが受信しますが,

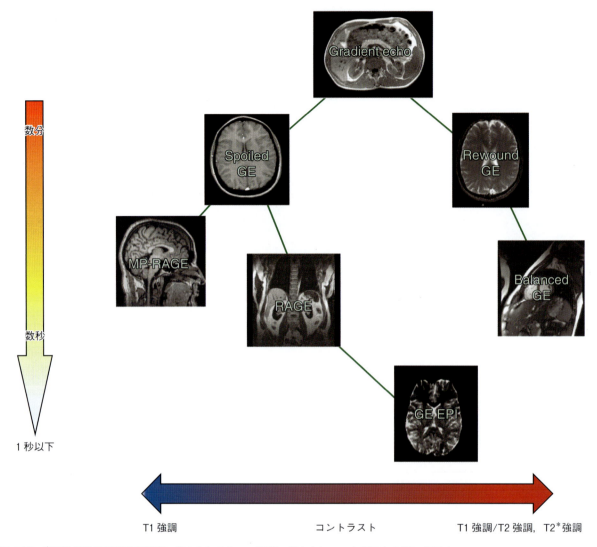

図 4.12 GE法パルス系列の系統図 縦方向にスキャン時間，横方向にコントラストの違いを示す．

SE法との大きな違いは，180° RFパルスを使わず，傾斜磁場によってMR信号（エコー）を作るところです．このためMR信号はごく短時間しか持続しないのでTEをあまり長くすることができず，T2強調に限界があります（実際にはT2*強調像というのが正確です）．図4.13にGE法のパルス系列の基本構造を示しました（→**BOX**：グラジエントエコーの形成）．詳細については後述します．

グラジエントエコーの形成

GE法では，FOV内の**傾斜磁場**を線形に変化させることにより，意図的にスピンをディフェーズします．この傾斜磁場の持続時間は通常数ms程度です（図4.14）．傾斜磁場によってFOV内の共鳴周波数が場所によって変化するため，急速にディフェーズして信号が失われます．

ここで符号を反対にして**傾斜磁場を反転**します．すると磁場の低い位置にあったスピンは今度は高い磁場に，逆に磁場の高い位置にあったスピンは低い磁場に置かれるようになるため，一定時間 (TE) 経つと再びスピンの位相が一致します．これが**グラジエントエコー**です．GE法における信号の緩和はT2*で表されますが，これは本来のT2による緩和と，静磁場の不均一による緩和が合わさったもので

表 4.2 GE 法の名称

一般名	GE ヘルスケア	日立	フィリップス	シーメンス	東芝
スポイル型 GE 法	SPGR	RSSG	T1-FFE	FLASH	FE
リワインド型 GE 法	GRE	SARGE, SG	FFE	FISP	FE/PFI
バランス型 GE 法	FIESTA	BASG	bFFE	TrueFISP	True SSFP
バランス型 GE 法―位相の異なる 2 つのエコーを組み合わせたもの	FIESTA-c, COSMIC	PBSG		CISS	
タイムリバース型 GE 法		TRSG	T2-FFE	PSIF	SSFP
リワインド型 GE 法―複数のエコーを合成するもの	MERGE		mFFE	MEDIC, DESS	
2D 高速 GE 法	FGRE, FSPGR	RGE	TFE	Turbo-FLASH	Fast FE
3D 高速 GE 法	BRAVO	MP-RAGE	3D TFE	MP-RAGE	3D Fast FE
空間データを間引いた高速 3D GE 法	LAVA	TIGRE	THRIVE	VIBE	QUICK 3D
エコープラナー法	EPI	EPI	EPI	EPI	EPI

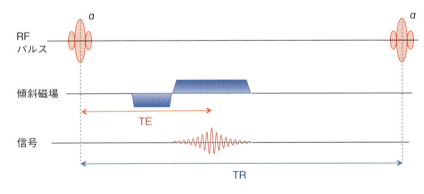

図 4.13 GE 法の基本構造 傾斜磁場は 1 つのみ表示.

す．特に TE が短い場合，後者の影響が大きくなります．

T2* が T2 と異なる点は，組織の特性だけでなく，静磁場の品質，すなわち MRI 装置の均一性の影響も受けることです．磁場の均一性はしばしば信号の性質の大部分を決定します．したがって，TE は（SE 法よりも）短く設定します．

4.4.2 スポイル型グラジエントエコー法

スポイル型 GE 法を使うと，2D あるいは 3D の **T1 強調像**を高速に撮像することができ，特にダイナミック造影 MRI に利用されます（→**BOX**：腹部 MRI の標準的撮像法）．T1 強調 GE 法の名称は **FLASH**，**T1-FFE**，**SPGR** などメーカーによって異なりますが，その本質は同じです（メーカーはそれぞれ独自の特徴を謳おうとして名前を付けます

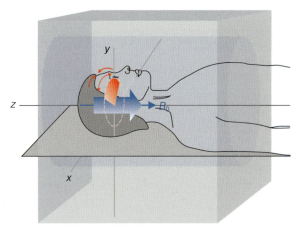

図4.14　グラジエントエコーの形成　ばらつきによってxy平面上に扇型に広がったスピン(赤)が，傾斜磁場の反転により再び方向が一致してエコーが発生する(→).

が，この場合は同じです).

　GE法は静磁場の不均一(ΔB_0)を補正しないだけでなく，水と脂肪の共鳴周波数の不均一も補正しません．このため，それぞれの信号が加算されたり相殺されたりします．したがって，TEを変化させるときは注意する必要があります．逆に，特に腹部の撮像ではこの性質をインフェーズ画像(IP)とアウトオブフェーズ画像(OP)として診断に応用することができます(→3.9.1).

4.4.3　リワインド型グラジエントエコー法

　もう一つの代表的なGE法が，リワインド型GE法です．これはSE法とGE法の中間的なもので，T2強調，T1強調が混在したコントラストが得られます．後述するように(→13章)，**液体が高信号**となる特徴があり，MRAや心臓MRIに利用されます．**FISP**，**FFE**，**GRE**などがこれに相当します．いずれも2D，3Dの撮像が可能ですが，特に3Dに適しています．

　このバリエーションに**バランス型GE法**があり

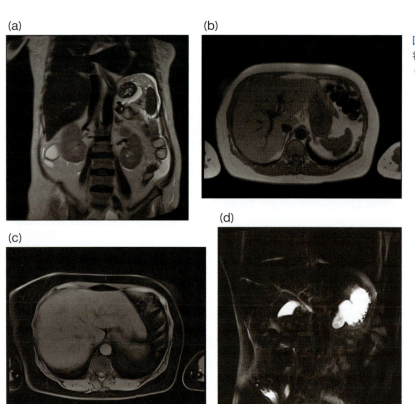

図4.15　腹部MRI　(a) HASTE (冠状断)，(b) 2D-FLASH，(c) 3D-VIBE，(d) MRCP (厚いスラブによるHASTE).

ます（→13.3.2）．これは True-FISP, Balanced FFE, FIESTA などといわれるもので（→15.3.4），特に心臓 MRI で多用され，黒い心筋を背景に心腔を白く描出することができます（→16.4.1）．バランス型 GE 法では TE は常に TR の 1/2 の長さになります．FOV の周辺にアーチファクトを発生する短所があります．

4.4.4 超高速グラジエントエコー法

SE 法と同じく，GE 法にも診断に有用な画質を得られる速度には限界があります．最短スキャン時間は最短 TR によって決まります．しかし TR を非常に短く，αを小さくすると，ほとんどプロトン密度強調像となってコントラストに乏しく，同時に信号強度が低下して非常に雑音の多い画像になってしまいます．そこで，プレパルス（→4.2.1）を使うことにより，コントラストや SN 比を改善することができます．たとえばパルス系列の冒頭に反転パルスを置くことにより，T1 強調像を撮像できます．この方法は RAGE 法（Rapid Acquisition Gradient Echo）といわれ，T1 強調像を非常に短時間で撮像することができ，ダイナミック造影 MRI に利用されます．あまり利用されませんが，T2 強調像にも応用できます．さらにこれを腹部の 3D 息止め撮像に特化した撮像法に，VIBE, LAVA, THRIVE などがあります（→13.4.3）．

4.5 エコープラナー(EPI)法

SE 法系の系統図，GE 法系の系統図が交差して，そのいずれにも分類できないものが 2 つあります．その一つが GRASE です．実際には SE, GE の双方を発生するハイブリッド系のパルス系列ですが，SE 法系の系統図（→図 4.4）に分類しました．その理由は，GRASE のコントラストは T2* 強調ではなくむしろ SE 法あるいは TSE 法のような T2 強調だからです［訳注 4］．

［訳注 4］　GRASE は TSE（FSE）と同様な CPMG エコー列に EPI を組み合わせたもの．基本的にコントラストはスピンエコーである．名前から GE 法と SE 法のハイブリッドといわれることがあるが，コントラスト上 GE 法との関連はない．

腹部 MRI の標準的撮像法

腹部 MRI の標準的な撮像方法を示します．ただしこれはあくまでも例で，実際には施設，症例によって異なります．

撮像法	パルス系列	標準的なパラメータの例	特徴
冠状断 T2 強調像 (図 4.15a)	HASTE あるいは SS-TSE	TR やや長め (>1000 ms)，TE 長め (>100 ms)，スライス数 30，スライス厚 5 mm，FOV 400 mm，マトリックス数 256×192	短時間のシーケンシャル撮像．動きにほとんど影響されない．嚢胞，腫瘍は高信号．
横断(軸位)T1 強調像 (図 4.15b)	2D スポイル型 GE	TR 短め (<200 ms)，TE 短め (IP 4.2m，OP 2.1 または 6.3 ms，1.5T の場合)，その他同上	息止め T1 強調像．IP, OP の撮像は腺腫の鑑別，脂肪肝の診断に有用．
横断(軸位断)3D T1 強調像 (図 4.15c)	VIBE, THRIVE, LAVA など	TR 十分短く (<10 ms)，TE 十分短く (<3 ms)，スライス数 60，スライス厚 3 mm，FOV 400 mm，マトリックス数 320×224	3D T1 強調像．ダイナミック造影による腫瘍の血行動態診断に有用．
MRCP (図 4.15d)	T2 強調 HASTE/SS-TSE あるいは 3D-TSE	TR 長め (>4000 ms)，TE 十分長く (>500 ms)，スライス厚 >50 mm (2D) あるいは <3 mm (3D)，ETL (TF) 十分大きく (>128)	TE が非常に長いので胆汁が高信号となる．厚いスラブの多方向斜位撮像，あるいは薄いスライスからの MIP 再構成．

Part I 入門(基礎)編

もう一つが**エコープラナー法**(Echo Planar Imaging：EPI)です(→12.5.2)．これにはハイブリッド系の **SE-EPI**，および純粋にグラジエントエコー系の **GE-EPI** があります．EPI 法は，シングルショットによる超高速撮像が必要な，灌流強調画像，拡散強調画像(DWI)，ファンクショナル MRI などに利用されます．一般に DWI には SE-EPI，灌流強調画像，ファンクショナル MRI(fMRI)には GE-EPI を使います．スキャン時間は 100 ms 以下なので，生理的な動きを止めることができます．しかし一般に空間分解能は低く，特有のアーチファクトを伴います(→12 章，13 章)．それ自体では診断に役立たないのが普通ですが，画像処理を加えることにより拡散マップ，灌流マップ，BOLD マップなどを作ることができます(→18 章)．

4.6 パルス系列の選び方

ではどのようにパルス系列を選べばよいのでしょ

うか？　まずは図 4.4 と図 4.12 の系統図を見てください．しかしここでは単なる系統図ではなく，旅行地図としてこれを見てみましょう．まず，目的地―T1 強調，T2 強調，プロトン密度強調―を決めます．次に，そこへどのように，どのくらいの時間で到着したいかを考えます．そして最後に，その途上に遭遇する危険を考えます．たとえばアーチファクト，あるいは分解能やスライス枚数の制約などです．実際の外国旅行では，言葉も違います．表 4.1，表 4.2 を辞書として使ってください．では良い旅を！

本章で解説したことについては，さらに以下の章も参照してください．

- 共鳴と緩和(→9 章)
- スピンエコー法(→12 章)
- グラジエントエコー法(→13 章)
- 用語集(→巻頭)

参考文献

Brown MA and Semelka RC (1999) 'MR imaging abbreviations, definitions and descriptions: a review'. Radiology 213: 647-662.

Elster AD and Burdette JH (2001)

Questions and Answers in Magnetic Resonance Imaging, 2nd edn. London: Mosby-Yearbook, chapters 5 and 12. Also on the web at http://mri-q.com [accessed 23 March 2015].

Liney G (2011) MRI from A to Z, 2nd edn. London: Springer-Verlag.

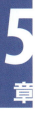

5章 ピクセル・マトリックス・スライス
The Devil's in the Detail[†]: Pixels, Matrices and Slices

5.1 はじめに

　MR画像は，普通のデジタル写真，あるいはデジタルX線写真と同じく，数多くの**ピクセル**（pixel, picture elementsに由来）あるいは**ボクセル**（voxel, volume elementsに由来）から構成されています．CTも，DSAも同じです．MRI, CT, DSAに共通することは，すべてコンピューターによって**デジタルデータ**として得られることです．しかしいずれの場合も，その最初の段階は**アナログ信号**です．MRIの場合はRF受信コイルに発生する電圧，CT, DSAの場合はそれぞれフォトダイオード，イメージインテンシファイヤの発光が入力データとなります．アナログデータをデジタルデータに変換する過程には，いろいろなアーチファクトが発生します．したがって，この過程を知っておくことが必要です．この章では以下のことを勉強します．

- MRIではアナログ信号をデジタルデータに変換して画像化する．この過程でエラーが混在することがある．
- MR画像は，位相方向と周波数方向にマトリックス状に並ぶピクセルから構成される．
- マトリックスと物理的な撮像範囲（FOV）の関係．各ピクセルのもつ意味．
- ボクセルの大きさ，空間分解能をFOVとマトリックスから計算する方法．
- 2Dマルチスライス撮像，3Dボリューム撮像と，それぞれの長所，短所．

5.2 アナログ・デジタル変換

　MR信号は，受信コイルに発生する**電圧**です．これは高校の理科で教わる電磁誘導の原理で，コイルの中で磁石を動かすと，コイルに電圧が発生する現象です．このとき磁石をすばやく前後に繰り返し動かすと，交流が発生します．これと同じように，体内にあるプロトンは小さな磁石と見なすことができ，これが回転することによって磁場が変化して，受信コイルにアナログ信号として電圧が発生します．

　アナログ信号は**連続データ**です．これは時間軸をどんなに細かく分割しても，いずれの点でも数値データがあることを意味します．ミリ秒，マイクロ秒に切り刻んでもこれに対応する数値データが存在します（図5.1a）．またアナログデータは滑らかに変化します．電圧計を見れば，ミリボルト，マイクロボルトの単位でも連続しています．

　アナログ信号は，**アナログ・デジタル変換装置**（Analogue-to-Digital Converter：ADC）によってデジタルデータに変換することができ，その結果は一連の数列となります．ADCは電圧を測定し，適当な数字を割り当ててコンピューターに格納しま

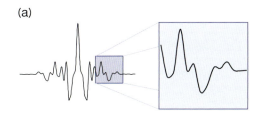

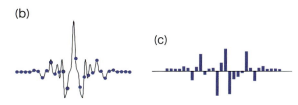

図5.1　**受信コイルのアナログ信号**　(a) 受信コイルに得られるMR信号は連続的な電圧で，どこまでも分割可能である．(b) これをADCでデジタル化すると，サンプルポイントの間に隙間ができる．(c) デジタルデータは整数として保存され，階段状になる．

[†]訳注1 「悪魔は細部に宿る」．細かいところが重要，細部に罠が潜んでいる，の意．God's in the detailsとも．

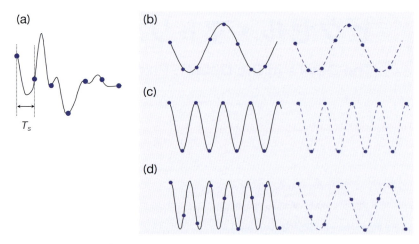

図 5.2　ナイキスト定理　(a) サンプリング間隔 T_s は，MR のアナログ信号をサンプルする間隔で，T_s が大きすぎると情報が失われる．(b) アナログ信号の周波数がサンプリング周波数 f_s よりも低い場合．(c) サンプリング周波数 f_s がナイキスト周波数 f_N に一致する場合．この 2 つの場合は，アナログ信号の周波数が正しく反映される．しかし，(d) アナログ信号の周波数がサンプリング周波数 f_s より高い場合．f_N より高い周波数成分が折り返し，得られた周波数は実際よりも低くなる．

す．この変換は非常に高速に行われますが，ADC は一定の間隔でしか変換できません（図 5.1b）．デジタルデータに変換することを「サンプルする」と表現しますが，サンプルされたデータの間には隙間があります．コンピューターは決まった整数しか扱えませんから，滑らかだった連続データは階段状の**離散データ**になります（図 5.1c）．

通常，アナログデータの送信には銅線を使いますが，デジタルデータは光ファイバーで送信できるという利点があります．銅線は外部からのノイズを防ぐためにシールドされていますが，完璧ではないのでやはりノイズが混入します．また銅の抵抗によるエネルギーの損失もあります．この損失はわずかなものですが，そもそも MR 信号は微小なので，この損失やノイズの混入は最小限にする必要があります．この点，光ファイバーはこれを完全に避けることができます．したがって，回路の中でもできるだけ早い段階でデジタル化する方が有利です．最近の MR スキャナのほとんどは，ADC がマグネット上，あるいはコイルそのものに設置されています．そこから先は，光ファイバーが操作卓やコンピューターまでデジタルデータを送信します．

ナイキスト定理

ADC がデータを変換するスピードは，**サンプリングレート**，あるいは**サンプリング周波数** f_s で表します．f_s が大きいほど測定間隔，すなわち**サンプリング間隔** T_s は小さくなります．

$$T_s = \frac{1}{f_s}$$

したがって f_s が小さいと T_s が大きくなり，実際の MR 信号の一部を見落とす可能性が大きくなります（図 5.2a）．この問題を数学者や技術者が定式化したものが**ナイキスト定理**です〔Henry Nyquist（ヘンリー・ナイキスト）は 1920 年代の AT&T の技術者です〕．

ナイキスト定理によると，サンプリング周波数が f_s のとき，正確に復元できるアナログ信号の最高周波数は f_s の 1/2 になります．これは**ナイキスト周波数 f_N** とよばれ，次のように表すことができます．

$$f_N = \frac{1}{2} \cdot f_s$$

サンプリング周波数が f_s のとき，実際の周波数によってどのような現象が起こるか見てみましょう．まず，アナログ信号の周波数がナイキスト周波数 f_N より低い場合は（図 5.2b），信号は正確にデジタル化され，デジタルデータをつないで得られる曲線の周波数は，元のアナログデータの周波数に等しくな

ります。アナログ信号の周波数がちょうど f_N に一致する場合はどうでしょうか（図 5.2c）．サンプリングポイントが，ちょうど信号の各ピークの位置に一致していますから，やはり正確に周波数を再現できることになります．しかしアナログ信号の周波数が f_N より高い場合は，サンプリングポイントがピークの一部を見逃しています（図 5.2d）．この結果，デジタルデータをつないだ曲線の周波数は，実際よりも低くなっています．この現象は**折り返し現象**(aliasing) とよばれるもので，ナイキスト周波数 f_N よりも高い周波数成分がすべて低周波数側に折り返されます．

このよい例を，西部劇の映画で見ることができます．馬車が走り出すとき，車輪のスポークを見てください．車輪がゆっくり回っているうちは，フィルムのコマ送りが車輪の回転よりも速いので，スポークの動きがよくみえます．馬車のスピードが速くなって車輪の回転数が上がると，スポークの動きが遅くなるようにみえ，やがて止まって，今度は逆回転を始めます！　これはフィルムのコマ送りの間に，車輪が 1 回転以上するためです．つまりスポークの動きの周波数がサンプリング周波数（フィルムのフレームレート）を上まわるためです．

受信バンド幅

MR 信号の周波数は，後述のように静磁場強度によって決まる周波数に一致しますが，この**中心周波数**の両側に一定の幅をもって分布しており，ここに位置情報が含まれています（→8.5.3）．この中心周波数は，デジタル化する前に引き算され，その残りが受信バンド幅となります．受信バンド幅は通常数 kHz です．しかし，最近の MR スキャナでは**直接デジタル化** (direct digitization) の技術が採用されており（→BOX：直接デジタル化），この場合はデジタル化してから中心周波数を引き算します．いずれも結果は同じで，周波数ゼロを中心として数 kHz の幅をもつ周波数分布となります．画像コントラストの情報は低周波数領域に，空間分解能の情報は高周波数領域に含まれています（→BOX：k 空間入門）．電気的な雑音（ノイズ）はバンド幅全体に等しく分布しています（図 5.3）．したがって，受信バンド幅が広いと，単純に雑音もたくさん含んでいるので SN 比は低下します．雑音が多いとざらついた画像になります．受信バンド幅を狭くすると雑音は減りますが，化学シフトアーチファクトが大きくなります

（→7.3）．これを勘案して最適な受信バンド幅を選択する方法については後述します（→6 章）．

ナイキスト周波数 f_N より高い周波数は，折り返し現象によって低い周波数に重なると説明しましたが，MRI ではこれを避けるために，f_N より高い周波数をすべてカットするアナログフィルターあるいはデジタルフィルターを使用します．低い周波数だけを通過させるので，**ローパスフィルター**といいます．**カットオフ周波数**は f_N とし，受信バンド幅に合わせて設定します．実際には，カットオフ周波数近傍の周波数では信号がある程度低下するので，最終的な MR 信号もやや減衰します．これを周波数軸のグラフにして見ると，カットオフ周波数で曲線がなだらかに低下していることがわかります（図 5.4a）．これをフィルターの**ロールオフ** (roll off) といいます．

ロールオフが何か問題になりうるでしょうか？最近の新しい MR スキャナでは，非常に高い周波数領域を除いて従来よりずっと鋭いカットオフが得られるのでほとんど問題になりません．しかし MR 信号は生体のさまざまな情報を含んでおり，その大きさは非常に重要です．フィルターのロールオフがあると，ソフトフォーカスの写真のように画面の端の方で輝度が低下してみえます．これは医用画像としては問題です．そこでこれを回避するために，**オーバーサンプリング** (oversampling) という方法を使います．

直接デジタル化

20 世紀末の ADC は，サンプリングレートが比較的遅く，ほとんど MRI では最大でも 1 MHz 程度でした．しかし過去 15 年間に技術が大きく進歩し，現在の ADC は 80 MHz も可能となっています．このことは，たとえば 1.5T のスキャナなら中心周波数は約 64 MHz ですから，MR 信号を直接デジタル化 (direct digitization) できることを意味しています．同じ ADC を 3T 装置に適用すると，48 MHz に折り返すことになりますが [訳注 2]，位相エラーが混入しやすいアナログ変調のかわりに，デ

［訳注 2］　3 T の共鳴周波数は約 128 MHz. 128 MHz−80 MHz＝48 MHz.

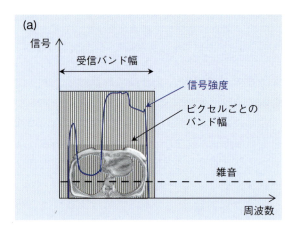
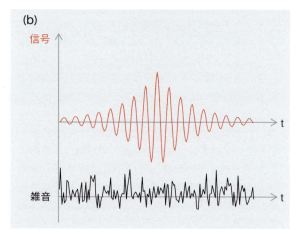
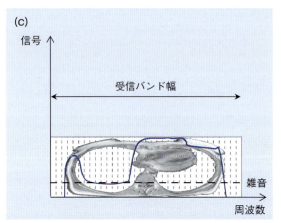
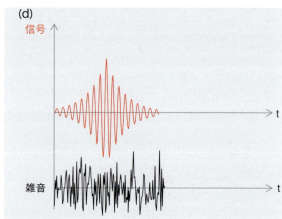

図 5.3 受信バンド幅と SN 比　雑音はバンド幅全体に等しく分布しているので，受信バンド幅が狭い場合 (a, b) に比べて，受信バンド幅が広い場合 (c, d) は，信号は同じでも各ピクセルあたりの雑音が大きくなる．

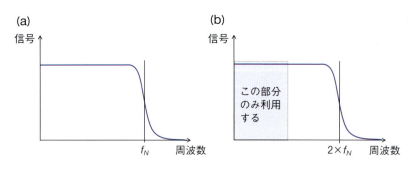

図 5.4 ローパスフィルター　(a) ナイキスト周波数 f_N にカットオフ周波数を設定したフィルター．信号強度はなだらかに低下する (ロールオフ)．(b) オーバーサンプリングを行った場合．ナイキスト周波数で鋭いカットオフが得られる．

ジタル化した後で中心周波数をデジタルサブトラクションする方法がとられます．技術的詳細については 10 章を参照してください．

オーバーサンプリングとは，実際の 2 倍の周波数で AD 変換することです．ナイキスト周波数，フィルターのカットオフ周波数をともに 2 倍にします．それでもなおカットオフ周波数のロールオフがありますが，必要な周波数より高い領域はすべて捨ててしまうことができます (図 5.4b)．残りの部分はすべて正確に元のデータを反映しており，フィルターによる減衰もありません．アナログフィルターを使

5章　ピクセル・マトリックス・スライス

う旧式の MRI は自動的にオーバーサンプリングするように設定されていましたが，最近の装置では必ずしも必要ありません．位相方向のオーバーサンプリングも原理的には同様ですが，スキャン時間に影響するのでオペレーターが任意に設定できるようになっています(→7.4.3)．

5.3 マトリックス，ピクセル，分解能

まずいくつか言葉の定義をします．MR 画像の**ピクセル**は，格子状に並んで**マトリックス**(matrix)を作ります．再構成画像における個々のピクセルは，コンピューターメモリーあるいはハードディスク上の対応する位置にあって，信号強度に相当する数値をもっています．MR 画像は通常正方形ですが，マトリックスは必ずしも縦横同じ大きさである必要はありません．一般的な MR 画像のマトリックスは，256×128，256×192，512×256，512×384 などですが，その他さまざまな大きさがありえます．

MR 画像のマトリックスは通常，**周波数エンコード方向，位相エンコード方向**のマトリックス数として表現され，3D 撮像の場合はこれに**スライス方向**マトリックス数が加わります．周波数エンコード，位相エンコードが何を意味するかはここでは考える必要はありません(8 章で後述します)．周波数エンコード軸，位相エンコード軸という表現もしばしば使います．この 2 軸によって画像の 2 次元が決まります．さらに 3 次元方向にはスライス厚を考えます．マトリックス数は，最終的な画像のサイズを決定しますが，MR スキャナが収集した信号を格納する**ローデータ空間**にも同じ言葉が使われます．ローデータ空間は **k 空間**(k-space)ともよばれ，パルス系列 1 回ごとに，256 あるいは 512 個のデータポイントとして周波数エンコード方向に 1 行分のデータが収集されます．パルス系列を繰り返すたびに，位相エンコード傾斜磁場の大きさが変化し，位相エンコード方向の位置を少しずらして，また 1 行分のデータを収集します．こうしてパルス系列を繰り返しながら，ローデータ空間のマトリックスが 1 行ずつ埋められていきます．ローデータ空間がすべて埋まったら，フーリエ変換という数学を使って最終的な画像に変換されます．ここで注意すべきは，位相

エンコードマトリックス数，すなわちローデータ空間の行数は，パルス系列の繰り返し回数に一致し，したがってスキャン時間を決定することです．周波数エンコード方向のマトリックス数はスキャン時間には影響しません．このため，大きなマトリックス数はできるだけ周波数エンコード方向に設定します．

周波数エンコード方向，位相エンコード方向は必ずしも一定ではありません．周波数エンコード方向は，MR 画像の縦方向の場合も，横方向の場合もあります．解剖学的には，左右方向，前後方向，上下方向，いずれもありえます．MR 画像には，必ず周波数エンコード方向がどちら向きかを示す記号が書かれているはずです．わからないときはマニュアルを見てください．書かれていない場合は，ゴーストアーチファクトが出ている方向が位相エンコード方向です．

---

k 空間入門

k 空間は難しいという人が多いようですが，心配ありません．実はとても簡単なのです．MRI 装置が収集した**ローデータ**を最終的な画像にするには**再構成**が必要です．k 空間はローデータ空間ともよばれ，ローデータ，つまり MRI 装置が収集するデジタルデータを一時的に格納しておく場所のことです(図 5.5a)．スキャンが終わってローデータ空間が全部埋まると，このデータを再構成して画像を作ることができます(図 5.5b)．k 空間は実際の画像を反映しているのですが，暗号化されていると考えてもよいでしょう．ここでは，k 空間の基本的な性質について勉強しましょう．

マトリックスの周波数エンコード (FE) 方向，位相エンコード (PE) 方向それぞれの大きさは，k 空間(ローデータ空間)の各辺の大きさでもあり，最終的な画像の各辺の大きさでもあります．k 空間では **FE 方向を横軸(左右方向)，PE 方向を縦軸(上下方向)**とするのが慣例です．FE 方向のマトリックス数が 256 ということは，1 回のパルス系列のエコーごとに 256 ポイントのデータを収集するということで，**k 空間の列数**は 256 になります．PE 方向のマトリックス数は，パルス系列を繰り返してエコーを何回収集するかを意味しますから，**k 空間の行数**に対応します．こうして，収集されたデータポイン

59

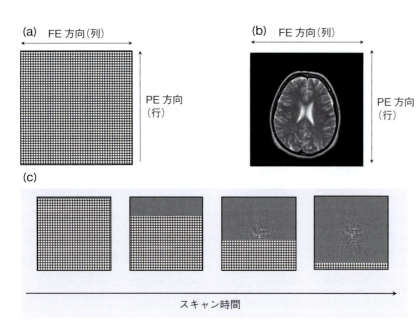

図 5.5 k 空間と画像　k 空間 (a) はローデータ空間であり，MR スキャナが収集するデジタルデータを格納しておく場所で，実際にはコンピューターのメモリーである．k 空間の各辺の大きさは，最終的な画像 (b) と同じである．通常の SE 法，GE 法では，k 空間は 1 回のパルス系列で 1 行ずつデータが埋められていく (c)．

トが k 空間上のそれぞれの位置に配置され，できあがった k 空間は数値の行列になります．

　k 空間も最終的な画像もそのマトリックス数は同じですが，それぞれのピクセルが 1 対 1 に対応するわけではありません．たとえば k 空間の左下の隅のピクセルが，画像の左下の隅のピクセルに関係しているわけではありません．これは再構成にフーリエ変換が使われるからです（→8 章）．実際には，k 空間の各点は最終的な画像のすべての情報を含んでおり，特に **k 空間の中心部**のデータは画像の**コントラスト**に関する情報を，**k 空間の周辺部**のデータは画像の**分解能**に関する情報を含んでいます．このことは，k 空間の一部を抜き出して再構成してみるとよくわかります（図 5.6a, c）．

　このような知識をもとに，パルス系列の設計に手を加えて k 空間にデータを格納する順序を変更したり，アーチファクトを抑制したりすることができます（→8.6.1）．

周波数エンコード方向，位相エンコード方向の選択

　周波数エンコード (FE) 方向，位相エンコード (PE) 方向は，撮像部位，撮像方向に応じて MRI 装置が自動的に決定するのが普通ですが，ここで少しその仕組みを勉強しておきましょう．

　まず原則は，**解剖学的に最も長い軸を FE 方向**とすることです．こうすることにより，PE 方向が短

い軸に割り当てられて位相エンコードステップ数が少なくなり，スキャン時間を短縮できるからです．それには最終的な画像を考えて，どの軸が FOV の外にはみ出すかを考えます．たとえば，頭部冠状断では，左右軸は FOV 内におさまりますが，上下方向は足の先までありますから，FOV 外にはみ出します．したがって，この場合は上下方向を FE 方向に設定するのが原則です（図 5.7a）．FE 方向を左右にすると，アーチファクトが発生します（図 5.7b）．PE 方向がどちらかわからないときは，ウィンドウ幅を広くして体動によるゴーストアーチファクトがみえるようにすると，ゴーストは常に PE 方向に発生するのですぐわかります（図 5.7c）．

　FE 方向，PE 方向を入れ替えるとよいこともあります．たとえば，脊椎矢状断では，血管のフローアーチファクトが脊椎に重なるのを避けるために，PE 方向を上下方向に設定します．それぞれの MR スキャナで，各部位の標準設定，入れ替え方を確認しておきましょう．

　FE マトリックス数を変更してもスキャン時間には影響しません（ただしスライス数は変化することがあります）．しかし，**PE マトリックス数はスキャン時間にそのまま比例**します．たとえば PE マトリックス数が 256 なら，128 のときに比べて 2 倍の時間がかかります．最適な空間解像度を得るには，256×256，512×512 のような正方形マトリックスが

理想ですが，スキャン時間との兼ね合いを考えて，PE マトリックス数を減らさざるをえない場合もあります．しかし，**PE マトリックス数は FE マトリックス数の半分以下にしない**ことが原則です．ピクセルが細長くなりすぎるからです．撮像パラメータの最適化については，6 章に詳述します．

ボクセルサイズは，画像の解像度，SN 比を決定するので，とても重要です．ボクセルの 3 辺の大きさは，FOV，マトリックス数，スライス厚から計算できます．FE 方向，PE 方向については，通常マトリックス数が異なるので，それぞれ別に計算します．

$$\text{FE 方向のボクセルサイズ} = \frac{\text{FE 方向の FOV}}{\text{FE 方向のマトリックス数}}$$

$$\text{PE 方向のボクセルサイズ} = \frac{\text{PE 方向の FOV}}{\text{PE 方向のマトリックス数}}$$

スライス方向のボクセルサイズ＝スライス厚

FOV は正方形の場合が多いので，その場合は比較的簡単です．たとえば FOV 32 cm，マトリックス数 256(FE)×192(PE)，スライス厚 4.5 cm の場合，ボクセルサイズは 1.25×1.67×4.5 mm となります．なお本書では，ボクセルサイズの表示は FE×PE×スライス方向，ピクセルサイズは FE×PE としていますが，メーカーや教科書によっては順序が異なる場合があります．

5.4 スライス方向

前述のようにスライス厚は，ボクセルサイズを決定する重要な要素です．MRI では，スライスは横断（軸位断），冠状断，矢状断，斜位断などいずれの方向にも設定できます．これに対して，CT は原則として横断（軸位断）しか撮像できません．ガントリーを傾ければ斜位断，冠状断も撮像できますが，たとえば副鼻腔の場合はガントリーを最大限傾けても患者さんを腹臥位にして苦しい体位を強いることになります．ただし，最近の CT は多列検出器のヘリカルスキャンが標準的となり，画像を任意の方向に再

図 5.6 k 空間の性質 (a, b) k 空間の中心部のデータだけから再構成すると，信号強度とコントラストは保たれているが輪郭がぼやけた画像となる．(c, d) k 空間の周辺部のデータだけから再構成すると，構造の輪郭はわかるが，SN 比が非常に低くコントラスト情報が失われる．画像を再構成するには，中心部，周辺部それぞれが重要な役割を果たしていることがわかる．

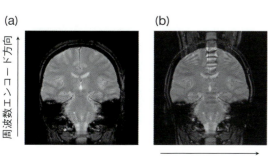

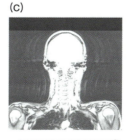

図 5.7 周波数エンコード (FE) 方向，位相エンコード (PE) 方向の選択 (a) 頭部冠状断．FE 方向を上下に設定した場合．(b) FE 方向を左右に設定した場合．上下方向の画像が重なっている．(c) PE 方向の確認法．ゴーストアーチファクトがみえるようにウィンドウ幅を広げる．ゴーストがある方向が PE 方向．

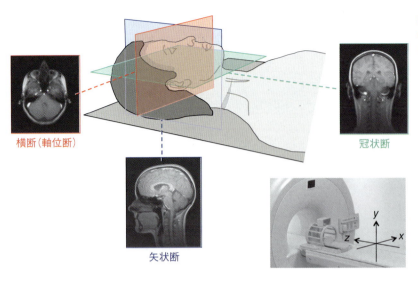

図 5.8　**スライス方向と解剖学的断面の関係**　傾斜磁場を組み合わせることにより，任意の斜位も撮像できる．

構成できるようになりました．

　話を MRI に戻すと，スライス方向は MRI スキャナの向きを基本として定義します．一般的な円筒状の MRI 装置では，静磁場 B_0 はボアの長軸方向に一致し，これを **z 軸** とします．解剖学的には上下方向（頭尾）方向になります．慣用的に，ボアの直径の水平方向を **x 軸**（左右方向），垂直方向を **y 軸**（前後方向）とします．横断（軸位断）を撮像する場合は，z 軸に垂直な撮像面となります．矢状断は x 軸に垂直，冠状断は y 軸に垂直な面です（図 5.8）．

5.5　画像の表示

　これまで見たように，MR 画像は MR 信号強度を値としてもつピクセルのマトリックスからなり，これがコンピューターのメモリーやディスクに格納されたものです．しかしコンピューターのディスクにあっても，やはり画像として目に見えなくては困ります．コンピューターが画像をディスプレイ装置に表示するときは，個々のピクセル値とはまた異なる値を表示します．ディスプレイ装置のグレイスケールは通常 12〜16 ビット（4,096〜32,768 段階）ですが，我々の目が識別できるグレイスケールはせいぜい 200 段階です．このため，各ピクセルの値を狭い範囲のグレイスケールに圧縮することが実際的です．このように実際のピクセルの値とディスプレイの輝度を結びつけるのが **ルックアップテーブル**（Look-Up Table：LUT）です．その画像のピクセル中の最大値が，さまざまな画像情報を格納する画像ヘッダーに書き込まれています．したがって，LUT を使ってピクセル値から画像のグレイスケールに変換するのは簡単です．図 5.9a の例では，ピクセルの最大値をグレイスケールの最大輝度（真っ白），値 0 をもつピクセルを最小輝度（真っ黒）に表示しています．

DICOM 形式は誤解のもと？

　DICOM（**D**igital **I**maging and **CO**mmunications in **M**edicine）は，医用画像の保存，表示，通信に関する標準フォーマットです．数十年前に，医用デジタル画像を扱う機器メーカーの代表が集まって作ったものですが，その後も画像診断の進歩とともに改訂を重ねています．各画像それぞれに **ヘッダー** とよばれる部分があり，ここには患者氏名，撮像日，撮像法など一般的な情報のほか，最後に撮像された画像の方向，スキャナのメンテナンス日なども書かれています．

　各々の情報は **エレメント** とよばれ，各エレメントには **タグ** や **キーワード** などが含まれ，このほかにも本書では扱わないさまざまな情報があります．タグは 2 バイトの数値で，通常 4 桁の 16 進数で表示されます．キーワードはその内容を示すもので，だいたいは見てすぐわかる名前が付いています．各画像のヘッダーは，タグが順番に並んでいます．ヘッダーの後ろに実際の画像データが格納されます．画像はヘッダーで定義された形式に従っているので，このファイルを読み込んだコンピューターはヘッ

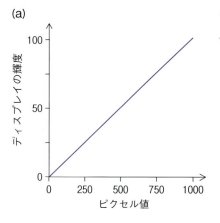
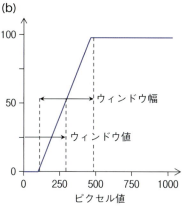

図 5.9 ピクセル値と画像のグレイスケールの関係　(a) 最も簡単な LUT の例．ピクセル値 0～1,000 をディスプレイの輝度 0～100% に割り当てた例．(b) ウィンドウ幅を狭め，ノイズの多い小さなピクセル値を真っ黒 (0%) に，中間的なピクセル値を強調した例．

　ダーを見ることによって，適切な方法でこれを表示することができることになります．

　しかし，DICOM には多少の問題があります．各装置メーカーは，独自のプライベートタグを任意の数だけ定義できるようになっているからです．できるだけ共通のタグを使用することが原則ですが，必ずしもそうではない場合があります．このため，DICOM を言語と考えれば，メーカーごとに異なる方言を話しているような状況がありうるのです．したがって異なる装置メーカー間で画像をやりとりする場合に，誤解を生じる可能性があります．しかしこの DICOM のバベルの塔には 1 つ救いがあります．それは各メーカーが DICOM コンフォーマンス・ステートメント (適合宣言書) というそれぞれの定義を公開していることで，たいていは各社のウェブサイトで見ることができます．ここには，各 MRI 装置の各バージョンで，どのように DICOM が定義されているかが書かれており，誤解の解消に役立てることができます．

　このような表示方法は簡単ですが，単にそのまま表示すると診断に必要な細かい情報は失われてしまうのが普通です．大きな値をもつピクセルは少数なので，画像全体が暗くなってしまうからです．これを改善するには，LUT の傾斜を大きくして，一定以上の値をもつピクセルをすべて最大輝度とします．同時に，背景ノイズができるだけ黒くなるように，一定値以下の値をもつピクセルをすべて最小輝度とします (図 5.9b)．このように LUT を設定することを**ウィンドウ設定**といい，それぞれのウィンドウ幅，ウィンドウ値を指定します．

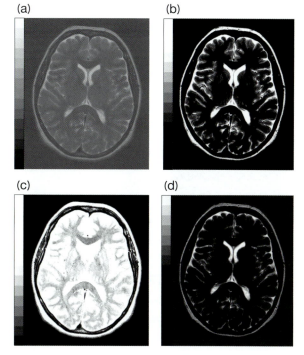

図 5.10　ウィンドウ幅，ウィンドウ値設定による画像の変化
(a) ウィンドウ幅を広くした場合 (コントラストが低い)．
(b) ウィンドウ幅を狭くした場合 (コントラストが強い)．
(c) ウィンドウ値を小さくした場合 (全体に明るい)．(d) ウィンドウ値を大きくした場合 (全体に暗い)．画面左端のグレイスケールに LUT の設定が反映されているのがわかる．

　ウィンドウ幅 (window width) は，ディスプレイの最小輝度から最大輝度の範囲に表示されるピクセル値の範囲，**ウィンドウ値** (window level) は，ウィンドウ幅の中央値を意味します．ウィンドウ幅を狭くすると，画像のコントラストが増強し，ウィンドウ値を上下すると画像全体が明るくあるいは暗くな

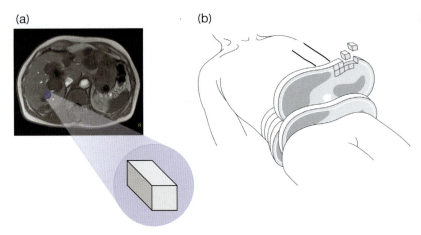

図 5.11　ピクセルとボクセル　(a) ピクセルは3次元的なボクセルの正面像である．(b) 組織をボクセルに分割した状態．

ります（図 5.10）．このようなウィンドウ設定は，CT，DSA にも共通するものです．ただしこの操作は，画面の輝度を変化させているだけで，MR 画像のピクセル値そのものには変化がないことを確認しておきましょう．

5.6　ピクセルの表すもの

これまで，ピクセル，マトリックスについて，やや抽象的な扱いをしてきましたが，ここでは実際の患者さんの物理的な実態との対応について考えましょう．ピクセル値は，画像再構成に際して計算で求められること，MR 信号強度を表していることをすでに説明しました．実際には，個々のピクセルは，体内の組織の小部分であるボクセルに対応しています．**ピクセルはボクセルを正面から見たもの**だと考えればよいでしょう（図 5.11a）．このとき奥行き方向は，スライス厚によって決まります．

つまり，患者さんの体をスライスに切り分け，各スライスを縦横に切り刻んだものが**ボクセル**で（図 5.11b），個々のボクセルに含まれる数値が MR 信号強度としてコンピューター上に格納されていることになります．信号強度が大きいほど，数値も大きくなります．コンピューターはこの数値を使って，ディスプレイ上の表示する**ピクセル**の輝度を計算します（→5.5）．したがって，数値が大きいほど輝度は明るくなります．要するに，2次元なディスプレイ上のピクセルの輝度は，体内の3次元的な領域ボクセルの信号強度を反映しており，ピクセルはボクセ

ルの正面像であるということです．

実際の信号強度は，パルス系列のパラメータ，組織の T1，T2，プロトン密度など，さまざまなものを反映しています．さらに，同じ患者さんを同じパラメータで撮像しても，スキャナが異なればたとえメーカーが同じでも，ピクセルの値は異なったものとなります．ここが CT と異なるところです．CT の場合，ピクセル値はハウンズフィールド単位の CT 値を表しており，装置が異なっても大きく変動することはありません．

部分容積効果

体を 5 mm スライス厚に切って，それぞれ 256×256 のピクセルに分割する場合，個々のボクセルに含まれる組織は均一になるでしょうか？　これは体の部位やボクセルの大きさによって異なります．たとえば胸部だったら，ほとんどのボクセルは肺だけを含んでいますが，心筋，肋間筋だけを含むものもあるでしょう．しかし，臓器の境界部，肺と縦隔あるいは肋骨が接する部分では，2つの組織を同時に含むボクセルが存在することになります．頭部だったら，灰白質，白質を含むボクセルがたくさんあり，小脳と CSF を同時に含むボクセルもあるでしょう．このような場合，ボクセルが表す信号強度は，さまざまな組織の信号強度の**加重平均**となります．

2つの極端な場合を考えてみます．まず非常に小さなボクセル，たとえば 0.25×0.25×3.00 mm のボクセルを考えます．この場合は頭部でもほとんどのボクセルが単一の組織を含み，その信号強度を正

5章 ピクセル・マトリックス・スライス

(a)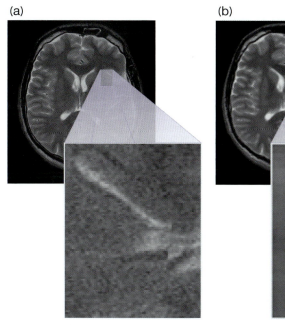

(b)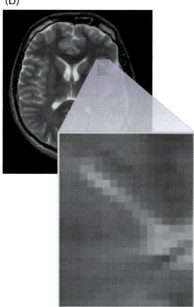

図5.12 部分容積効果 (a) ボクセルサイズ 0.25×0.25×3.00 mm の場合 (高分解能撮像). (b) 同じ位置をボクセルサイズ 1×1×3 mm で撮像した場合. 部分容積効果により細かい構造が不明瞭になる (低分解能撮像).

確に反映します (図5.12a). 次に通常の撮像で使われるようなボクセル, たとえば 1×1×3 mm のボクセルを考えます (図5.12b). 同じ位置で撮像しても, 今度は各ボクセルには異なる組織が混在し, 細かい構造は識別できないことがわかります. この現象を**部分容積効果** (partial volume effect) といい, すべてのデジタル画像に共通する重要な問題です (→7.4.1). これを避けるにはボクセルを小さくすればよいのですが, ボクセルを非常に小さくするとスキャン時間が延長すると同時に (図5.12a, b のスキャン時間はそれぞれ 8 分 23 秒, 2 分 5 秒です), SN 比が低下するので, これを完全に避けることはできません. したがって, 分解能, SN 比, スキャン時間の兼ね合いを考える必要があります (→6章).

5.7 2D から 3D へ

画像はすべて, 3次元的な人体を2次元的に表示したものであることはご承知の通りです. したがって, 画像を見るときは常にスライス厚という奥行きがあることを意識する必要があります. CT, MRI などの画像を**断層画像** (cross-sectional image) といいます. これに対して, X線写真やDSAなどの3次元的な情報を失っているものは**投影画像** (projec-

tion image) とよびます.

MRI の画像を得るには, 何回もパルス系列を繰り返す必要があり, その1回ごとにコントラストに応じた TR 時間が必要ですから, スキャン時間は一般に長くなります (→3章). もし1回のスキャンでスライス1枚分の画像しか得られないとしたら, 検査にはまる1日かかってしまいます. 幸いなことに, TR の間の余った時間を利用して, たくさんのスライスを撮像することができます.

TR 600 ms, TE 20 ms で T1 強調像を撮像することを考えます. 1枚のスライスを励起して, スピンエコーを発生させてデータを収集するには約 30 ms 必要です. したがってこの後, 次の TR が始まるまでには 600−30＝570 ms あります. この待ち時間の間に, MR スキャナは2枚目のスライスを励起し, データを収集します. これにはまた 30 ms かかります. これを繰り返すことにより, 次の TR までに新しいスライスを次々と撮像することができます (図5.13). このように MRI は, 各 TR 内で複数のスライスを励起し, データ収集を行います. 異なるスライスから発生する信号が互いに干渉しないように, スライスとスライスの間に狭い間隔 (スライスギャップ) を置くのが普通です (→7.4.2). この例では, 単純に計算すると, TR 内で 600÷30＝20 スライ

65

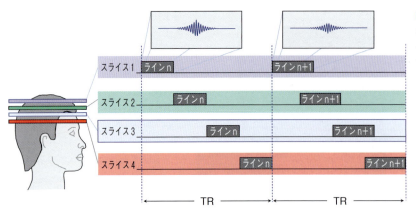

図 5.13 **マルチスライス撮像** 1つのエコーを収集後，次のTRを開始するまでに余った時間を使って，別のスライスのデータを収集する．

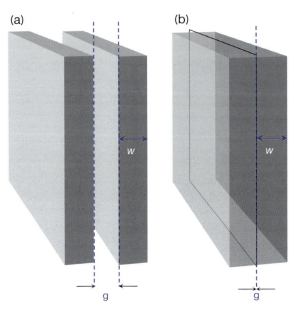

図 5.14 **スライスギャップ** スライスギャップのディスタンスファクター表示(%表示＝g／w×100)．(a) ギャップ100%(ギャップとスライス厚が等しい場合)．(b) ギャップ0%(連続スライス)．g：ギャップ，w：スライス厚．

スを撮像することができることになります．つまり，同じスキャン時間で20倍のスライス情報が得られるわけで，これを**マルチスライス撮像**(multi-slice imaging)といいます．

マルチスライス撮像では，スライス励起パルスの形状が不完全なことによる隣接スライスとの干渉を避けるために，スライス間に間隔，すなわち**スライスギャップ**を設ける必要があります．これは通常スライスの端と端の距離で表しますが，スライス中心間の距離で表示する場合もあります(図5.14)．

メーカーによってどちらか確認してください．スライスギャップ内にあるものは画像に映らないので，ギャップはできるだけ小さくする必要があります．大きすぎると小さな病変を見落としてしまう可能性があります．

> **スライスギャップ**
>
> マルチスライス撮像におけるスライスギャップの設定法は，MRスキャナメーカーによって異なります．GEヘルスケアの場合は，スライス端の距離をmmで指定します．
>
> シーメンスは**ディスタンスファクター**(distance factor)といって，ギャップの距離をスライス厚に対する%で表示します(図5.14)．たとえばスライス厚が5mmで，ギャップを1mmにしたい場合，ディスタンスファクター＝(1÷5)×100＝20%となります．同様に，スライス厚3mm，ギャップ0.5mmなら15%です．
>
> フィリップスもスライス端の距離で表示します．デフォルトのギャップはスライス厚の10%ですが，表示は常にmmです．

真の**3D撮像**を行うには，2Dマルチスライス撮像とは異なる撮像方法が必要で，この場合は**スライス方向にも位相エンコード**を行います．各スライスエンコードについて，それぞれスライス面内の位相エンコードも行わなければなりません．したがってスキャン時間は，通常の2D撮像に比べてスライス数(パーティション数ともいいます)倍となります．このため，3D撮像は原則としてTRが短いGE法

を使用し，励起パルスのフリップ角 α で T1 強調を
コントロールします．TSE 法も 3D 撮像に使用で
きますが，生体へのエネルギー負荷，画像のボケ，
コントラストなどの問題を解決するために再収束パ
ルスのフリップ角を工夫する必要があります．多く
の場合，3D TSE 法はメーカーによって特別な名前
がついています（→12 章）．

　3D 法はスキャン時間がかかりますが，2D 法に比
べていくつかの利点があります．たとえば，スライ
スギャップのない非常に薄いスライスを撮像するこ
とができます．また等方性ボクセルであれば，ワー
クステーションを使って任意の断面を再構成するこ

とができます．2D 法に比べて SN 比は $\sqrt{\text{スライス数}}$
倍増大します．この SN 比の増分によって，ボクセ
ルサイズの縮小による SN 比の低下を補うことがで
きるので，高分解能が必要な場合，連続スライスが
必要な場合は 3D 法が適しています（→8.8）．

　本章で解説したことについては，さらに以下の章
も参照してください．

● 周波数エンコードと位相エンコード（→8 章）
● k 空間とフーリエ変換（→8.6）
● 3D 撮像（→8.8）
● 分解能と SN 比の最適化（→6 章）

参考文献

Brown MA and Semelka RC (2010) MRI:
　Basic Principles and Applications, 4th
　edn. Hoboken, NJ: Wiley-Blackwell,
　chapter 5.

Elster AD and Burdette JH (2001)

Questions and Answers in Magnetic
Resonance Imaging, 2nd edn. London:
Mosby-Yearbook, chapter 4. www.
mriquestions.com.

Hashemi RH and Bradley WG Jr (2010)

MRI: The Basics, 3rd edn. Baltimore,
MD: Lippincott, Williams & Wilkins,
chapters 12 and 13.

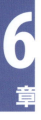

第6章 画質最適化の基本

What You Set is What You Get[†]: Basic Image Optimization

6.1 はじめに

これまで見てきたように，MRIの画像は真の意味で3次元的なデジタル画像で，コントラスト，撮像方向について非常に大きなフレキシビリティがあります．しかし，それが故にパラメータの選択が難しいという側面もあります．このほかにもMRIには何か欠点があるでしょうか？　あります．スキャン時間が長いこと，アーチファクト（→7章）が多いことです．しかしMRIの専門家の多くは，最も基本的な問題はSN比だと言うでしょう．SN比にはいろいろな要因が関与しますが，X線のように単純にmAsを大きくして線量を増やすことによって画質を改善するわけにはいきません．画質はパラメータの選択にかかっています．しかし変更できるパラメータの数は非常に多く，ボタン，ダイアログボックスがとてもたくさんあります．それぞれが画像にどのように影響するのか一生かかっても覚えられそうにありません．でも，この章を読めば大丈夫です．これから，いろいろな撮像法，パラメータと，そのSN比，CN比，分解能，スキャン時間の影響を説明します．この章では以下のことを勉強します．

- 信号強度，コントラストは，TR, TE（パルス系列によってはTI，フリップ角 α）で決まる．
- SN比はボクセルの体積に比例する．
- 信号はサイズのパラメータ（FOV，スライス厚）に比例し，雑音は加算系パラメータ（NSA，位相エンコードマトリックス数，周波数エンコードマトリックス数）の平方根に反比例する（信号，雑音の双方に影響するパラメータもある）．
- 受信コイルの適切な選択によりSN比が向上する．
- 分解能は必ずしも制約条件にならない．
- 診断するうえではCN比が重要である．
- スキャン時間の最適化のためにはパラメータを調整する必要がある．

以上を学ぶことで，基本的なパラメータ，TR, TE, バンド幅，マトリックス数，FOV，スライス厚，NSA（NEX）などが画像に与える影響を予測できるようになります．画質の基本的なことについては，さらに11章でも勉強します．

6.2 何を最適化するか？

ここでは，コントラスト，SN比，CN比，分解能など基本的なパラメータについて勉強します（図6.1）．まず簡単な数学的定義を示します（→BOX：SN比とCN比の数学）．

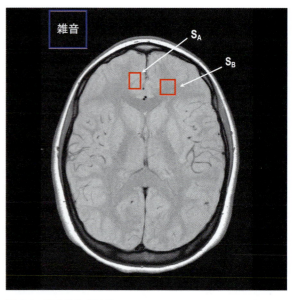

図6.1　SN比とCN比　（→BOX：SN比とCN比の数学）

[†] 訳注1　What You See Is What You Get（WYSIWYG）：「見た通りのものが得られる」のもじり．WYSIWYGは画面でみえる通りの状態でプリンタなどに出力できるユーザーインターフェースを指すコンピューター用語．ここでは「セットした（パラメータ）通りのものが得られる」の意．

SN 比と CN 比の数学

コントラストの定義は,

$$C = \frac{S_A - S_B}{S_A + S_B}$$

ここで S_A, S_B は組織 A, B の信号強度です (図 6.1).

SN 比 (信号雑音比) の定義は,

$$\text{SN 比} = \frac{\text{信号}}{\text{雑音}}$$

組織 A と B の CN 比 (コントラスト雑音比) の定義は,

$$\text{CN 比}_{AB} = \frac{S_A - S_B}{\text{雑音}}$$

空間分解能と FOV とマトリックス数の関係は,

$$\Delta x = \frac{\text{FOV}}{N_{FE}} \qquad \Delta y = \frac{\text{FOV}}{N_{PE}} \qquad \Delta z = \text{スライス厚}$$

FOV は撮像視野の大きさ, N_{FE}, N_{PE} は周波数エンコード方向, 位相エンコード方向のマトリックス数です.

6.2.1 コントラスト

コントラストについてはすでに 3 章で, 異なる組織や病変の相対的な輝度として紹介しました. コントラストは, 組織の性質 (T1, T2, プロトン密度など) の違いによって信号強度に差があるときに発生します. T1, T2 がわかっているときに, その組織の相対的な信号強度を予測する方法, その数学的な記述について以下に説明します (→ **BOX**:試してみよう 3:コントラストの予測, **BOX**:信号強度の計算法).

試してみよう 3:コントラストの予測

手近にある生食水, サラダ油で実験してみましょう. 生食水の T1, T2 はだいたい 2000 ms, 1500 ms, サラダ油は 200 ms, 180 ms です. 今, SE 法で TR＝600 ms, TE＝20 ms としたらどのようなコントラストになるでしょうか?

図 6.2a を見てください. 生食水とサラダ油の TR/T1 は 0.3 と 2.5 です. 油の TE/T2 は 0.1 で

すから, 最も黒いグラフを使います. 水の TE/T2 は 0.02 で, TE＝0 に対応する青いグラフが最も近いのでこれを使います.

サラダ油の信号強度は, 黒いグラフ上で TR/T1＝2.5 のところの縦軸を見れば, 0.83 とわかります. 生食水については青いグラフで横軸が 0.3 のところを見れば, 0.28 となります.

したがって, サラダ油の方が生食水より明るいことがわかります. すなわちコントラストは

$$C = \frac{0.83 - 0.28}{0.83 + 0.28} = 0.48$$

となります.

今度は実際の MR スキャナで確認します. 2 つのファントムを含む 5 mm 厚のスライスを設定し, (TSE 法ではなく) SE 法で TR＝600 ms, TE＝20 ms とします. 解像度は問いませんが, 256×256 で十分です. サラダ油の方が明るいことを確認し, それぞれの輝度を ROI で測ってコントラストを計算してみてください.

さらに図 6.2a から, TR をどのくらいにしたら水と油の輝度が等しくなるか読み取ってください. 図 6.2b は IR 法のグラフです. TI をいくつにしたら油の信号をゼロにできるでしょうか? 画像ではどのように見えるでしょうか? 予測して, 実際に確かめましょう.

このグラフや数式を使ううえで注意すべきことは, 組織のプロトン密度については考慮していないことです. また信号強度の絶対値についてはわかりません. それでもコントラストの予測には役立ちます.

信号強度の計算法

以下の数式を使うと, それぞれの撮像法に応じた相対的な信号強度を緩和時間から計算することができます. 数式が嫌いな人は, 図 6.2 のグラフを使ってください.

SE 法

$$F_{SE} \propto \left[1 - \exp\left(\frac{-TR}{T_1}\right) \right] \cdot \exp\left(\frac{-TE}{T_2}\right)$$

ただし TE ≪ TR.
IR 法

$$F_{IR} \propto \left[1 - 2\exp\left(\frac{-TI}{T_1}\right) + \exp\left(\frac{-TR}{T_1}\right)\right] \cdot \exp\left(\frac{-TE}{T_2}\right)$$

ただし TE ≪ TR, TR>5 の場合は簡単に次のように書けます.

$$F_{IR} \propto \left[1 - 2\exp\left(\frac{-TI}{T_1}\right)\right] \cdot \exp\left(\frac{-TE}{T_2}\right)$$

GE 法

$$F_{GE} \propto \frac{\sin \alpha \cdot (1 - \exp(-TR/T_1)) \cdot \exp(-TE/T_2^*)}{1 - \cos \alpha \exp(-TR/T_1)}$$

最もよく使うスポイル型 GE 法 (SPGR, FLASH, T1-FFE) の場合. その他のタイプの GE 法については 13 章を参照.

6.2.2 SN 比と CN 比

本章でいう**信号** (signal) とは, 画像のピクセルあるいはボクセルの輝度のことです. これはもちろん, 受信コイルが捉える MR 信号の強さに関連しています. どのような画像でも, 組織の性状, 撮像パラメータによって決まる信号があります. 5 章で見た通り, 画像は一定の容積をもったくさんのボクセ

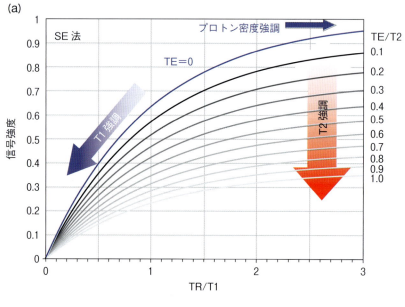

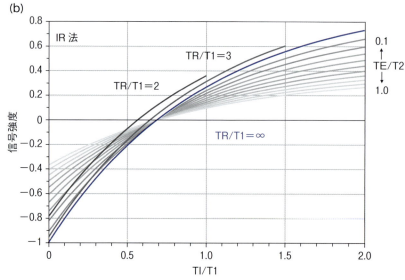

図 6.2 コントラストの理論値 TR/T1, TE/T2, TI/T1 を計算し, 最も近い曲線から相対的な信号強度を知ることができる. (a) SE 法. 青線は TE=0 の場合. (b) IR 法. 青線は TE=0 の場合. TR/T1=2 および 3 の曲線は TE=0 の場合, あるいは T2 が十分長い場合. (c) スポイル型 GE 法. いずれも TE=0 の場合, あるいは T2* が十分長い場合.

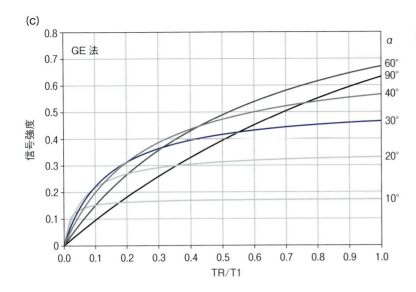

図6.2 コントラストの理論値（続き）

ルの集まりです．患者さんの体から発生するMR信号は，最終的にこのボクセルに分配されるので，個々のボクセル内にあるプロトンの数がその輝度を決める大きな要因となります．

雑音（noise）は，決して検査中に発生している騒音のことではなく，ピクセル値のランダムなばらつきのことで，結果的に画像のざらつきとして現れます．雑音の原因はおもに，患者さんの体そのものです（→BOX：雑音はどこから来るのか？）．

MR画像のボクセルには，必ず信号と雑音が同居しています．画像の信号と雑音の比を**SN比**（signal-to-noise ratio：SNR，信号雑音比）といいます．SN比の低い画像はぼやけた画像になります．画像を最適化するうえで大切なことは，診断するうえで十分なSN比を確保することです．SN比の低い画像では，小さな構造を見落としたり，わずかなコントラストの違いが失われたりします．この差を表すには，**CN比**（contrast-to-noise ratio コントラスト雑音比）をよく使います．CN比は画質を論ずるうえで最も重要なものといえます．画質の評価法については11章でも詳述します．

雑音はどこから来るのか？

雑音の原因は，電流のランダムな変動です．電気雑音ともいわれるように，**導電体**（electrical conductor）には必ず発生します．したがってMRIの

コイルにも発生しますが，**人体も導電体**です．体内にはナトリウムイオン，カリウムイオン，塩素イオンなど電荷をもつ粒子がたくさん存在します．これらが電流となって，磁場を変動させ，コイルに雑音が発生します．雑音を低減する最も効果的な方法は，小さな専用コイルを使用することです．大きなFOVが必要な場合は，アレイコイル，マトリックスコイルなどを使います（→10.5.2）．

図6.3に，スライス厚とコントラスト，CN比の関係を示します．スライスが厚すぎると，SN比は上昇しますが部分容積効果によってコントラストが低下します（→5.6）．逆にスライスが薄すぎると，CN比が低下して小さなものが見えにくくなります．

分解能とSN比・CN比—どちらが大切か

MRAのように空間分解能が高いほどよいものもありますが，一般的には**分解能よりもSN比が必要**です．原則としてSN比は20あれば画質的には十分で，SN比をこれ以上大きくしても人間には識別できず，その分をマトリックス数の増加，スキャン時間の短縮などに振り向ける方が効率的です．SN比が十分大きければ，高分解能画像もきれいにみえますが，マトリックス数1024×512以上の画像の臨床的有用性は確立していません．図6.4にマトリックス数と画質の関係を示しました．

Part I 入門(基礎)編

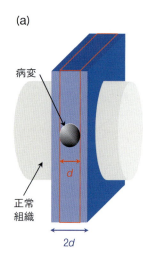

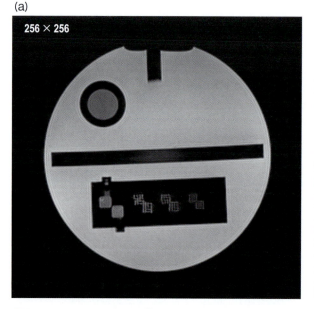

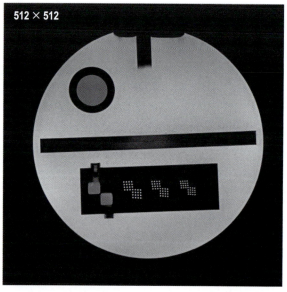

図 6.3 コントラストと CN 比 (a) 小さな病変に対して，スライス厚を変化させる場合．病変の直径 d に対してスライス厚が d と等しいかそれ以下の場合に最適なコントラストが得られる．(b) 病変，正常組織，背景のピクセル値をそれぞれ 10，5，1 として，スライス厚 d のときの SN 比，コントラスト，CN 比を計算したもの．(c) 同じ条件でスライス厚を $2d$ にした場合．SN 比は向上するが，コントラストは低下する．

図 6.4 マトリックス数と画質の関係 FOV を一定にしたファントム画像．(a) 256×256．(b) 512×512．スキャン時間は 2 倍かかっている．

6.2.3 空間分解能

画質を考えるうえでコントラストと並んで重要なのが**空間分解能**（spatial resolution）です．MRI では，スライス面内の各軸方向の分解能，および深さ方向の分解能（＝スライス厚）を考える必要があります．一般には深さ方向の分解能が最も大きく，病変検出能を左右します．

6.3 分解能，SN 比，スキャン時間の相互関係

人間社会と同じく，MRI の世界でも妥協が肝心です．ここでは画質を左右するパラメータのトレードオフについて説明します．数式に強い人は，以下も

参照してください（→**BOX**：分解能と SN 比の関係）．

分解能と SN 比の関係

　信号強度は，ボクセルの体積に比例し，パルス系列に依存する値によっても変化します（→**BOX**：信号強度の計算法）．

$$信号 \propto \Delta x \cdot \Delta y \cdot \Delta z \cdot F_{sequence}$$

ここで Δx，Δy はスライス面内のピクセルの大きさ，Δz はスライス厚，$F_{sequence}$ はパルス系列によって決まる値です（→**BOX**：信号強度の計算法）．

　雑音は受信バンド幅，および加算系パラメータによって決まります．

$$雑音 \propto \frac{\sqrt{BW}}{\sqrt{NSA \cdot N_{PE} \cdot N_{FE}}}$$

ここで BW は画像全体の受信バンド幅です．ピクセルあたりのバンド幅 $bw\,(=BW/N_{FE})$ で表せば，

$$雑音 \propto \frac{\sqrt{bw}}{\sqrt{NSA \cdot N_{PE}}}$$

とも書けます．以上から，

$$SNR \propto \frac{\Delta x \cdot \Delta y \cdot \Delta z \cdot F_{sequence} \cdot \sqrt{NSA \cdot N_{PE} \cdot N_{FE}}}{\sqrt{BW}}$$

FOV で表せば

$$SNR \propto \frac{FOV_{FE} \cdot FOV_{PE} \cdot \Delta z \cdot F_{sequence} \sqrt{NSA}}{\sqrt{BW \cdot N_{FE} \cdot N_{PE}}}$$

ピクセルあたりのバンド幅を bw で表せば

$$SNR \propto \frac{\Delta x \cdot \Delta y \cdot \Delta z \cdot F_{sequence} \cdot \sqrt{NSA \cdot N_{PE}}}{\sqrt{bw}}$$

　原則として，スキャン時間を一定とすれば，SN 比はボクセルの体積に比例します．したがって，マトリックス数を 256×256 から 128×128 に減らし，スキャン時間を一定にするために NSA を 2 倍とし，ピクセルあたりのバンド幅を一定にすれば SN 比は 4 倍になります．

6.3.1 分解能と SN 比

　一般に MRI の**分解能**はピクセルの大きさによって決まります．つまり描出できる最も小さなものは，ピクセル 1 個の大きさに相当します．したがっ

て，FOV 25 cm，マトリックス数 256×256 ならば，1 mm の大きさのものが見えることになります．この点において MRI は，デジタル X 線写真，CT，超音波のように，焦点の大きさ，画像のボケ，検出素子径などが最終的な分解能に影響する検査と異なっています．

　特定の構造が見えるかどうかは，3 つの要因によって決まります．一つは**コントラスト**です．目的とする構造と周囲組織の間に十分なコントラストが必要です．二つ目は**分解能**です．分解能が不足していると，再構成の段階で画像に反映されません．三つ目は **SN 比**，**CN 比**です．これが小さいと，目的とする構造が雑音に紛れてみえなくなります．これらの点に関する実際を次に示しました（→**BOX**：試してみよう 4：FOV とマトリックス数）．

試してみよう 4：FOV とマトリックス数

　FOV，マトリックス数の影響を確認するために，なにか細かい構造（できれば 0.2～2 mm 程度）があるファントムを用意しましょう．市販製品もありますが，プラスチックのクシ（櫛）の歯で代用できます（ケジラミ除去用のものがよいのですが，買うときに恥ずかしがる必要はありません．科学実験用なんですから）．深めのプラスチック容器に水を張り，期限切れのガドリニウム造影剤を 1～2 mL 加えて T1 を短縮します．さらに洗剤を数滴垂らすと表面張力を減らすことができます．空気が入らないように注意して，底にクシを沈めます．

　ファントムを頭部コイルあるいは膝関節コイルに入れてロカライザーを撮像します．パルス系列は SE 法 T1 強調像を使用し，あとで SN 比を比較できるように受信ゲインは一定とします．スライス厚 5 mm でファントム底面の冠状断を撮像し，マトリックス数をいろいろ変えて比較してみてください．パラメータを変えるときは 1 つずつにします．

　画質の最適化において重要なことは，SN 比を稼ぐためにはボクセルサイズを妥協する必要があり，ボクセルサイズを妥協すると分解能が低下して細かい構造，病変が見えにくくなるということです．図 6.4 に標準ファントムによる分解能の違い（256×256，512×512）を示しました．512×512 の方が明らかに細部がよくみえますが，雑音は増加しています．

どちらがよいでしょうか？　どちらが最適でしょうか？

6.3.2 分解能とスキャン時間

FOV を一定にして周波数エンコード（FE）方向のマトリックス数を増加する場合，FE 方向の分解能はスキャン時間の犠牲を伴いません（ただし SN 比は低下します）．しかし，位相エンコード（PE）方向のマトリックス数の増加は，スキャン時間を延長します．

$$スキャン時間＝NSA×TR×N_{PE}$$

スライス方向の分解能については，スライス厚を薄くするとスライスギャップを広くしない限りは，撮像範囲が狭くなります．MRI におけるスライスギャップとスライス厚の関係は，ヘリカル CT のピッチとは異なります．MRI のスライスギャップは文字通りギャップ（空隙）で，この中にある小さなものは映りません．通常の 2D 法では，撮像可能なスライス数は撮像パラメータ，特に TR によって決まります．

脳高分解能 MRI

小さな病変を見るために，高分解能の脳 MRI を撮像するにはどうしたらよいでしょうか？　通常の 256×256 マトリックスからスタートすると，最も単純なのは**マトリックス数**を倍にして 512×512 にすることです．MRI 装置にもよりますが，これによって SN 比は 35～50％低下します（図 6.5）．分解能は明らかに向上していますが，雑音の増加は許容範囲内でしょうか？　これではまず間違いなくクレームが出ます．SN 比を改善するために最も簡単なのは NSA を増やすことです．しかし，すでに N_{PE} を 2 倍に増やしているうえに，さらにスキャン時間が 4 倍，8 倍にもなると臨床的には不適です．

スキャン時間を減らすには，**パラレルイメージング**，**TSE 法**などを利用します．しかしパラレルイメージングはさらに SN 比を低下させますから，できるだけ小さなリダクションファクター（→14.3）を設定する必要があります．TSE 法は，ETL（ターボファクター）を大きくすることによる画像のボケや SAR の制限に問題がない範囲で利用できます．現実には，分解能を 512×384 程度として，PE 方

向のマトリックス数を少し減らすことで対処するのが適当でしょう．「**BOX：試してみよう 5：SN 比の予測**」も参照してください．

6.3.3 画質への影響の予測

SN 比，CN 比と分解能の関係は非常に複雑で，ほとんどのパラメータが関連します．どうしたらすっきりとパラメータの変更による結果を予測して，診断能を知ることができるでしょうか？　SN 比と分解能の関係はよくわかります．しかしここにコントラスト，CN 比が加わると混乱してきます．ひとつの方法は数学で理解することです．次善の策としては，パラメータを大きく 2 つの種類に分けて考えることです．ひとつは**サイズ系パラメータ**（size parameters），もう一つは**加算系パラメータ**（averaging parameters）です．両者の性質を併せもつパラメータもあります．サイズ系パラメータは，SN 比と正比例の関係にあります．加算系パラメータは平方根に反比例します．

FOV，スライス厚は純粋なサイズ系パラメータです．信号強度のみに影響し，これを増やすと信号が増加し，SN 比が上昇します．もちろん分解能も変化しますが，直観的に理解できる範囲です．たとえばスライス厚を 2 倍にすれば SN 比は 2 倍になります．マトリックス数を一定にして FOV を半分にすれば，SN 比は 1/4 になります．FE 方向，PE 方向の 2 次元が変化するからです．

NSA（NEX）は加算系パラメータです．分解能には影響せずに雑音を減少します．NSA を 1 から 4 に増やせば，SN 比は 2 倍になります．NSA はもちろんスキャン時間に影響します．NSA の効果を図 6.6 に示しました．(c) は (a) の 4 倍，(b) の 2 倍のスキャン時間がかかっています．これが意味のあることかどうかは，それぞれ自分で考える必要があります．

N_{PE}，N_{FE} は両者の特徴を兼ね備えたパラメータです．ボクセルの体積，分解能に影響して，信号強度に比例します．通常の 2D 法撮像では，各ラインのデータ収集は一種の加算と見なすことができます．したがって，雑音にも影響します．N_{PE} を 2 倍

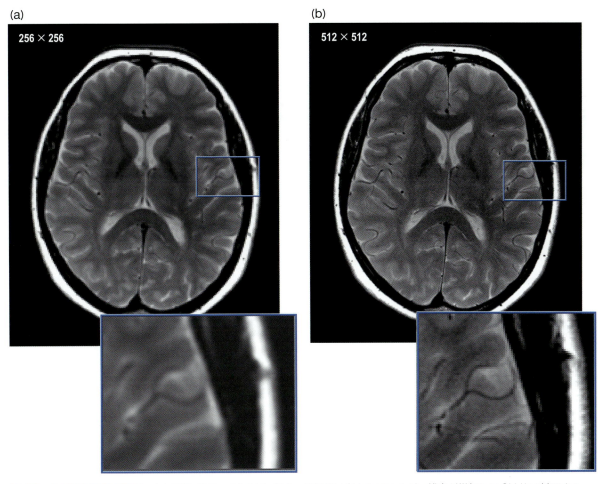

図 6.5 分解能と画質の関係　(a) 256×256, (b) 512×512. 分解能は向上しているが, 雑音が増加して SN 比は低下する.

にすれば, ボクセル内のプロトンの数は 1/2, 雑音は $1/\sqrt{2}$ になります. したがって SN 比は $1/\sqrt{2}$ となり約 30% 低下します.

N_{FE} の変更は雑音に影響しますが, この影響は受信バンド幅 (BW), FOV によって左右されます. 電気工学の古典的な理論で, 雑音は $\sqrt{BW}$ に比例します. 全体のバンド幅を一定とすれば, N_{FE} の増加は N_{PE} の増加と同じ結果になります. すなわち, FOV を一定にして FE 方向マトリックス数を 2 倍にすれば, ボクセルサイズが 1/2 になるので信号は 1/2, 雑音は $1/\sqrt{2}$ となって, SN 比は $1/\sqrt{2}$ になります. しかし, バンド幅をピクセルあたりで表示する場合は雑音は変化しないので, SN 比は 1/2 になります.

このようなパラメータ間の依存関係はわかりにくいので, 図 6.7 に「SN 比そろばん」を作ってみまし た (→BOX: 試してみよう 5：SN 比の予測).

試してみよう 5：SN 比の予測

すでに「BOX：分解能と SN 比の関係」で見たように, パラメータの変更が画質に及ぼす影響は数式によって予測することができますが, SN 比そろばんで代用することもできます (図 6.7). そろばんを左側から順に右側に進んで, 左端の値を読むと SN 比の変化を知ることができます. 各項目を全部掛け合わせれば, 全体の影響がわかります.

例をあげましょう. FOV, スライス厚は変えずに, マトリックス数を 2 倍にする場合を考えます. 最初の 2 列 (FOV, スライス厚) は無関係です. N_{PE} を 2 倍にすると信号は 1/2 になりますが, 雑音も小さくなって, 全体として SN 比は 0.7 になることがわかります.

Part I 入門(基礎)編

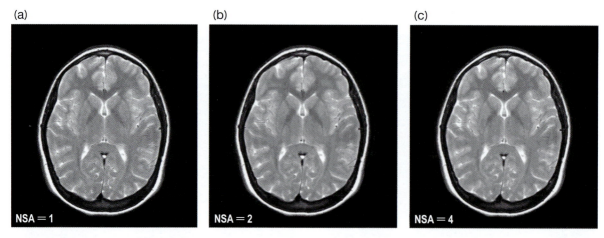

図 6.6 加算回数 (NSA) と画質の関係 (a) NSA=1, (b) NSA=2, (c) NSA=4. スキャン時間はこれに比例して延長, SN 比も改善する.

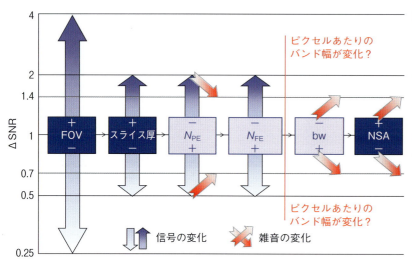

図 6.7 SN 比そろばん 各パラメータを 2 倍あるいは 1/2 にしたとき, SN 比に与える影響を示す. 使用するには左側から順に右側に進む. それぞれ, パラメータを矢印の方向にずらすと SN 比への影響がわかる. これをすべて掛け合わせることにより, パラメータ全体が SN 比に及ぼす影響を計算できる. 矢印の色が濃いものは増加, 薄いものは減少を示す.

N_{FE} を 2 倍にすると, 信号は 1/2, SN 比も 1/2 になります. しかしここではバンド幅についても考える必要があります. 全体のバンド幅 (BW) が一定なら, ピクセルあたりのバンド幅 (bw) は 1/2 となり, SN 比は $\sqrt{2}$ 倍に改善します. ピクセルあたりのバンド幅を一定にする場合は, これは当てはまりません.

N_{PE} を大きくする場合, NSA を 1/2 にしてスキャン時間を一定に保つと SN 比はさらに $1/\sqrt{2}$ になります. 表 6.1 にこれをまとめました.

FOV を 1/2, NSA を 2 倍するとどうなるでしょうか. 実際にファントムで試してみてください. 実際のところ MR スキャナの多くは, スキャンしなくてもパラメータを変えると自動的にこれを表示してくれますが, やってみることが大切です.

6.3.4 2D 法と 3D 法

6.2.2 (SN 比と CN 比) で, スライス厚を薄くしすぎると CN 比が損なわれることを見ました. しかし, 多方向再構成を行う場合のように非常に薄いスライスが必要な場合はどうしたらよいでしょうか? **2D マルチスライス撮像**ではなく, **3D ボリューム撮像**を行えばよいのです. 詳細については 8.8 で説明しますが, スキャン時間は

$$\text{スキャン時間} = \text{NSA} \times \text{TR} \times N_{PE1} \times N_{PE2}$$

表 6.1 マトリックス数を 2 倍にする場合の SN 比への影響（FOV は一定）

手順	SN 比 （BW 一定の場合）	SN 比 （bw 一定の場合）
FOV 不変	×1	×1
スライス厚不変	×1	×1
N_{PE} 2 倍	×0.7	×0.7
N_{FE} 2 倍	×0.5	×0.5
bw	×1.4（1/2）	×1.0（不変）
NSA 不変	×1	×1
最終的な結果 （各項目を乗算）	0.5	0.35

となります．ここで N_{PE2} はスライス数あるいはパーティション数です．これを連続的に収集するので，TR は短くする必要があります（→13 章）．スライス（パーティション）は非常に薄いので信号は小さくなりますが，雑音も小さく，厚さ方向の位相エンコーディングによってさらに雑音は低減されます（→**BOX**：3D 法の数学）．

3D 法の数学

3D 法の数式は，N_{PE2} という新しい項が加わるほかは，2D 法と同じです．

$$SNR \propto \frac{\Delta x \Delta y \Delta z \cdot F_{sequence} \cdot \sqrt{NSA \cdot N_{PE1} \cdot N_{PE2}}}{\sqrt{bw}}$$

ピクセルあたりのバンド幅ではなく FOV 全体のバンド幅を使う場合は次のようになります．

$$SNR \propto \frac{\Delta x \Delta y \Delta z \cdot F_{sequence} \cdot \sqrt{NSA \cdot N_{FE} \cdot N_{PE1} \cdot N_{PE2}}}{\sqrt{BW}}$$

6.4 実際的な最適化法

画質の最適化は複雑な問題を含んでいますが，原則は以下の通りです．

1. 所望のコントラストが得られる**パルス系列**，**パラメータ**（TR，TE，α）を選択します．一般に T1 強調像では SE 法とし，TR は目的とする組織の T1 値の平均的な値とします．T2 強調像における TE 値も同様に考えます．

2. **撮像範囲**を調整します（スライス厚，FOV，分解能）．いずれも SN 比に影響することに注意します．

3. 許容範囲の **SN 比**を設定します．分解能が要求される場合は，SN 比を犠牲にせざるをえないこともあります．必要に応じて 2 に戻って調整するか，NSA を増やします．

4. **スキャン時間**を確認します．気をつけないと数時間にもなっていることがあります．臨床的に許容可能な範囲におさめます．

最適化は妥協の産物です．しかし，予想外の結果を生むことがあります．図 6.8 にパラメータの変更が他のパラメータに及ぼす影響をまとめました．どのように変化するかは図 6.7 も参照してください．一般に SN 比が最大の制約条件になります．そのほかいくつか，実際的なヒントを以下に説明します．

6.4.1 スライス数の確認

スライス数が不十分な場合，複数の撮像を**コンカティネーション**（concatenation）する必要があります．すなわち，スライス数をいくつかに分割して順番に撮像する方法です．スライス数を増やさずに，必要な撮像範囲をカバーするにはスライス厚を厚くするか，スライスギャップを広くする必要がありますが，前者の場合は分解能が犠牲になり部分容積効果によるコントラストの低下を招くこともあります．後者の場合は，小病変を見落とす可能性があります．不足スライス数が 1～2 枚ならば，TR を少し延ばすこともできますが，コントラストは変化します．空間飽和パルス（→7.2.5），脂肪抑制パルス（→7.3.3）などのプレパルスを加えると，スライスあたりの撮像時間が延長しますから，スキャン時間が問題となる場合はよく考える必要があります．

小児撮像プロトコル

成人の頭部用プロトコルを小児用に手直しすることを考えましょう．まず成人の FOV 23 cm を，小児用の 17 cm に変更します．大した違いはないように思えるかもしれませんが，マトリックス数がそ

のままならば，SN 比は半減します．スキャン時間には変化ありません．眠っている乳児，全麻下の小児ならば，スキャン時間を延長することもできます．この場合，SN 比を回復する唯一の方法は NSA を 4 倍にすることです．新生児の場合，成人より脳の T2 が長いため ETL（ターボファクター）を大きくしてもボケの影響が少ないので，大きな ETL の TSE を利用できます．図 6.9 に小児，成人の画像の比較を示します（表 6.2）．小児の脳は T1 が長いため，成人より TR を長くする方がコントラストが良好になることがわかります．

6.4.2 SN 比を大きくするには

まず，**最適なコイルを選択**することが肝心です．原則は，撮像部位全体を受信コイルで囲い，余計なところははずすことです．小さいコイルほど雑音は少なくなります．アレイコイルは，雑音を増やさずに広い範囲を撮像することができます．

SN 比を大きくする最も簡単な方法は，NSA を大きくすることですが，スキャン時間が延長するので効率的とはいえません．以下に，**スキャン時間を延ばさずに SN 比を改善する方法**をあげます．

表 6.2 成人と小児の撮像パラメータ

	単位	成人	小児
TR/TE/ETL	ms	2850/105/10	4650/118/15
FOV	cm	23	17
マトリックス数		320×256	320×288
スライス厚	mm	5	3
バンド幅/ピクセル	Hz/ピクセル	150	190
スキャン時間	分：秒	2:25	3:20

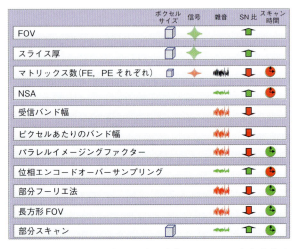

図 6.8 パラメータの相互関係　左欄のパラメータを大きくした場合，画質が向上する要因を緑，画質が劣化する要因を赤で示した．

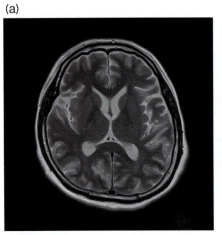
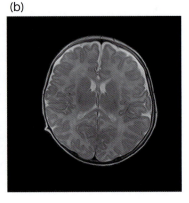

(a)　(b)

図 6.9 成人と小児の脳 MRI の比較
(a) 成人，(b) 小児．撮像パラメータは表 6.2．

1) スライスを厚くする

SN比はスライス厚に比例して向上し，スキャン時間には影響しません．しかし，部分容積効果によるコントラストの低下に注意する必要があります．薄いスライスが必要な場合は，3D法を考慮します．

2) FOVを大きくする

マトリックス数を変えずにFOVを大きくすれば，スライス面内のピクセルサイズが拡大するので，信号が増加し，雑音は変化しません．もちろん分解能は低下し，目的とする構造が画面内で小さくなります．ただし，FOVは解剖学的構造に合わせて設定するのが一般的なので，この方法はあまり有用とはいえません．

3) 受信バンド幅を狭くする

受信バンド幅を狭くすると雑音は平方根に比例して低下し，SN比は向上します．バンド幅を1/2にすれば，雑音は1/1.4になります．具体的にどうやるかはMRスキャナによって異なります（→BOX：受信バンド幅の変更方法）．バンド幅を変えることによる副作用は，化学シフトアーチファクトが増大することです（→7.3.1）．これが問題にならない場合は，最も狭いバンド幅を使うとよいでしょう．バンド幅の最小値は，TEによって決まります．

受信バンド幅の変更方法

メーカーによりますが，たとえばGEヘルスケアは，全体の受信バンド幅をkHz単位でユーザーが指定できます．この場合は，単にバンド幅を狭くすればSN比を改善できます．シーメンスでは，ピクセルあたりのバンド幅を指定できます．

古いシーメンスのスキャナではバンド幅を指定できず，パルス系列ごとにピクセルあたりのバンド幅（Hz）が"b"の後ろに記載されていました．たとえば，"se15_b130"のバンド幅は130 Hzです．この場合は，適当なものをリストから選ぶ必要がありました．

フィリップスの場合は，ピクセルあたりのバンド幅がWFS（Water-Fat Shift 水-脂肪シフト）として表示され，これを大きくするとSN比が向上します（→7.3.1）．

---

4) 前処理フィルターを使用する

MR信号を再構成する前にフィルター処理を加えると，分解能は低下しますがSN比を向上することができます．一般に，信号が小さいために雑音成分が大きい高空間周波数領域の振幅を低減します．高周波成分が減るので，空間分解能は低下します．メーカーによって，自動的にこの処理が組み込まれている場合と，オプションとしてユーザーが選択できる場合があります．では，どのような場合にフィルターを使うとよいでしょうか．原則は，**できる限り使わない**ことです．それよりも，位相エンコードステップ数を減らせば，SN比の向上とともに，スキャン時間を短縮できます．例外は，マルチショットTSE/FSEのようなパルス系列で，この場合はリンギング・アーチファクト（ringing artifact）を低減する効果が得られます（→12章）．

6.4.3 スキャン時間を再確認する

スキャン時間がそれほど問題にならない場合でも，やはり短いほど患者さんの負担は少なく，体動によるアーチファクトを低減でき，検査のスループットも向上します．スキャン時間が長すぎる場合の対策をいくつかあげます．

最も簡単な方法は**TRを短縮**することですが，コントラストに影響します．次に簡単なのは**位相エンコードステップ数を減らす**ことです．これには次の3つの方法があります

1) 長方形FOV
2) ハーフフーリエ法
3) ゼロフィル法

それぞれについては8章で扱いますが（→8.7），図6.10にその例を示します．パラレルイメージングでリダクションファクターを大きくすることも有用です（→14.3）．ただし，いずれの方法もSN比が低下することに注意してください．

腹部MRIにおけるスキャン時間短縮方法

いまスキャン時間が20秒で，これが長すぎるとします．しかし，診断能に影響するマトリックス数やTRは変えたくありません．この場合，息止め時

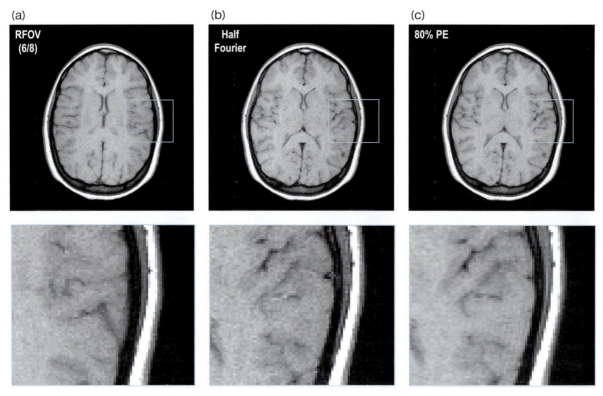

図 6.10 位相エンコードステップ数の低減法 (a) 長方形 FOV (6/8), スキャン時間 1 分 39 秒. (b) ハーフフーリエ法. スキャン時間 55 秒. (c) ゼロフィル法 (80%). スキャン時間 1 分 20 秒. 本来のスキャン時間は 2 分 8 秒 (TR 500 ms, TE 15 ms). (b) は雑音が多い. (c) は雑音は少ないが分解能が低下している.

間を少し, 10〜20% 短縮する程度ならば, **部分フーリエ法** (6/8 あるいは 7/8) を使用すると, 分解能はそのまま, SN 比の低下も 5〜10% で撮像できるので一般的には許容範囲です (→8.7.1). 位相エンコードマトリックス数を 80〜90% にすると, SN 比はそのままで, 分解能がやや低下します. 部分フーリエ法 7/8 と位相エンコードマトリックス数 90% の組み合わせもよいでしょう. フィリップスの場合は, パラレルイメージング (SENSE) を使用してリダクションファクター 1.1〜1.2 とし, 他のパラメータはそのままにすれば, 分解能を維持して, SN 比のわずかな低下で, スキャン時間を短縮できます.

患者さんの状態が悪く, 10 秒の息止めも難しいような場合は, NSA が 1 より大きければこれを減らします. すでに NSA が 1 の場合は, パラメータでリダクションファクターを 2 以上とすれば 10 秒以内におさまりますが, SN 比は約 30% 低下します. 図 6.11 に例を示します.

6.4.4 パラメータ調整の鉄則

一般に MR スキャナにプリセットしてあるプロトコルはうまく最適化されているので, やたらに手を加える必要はありません. 一見無害にみえるパラメータの変更が, 思わぬ診断能の劣化につながることがあります. この章で勉強したことは, パラメータを無闇にいじくり回すことが目的ではありません. 必要に応じて最適化が必要な場合に備えて, パラメータ調整の理論と実際を理解するためのものです.

本章で解説したことについては, さらに以下の章も参照してください.
- 画像アーチファクト (→7 章)
- 空間エンコード (→8 章)
- パラレルイメージング (→14 章)

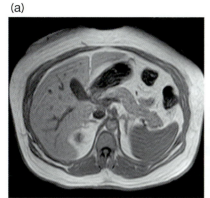 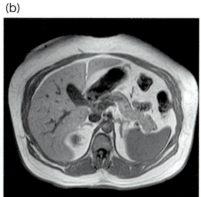

図 6.11　腹部 MRI におけるスキャン時間短縮　(a) 長時間の息止めが不可能な症例．(b) パラレルイメージングによりスキャン時間を短縮し，呼吸のアーチファクトを低減できた．SN 比は低下しているが全体的な画質は向上している．

参考文献

Brown MA and Semelka RC (2010) MRI: Basic Principles and Applications, 4th edn. Hoboken, NJ: Wiley-Blackwell, chapter 6.

Elster AD and Burdette JH (2001) Questions and Answers in Magnetic Resonance Imaging, 2nd edn. London: Mosby-Yearbook, chapter 4. www.mriquestions.com.

Hashemi RH and Bradley WG Jr (2010) MRI The Basics, 3rd edn. Baltimore, MD: Lippincott, Williams & Wilkins, chapter 17.

7章 アーチファクトとその対策
Improving Your Image: How to Avoid Artifacts

7.1 はじめに

　実社会が理想とかけ離れているように，MRIの世界もいろいろ問題があります．MRスキャナの静磁場は完全に均一とはいかず，傾斜磁場の形も正確に設計通りの矩形にはならず，患者さんはおとなしくしていてくれません．このような諸々の問題がMR画像のアーチファクトとなって現れます．アーチファクトは，FOVに表示される画像が実際とは異なってみえる現象です．具体的には，体外に余分な高信号があったり，あるべきものがみえなかったりさまざまです．画像が歪んで，直線が曲線になったり，画像の一部が拡大，縮小されてみえることもあります．ゴーストといわれる一連のアーチファクトでは，本来の構造の淡い影が1方向にいくつもみえたりします．

　本章ではMRIで遭遇する重要なアーチファクトの大部分について解説するとともに，その回避法，低減法を勉強します．アーチファクトの原因は，次の4つに大別できます．

1) **体動によるアーチファクト**：位相エンコード方向のゴーストとして現れます．生理的な動き，患者さんの不随意運動が原因です．
2) **磁場不均一によるアーチファクト**：信号強度の変化，画像の歪みとして現れます．MRスキャナの磁場不均一，体内の磁化率効果などが原因です．
3) **デジタル処理によるアーチファクト**：みえ方はさまざまで，位相方向の折り返し，近似エラー，エンコードエラーなどが原因となります．
4) **ハードウェアによるアーチファクト**：最近は少なくなりましたが，RF波の干渉，スパイクノイズなどが時にみられます．

7.2 体動によるアーチファクト

7.2.1 患者の体動

　体動アーチファクト（motion artifact）はおそらく最も多いアーチファクトで，体動の程度に応じた**ゴースト**として現れます．スキャン中ずっと動いているような場合は画像全体のボケとなり（図7.1），診断できないこともあります．低頻度，軽度の動きならばゴーストも軽度で，許容範囲の場合もあります．不随運動がある疾患や，理解力，記憶力に問題があって指示を守れない場合は，鎮静剤や全身麻酔が必要なこともあります．

　スキャン中に患者さんの具合が悪くなったり，疼痛，痙攣などの原因で動くこともあります．原則としてできるだけスキャン時間を短くすることが必要です．また検査前に，どのような音がしたり感じたりするかを説明し，パッドやストラップでしっかり

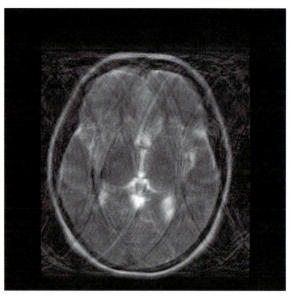

図7.1　検査中の連続的な体動によるゴーストアーチファクト

固定することも重要です．乳児の場合は，しっかりくるむとよいでしょう．耳栓は，特に3T装置では必須ですが，マイクの声はよく聞こえるようにしておきます．

体動によって，診断に適した画像が得られない場合は，もう一度スキャンを繰り返すしかありません．再撮像の前に，患者さんの状態を確認し，指示をよく理解しているかあらためて確認することが重要です．特にスキャン時間が長い場合は，SN比，分解能が許す範囲で時間を短縮することも有効です．体動に強いパルス系列を選択するのもよいでしょう（BLADE, MultiVane, PROPELLER, JETなど→12.4.5）．

7.2.2 呼吸運動

胸部，腹部のMRIでは，呼吸運動が強いゴーストとなります（図7.2）．

最もよい方法は，スキャン時間を15秒以内として**息止めスキャン**を行うことです．1つの撮像を，複数回の息止め時間に分割できる場合もあります．複数回の息止めが必要な場合は，臓器の位置の再現性がよい深呼気での息止めが適しています．しかし息止め時間は，深吸気の方が長時間可能なので（25秒程度），1回の息止めで撮像できるのであれば深吸気が適しています．検査前に，指示にきちんと従うよう十分に説明しておくことが重要です．

ベローズ，呼吸ベルトなどとよばれる専用の装置を使って，呼吸運動をモニターすることもできます．これは，胸郭の周囲に巻き付ける一定の容積をもつふいご状の装置で，胸部とコイルの間に置きます．呼吸運動による容積の変化が内圧の変化となり，これを電気信号に変換することによりモニターします（図7.3）．この信号を呼吸ゲートあるいはトリガーとして呼吸運動を補正します．

呼吸ゲート法は，ベローズからの信号波形を使って，各呼吸周期の一定の位置でパルス系列をスタートします．この結果，胸壁の位置が常に同じ場所でMR信号を収集できるので，ゴーストの発生を抑えることができます．各データ収集の間隔はTRではなく，呼吸トリガーの間隔となります．通常の呼吸回数は10～15回/分ですから，これはTRにすると4000 ms程度に相当します．その場合，この方法はT2強調像，プロトン密度強調像にしか使えず，スキャン時間はかなり長いものとなってしまいます．

ROPE法（Respiratory-Ordered Phase Encoding 呼吸位相エンコードリオーダリング法）は，呼吸補正法（respiratory compensation）ともいわれ，やはりベローズの波形を利用しますが，その名称からわかるように位相エンコード傾斜磁場を呼吸運動に合わせて，コントラストが一定になるようにデータを並べかえる方法です．これを理解するにはk空間の知識が必要です．この機会に「**BOX：k空間入門（5章）**」を復習しましょう．コントラストの情報はk空間の中心部，位相エンコード傾斜磁場が小さい部分に集中しており，k空間の周辺部には分解能の情報が分布していることを思い出してください．ROPE法は，位相エンコード傾斜磁場の強さを呼吸周期に一致させ（図7.4a），これを並べかえることにより，k空間で隣接するラインが呼吸周期の近いところにくるように配置します（図7.4b）．ROPE法は呼吸アーチファクトの低減に有効で，T1強調像，T2強調像などいずれの画像にも適用できる利点があります．しかし，数周期分の呼吸をチェックしてから撮像を開始するので，スキャン時間が多少延長します．ただし，これを利用できないパルス系

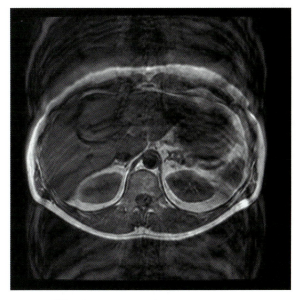

図7.2 呼吸によるアーチファクト

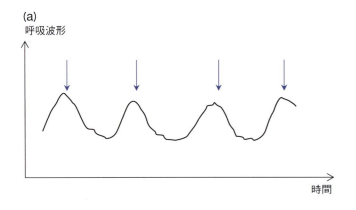
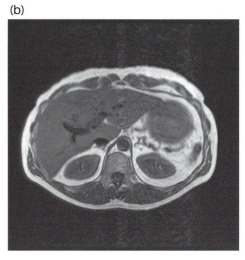

図7.3 ベローズによる呼吸運動アーチファクトの低減　(a) 患者胸部に巻いたベローズから発生する信号の変化．呼吸ゲートにより，呼吸周期の一定の位置（→）に同期して撮像を開始する．(b) ROPE法によって撮像した腹部MRI．

列もあります（TSE/FSEなど）．

呼吸アーチファクトを低減するもう一つの方法が，**ナビゲーターエコー法**です（→16.2）．この方法はベローズを使用せず，横隔膜の動きを高速1D撮像によってモニターします．ナビゲーターエコーは，1列だけのボクセルから収集します．これだけでは何も役に立たないようにみえますが，黒い肺と白い肝臓の明瞭なコントラストが得られます．一連のナビゲーターエコーを収集すると，横隔膜の位置が1D画像上に表示できます（図7.5）．この境界をソフトウェアで自動検出し，横隔膜が一定の範囲（通常2〜4 mm）にあるときにデータを収集します．

以上のように，呼吸アーチファクトの低減法には，息止め法，呼吸ゲート法，ROPE法，ナビゲーターエコー法の4つがあります．どのように選択すればよいでしょうか？　呼吸ゲート法は，事実上 TR が呼吸間隔に一致し，スキャン時間が延長するのでほとんど使いません．**心臓MRI** の場合は，解剖学的スキャン，灌流MRI については息止め法を，冠動脈，心筋バイアビリティの検査にはナビゲーターエコー法を選択します（→16章）．**腹部MRI** では，息止め法が一般的ですが，古典的SE法，GE法ではROPE法も利用できます．TSE/FSEではROPE法を使用できないので，ナビゲーターエコー法，呼吸ゲート法が必要となり，撮像時間が長くならざるをえません．

7.2.3 心拍運動

心拍運動は，心臓そのものを撮像する場合のみならず，胸椎，肝臓などの撮像でもアーチファクトの原因となります（図7.6）．これを防ぐには，心周期にパルス系列を同期させる**心電ゲート法**を利用します．MRI用の心電電極を胸壁に貼ります．これは通常の電極に似ていますが，アーチファクトや発熱の問題を避けるために非金属製です．また通常の電極は低インピーダンスですが，MRI用の電極は高インピーダンスで，これもRF波による火傷を避けるためです．決して普通の電極を使わないようにしてください．

スキャナはR波のピークを検出し，これをトリガーとして次の位相エンコードステップのデータを収集します（図7.7a）．これによって，心周期の同じ位置で各ラインを収集できます．TRは心拍数によって決まるので，標準的な心拍数75 bpmの場合，TRは800 msとなります．これはSE法のTRとしては中途半端な値で，T1強調像にしては長すぎ，T2強調像，プロトン密度強調像にしては短すぎます．TRをR-R間隔の2倍，あるいはそれ以上として適切なTRに調整することも可能です．しかしそれでもやはりR-R間隔に依存しますから，時間効率は多少低下します．

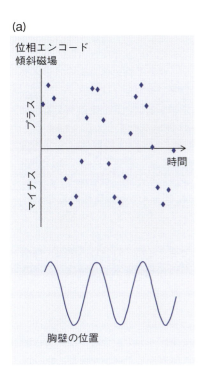
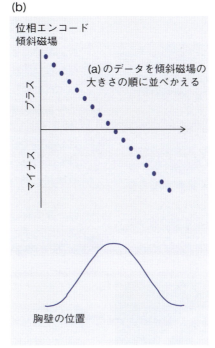

図 7.4 ROPE 法 (a) 位相エンコード傾斜磁場の強さを呼吸周期に一致させてデータを収集する．(b) 傾斜磁場の大きさの順序にこれを並べかえると，k 空間上で隣接するラインが呼吸波形の近いところに並び，1 回の呼吸周期ですべてのデータを収集した場合と同じようになる．

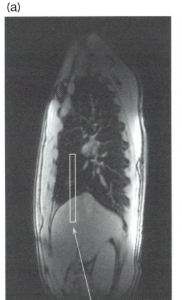
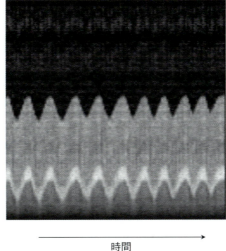

図 7.5 ナビゲーターエコー法 ナビゲーターエコーは 1 方向に周波数エンコードされる(縦軸)．横軸は時間．

　ゲート法は，指趾の動脈波形でも行うことができます．指趾では動脈が皮下の浅いところを走っているので，血管容積の増大を赤外線検出器で検出することができます．検出できるのは動脈波のピークだけで心周期の他の部分についてはわかりませんが，トリガーに使うにはこれで十分です．この方法は**末梢脈波ゲート (ペリフェラルゲート)** (Peripheral Gating：PG)，フォトプレチスモグラフィックゲート (photoplethysmographic gating) などとよばれますが，脳 MRI，頸椎 MRI などでも，髄液の拍動を低

減するために有用です．

> **心電ゲートか末梢脈波ゲートか？**
>
> 　心電ゲート，末梢脈波ゲートは，ほとんどのスキャナで選択可能です．それぞれの長所，短所は何でしょうか．
> 　**心電ゲート**の方が，高精度です．R 波は尖鋭なのでスキャナが検出しやすいからです．しかしこれは電極がしっかり接続されていることが条件です．特に R-R 間隔内でマルチスライスを撮像する心臓 MRI の場合，このことは重要です．マルチスライスのゲート撮像では，各スライスの解剖学的位置が異なるだけでなく，異なる心周期で撮像することになります．収縮期は胸郭内で心臓が移動しますから，収縮期に収集したデータとそれ以外の時相のデータには空間的なずれがあります．
> 　これに対して，**末梢脈波ゲート**で検出する動脈波形のピーク幅は，R 波よりもずっと広くなります（図 7.7c）．このため，トリガー位置にばらつきを生じるので心臓 MRI には不適です．また脈波が四肢末梢に伝わるには時間がかかりますから，心臓の収縮期とトリガーには 500 ms 程度の遅延を生じます．さらに目的とする臓器の動脈波の遅延と，指趾の動脈波の遅延にも違いがあるため，ゴーストを完全に消すことはできません．しかし，頭部，脊椎などの脳脊髄液 (CSF) の拍動を消す場合は，遅延時間はそれほど変動しないので，通常は末梢脈波ゲートで十分です．
> 　末梢脈波ゲートの長所は，セットアップが簡単，安全なことです．心電ゲートの場合は，検査着に着替え，場合によっては剃毛して電極を慎重に取り付ける必要があります．末梢脈波ゲートは指に検出器をはめるだけですから面倒がありません．
> 　いずれの場合も，メーカーのマニュアルをよく読みましょう．

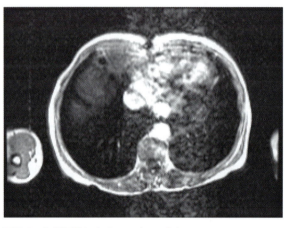

図 7.6　心拍運動によるアーチファクト

7.2.4　消化管運動

　消化管の蠕動運動は，腹腔内のランダムかつ連続的な運動で，MRI のデータ収集のトリガーとなるよ

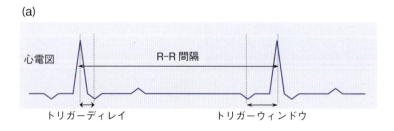

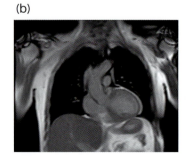

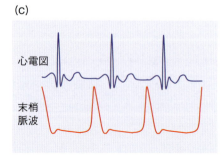

図 7.7　ゲート法　(a) 心電図波形によってデータ収集をトリガーすることにより心拍アーチファクトを低減する．トリガーディレイ，トリガーウィンドウを示す．(b) 胸部冠状断像．心拍によるアーチファクトは消失している．(c) 心電図と末梢脈波．

(a)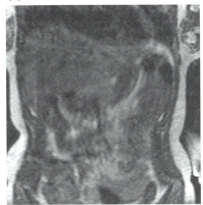
(b)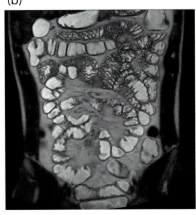

図 7.8 **消化管運動によるアーチファクト**　(a) 消化管の蠕動によるアーチファクト．(b) SS-TSE による冠状断像．蠕動運動が静止してみえる．

うな生理的信号がありません．平均加算回数を増やすことでゴーストは減少しますが，ブスコパン®やグルカゴンのような**鎮痙薬**を使用する方が効率的です．効果の持続は短時間（15〜20 分程度）ですが，撮像には十分です．投薬ができない場合は，HASTE（→12.4.3），SS-TSE（Single Shot TSE）のような超高速撮像法を利用します（図 7.8）．

MR 消化管撮像

ある種の疾患，たとえば Crohn（クローン）病，過敏性腸炎などの診断では，腸管壁の MRI が重要な役割を果たします．**MR 消化管撮像**（MR enterography）は，感度，特異度ともに CT 消化管撮影に匹敵すると考えられており，いずれを選択するかは施設によって異なります．

前処置としては，マンニトールやメチルセルロースなど消化管造影剤を大量に経口投与します［訳注 1］．このような物質は腸管を拡張して内腔が高信号となり，壁の輪郭が明瞭となります．SS-TSE 法あるいは T2*強調 GE 法で撮像します．GE 法を使って，腸管の特定部位の動きを観察する動態検査も可能です．

7.2.5 血流

血管内あるいは脳脊髄液（CSF）内を移動するプロトンは，2 つの理由でアーチファクトの原因となります．ひとつは，TR の間に新しいプロトンが撮像面内に流入する**流入効果（インフロー効果）**によって血管内が高信号になるため（→15.2.1），もう一つは速度による**位相効果（位相シフト）**で信号が低下するためで（→15.2.2），いずれも位相エンコード方向に動静脈のゴーストを発生します（図 7.9a）．また，血管分岐部の遠位側など乱流のある場所では，ボクセル内のプロトンが完全にディフェーズして無信号になります．撮像しているものが MRA か否かによっても，問題は異なります．

流入効果（インフロー効果）を説明するために，撮像面を貫通する血管を考えます（図 7.9b）．血流速度は一定とします．SE 法では，2 つの RF パルス，すなわち 90°（励起）パルスと 180°（再収束）パルスによってエコーが発生します．血流が速い場合，2 つのパルスの間に，撮像面内の血液ボーラスが新鮮な血液ボーラスで置換されます．最初にあったボーラスは 90°パルスを受けますが 180°パルスは受けません．次のボーラスは 90°パルスは受けず 180°パルスだけを受けます．スピンエコーを形成するためには，90°パルス，180°パルスの双方を受ける必要がありますから，いずれの場合も信号が発生しません．この結果，血管内は無信号となります．これが SE 法では血管内が低信号になる理由です．

一方，**GE 法**は励起パルスがあるだけで，エコーは 180°パルスを使わずに傾斜磁場によって作ります．したがって，励起されたボーラスはそれが傾斜

［訳注 1］　日本で行っている施設は少ないが，造影剤としては大腸内視鏡前処置薬（ニフレック®など）を使うことが多い．

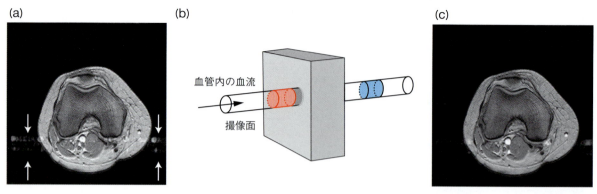

図 7.9 血流によるアーチファクト　(a) 血流によるアーチファクト (→, 膝関節). (b) 撮像スライス内を貫通する血管. SE 法では, 90°(励起) パルスによって励起された血液ボーラス (青) は 180°パルスが加わる時点では撮像面外に移動しており, 180°パルスを受けるボーラス (赤) は 90°パルスを受けていないので, いずれも信号を発生しない. GE 法では励起パルスが加わる時点で縦磁化が完全に回復しているので血管は高信号になる. (c) 流速補正法 (Gradient Moment Nulling: GMN) を併用した場合 (→15.2.2). アーチファクトが消失している.

磁場を受ける限り信号を形成します. さらに, 撮像ごとに縦磁化が完全に回復した新鮮な血液ボーラスが撮像面内に流入してくるので, このため GE 法では血管内は常に高信号で, (TR がたまたま脈拍に同期していない限り) 位相エンコード方向のゴーストの原因となります. 逆にこの高信号を利用して, TOF 法 MRA を撮像することもできます (→15章).

このような流入効果とは別に, **位相効果(位相シフト)** によるアーチファクトがあります. これは, 血液中のプロトンが, 傾斜磁場の中を移動するためにその共鳴周波数が連続的に変化することに起因します (→15.2.2). 周波数が変化する血液は, ボクセル内のプロトンがディフェーズして信号が低下し, 周波数が変化しない静止組織に対して低信号となります. 特に乱流部分でこのような現象が起きやすく低信号になります.

このような血流によるアーチファクトを低減するために, FOV の外, あるいはスライス方向に **空間飽和パルス** (spatial saturation) を加える方法があります. メーカーによって REST (REgional Saturation Technique), Pre-sat などの名称がありますが, いずれもちょうどスライス選択パルスのように作用します. 励起パルスの直前に飽和パルス (presaturation pulse) として 90°パルスを加え, 続けて大きな傾斜磁場を加えてプロトンをディフェーズすることにより **サチュレーションバンド** (saturation band 飽和帯) を作り, その内部の信号を消す方法です.

空間飽和パルスはいろいろな使い方ができます. たとえば脊椎の矢状断を撮像するときに, 胸部大動脈や口腔・咽頭に重ねて FOV 内に設定したり (図 7.10), 肩関節の冠状断を撮像する場合のように, FOV 外に設定する方法もあります. スライス方向の上下に設定すれば, スライス外で縦磁化をゼロにしてそれが回復する前に撮像することになるので, スライス面に流入する動静脈の信号を抑制することができます (→15.2.2). この場合, 血流の方向をよく考えて設定する必要があります.

血流による位相変化に起因する信号低下を補正する方法には, **フロー補正法** (Flow Compensation: FC) があります. これは Gradient Moment Nulling (GMN), Gradient Moment Rephasing などともよばれ, 傾斜磁場をいくつか追加することにより速度による位相の変化を補正するものです (→15.2.2). 単純な層流の場合は, これでゴーストを消すことができます (図 7.9c).

7.3 脂肪抑制法

MRI では, 脂肪がしばしば問題となります. いずれの画像でも高信号を示し, 病変を見えにくくする可能性があり, また **化学シフトアーチファクト** (chemical shift artifact) とよばれる 2 種類のアーチ

7章 アーチファクトとその対策

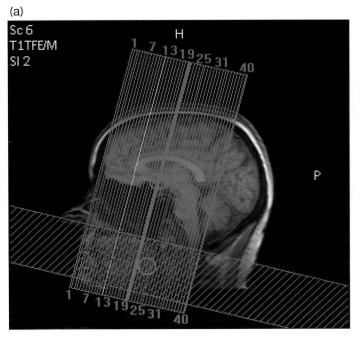
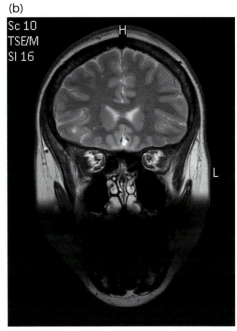

図 7.10 空間飽和パルス (a) 空間飽和パルスのサチュレーションバンド(飽和帯)をFOV内に傾けて設定することにより、舌の動き、嚥下運動によるアーチファクトを抑制する例. (b) 撮像結果.

ファクトの原因ともなります.

本書の冒頭で、人体の組織を水が豊富な組織、脂肪が豊富な組織に分類しました. MRIでは水や脂肪のプロトン(水素原子核)の信号を利用しますが、水と脂肪の構造は大きく異なります. 水は水素原子2個、酸素原子1個からなる小さな分子です. 一方、脂肪はトリグリセリド鎖からなり、10～20個の炭素原子の骨格の両側にそれぞれ2個の水素原子が並んでいます. 脂肪の分子は非常に大きく、個々の水素原子は他の原子に取り囲まれています. このため周囲の電子雲による遮蔽のため静磁場 B_0 の影響が弱まり、脂肪のプロトンは水のプロトンに比較してラーモア周波数が低くなります. この差を**化学シフト**(chemical shift)といい、静磁場強度に依存しない単位 ppm で表示します. 実際の共鳴周波数の差は、静磁場強度にこの ppm を掛けて求められます. 水と脂肪の化学シフトは 3.5 ppm で、たとえば 1.5 T(テスラ)MRI の場合、ラーモア周波数は 63.855 MHz ですから、周波数の差は約 220 Hz となります. 同様に 3T MRI では、約 440 Hz です. 人体の周波数スペクトルを計測すればその波形には 2 つのピーク、すなわち大きな水のピーク、小さな脂肪のピークが得られます(図 7.11a).

7.3.1 化学シフトアーチファクト(タイプ1)

8章で見るように、MRI では**周波数エンコーディング**を使用します(→8.5.3). つまり、位置情報を得るために周波数を利用しています. しかし、脂肪の周波数は水よりも低いので、周波数エンコーディングを行うと位置情報が間違って解釈されます. つまり、脂肪の位置が周波数エンコードの方向に数ピクセルずれて表示されます. このため、脂肪の境界部に白と黒の帯状の構造としてみえたり、あるいは脂肪を含む組織全体がゴーストとなったりします(図 7.11b). これが**化学シフトアーチファクト**〔chemical shift(misregistration)artifact〕といわれるものです. ピクセルがどの程度ずれるかは、おもに受信バンド幅によって決まります(→5.2). バンド幅が狭いほどずれが大きくなります. したがって、化学シフトアーチファクトを低減するにはバンド幅を広く設定する必要がありますが、これは同時に SN 比が低下することになるので一般的には好ましくあり

89

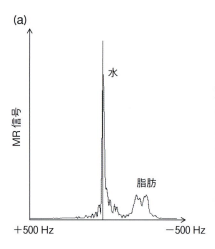
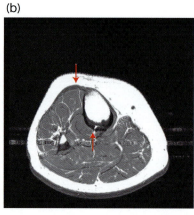

図 7.11 水と脂肪の化学シフト (a) 下肢のスペクトル. 3.5 ppm 離れた位置に水と脂肪のピークが得られる. (b) 化学シフトアーチファクト. 皮下脂肪と皮膚, 骨髄と皮質骨のズレがみられる (→).

ません. 化学シフトアーチファクトは SE 法, GE 法, いずれにも発生します.

ピクセルのシフトの計算法

化学シフトアーチファクトでは, 脂肪の信号が水に対してどの程度シフトするかを知る必要があります. 化学シフトアーチファクトの程度は 2 つの条件によって決まります. すなわち静磁場強度と**受信バンド幅**です. メーカーによっては (例: フィリップス) は, 受信バンド幅を脂肪の信号がシフトするピクセル数で表示しています. これはオペレーターにとっては直接的で最も扱いやすい形です. シーメンスは, 受信バンド幅をピクセルあたりの周波数 (Hz/ピクセル) で表示しています. この場合は, 静磁場強度に対応する化学シフトをバンド幅で割るだけなので簡単です. たとえば, 1.5T 装置なら化学シフトは 220 Hz ですから, 受信バンド幅を 100 Hz/ピクセルに設定する場合, 脂肪の信号は水に対して 220÷100≒2 ピクセル程度シフトすることがわかります. バンド幅を 500 Hz/ピクセルにすれば 220÷500≒0.5 ピクセルとなり, ほとんど無視できます.

メーカーによっては受信バンド幅を全体の kHz で表します (GE ヘルスケアなど). この場合, 計算には少し手間が必要で, 周波数とピクセルのシフト量を記憶しておくかノートに書いておく方がわかりやすいかもしれません. なお, 受信バンド幅は一般に±をつけて表示されます. この場合, 下記の例のように数字を 2 倍にして計算する必要があります.

まず, ピクセルあたりのバンド幅を計算し, これに 1000 をかけて kHz から Hz にして, 周波数エンコード方向のマトリックス数で割ります (ここでは一般的な 256 とします). バンド幅は±10 Hz とします.

$$\frac{10 \times 2 \times 1000}{256} = 78.2 \text{ Hz/ピクセル}$$

MR スキャナの磁場強度に応じた化学シフトをこれで割ります. 1.5T なら,

$$\frac{220}{78.2} = 2.8 \text{ ピクセル}$$

つまり, 受信バンド幅±10 Hz, 周波数エンコードマトリックス 256 の場合でも, 相応の化学シフトアーチファクトが発生することがわかります. マトリックス数を 512 に増やすと, シフトは 5 ピクセル以上となり, さらに目立つようになります.

7.3.2 化学シフトアーチファクト (タイプ 2)

水と脂肪の化学シフトに起因するもう一つのタイプの化学シフトアーチファクトがあります. これは GE 法でのみ発生し, 教科書によっては**化学シフトアーチファクト (タイプ 2)**, ブラックラインアーチファクト, 位相相殺アーチファクト (phase cancellation artifact) などと書かれています. このアーチファクトは黒い線として現れ (図 7.12b), 特に水分が豊富な臓器を腹腔内脂肪が取り囲んでいる腹部の MRI でよくみられます. 1 つのボクセル内に水と脂肪が混在する場合に発生し, TE によって変化します.

7章 アーチファクトとその対策

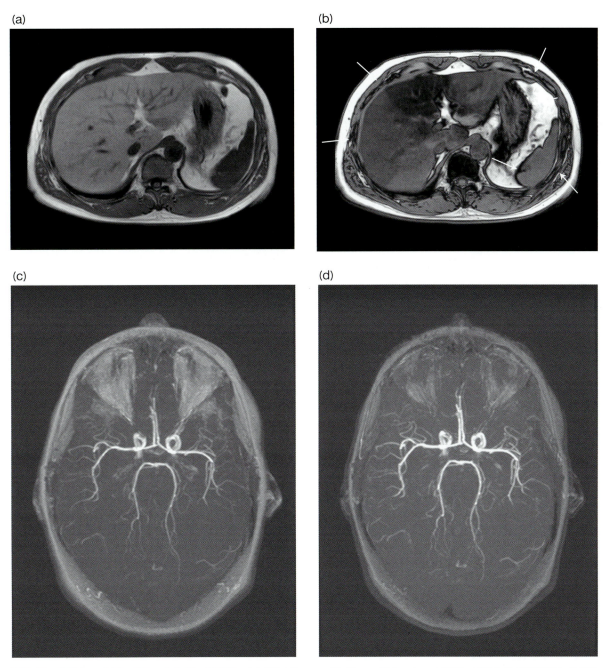

図 7.12 化学シフトアーチファクト（タイプ 2） (a) TE 4.2 ms．インフェーズ (in phase) 状態．ボクセル内の脂肪と水の位相は一致しており，アーチファクトはない．(b) TE 2.1 ms．アウトオブフェーズ (out-of-phase) 状態．ボクセル内の脂肪と水の位相が相反しており，脂肪と水の境界に黒い線が認められる (→)．(c) インフェーズ状態で撮像した頭部 MRA．背景の脂肪組織が高信号にみえる．(d) アウトオブフェーズで撮像した頭部 MRA．脂肪組織の信号が抑制されている．

　なぜこのような現象が発生するのでしょうか．励起パルスの直後，各ボクセル内の脂肪と水のプロトンは同じ方向を向いた状態，つまり位相が揃った状態（**インフェーズ** in phase）にあります．しかし両者のラーモア周波数がわずかに異なるため，次第に方向がずれてきます．つまりディフェーズ (dephase) して位相が不揃いになります（**アウトオブフェーズ** out-of-phase）．ボクセル内の脂肪と水が 180° 反対を向いた状態でエコーを収集すると，水の信号から脂肪の信号が引き算されるので信号が低下します．

これが，脂肪と水の境界に発生する黒い線の正体です．TE を大きくして，脂肪と水がインフェーズになるようにすると，両者の信号は足し算されるので黒い線は消失します（図 7.12a）．

したがって GE 法では，位相が正反対になって脂肪と水の信号が打ち消し合う特定の TE 値が存在します．メーカーによっては，TE を設定する際にインフェーズ（IP），アウトオブフェーズ（OP）を指定できるようになっており，これは簡単です．肝臓の MRI では，IP，OP を撮像するのが一般的で，これは肝臓のびまん性脂肪浸潤（脂肪肝）を診断するためです（→13.3.1）．SE 法ではこのアーチファクトは起こりません．90°パルスと 180°パルスの間に発生する位相のずれが，180°パルスによって反転されて元に戻るからです．

インフェーズ，アウトオブフェーズの TE 値

使用している MR スキャナの TE 設定でインフェーズ，アウトオブフェーズを直接指定できない場合は，適切な値を自分で設定しなくてはなりません．化学シフトアーチファクトの場合と同じように，ノートにメモしておく必要があります．まず脂肪と水の周波数の差を求めます．すでに見たように 1.5T 装置では 220 Hz です．励起パルスの直後は，脂肪も水もインフェーズ状態ですが，この時点ですぐにエコーを収集することはできません．次にインフェーズになるのは 1/220 秒後，つまり 4.55 ms 秒後です．したがって，TE を 4.55 ms あるいはその倍数にすれば，水と脂肪はインフェーズになり，アーチファクトの黒い線を避けることができます．（設定可能であれば）TE をこの数字の中間の 2.3 ms あるいは 6.9 ms にすれば位相が 180°ずれたアウトオブフェーズ状態となります．インフェーズの T2*強調像を撮像するには TE を長く設定する必要があるので，22.7 ms あるいは 27.3 ms とし，アウトオブフェーズの場合はこの中間の 25.0 ms とします．3T 装置の TE は，インフェーズでは 1/440＝2.27 ms の倍数，アウトオブフェーズは同じくその中間値となります．

7.3.3 脂肪信号の抑制

脂肪の信号を抑制する方法は 2 つに大別されます．ひとつはすでに見たように STIR を使用する方法です（→3.7）．反転パルスを加え，反転時間 TI を脂肪の信号のヌルポイント（null point）に合わせます．この方法は脂肪の T1 値が他の組織より短いことを利用しています．TI は静磁場強度によって多少異なり，1.5T では 150 ms，3T では 220 ms 程度です．パルス系列の冒頭に置かれる反転パルスによって縦磁化がすべて反転し，これが T1 値にしたがって回復していきます．脂肪組織のヌルポイントに合わせて 90°励起パルスを加えれば，脂肪組織の縦磁化は 0 なので xy 平面に倒れるものがなく，信号は発生しません．その後 180°再収束パルスを加えれば，脂肪成分のないエコーを収集できます．通常は信号の符号を無視して絶対値を扱う「マグニチュード」画像を作るので（→12.4.1），それ以外の組織は高信号となり，特に T1 値が長い液体は真っ白になります．

もう一つは**脂肪飽和法**（fat saturation）で，Fat Sat，Chem Sat などともよばれます．これは脂肪と水の化学シフトを利用して，脂肪のプロトンだけを励起する方法です．脂肪のラーモア周波数を中心とする狭いバンド幅をもつ 90°パルスによって脂肪のプロトンだけを励起します（図 7.13a）．CHESS パルス（**CHE**mical **S**hift **S**elective）とよばれ，この直後から通常の撮像パルス系列を開始すれば，脂肪の縦磁化が回復する前にデータを収集できるので，

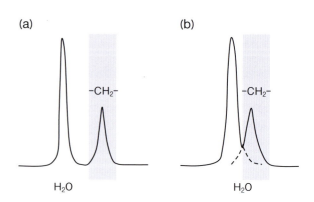

図 7.13　CHESS パルス　(a) 狭いバンド幅の周波数選択的飽和パルスで，脂肪のプロトンのみを励起する．(b) 低磁場の場合，脂肪と水のピークがオーバーラップし，水のプロトンに影響することなく脂肪のプロトンを抑制することは難しい．

脂肪抑制画像が得られます．通常 CHESS パルスの直後にクラッシャー傾斜磁場（crusher gradient）を置き，横磁化がエコーを作らないようにディフェーズします．ただし CHESS パルスにはいくつかの制約があります．たとえば脂肪のプロトンをすべて飽和するためにはバンド幅をある程度広くする必要がありますが，FOV 内の静磁場強度のばらつきは容易に 1.5T における化学シフト 220 Hz 程度になりえます．したがって，局所磁場のばらつきが 220 Hz 以上になると，CHESS パルスが水の信号を抑制してしまうことになります．このような現象は，FOV の周辺部で，特に FOV が大きい場合に発生しやすくなります．

　STIR 法と脂肪飽和法を組み合わせた方法にフィリップスの SPIR（SPectral Inversion Recovery），GE ヘルスケアの SPECIAL（SPECtral Inversion At Lipid）があります．これは，脂肪のプロトンを周波数選択的パルスで飽和し，続いて横磁化をディフェーズするクラッシャー傾斜磁場を加えます．さらに適当な反転時間（TI）をおいて撮像パルス系列を開始します．CHESS パルスだけの場合よりも良好な脂肪抑制が得られます．

　もう一つ別の方法として，断熱通過パルス（adiabatic pulse）を利用する脂肪抑制法があります．これは SPAIR（SPectral Adiabatic Inversion Recovery）といわれるもので，特に大きな FOV でも均一な脂肪抑制が得られることから 3T 装置で推奨されています．説明が難しくなるので，12 章であらためて解説します（→12.4.1）．

STIR 法，脂肪飽和法の使い分け

　静磁場強度が 1.5 T 以上の場合は，ほとんど常に**脂肪飽和法**（Fat Sat あるいは SPIR/SPAIR）が STIR 法より優れています．この程度の静磁場強度では化学シフトが十分大きいので，脂肪だけに抑制パルスをかけて水は抑制しないようにすることができるからです．また，CHESS パルスはほとんどすべてのパルス系列に組み合わせることができ，脂肪抑制と独立にコントラストを制御することが可能です．これに対して STIR は脂肪抑制 T2 強調像しか撮像できず，たとえば脂肪抑制プロトン密度強調像

は撮像できません．しかし，脂肪飽和法は FOV の端では確実性に乏しく，脂肪の抑制が不完全だったり，水が抑制されたりします．これは静磁場不均一性を広範囲にわたって小さな FOV の中心と同程度に調整することが難しいためです．特に肩関節，肘関節，手関節など，撮像部位をマグネットセンターに置くことが難しい場合に問題になります．断熱通過パルスを使う SPAIR は，B_1 の不均一を補正できますが，静磁場 B_0 の不均一は補正できません．このような条件下では，B_0 にも B_1 にも依存しない STIR が有利です．アウトオブフェーズを利用する Dixon 法も，外部の影響を受けにくい方法のひとつです．

試してみよう 6：化学シフト効果

　化学シフトアーチファクトと脂肪抑制法は，サラダ油と水のファントムで簡単に実験できます．プラスチック容器の 1/3 を水で満たし，T1 を短縮するためにガドリニウム造影剤を 1 滴落とします．残りの 2/3 にサラダ油を足します．油が上に浮いて 2 層になりますが，慎重に扱わないと界面が混じってサラダドレッシングになってしまいます．ファントムを頭部コイルあるいは膝関節コイルに入れ，ロカライザーを撮像し，パラメータを 1 つずつ変えて実験します．たとえば，受信バンド幅をいくつか変えて化学シフトアーチファクトの変化を観察しましょう．GE 法で TE を変えて，インフェーズ画像／アウトオブフェーズ画像を撮像してみましょう．
　特に注意する点をあげておきます．
- SE 法を使用し，周波数エンコード方向は油/水境界面に垂直とします．
- STIR と Fat Sat を比較する場合は，Fat Sat を T2 強調像で撮像すると，同じようなコントラストで比較できます．それぞれを大きな FOV，小さな FOV で試してみましょう（大きな FOV の場合はファントムも大きい方がよいでしょう）．

7.4 デジタル処理関連によるアーチファクト

7.4.1 部分容積アーチファクト

　部分容積アーチファクト（partial volume artifact）は，1 つのボクセルに複数の組織が混在するときに

発生します(→5.6. BOX：部分容積効果)．たとえば 1 mm×1 mm×4 mm のボクセルを考えると，複雑な人体の組織のことですから，ほとんどのボクセルに複数の組織が含まれます．これはデジタル処理アーチファクトのひとつです．ボクセル数 512×384＝196,608 個というと多いように思えますが，人体を表すには十分とはいえません．分解能の最適化については 6 章を復習してください．

部分容積アーチファクトを完全に除去することはできませんが，撮像部位に応じて適切なボクセルサイズを設定したり，斜位断面で撮像することにより最小限に抑えることができます．たとえば内耳道の撮像では，第 8 脳神経の直径が約 2.5 mm で，病変は 1 mm 程度のものもありうるという前提で，スライス面内分解能を 0.4 mm にします．内耳道の矢状断では，神経に対して直角になるように斜位をかけ，スライス厚は 3 mm 以下とします．逆に，肝臓のように大きな臓器では，小さな病変が少ないことを考えて，スライス厚 7〜10 mm でも十分でしょう．

7.4.2 クロストーク

マルチスライス撮像では，隣接するスライス間で**クロストーク**(cross talk)が起こります(cross excitation ともいいます．cross relaxation は間違いです)．クロストークは，マルチスライスの最初の 1 枚を除いて信号が低下する現象ですが，スライス間で比較しないとわからないこともあります．これは励起パルスの不完全さによって，スライスの輪郭(スライスプロファイル)が食パンのように直線状ではなく曲線であることに起因します(図 7.14a)．このとき，実質的なスライス幅は**半値幅**(Full Width at Half Maximum：FWHM)で表します．このため，スライスギャップ(→5.7)が狭すぎると，隣接スライスとの間にオーバーラップが発生します(図 7.14b)．オーバーラップした部分の組織は両側から励起されるので，実質的な TR が設定した TR よりも短くなります．このため，励起パルス間で十分緩和せず，信号強度が低下します．同様の現象は，腰椎のようなマルチアングル撮像でも発生し，スライスが交差する部分に黒い横線がみえることがあります．

クロストークを解決する最もよい方法は，スライスの撮像順に**インターリーブ法**(interleave)を使用することです．すなわち，まず奇数番号のスライスを励起し，次に偶数番号のスライスを励起するようにします．こうすれば，スライスプロファイルが不正確な部分でも，設定通りの TR で励起されるようになります．実際にはほとんどの MR スキャナでインターリーブ法がデフォルト設定となっていますから，通常は特に考える必要はありません．それでもクロストークが発生する場合は，スライスギャップを広くします．特に IR 法では，180°パルスのスライスプロファイルは不完全な傾向があります．ただし，スライスギャップを広くすると分解能が低下し，ギャップ間にあるものは画像にならないことに注意する必要があります．非常に狭いスライスギャップや連続スライスが必要な場合は，3D を考慮すべきです．

スライスプロファイルはなぜ不完全か

スライスプロファイルが完全な矩形にならない理由は，選択励起パルスの性質にあります．RF パルスの周波数スペクトルは，スライス選択傾斜磁場の大きさとともに，スライスの幅，形状を左右します．励起スライス内のプロトンがすべて正確な 90°パルスを受け，スライス外のプロトンはまったく励起されないためには，励起パルスには**シンク関数**〔sin(x)/x〕を使う必要があります(図 7.15a および付録)．しかし，実際には時間軸上に無限の幅をもつシンク関数をどこかで打ち切って有限の長さとせざるをえません．最も簡単な方法は，シンク関数を矩形関数で切り出すことです(図 8.5 および付録)．

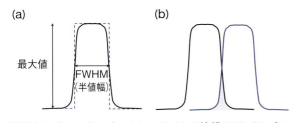

図 7.14　クロストーク　(a) スライスの輪郭(スライスプロファイル)は，理想的には直線状の矩形であるが(点線)，実際には曲線になる(実線)．実質的なスライス幅は半値幅(FWHM)で表される．(b) スライスギャップが狭すぎると，隣接スライスとの間にオーバーラップが発生する．

7章 アーチファクトとその対策

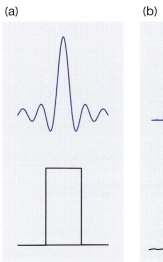 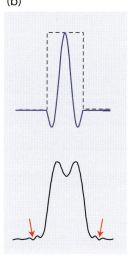 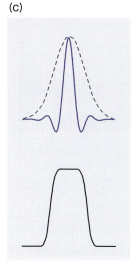

図 7.15 励起パルスの形状　(a) 矩形関数のフーリエ変換はシンク関数（sin(x)/x）となる．(b) シンク関数を単純に打ち切ると，両端に大きなリップルが発生する（→）．(c) シンク関数にフィルターをかけて滑らかにすると，リップルの少ないプロファイルが得られる．FWHM はやや広くなる．

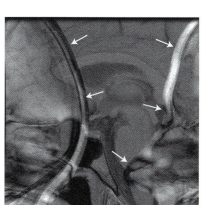 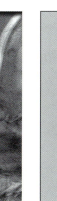 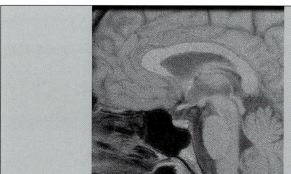

図 7.16 位相方向折り返しアーチファクト　(a) FOV 外の構造が位相エンコード方向に折り返して重なっている（→）．(b) 位相エンコードのオーバーサンプリングによって FOV より大きな画像を再構成し，必要な部分だけ表示することにより折り返しがない画像が得られる．

このとき，スライスプロファイルはシンク波と矩形関数のコンボリューション(畳み込み積分)となります（図 7.15b）．もっとよい方法は，シンク関数にハニングフィルター，ガウス関数フィルターなどをかけて滑らかにすることです．こうすると，FWHM は少し広くなりますが，スライスプロファイルのリップルはずっと少なくなります（図 7.15c）．

7.4.3 位相方向折り返しアーチファクト

位相方向折り返しアーチファクト（phase wrap-around artifact）は，被写体が位相エンコード方向の FOV 外にはみ出している場合に発生します．この場合，FOV 外にある構造が，反対側の FOV 内に重なって表示されます（図 7.16a）．実際の構造に虚像が重なるため，診断に支障をきたします．位相エンコード方向に発生するのが普通ですが，3D 撮像ではスライス方向も位相エンコードなので，スライス

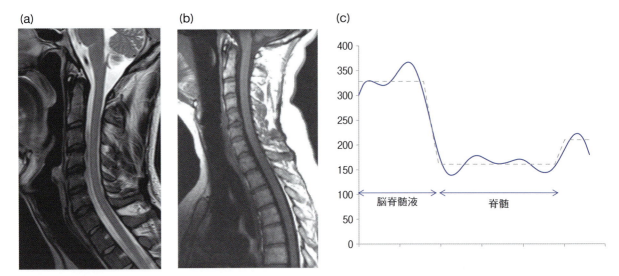

図 7.17 Gibbs アーチファクト　(a) 位相エンコードマトリックス数が少ないと Gibbs アーチファクトが発生する．コントラストの強い境界線に平行して明暗の縞が認められる．(b) 位相エンコードマトリックス数を増やすとアーチファクトを軽減できる．(c) 縞状のアーチファクトの輝度をグラフに示したもの (ラインプロファイル)．

方向に発生することがあり，その場合はスライス端の画像に反対側の端のスライスの画像が重なります．

　位相方向折り返しアーチファクトを避ける最もよい方法は，位相エンコード (PE) 方向の**オーバーサンプリング** (oversampling) です．**No Phase Wrap**, **Foldover Suppression** などとよぶ機種もあります．この方法は，PE 方向の FOV を大きくすると同時に，PE ステップ数も増やします．したがって，ピクセルの大きさは変化しません．最も簡単なのは PE 方向のマトリックス数 N_{PE}，FOV をともに 2 倍にすることですが，多くの場合，症例に応じて最適な FOV を％で指定できるようになっています．FOV 外の構造も位相エンコードされて画像になりますが，不要な部分はコンピューターが切り捨てるので，見たいところだけの画像が得られます (図 7.16b)．N_{PE} を増やすとスキャン時間が延長しますが，自動的に加算回数を減らして調整するスキャナもあります．たとえば FOV 20 cm，N_{PE} 256，NSA 2 の場合, No Phase Wrap を設定すると, FOV, N_{PE} はそれぞれ 2 倍の 40 cm, 512 となります．NSA を 1 とすればスキャン時間は延長せず，SN 比も変化しません．スキャン時間と分解能の関係については 6 章を復習してください．

7.4.4 Gibbs アーチファクト

　Gibbs アーチファクト (→8.6.2) は，**打ち切りアーチファクト** (truncation)，**リンギングアーチファクト** (ringing) ともよばれ，データサンプル数の不足，すなわち**アンダーサンプリング** (undersampling) に起因する位相エンコード方向によくみられるアーチファクトで，3D 撮像ではスライス方向にもしばしば出現します．コントラストの強い構造の境界線の周囲で，明暗の縞状のアーチファクトが重なってみえます．コントラストの境界線に平行に発生し，境界線から離れるに従って次第に不明瞭になります．最も典型的な例は，頸椎の矢状断像にみられるもので，脊髄空洞症と紛らわしいことがあります (図 7.17a)．

　Gibbs アーチファクトは画像マトリックス数が不足して，ピクセルが大きすぎるために高コントラストの境界部分を正確に再現できないことが原因です．原則として，位相エンコードマトリックス数は周波数エンコードマトリックス数の 1/2 以上とする必要があります．これを改善する唯一の方法は，位相エンコードマトリックス数を大きくして撮像しなおすことです (図 7.17b)．

7章 アーチファクトとその対策

> **試してみよう 7：位相方向折り返しと Gibbs アーチファクト**
>
> 　位相方向折り返しアーチファクトは，どんなファントムでも実験できますが，Gibbs アーチファクトを試すにはコントラストの強い構造をもつファントムが必要です．ファントムを頭部コイルあるいは膝関節コイルにセットします．位相方向折り返しアーチファクトの実験は，ファントムの中心部に小さな FOV を設定するか，あるいはわざと位相エンコード方向の中心を外して設定します．Gibbs アーチファクトの実験では，ほどほどの FOV に対してマトリックス数を 128〜192 程度と小さく設定します．マトリックス数を大きくすると見た目にはアーチファクトがはっきりしないかも知れませんが，境界線を横切るラインプロファイルを描いてみると境界線の両側のリンギングを確認することができます（図 7.17c）．

7.4.5 パラレルイメージングアーチファクト

　スキャン時間短縮に利用されるパラレルイメージングは（→14章），ゴーストのようなアーチファクトの原因となったり，最悪の場合は位相方向折り返しアーチファクトが発生します．これは**リファレンス画像の信号強度の不均一**によるもので，たとえば高信号の脂肪組織があったり，リファレンス撮像と本撮像の間に体動があった場合に発生します．自動キャリブレーション（Auto-Calibration Scan：ACS）機能がある場合は起こりにくくなります．

　この淡いゴーストは，体動アーチファクトと誤認されることがあります．ゴーストがパラレルイメージングによるものか体動によるものかを区別するには，ゴーストとその原因となる構造の位相エンコード方向の距離を測ります．たとえば図 7.18 の場合，この距離は 31 mm です．FOV をこれで割ると 180÷31＝5.8 となります．この例ではパラレルイメージングファクター（SENSE ファクター）を 6 としており，これにほぼ近い値なので，このゴーストはパラレルイメージングアーチファクトと判断できます．

　パラレルイメージングに関連するもう一つのアーチファクトに，画像の中心部に認められる**ノイズブレークスルー**（noise break-through）があります．

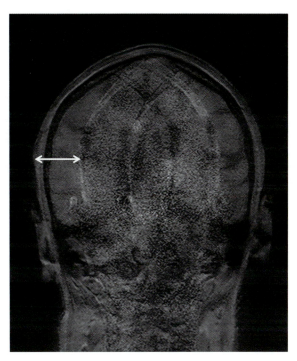

図 7.18　パラレルイメージングアーチファクト（頭部冠状断）　ゴーストの距離（矢印）は 31 mm，位相エンコード方向の FOV 180 mm，SENSE ファクター 6．アーチファクトを示すために SENSE ファクターをあえて非常に大きく設定したが，通常の撮像では，アーチファクトはほとんど目立たない．

これは通常，受信コイルの性能以上にパラレルイメージングファクターを大きく設定した場合に発生するもので，コイル感度のクロスオーバー領域にあるデータが画像上にミスマップされることによって雑音が増加してみえるものです．

　このアーチファクトを回避する手段はなく，メーカーはコイルごとに設定可能なパラレルイメージングファクターの上限を定めていますが，それでも問題が起こることがあります．たとえば，腹部横断（軸位断）像を体幹コイルで撮像する場合，痩せた患者では問題がなくとも，太った患者では同じパラレルイメージングファクターを使ってもアーチファクトが発生することがあります．

7.5 磁化率アーチファクト・金属アーチファクト

　磁化率アーチファクト（susceptibility artifact）と金属アーチファクト（metal artifact）は密接な関係が

97

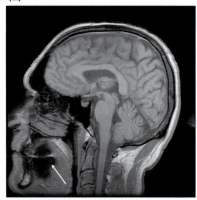
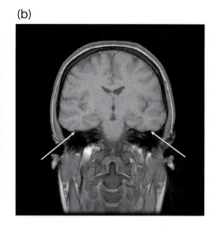

図7.19 磁化率アーチファクト・金属アーチファクト (a) 歯科治療による金属アーチファクト (SE法, →). (b) 側頭葉底部の磁化率アーチファクト (GE法, →).

あり，磁化率アーチファクトの方が軽度ですが基本的に同じようにみえます［訳注2］．典型的な金属アーチファクトは無信号になり，その周囲に一重あるいは二重の強い高信号の縁取りがあって，周囲の構造には明らかな歪みを伴うのが普通です（図7.19a）．高信号の部分は，金属の影響で周波数がずれるために周波数エンコード方向の位置ずれによって同じ位置に信号が重なるのが原因です．磁化率アーチファクトは，信号が低下しますがまったく無信号になることはなく，画像の歪みは必ずしもありません（図7.19b）．

すでに学んだように，MR スキャナの中に置かれた組織は，組織ごとに異なる**磁化率**に応じて磁化されます（→2.3.2）．組織の境界部分で1つのボクセルに異なる磁化率の組織が存在すると，プロトンのディフェーズによってボクセル内の信号が低下することになります．金属は組織よりもはるかに大きな磁化率をもつので，その周囲に大きな磁場不均一が生まれます．また金属は導電体なので RF 波のエネルギーを吸収して，温度上昇のリスク要因ともなります．

される程度を表します（→2.3.2）．人体の場合，骨と空気の磁化率が最も小さく，ほとんどの組織は中等度の磁化率をもちますが，ヘモグロビン，血液分解産物など鉄を含む物質は大きな磁化率をもちます．これらの組織の境界部では，磁場のわずかな差が局所的な傾斜磁場を作るため，ボクセル内のプロトンのディフェーズが進行します．磁化率によるプロトンの位相の変化は，次式で与えられます．

$$\Delta \phi = \gamma \cdot G_i \cdot \Delta r \cdot TE$$

ここで G_i は静磁場，Δr はボクセルサイズです．この式から，磁化率アーチファクトはボクセルが大きいほど，TE が長いほど強くなること，したがって **TE を短縮**するか，**分解能を高く**することが低減策となることがわかります．磁化率の境界は，1か所ではなく小さな境界がたくさん存在することもよくあります．たとえば，乳様突起の蜂巣骨構造はそのよい例です．このような場合は，広い範囲にわたって $T2^*$ が短縮し，低信号の磁化率アーチファクトとなります．磁化率アーチファクトは3方向いずれにも及びますから，隣接スライスにも発生することに注意してください．

磁化率アーチファクトとボクセルサイズ

磁化率は，磁場中に置かれた物質が一時的に磁化

RF パルス不均一の影響

大きな体内金属は，送信コイルが作る電磁場にも影響を及ぼします．金属は RF 波のエネルギーを吸収してしまうので，その周囲の組織の**フリップ角**が本来よりも小さくなります．このため信号が低下し，磁化率不均一と同じような画像になります．実際に画像上では RF の不均一，磁化率による磁場不均一を区別することはできません．RF パルスの不

［訳注2］ 金属アーチファクトも磁化率アーチファクトのひとつであるが，ここでは磁化率アーチファクトのなかで特に金属異物による強いアーチファクトを金属アーチファクトと称している．

均一は，SE法，GE法いずれにも影響し，これを避けることはできません．

RFパルスに起因するもうひとつのアーチファクトは，**モアレ**あるいは**ゼブラストライプ**とよばれる縞状のアーチファクトです（図7.20）．これは大きなFOVの辺縁部にみられるもので，特に肘や体の辺縁部が全身コイル（ボディコイル）に密接している場合に発生します．True FISP系のパルス系列も静磁場不均一ΔB_0に非常に敏感なので同じような像がみられることがありますが，この場合はもっと縞が太く，必ずしもFOVの辺縁部とは限りません．このアーチファクトを化学シフトアーチファクトの低信号帯と間違えないようにしてください．

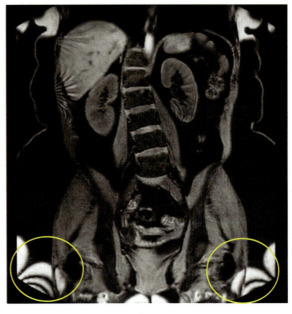

図7.20　モアレアーチファクト

磁化率アーチファクト，金属アーチファクトは，静磁場の不均一に起因するので，一般にSE法よりGE法に強く現れ（図7.19b），特にEPI法で顕著です．SE法，TSE法では，磁化率アーチファクトがまったくみられないこともあります．磁化率アーチファクトを最小限に抑えるには，受信バンド幅を広くする，TEを短くする（T1強調，プロトン密度強調の場合）などの方法が有効ですが，完全に避けることはできません．画質の劣化が激しい場合はSE法，TSE法を選択すべきです．

金属アーチファクトには，安全性の問題も絡みます．金属はRFを吸収して熱を発生するからです．本書では安全な金属デバイスのリストを示すことはしませんが，他の本やウェブサイトを参照してください．ここでは金属デバイスと撮像法の相互関係を理解することにより，それぞれのデバイスの安全性について自分で対処できるようになることをめざします．安全性については，2章，20章も参照してください．

最近，金属デバイス周辺のアーチファクトを最小限におさえる新しいパルス系列が開発されています．これはTSEをベースとし，スライス方向に位相エンコードを追加することにより金属による信号変化に関する情報を収集するものです．たとえばSEMAC(Slice Encoding for Metal Artifact Correction)は，2Dマルチスライス法で，スライスごとに少数の位相エンコードを追加しています．この位相エンコードからの情報を総合することでスライスプ

ロファイルを補正してアーチファクトを低減します．MAVRIC (Multi-Acquisition Variable Resonance Image Combination)は，3D-TSEをベースとして，励起パルスのバンド幅を制限する方法です．SEMAC同様いくつかの異なるバンド幅でデータ収集を繰り返し，金属による周波数のずれを補正します．これらの方法で，金属デバイス周囲のアーチファクトはかなり低減できます（図7.21）．

SEMAC，MAVRICは，スライス方向のエンコードステップが増えるためにスキャン時間がかかります．いずれの方法も任意のコントラストを作ることができますが，実際のスキャナでは制限があります．本書執筆の時点では，MAVRICはプロトン密度強調像，SEMACはT1強調像，STIR系にのみ適用できます．

7.6　ハードウェアによるアーチファクト

7.6.1　ジッパーアーチファクト

RFの混信によるいわゆる**ジッパーアーチファクト**（zipper artifact）は，ハードウェアに関連するアーチファクトとしてはおそらく最も多いものでしょう．通常，位相エンコード方向に伸びる幅2〜3ピ

Part I 入門(基礎)編

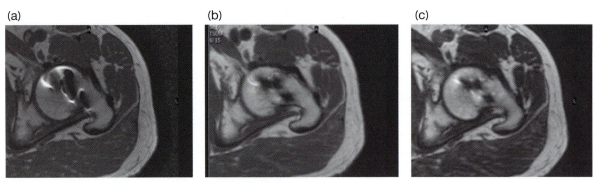

図 7.21　金属アーチファクトを低減するパルス系列(股関節術後)　(a) 受信バンド幅を広くした TSE.　(b) SEMAC.　(c) MAVRIC.　いずれも金属アーチファクトがかなり低減している.

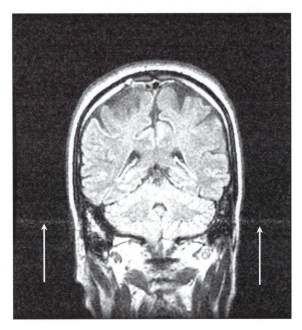

図 7.22　ジッパーアーチファクト(→)

クセルの破線として現れます(図 7.22). 複数の線が一定の間隔に並ぶこともあります.

　ジッパーアーチファクトは，スキャナルームに侵入した**外部の RF 波**をコイルが受信することにより発生します. スキャナルームの壁, 床には RF シールドとして金属が埋め込まれているのですが, これが破綻すると発生します. この場合は, すべての画像に出現します. システム自体に起因することもあり, 機器の動作不良, ケーブルとマグネット格納容器の接触による静電気などが考えられます. この場合は, 特定の画像にだけ出現します. いずれにせよ,

メーカーのサービスマンを呼んで原因を究明する必要があります.

　もっと可能性が高いのは, スキャナルーム内の**患者モニター機器**で, 特にリード線や電源コードがスキャナルームの壁を貫通する導波管を通して室外につながっている場合です(これはジッパーアーチファクトが起こっても当然といえる状況ですが, 実際には止むをえません). リード線が RF 波を拾って RF シールド内に侵入し, 室内に放射されたものを RF コイルが受信します. 導波管内にリード線がないとしても, 機器の電源が充電中あるいは充電後に RF 波を発生し, 機器のシールドが不完全であればコイルが受信します. このような原因は究明することが難しく, モニター機器は高価であってもすべて MR 室用の特別仕様のものを揃える方が安心です.

RF 波の干渉

　ジッパーアーチファクトの原因の多くは, 位相エンコード傾斜磁場と位相が一致しない外部の RF 波で, 画像のどこにでも発生します. まれですが, システム自体の故障が原因で傾斜磁場と位相が一致する場合は, 画像の中心に明るい点として現れます. また RF 波が電源ケーブルに乗っている場合は, 50〜60 Hz の変調を受けて一定の間隔で淡いジッパーアーチファクトが平行に出現することもあります. モニター機器の不具合が否定された場合は, 専門技術者に依頼してこのような可能性についても検討する必要があります.

7章 アーチファクトとその対策

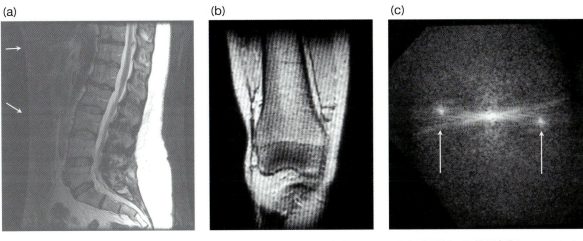

図 7.23 傾斜磁場の非線形性の補正　(a) 傾斜磁場の非線形性の補正機能のため，長方形 FOV の辺縁が弯曲している（→）．(b) コーデュロイアーチファクト（あるいはヘリングボーンアーチファクト）．(c) k 空間の雑音スパイク（→）．

7.6.2 傾斜磁場の非線形性

傾斜磁場は線形を維持できるのは比較的狭い範囲に限られており，躯幹や脊椎など FOV が非常に大きい場合は非線形的な領域が発生します．**傾斜磁場の非線形性**（gradient non-linearity）は，FOV の辺縁における**画像の歪み**として現れます．通常の MR スキャナには，これを補正するためピクセルの大きさを変える機能が備わっています．このため長方形 FOV で撮像すると画像の辺縁が弯曲していることがありますが（図 7.23a），これは正常な現象で，避けることもできません．

7.6.3 ヘリングボーンアーチファクト（スパイクノイズ）

ヘリングボーンアーチファクト（あるいはコーデュロイアーチファクト）[訳注 3]は，画像を横断する規則的な縞状のアーチファクトです（図 7.23b）．縞の輝度，角度，間隔はさまざまで，通常はマルチスライスの 1 枚ないし 2 枚の画像にだけ出現します．これは k 空間上のローデータの**スパイクノイズ**（spike noise）によるもので（図 7.23c），そのフー

リエ変換が他のデータに畳み込まれて発生します．理論的には，そのローデータ上のノイズを除去して再構成すれば消えるはずですが，実際には再撮像せざるをえません．1 枚の画像にだけ認められる場合は単なる不運かもしれませんが，複数の撮像で発生したり，拡散強調画像に認められる場合は何か故障している可能性大です．1 つのローデータに複数のスパイクノイズがあると，アーチファクトはもっと強くなって SN 比が著しく低下します．これはスパイキング（spiking）とよばれるシステムの問題で，特に湿度が低いとき，部品の接触によって静電気が発生して起こりやすくなります．サービスマンをよぶ必要があります．

7.7 アーチファクトの原因究明

図 7.24 にアーチファクトの原因を究明するためのフローチャートをあげました．これですべてわかるというわけではありませんが，重大なアーチファクトとしては，体動アーチファクト，磁化率アーチファクトが大部分です．

本章で解説したことについては，さらに以下の章も参照してください．

- フローと MRA（→15 章）
- 心臓 MRI（→16 章）
- 金属デバイスの安全性（→2 章，20 章）
- SN 比と分解能の最適化（→6 章）

[訳注 3] Herring bone（ヘリング ボーン）は魚（ニシン）の骨，Corduroy（コーデュロイ）は表面が畝状になった布地，コール天．

Part I 入門(基礎)編

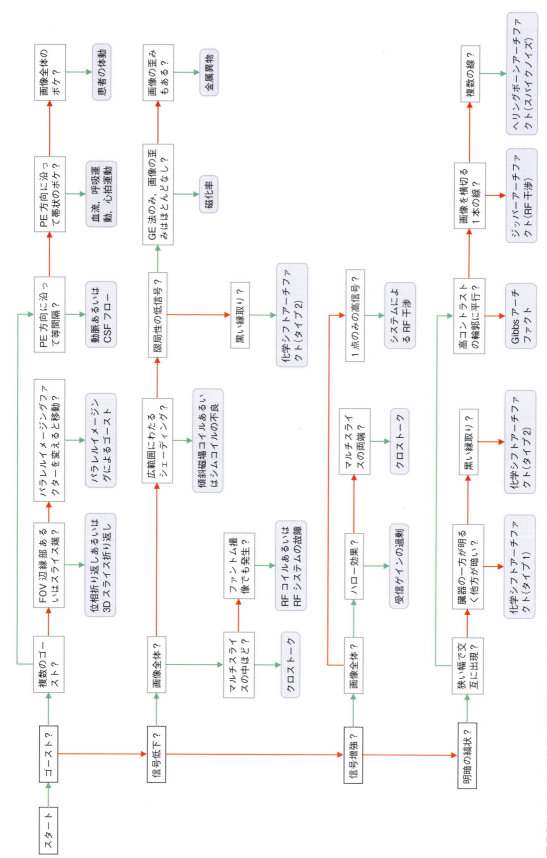

図7.24 アーチファクトの原因究明フローチャート 左上から始めて、質問の答えがYesなら緑、Noなら赤の矢印をたどっていくと、最も可能性のあるアーチファクトがわかる。

● 位相エンコード（→8.5.2）

参考文献

Brown RW, Cheng YCN, Haacke EM, Thompson MR and Venkatesan R (2014) Magnetic Resonance Imaging: Physical Principles and Sequence Design, 2nd edn. Hoboken, NJ: John Wiley & Sons, various chapters.

Elster AD and Burdette JH (2001) Questions and Answers in Magnetic Resonance Imaging, 2nd edn. London: Mosby-Yearbook, chapter 4. www.mriquestions.com.

McRobbie D and Semple S (eds) Quality Control and Artefacts in MRI (IPEM Report 112). York: Institute of Physics and Engineering in Medicine. www.ipem.ac.uk.

MR Technology Information Portal, artefacts section: www.mr-tip.com/

Radiopaedia, http://radiopaedia.org/

8章 空間エンコード

Spaced Out†: Spatial Encoding

8.1 はじめに

ここまで本書を読まれてきた読者は，MRスキャナの扱いにも慣れ，さまざまな画像の種類(3章)，それを生み出すパルス系列(4章)にも馴染んできたことと思います．デジタル画像の特徴であるピクセル，ボクセル，スライスの考え方(5章)，パラメータとの関連(6章)，それが時としてアーチファクトの原因になることも理解されたはずです(7章)．とりあえずこれで，MRIの入門コースは修了です．そこで本章では，MRスキャナがMR信号から画像を作り出す原理に関する勉強を始めます．そして以下の9章では，そもそもMR信号がどのように発生するかを勉強します．

ここでお断りしておきますが，MRIにおける画像化の原理は決して簡単なものでも自明なものでもありません．ほとんどの人は，これを理解するのに苦労するものです．これにはいろいろな方法がありますが，重要なことは自分が納得できるような方法を探すことです．諦めずに勉強を続けていくと，必ずやどこかで合点がゆき，突然頭の中にランプがパッと点灯して，そこから先は超電導磁石を流れる電流のように，あるいは自転車の乗り方を覚えたときのように，スムーズに一生ものの知識が身につくものです．

画像化の原理を知ることは，画像検査の最適化，新しいプロトコルの作成，アーチファクトの理解，回避にとても役立ちます．また12章，13章以降で詳しく学ぶパルス系列の理解にも必要で，単なる原理ではなく，MRIの本質ともいえるものです．

この章では以下のことを勉強します．
- 傾斜磁場がMR信号の位置情報の基本である．

- 2D法のスライスは，励起RFパルスと同時に加わる傾斜磁場によって選択される．
- スライス面内のMR信号は，位相エンコーディング，周波数エンコーディングによって空間周波数にエンコードされる．
- 各空間周波数のデータをk空間上に収集し，フーリエ変換によって画像を作る．
- k空間上のデータに不足やエラーがあると，特定のアーチファクトが現れる．

8.2 パルス系列の構造

MRIのスキャン中にはドンドンと大きな音がします．あの音は，体内の場所を決めるために使う傾斜磁場によるものです．MRIでは，静磁場(B_0)は常に存在しますが，傾斜磁場はパルス系列のコントロールの下で必要なときだけ発生します．**パルス系列図**は，RF波や傾斜磁場がどのようなタイミングで加わるかを簡単に図示したものです．縦軸はパルスの振幅，横軸は時間です．図8.1に，基本的なグラジエントエコー法(GE法)のパルス系列を示しました．これを使って，画像化の原理を説明します．

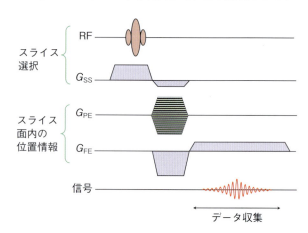

図8.1 **基本的なグラジエントエコー法のパルス系列** 縦軸はパルスの振幅，横軸は時間．G_{SS}：スライス選択傾斜磁場，G_{PE}：位相エンコード傾斜磁場，G_{FE}：周波数エンコード傾斜磁場．

---

† 訳注1 Spaced out：ボーっとするの意．Spatial encodingの難解さにあてつけたシャレ．

とりあえず，それぞれが何を表しているかをざっと説明し，詳しい理由は後であらためて説明します．

まず，**励起RFパルス**(1段目)と**スライス選択傾斜磁場**(G_{SS})(2段目)が同時に加わります．励起RFパルスは，組織内のプロトンを励起して，MR信号を発生させます．この励起パルスと傾斜磁場を同時に組み合わせることで，励起の範囲を2次元的な平面(スライスあるいはスラブ)に制限します．この傾斜磁場は，物理的にG_x，G_y，G_zいずれの方向にも加えることができ，それに応じて横断(軸位断)，矢状断，冠状断，斜位断などのスライスが得られます．

次に，**位相エンコード傾斜磁場**(G_{PE})が，スライス選択傾斜磁場と直交する方向に加わります(3段目)．これによってMR信号を位相方向にエンコードします．さらに**周波数エンコード傾斜磁場**(あるいはリードアウト傾斜磁場)(G_{FE})が，前の2つの傾斜磁場それぞれに直交する方向に加わります(4段目)．そして最後に**MR信号を収集**します(5段目)．MR信号の収集は，位相エンコード傾斜磁場ではなく周波数エンコード傾斜磁場と同時に行われることに注意してください．この一連のパルス系列を，位相エンコード傾斜磁場(G_{PE})の大きさを変えながら何回も繰り返し，収集したデータをk空間上のラインに1本ずつ，k空間が完全に埋まるまで書き込んで行きます．各回のパルス系列の時間間隔がTRに相当します．

したがって，

$$スキャン時間＝NSA×TR×N_{PE}$$

となります．ここでNSAは加算回数，N_{PE}は位相エンコードマトリックス数です．

すべてのデータを収集したら，このデータを**2次元フーリエ変換**します．これによって，空間周波数としてエンコードされたデータが画像に変換されます．その意味で，MRIの画像再構成はCTよりも簡単です．数学的処理の大部分が，データ収集の段階で傾斜磁場によって物理的に行われているからです．

このパルス系列は最も簡単なものですが，これを理解すればもっと複雑なパルス系列も容易に理解できるようになります．以下に重要な3つのステッ

プ，すなわちスライス選択，位相エンコーディング，周波数エンコーディングについてもう少し詳しく説明します．しかしその前に，それぞれに共通する基本的な原理を理解しておきましょう．

8.3 RF波と傾斜磁場

この章の目的は，励起されたスピンの行動を記述するラーモアの式，傾斜磁場の役割を理解し，空間周波数の概念に慣れることです．正弦波やフーリエ変換の知識があるとよりわかりやすいと思います(→付録A)．正弦波の知識がある方は，以下をとばして8.3.1に進んで下さい．

正弦波(サイン波)の信号は，振幅，周波数，位相という3つの特性をもっています．**振幅**(amplitude)は信号の大きさを表し，実際にはボルトなどの単位，あるいは単に信号強度として任意の単位で表示します．**周波数**(frequency)は，波がどのくらい速く変化するかを表し，単位はHzで，1秒間に1周期変化すれば1Hzとします．**位相**(phase)は，ある瞬間の波の位置で，角度の単位である度あるいはラジアンで表します．0〜360°(0〜2πラジアン)の範囲で，周期的に繰り返します．時計の文字盤のように考えるとわかりやすいでしょう(→付録A.2)．

8.3.1 ラーモアの式

Joseph Larmor(ジョセフ・ラーモア)は，アイルランドの物理学者で，NMR現象発見の4年前に亡くなりましたが，歳差運動周波数と磁場強度の関係を研究しました(月のクレータにもラーモアの名前が残っています)．簡単に言うと，スピンは**ラーモア周波数**(共鳴周波数)で回転していると考えることができ，これは，

$$ラーモア周波数(MHz)≒42×磁場強度(T)$$

で表されます．幸いなことに，MRの位置情報決定に関して憶える必要がある数式はこれだけですが，その内容はよく理解する必要があります．42は**磁気回転比**〔γ(ガンマ)で表します〕で，MRIが対象とする核種に固有の値です．もう少し正確に言うと，水素原子核については**42.57MHz/T**です．リンなど他の原子はまた違う値ですが，ここではほと

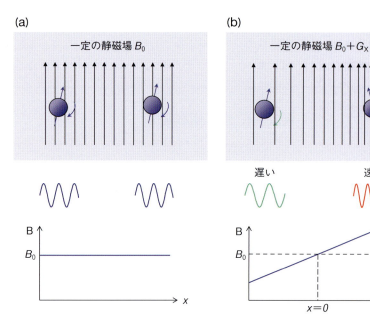

図 8.2 傾斜磁場がスピンに及ぼす影響 (a) 静磁場 B_0 のみの場合．すべてのプロトンは同じ周波数で回転している．(b) B_0 に G_x を加えると，プロトンの回転周波数は場所によって異なってくる．

んどの場合は水素しか扱いません．

したがって，MR スキャナの静磁場強度が 1.5T なら，ラーモア周波数は

$$1.5\text{T} \times 42\,\text{MHz/T} = 63\,\text{MHz}$$

となります．同様に 3T なら 126 MHz です．これは，1.5T の MRI で 63 MHz の RF パルスを照射するとき，人体から発生する MR 信号も 63 MHz の正弦波であることを意味しています．これを，トランジスタラジオと同じようにこの周波数にチャンネルを合わせてアンテナ(＝コイル)で受信します．この磁場強度と周波数の比例関係は，MRI の画像化のすべてに利用される性質です．

> 本書では，γ，$\gamma\!\!\!/$ は発展事項を扱うボックスでのみ使用します．ただし教科書によってはγと$\gamma\!\!\!/$を区別していないので注意してください．

これで MR 信号が得られましたが，これだけではその信号が体のどこから発生しているのかわからないので，まだ MR 画像を作ることができません．この局在決定のため必要なのが，傾斜磁場です．

8.3.2 傾斜磁場

傾斜磁場(gradient グラジエント)は，空間的な軸に沿って静磁場 B_0 の大きさに変化を与えるものです．たとえば x 方向の傾斜磁場(G_x)は，x 軸に沿って静磁場に磁場を足し引きするものです．図 8.2 は，静磁場(a)に x 方向の傾斜磁場 G_x (b)を加えた状態を示しています．総合的な磁場の強さは磁力線の密度で表されています．傾斜磁場の強さの単位は mT/m です．

図 8.2a ではすべてのスピン(プロトン)が同じ強さの磁場を経験し，同じ周波数で回転しています．傾斜磁場が加わると(図 8.2b)，中心点($x=0$)の磁場強度は B_0 なので，静磁場に対応するラーモア周波数で回転します．しかし，x 軸方向にずれた位置では，磁場強度は B_0 より弱かったり強かったりするので，スピンの歳差運動もそれに応じて遅くある

> **$\gamma\!\!\!/$ と γ**
>
> 通常，ラーモアの式は
>
> $$\omega_0 = \gamma B_0$$
>
> と書きます．ここで ω_0 はプロトンの歳差運動の**角周波数**です($\omega = 2\pi f$)．この場合，$\gamma = 2.67 \times 10^8$ ラジアン/秒/T となります．しかしこの数字は覚えにくいうえに，角周波数は通常の周波数に比べて直観的に理解しにくいので，$\gamma\!\!\!/$ (ガンマバー)を使うことがあります．
>
> $$\gamma\!\!\!/ = \gamma/2\pi \;(= 42\,\text{MHz/T})$$

いは速くなります．この差は MR 信号の周波数として捉えられ，周波数を測定することにより異なる位置から発生する MR 信号を区別できるようになります．傾斜磁場は任意の方向に設定することができます．MR システムは G_x, G_y, G_z の 3 つの傾斜磁場を備えており，通常は短時間，パルス状に加えられます．この 3 つの傾斜磁場があるために，MRI は 3 次元的にいずれの方向の画像も撮像できるのです．

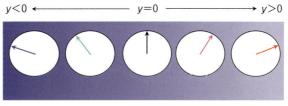

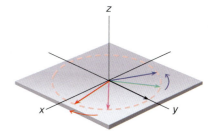

図 8.3　傾斜磁場と MR 信号（横磁化）の関係　上段に示すように，y 軸上で異なる位置にあるスピンは，位置に応じて位相が異なっている．MRI の教科書ではこれを下段のように，すべて 1 つにまとめて表示するのが普通である．

傾斜磁場の効果

磁場の全体の z 成分を B_z とするとき，3 つの直交する傾斜磁場は数学的には次のように定義されます．

$$G_x = \frac{\partial B_z}{\partial x} \quad G_y = \frac{\partial B_z}{\partial y} \quad G_z = \frac{\partial B_z}{\partial z}$$

1 つの傾斜磁場，たとえば G_x が加わると，スピンが経験する磁場の z 軸成分はその位置によって，

$$B(x) = B_0 + x \cdot G_x$$

このとき，ラーモア周波数は磁場の z 軸成分に依存して，

$$f(x) = \gamma (B_0 + x \cdot G_x)$$

となります（$\gamma = 42$ MHz/T）．

8.3.3 ディフェーズとリフェーズ

水分子が均一な MR 信号を発生しているところに，一定時間傾斜磁場を加えたら，MR 信号はどうなるでしょうか．スピンの回転速度が，場所によって遅くなったり速くなったりします（図 8.2）．速く回転するスピンは他のスピンとずれて**ディフェーズ**（dephase＝位相の分散）が起こります（図 8.3）．遅いスピンは反対側にディフェーズします．両者を合わせると全体として扇形に広がっていくことがわかります．この現象が起こるスピードは，加わる傾斜磁場の振幅，すなわち強さに依存します．一定時間中にディフェーズする角度は，傾斜磁場の振幅と持続時間の積，すなわち**傾斜磁場モーメント**（gradient moment）によって決まります．

次に，符号（極性）を反転させたもう一つの傾斜磁場を加えます（図 8.4）．すると，それまで速く回転していたスピンは遅く，遅かったスピンは速くなります．この結果，スピンの**リフェーズ**（rephase＝位相の再収束）が始まり，傾斜磁場モーメントが前回の傾斜磁場と等しくなった時点で位相が完全に一致します．すなわちすべてのスピンが元の方向に戻ります．ここで得られる MR 信号が**グラジエントエコー**（gradient echo）です．原則として傾斜磁場には正のローブ，負のローブがあり（双極性傾斜磁場），最初に加えるものがディフェーズローブ，後から加わるものがリフェーズローブです．

傾斜磁場によるディフェーズ

回転座標系（→BOX：回転座標系とは）では，傾斜磁場の影響は xy 平面上の横磁化のディフェーズとして見ることができます．位置 x，時刻 t における位相は，

$$\phi(x, t) = \exp(i\gamma \cdot x \cdot G_x \cdot t)$$

となり，傾斜磁場が加わっている間，位相は変化し続けます．傾斜磁場をオフにすると，位相変化はそこで止まり，T2 緩和によって横磁化がゼロになるか，次の傾斜磁場が加わるまで変化しません．この後，極性が反対でモーメント（＝グラフの下の面積）が等しい傾斜磁場を加えると，グラジエントエコー

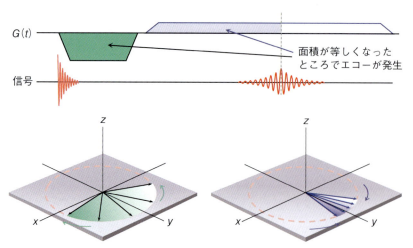

図 8.4 双極性傾斜磁場によるリフェーズ(グラジエントエコー) 負のローブをもつ傾斜磁場(緑)はスピンをディフェーズ(位相を分散)し,正のローブをもつ勾配(青)はリフェーズ(位相を再収束)する.両者の面積(=傾斜磁場モーメント)が等しくなったところでグラジエントエコー(MR信号)が発生する.

が発生します.式で書くと,

$$\int_0^{TE} G^-(t) \cdot dt = -\int_0^{TE} G^+(t) \cdot dt$$

ここで符号は傾斜磁場の上下の別を表します.静磁場 B_0 の不均一による信号低下は補正されず,MR信号は緩和時間 T2* で減少していきます.

回転座標系とは

z 軸の回りをラーモア周波数で回転する xyz 座標系を,回転座標系といいます.この座標系では,ちょうどラーモア周波数で回転するスピンは静止してみえるので,数学的な扱いが楽になります.ただしここでは,徒らに混乱を招くだけなのでこれ以上の説明はしません.本章および次の 9 章を読むと,実際には回転座標系を使っていることがわかると思いますが,気にする必要はありません.MRI では回転座標系で扱うことがごく自然だからです.実際我々も地球という回転座標系に乗っているわけですから.詳しくは「BOX:回転座標系」(→9.3)を参照してください.

8.3.4 フーリエ変換

ジョセフ・フーリエは,ナポレオン時代のフランスの科学,政治,社交界で波乱に富んだ人生を送った数学者ですが,その遺産のひとつが MRI を根底から支える**フーリエ変換**(Fourier transform)です.その本質は,時間軸上のいかなる信号,波形も,一連の周波数要素に分解できるという点にあります.たとえば楽器の音は,**時間軸**上の圧力波形として表示されますが,**周波数軸**上の振幅波形(スペクトル)としても表現できます.楽器の音のような音声信号は 1 次元波形ですが,MRI では 2 次元あるいは 3 次元の波形を扱います.時間領域,周波数領域,それぞれにおける表現を,**フーリエ変換ペア**(Fourier transform pair)といいます(図 8.5).フーリエ変換ペアの特徴は,「小さいものは大きい」ことで,一方の領域で幅の狭い小さな波形は,他の領域では幅の広い大きな波形になります.

8.4 スライス選択

スライス選択あるいは選択励起といわれるものは,患者さんの体から 2 次元的な平面(あるいはスラブ)[訳注 2]を切り出す方法です.その位置,幅,向きはすべてオペレーターが指定できます.

8.4.1 選択励起

選択励起では,特別に設計された RF パルスを傾斜磁場(**スライス選択傾斜磁場**)と同時に加えます(図 8.1 の 1 行目).この RF パルスはラーモア周波数を中心とする狭い送信バンド幅をもっています(受信バンド幅とは別です.送信バンド幅はオペ

[訳注 2] スラブ(slab):一般に 3D 撮像において 1 回に励起する比較的厚い範囲をスラブとよぶ.これに位相エンコードを加えて薄いスライス(slice)をつくる.

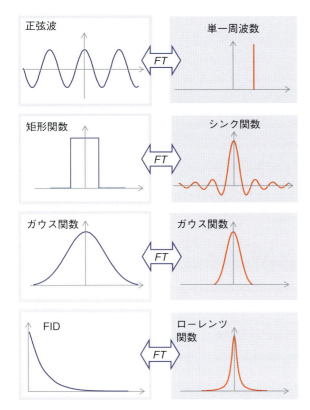

図 8.5　フーリエ変換ペア　一方の領域で幅の狭い小さな波形は，他方では幅の広い大きな波形になる．FID：自由誘導減衰 (free induction decay)．

レーターは変更できません）．これに対して，単純なハードパルス（矩形パルス）は幅の広いシンク波状の周波数分布をもちます（図 8.5）．

図 8.6 にスライス選択の原理を示します．傾斜磁場があるので，共鳴周波数は傾斜磁場に沿った位置により異なります．傾斜磁場の大きさがゼロとなるアイソセンターでは，本来のラーモア周波数となりますが，アイソセンターから離れた位置ではこれより低い，あるいは高い周波数が必要になります．この周波数が RF パルスのバンド幅内にあれば，共鳴現象が起きてスピンが励起されます．周波数がバンド幅に含まれていなければ何も起きません．したがって MR 信号を生成するために必要な励起現象は，アイソセンター周辺の狭い範囲に限定されることになります．スライス選択傾斜磁場を z 軸方向にかければ，励起される平面は横断（軸位）面になります．

「BOX：スライス選択の数学」では，スライスの物理的な形状と RF パルスのスペクトルの関係を示し

ます．図 8.5 を見ると，いろいろな RF 波形のスライス選択方向におけるフリップ角の分布（スライスプロファイル）がわかります．一般にシンク関数（を平滑化あるいは打ち切ったもの）が矩形のスライスプロファイルに対応します．

スライス選択の数学

スライス選択的 RF パルスを考えるには，**中心周波数**（キャリア周波数）f_0 の回りに位置によって異なるラーモア周波数のシフト Δf を導入します．すなわち

$$\Delta f(z) = \gamma \cdot z \cdot G_z$$

ここでは z 方向に傾斜磁場を加えて，横断（軸位断）のスライスを選択するものとします．90°RF パルスは

$$B_1(t) = A(t) \cos(2\pi \cdot f_0 \cdot t)$$

で表されます．ここで A はパルスの形状，f_0 は中心周波数です．9.3 で説明する理由により，フリップ角は（およそ）

$$\alpha(z) = \gamma \int A(t) \cdot \exp(i\gamma \cdot z \cdot G_z \cdot t) dt$$
$$= \gamma \int A(t) \cdot \exp(i2\pi \cdot \Delta f \cdot t) dt$$

となります．これは，$A(t)$ のフーリエ変換です．すなわち，$\alpha(z) = \gamma A(f)$．これから RF パルスのスペクトルの形状が選択方向 (z) のスライスの形状を決定することがわかります．

またスライスの位置は

$$z = \frac{f_1 - f_0}{\gamma \cdot G_z}$$

で与えられます．ここで f_1 は中心周波数からシフトした周波数です．したがって，たとえば傾斜磁場 5 mT/m の場合，アイソセンターから 100 mm の位置では，RF パルスの周波数のシフトは 20 kHz となります．

またスライス幅は

$$\text{スライス幅} = \frac{\text{送信バンド幅}}{\gamma \cdot G_z}$$

となります．たとえば，傾斜磁場 5 mT/m の場合，スライス幅 5 mm に対して，RF バンド幅は約 1 kHz 必要になり，RF 波の持続時間は 1 ms 程度となります．

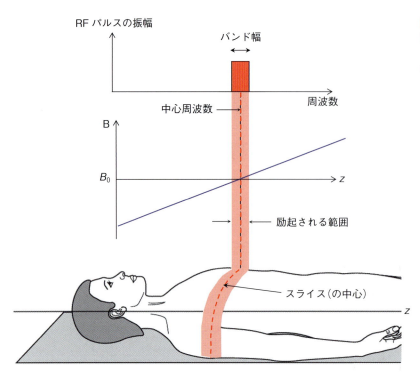

図 8.6 **選択励起** 特別に成型された RF パルスと傾斜磁場を同時に加えることにより，1 枚のスライスが選択的に励起される．

8.4.2 スライス方向

スライスの性質はすべて傾斜磁場，RF 波形によって決まります．したがって，CT のように患者さんの体位を変えたりするのではなくすべて電子的に操作します．ここではスライスの位置，方向，厚さの決め方を説明します．数学的な扱いについては「BOX：スライス選択の数学」を参照してください．

まず**スライスの位置**については，傾斜磁場はそのままにして単に RF パルスの中心周波数を変えれば移動できます．共鳴条件を満たす範囲が変化するので，位置も移動することになります．次に**スライス幅**は，RF パルスのバンド幅を変化させるか，あるいは傾斜磁場の大きさ（傾き）を変化させます．傾斜磁場の傾きを大きくするとスライスは薄くなります（図 8.7a）．また RF パルスの送信バンド幅でもスライス幅を変えることができますが，フーリエ変換の性質「小さいものは大きい」の原則を思い出してください（→8.3.4）．スライス幅を狭くすると，スライスを励起するために必要な RF パルスの持続時間は長くなります（図 8.7b）．

3 つ目の**スライス方向**は，物理的に傾斜磁場の軸を変えることで制御します．スライス方向は常に傾斜磁場と直交しています．これまでスライス選択傾斜磁場（G_{SS}）を z 軸方向にかけていましたから，この場合はスライス面は横断（軸位断）になります．スライス選択傾斜磁場を G_x とすれば矢状断，G_y とすれば冠状断が得られます（図 5.8）．斜位撮像，二重斜位撮像は，G_x，G_y，G_z を組み合せて撮像します（→BOX：斜位撮像）．

斜位撮像

斜位撮像は，2 つの直交する傾斜磁場を傾けたい角度の三角関数を掛けて組み合わせることにより実現できます．たとえば横断（軸位断）面を x 軸から角度 φ 傾ける場合は，

$$G_x = G_{SS}\cos\phi \quad G_y = G_{SS}\sin\phi$$

x 軸からの傾き φ，z 軸からの傾き θ の二重斜位断は，

$$G_x = G\sin\theta\cos\phi, \quad G_y = G\sin\theta\sin\phi, \quad G_z = G\cos\theta$$

8.4.3 マルチスライス法

一般に 1 枚のスライスを励起してエコーを収集するにはそれほど時間がかからず，コントラストを付

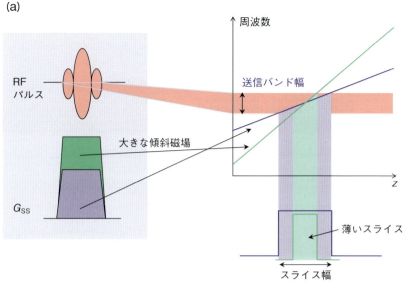

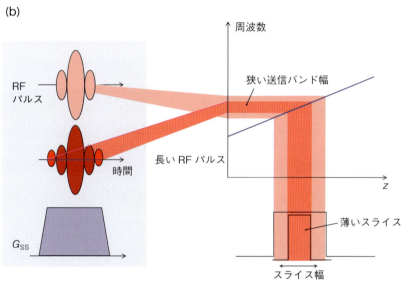

図 8.7 **スライス幅の変化** スライス幅は，(a) 傾斜磁場の傾き，(b) RF パルスの送信バンド幅によって変化する．傾斜磁場の傾きが大きいほど，RF パルスの持続時間が長いほど，スライス幅は薄くなる．G_{SS}：スライス選択傾斜磁場．

けるために必要とされる TR に比べるとずっと短いのが普通です．そこでこの TR の空き時間を使って，複数のスライスを撮像することができます（→5.7）．スライス選択傾斜磁場を加えながら，RF パルスの中心周波数を変えることによりスライスの位置を変化させることができます（図 8.8）．これが最も簡単な**マルチスライス法**です．インターリーブ法によるマルチスライス法を図 8.9 に示します．スライスの撮像順は任意に変えることができます．最も一般的なのは**インターリーブ法**で，たとえば 8 枚のマルチスライスを撮像する場合，1-3-5-7-2-4-6-8 の順序で撮像します（→5.7）．

8.4.4 リフェーズ

図 8.1 で，スライス選択傾斜磁場の後半に下向きの部分があることに気付いたと思います．これは，MR 信号を最大限に利用するために必要なものです．選択励起の際加わる傾斜磁場によってスピンはディフェーズしていくので，これを元に戻すリフェーズ（再収束）の役目を果たすのがこの下向きの部分です．通常，前半の傾斜磁場の中央部で RF パルスが加わるので，後半のリフェーズ用傾斜磁場モーメント（面積）は，前半の 1/2 となります．

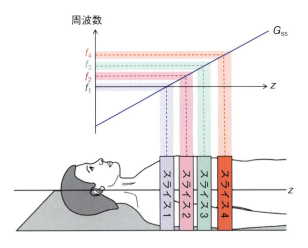

図 8.8 **マルチスライス法** RF パルスの中心周波数を変えることにより，異なる位置で複数のスライスを独立に撮像することができる．G_{SS}：スライス選択傾斜磁場．

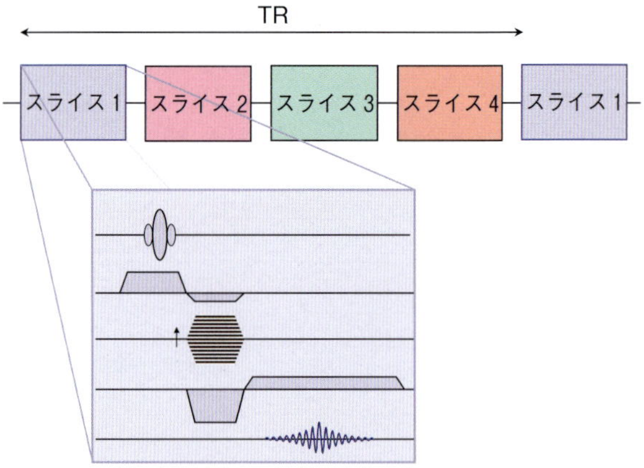

図 8.9 **マルチスライス法のパルス系列** TR 間隔ごとに，異なるスライス，同一ラインのデータを収集する．上段のそれぞれの枠（スライス）について，下段のパルス系列を，RF の中心周波数を変えながら繰り返す．

8.5 スライス面内の局在決定

MRI では傾斜磁場を使って 2 次元（あるいは 3 次元）のスペクトルを計測します．このスペクトルは k 空間とよぶもので，空間周波数のマトリックスとして得られます．ここではこのメカニズムを概念的に説明します．数学を知りたい方は，「**BOX：2D FT 法のエンコーディング**」を参照してください．

2D FT 法のエンコーディング

スライスの選択励起に続いて，次はスライス面内の局在を求めるために，**周波数エンコーディング**，**位相エンコーディング**を加えて，空間周波数をエンコードします．励起後に x 軸方向に加わる周波数エンコード傾斜磁場 G_{FE} が，被写体の小部分の信号強度 ∂s に及ぼす影響は，

$$\partial s(t) = \rho(x) \cdot \exp\left(\frac{-t}{T_2^*}\right) \cdot \exp(i\gamma \cdot x \cdot G_{FE} \cdot t) \cdot dx$$

ここで，$\rho(x)$ は位置 x のプロトン密度，i は $\sqrt{-1}$（→複素数については付録 A 参照）．この傾斜磁場は信号収集（サンプリング）の間ずっと加わっています．通常，この前にディフェーズ用傾斜磁場を加えて対称的なエコーが得られるようにしています．

信号収集の前に，y 軸方向に **位相エンコード傾斜磁場** G_{PE} が時間 τ だけ加わります．位相エンコード傾斜磁場，周波数エンコード傾斜磁場が加わった後の小部分の信号強度は

$$\partial s(t) = \rho(x,y) \cdot \exp\left(\frac{-t}{T_2^*}\right) \cdot \exp(i\gamma \cdot x \cdot G_{FE} \cdot t)$$
$$\cdot \exp(i\gamma \cdot y \cdot G_{PE} \cdot \tau) \cdot dxdy$$

となります．ひとことでいえば，

信号強度＝プロトン密度 × T2* 緩和
× G_{FE} による位相変化 × G_{PE}

と考えることができます．

MR 信号全体の強度は，これを x 方向，y 方向に積分したものになります．すべてのデータ収集が終わると，MR 信号は時間間隔 Δt で M 回，位相エンコード傾斜磁場を変化させながら N 回収集されます．このとき，位相エンコード方向の傾斜磁場の大きさは，

$$G_{PE}(n) = \Delta G \cdot n \quad ここで n = \left(-\frac{N}{2}\right) \sim \left(\frac{N}{2}-1\right)$$

ここで，k_{FE}，k_{PE} を次のように定義します．
$$k_{FE} = \gamma \cdot G_{FE} \cdot \Delta t \cdot m$$
$$k_{PE} = \gamma \cdot \Delta G \cdot n \cdot \tau$$

すると，すべての信号 S は 2 次元空間で，時間 t（あるいは見かけの時間 $n \cdot \tau$）に対して x，y について積分すれば，

$$S(m,n) = \iint \rho(x,y) \cdot \exp\left(\frac{-t}{T_2^*}\right) \cdot \exp(i2\pi \cdot x \cdot k_{FE})$$
$$\cdot \exp(i2\pi \cdot y \cdot k_{PE}) \cdot dxdy$$

となりますが，ここで（T2* の項を除けば），これは

プロトン密度 $\rho(x, y)$ の逆フーリエ変換ですから，
$$S(m, n) = \rho(k_{FE}, k_{PE})$$
となります．

したがって，エンコードされた信号の2次元フーリエ変換から，2次元空間のプロトン密度の分布が得られたことになります．別の見方としては，空間周波数がk空間上で小部分の信号強度 $S(m, n)$ によって与えられると考えることもできます．すなわち**位置** (x, y) と**空間周波数** (k_{FE}, k_{PE}) は，フーリエ変換ペアとなっています．

傾斜磁場によってエンコードされた MR 信号は，空間周波数のマトリックスとなっていることを見てきました．しかしこの式をみると，正確にそうはいえない部分があることがわかります．$T2^*$ を含む項です．この項が空間周波数のデータに影響し，解像度を低下させたり画像のボケの原因となったりします（→13.4）．

8.5.1 空間周波数の意味

空間周波数（spatial frequency）の考え方は，単に MRI 学習者を苦しめるための抽象的理論ではありません．実生活でも，脳は目で見たものを理解するために空間周波数を利用しています．空間周波数の概念は難しく思えるものかもしれませんが，実はごく自然なもので，これがなければ何も見えないことになります．

最も理解しやすいのは，X線装置の性能試験に使う**ラインペア**（line-pair）を考えることです．ラインペアは明暗の縞が1組となって，いろいろな間隔で並んでいる画像パターンです（図8.10）．いま1 cm にラインペアが5組ある状態を考えます．つまり1 cm の間に明暗の縞が5つある状態です．この明るさの変化の頻度が空間周波数です．MRI では，1 cm あたりのサイクル（cycle）を単位として表します．

フーリエ変換を考えるにあたっては，MRI に限らずどんな画像も周期的な正弦波の明るさの波に分解して考えます．すなわちさまざまな空間周波数に分解することになります．マトリックス数 256×256 の画像の場合，256×256 通りの異なる空間周波数があり，それぞれプラスあるいはマイナスの値をもちます．空間周波数がわかれば，そこから画像をつくることができます．MRI で傾斜磁場を使う目的は，MR 信号に空間周波数の情報をもたせるためともいえます．k空間の各データポイントは，それぞれが空間周波数のデータとなっています．

図 8.11 は，画像と空間周波数（k空間）の関係を示しています．空間周波数が高い部分を取り除いてしまうと，コントラストは明瞭ですが細部が不明瞭な画像になります．空間周波数が低い部分を取り除

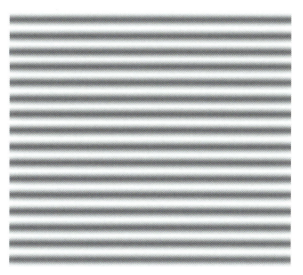
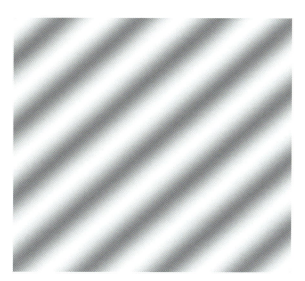

図 8.10　空間周波数　空間周波数（サイクル/cm）は，1 cm あたりのラインペア（明暗の縞）の数に相当する．左図は右図より空間周波数が高い．

Part I　入門（基礎）編

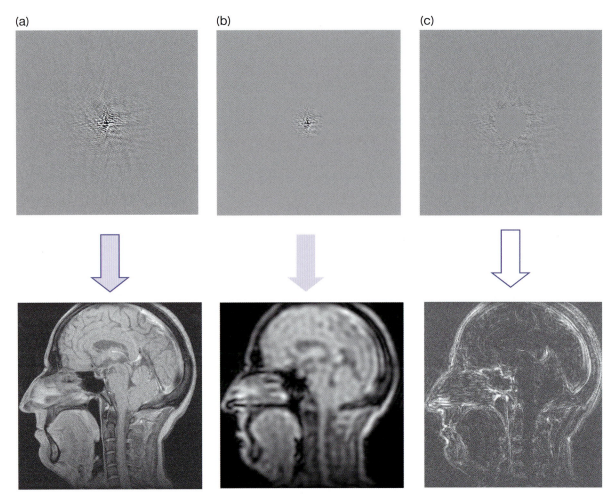

図 8.11　**画像と空間周波数 (k 空間) の対応**　上段：k 空間 (空間周波数分布)，下段：フーリエ変換後の再構成画像．(a) すべてのデータから画像を再構成した場合．(b) 空間周波数の低い部分 (k 空間の中心部) のデータだけから画像を再構成した場合．コントラストは良好だが細部が不明瞭．(c) 空間周波数の高い部分 (k 空間の周辺部) のデータだけから画像を再構成した場合．輪郭は明瞭だがコントラストに乏しい．

くと，輪郭は明瞭ですがコントラストに乏しい画像になります．大きな物体の空間周波数は低く，小さな物体の空間周波数は高いともいえます．

8.5.2　位相エンコード

　位相エンコード (phase encoding) は最も難しいといわれますが，概念的に理解しておくだけでも MRI 全体をよく理解できるようになります．以下，図 8.12 のように3つの異なる位置，3つの異なる時刻において，位相エンコード傾斜磁場が横磁化に及ぼす影響を考えてみます．

　すべてのスピンの位相が揃っている (同じ方向を向いている) 状態から始めます．時刻 A で y 軸方向に位相エンコード傾斜磁場 (G_{PE}) を加えると，スピンの回転は y 軸上の位置に応じて速くなったり遅くなったりします．この結果すでに 8.3.3 で見たようにスピンはディフェーズして次第に扇形に広がっていきます．時刻 B で傾斜磁場をオフにすると，すべてのスピンはまた元の速さで回転するようになりますが，ずれた位相はそのままの状態です．これが「位相エンコードされた」状態です．位置によって異なる位相は，別の傾斜磁場が加わるか，あるいは MR 信号が T2 緩和によって消失するまで維持されます．

　図 8.13 は，位相エンコード軸上のスピンが，3つの異なる強さの傾斜磁場によって位相エンコードさ

8章 空間エンコード

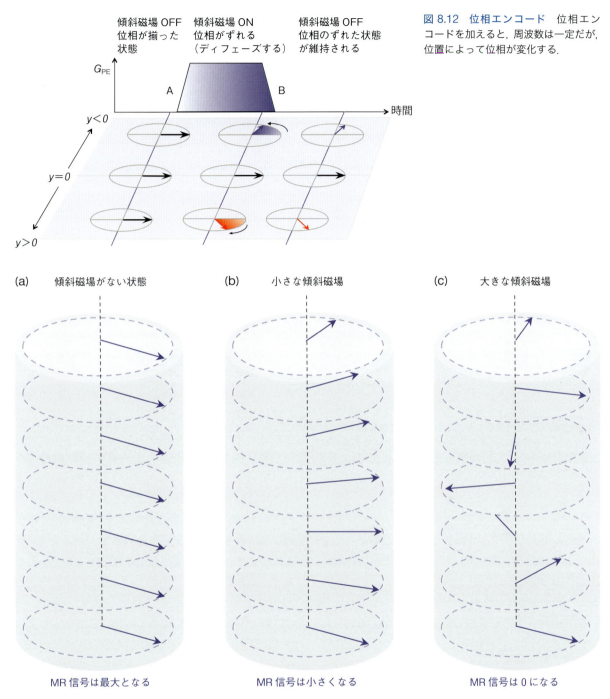

図 8.12 位相エンコード　位相エンコードを加えると，周波数は一定だが，位置によって位相が変化する．

図 8.13 傾斜磁場の強さと位相エンコードの関係　3つの異なる強さの傾斜磁場がスピンに及ぼす影響．得られるMR信号はそれぞれの円筒内のすべてのベクトルの和となる．(a) 傾斜磁場がない状態．スピンの位相はすべて揃っている．MR信号は最大となる．(b) 小さな傾斜磁場．スピンの位相が少しずれてMR信号は小さくなる．(c) 大きな傾斜磁場．スピンの位相が完全にばらばらになって相殺しあう結果，信号はゼロになる．

れる様子を示しています．傾斜磁場がない状態では，スピンの位相はすべて揃っており，この場合は最も大きなMR信号が得られます．傾斜磁場が強くなるにつれてスピンの位相変化は大きくなり，傾斜磁場が非常に大きくなるとすべてのスピンの位相が相殺しあってMR信号はゼロになります．

115

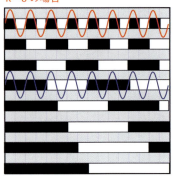

合計 = 0+1+0+1+0+1+0+1+0+1+0+1+0+1+0+1
　　　= 8

信号が積み重なる

合計 = 0+0+0+0+1-1+1-1+0+0+0+0+1-1+1-1
　　　= 0

信号が打ち消し合う

図8.14　位相エンコードによる空間周波数の選択　黒はプロトン密度が0の部分，白はプロトンがあるところ．k＝8のとき，空間周波数が8のパターン（赤）のみが信号を発生する．その他のパターン（青）は打ち消し合って信号を発生しない．

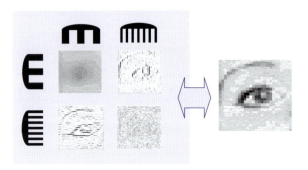

図8.15　2次元平面上で特定の空間周波数を見る「MRIの目」　2次元空間の空間周波数を得るには，図のような櫛（フィルター）ごしに被写体の空間周波数分布を見ると，櫛の歯の間の部分だけがみえる．2方向から見ることにより，2次元平面の空間周波数が得られる．

では，これでどのようにして空間周波数がわかるのでしょうか？　図8.13で，各円筒形の物体内にプロトンが均一に分布しており，ここに360°（2πラジアン）の範囲で位相が分布するような十分に強い傾斜磁場を加えるとします．このとき，それぞれの円筒について上下方向に一連のスピンのMR信号を足し合わせると，スピンはすべての方向をばらばらに向いていますからゼロになります．すなわちこの物体は，1サイクル/単位長さの空間周波数において情報をもたないことになります．

次に図8.14のようなラインペアが並んだ物体を考えます．それぞれプロトンを含むところ（白），まったく含まないところ（黒）が交互になっており，もちろんプロトンのある所だけが信号を発生します．k＝8のとき，すなわち空間周波数が8（サイクル/FOV）の場合，周波数エンコードの波形（赤波）が

ラインペアの白黒パターンとちょうど一致するのでそれぞれの位置で位相が揃い，これを足し合わせると大きな信号が得られます．しかし空間周波数がこれより小さい場合，周波数エンコードの波形（青波）がラインペアと一致しないので位相が揃わず，相殺しあって信号が小さくなります（この場合は0）．つまりこの例では，この特定の周波数エンコードの大きさ（k＝8）は，空間周波数8サイクル/FOVの物体だけに鋭敏であるといえます．図8.14のほかのラインはすべて足し合わせるとゼロになります．

一般に被写体（人体）は一定の幅の空間周波数をもっています．位相エンコードのそれぞれの大きさは，特定の空間周波数にだけ反応するテンプレートあるいは櫛（くし）と考えられます（図8.15）．技術的にはこれを**フィルター**といいます．画像全体を作るには，すべての空間周波数を検出する必要があります．そのためには，TRごとに位相エンコードの大きさを少しずつ変えて検出します．図8.1でG_{PE}がハシゴ状に書いてあるのは，これを表しています．傾斜磁場がない状態では対象のすべての部分から信号が得られ，この状態を指して空間周波数ゼロあるいはk＝0といいます．

したがってMRIの撮像では，励起を繰り返し，その都度位相エンコード傾斜磁場を少しずつ変化させて，すべての空間周波数についてデータを収集し終わるまでこれを繰り返します．それぞれの位相エンコードステップがフィルターあるいは櫛に相当します（図8.15）．すべてのデータを収集したら，これを**フーリエ変換**すると，**空間周波数がプロトンの分布（信号強度）**に変換されます．これがすなわちMR

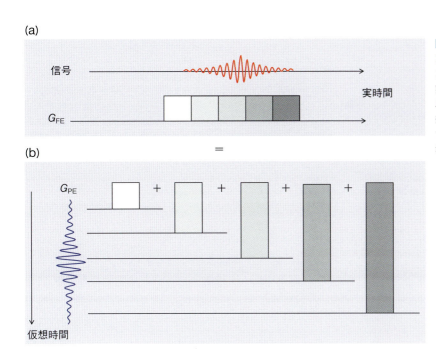

図 8.16 周波数エンコードと位相エンコードの等価性(1)　(a) 周波数エンコードは，傾斜磁場を加えた状態で実時間軸上でリアルタイムにデータを収集する．(b) 位相エンコードは，「仮想時間」軸上で段階的にデータを収集する．G_{FE}：周波数エンコード傾斜磁場，G_{PE}：位相エンコード傾斜磁場．

画像です．

8.5.3 周波数エンコード

上述のような位相エンコードの方法を，2次元平面のもう1つの軸にも同じように適用しても悪いことはありません．しかしすべての G_{PE} について，それぞれ G_{FE} をステップごとに変えて撮像する必要がありますから，非常に時間がかかります．実際，3D FT ではこのようなことを行っています．しかし，もっと簡単な方法があります．それが周波数エンコードです．

周波数エンコード (frequency encoding) を行うと，RF 励起後に発生する1つの MR 信号から，すべての空間周波数の情報を得ることができます．位相エンコードの場合は，k 空間のライン 1 本を埋めるのに（k_{PE} のそれぞれについて），1 回の励起が必要です．したがって位相方向マトリックス数が 256 なら 256 回の励起が必要となり，256×TR(ms) の時間がかかります．図 8.16 は，位相傾斜磁場を一定時間加えて位相変化を起こした後で信号強度を計測する過程を示しています．次のデータポイントは，位相傾斜磁場の大きさを変えてまた計測します．これを繰り返して，すべての位相傾斜磁場に対応する信号強度を計測していきます．

ここで，傾斜磁場を持続的に与えた状態で，その間に異なる時刻でデータポイントを計測することを考えます．それぞれのポイントで，スピンが経験する傾斜磁場モーメントは異なりますから，位相変化量はそれぞれ異なります．つまりそれぞれのデータポイントが異なる「位相エンコード」量をもち，異なる空間周波数に対応することになります．したがって，1回のRF励起中に変化しつつあるMR信号からすべての空間周波数をリアルタイムに収集することができます．これは，TRごとに「見かけの時間」軸に対して位相エンコードを行うことに相当し，このような見方をすれば**周波数エンコードと位相エンコードは等価**であるといえます（図 8.17）．この結果得られるローデータのマトリックスが k 空間です．

このように，周波数エンコードではすべてのデータを1回の励起で収集することができることがわかりました．では，励起を毎回繰り返す**位相エンコードがなぜ必要なのでしょうか？**　その答えは，周波数がスカラー量だからです．周波数エンコード傾斜磁場を，2方向同時に加えるとすると，特定の周波数の信号がどちらの方向にかけた傾斜磁場から発生

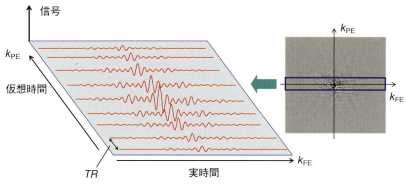

図 8.17 周波数エンコードと位相エンコードの等価性(2)　グレイスケール表示の k 空間(右図)の中央部を拡大して，垂直方向(z 方向)に信号強度をとった 3 次元グラフに表すと(左図)，周波数エンコード(x 方向)と位相エンコード(y 方向)は，y 方向で位相エンコードの各ラインが TR 間隔で隔たっていることを除けば等価であることがわかる．

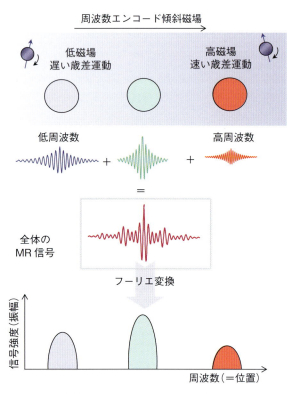

図 8.18 周波数エンコードのもう 1 つの考え方　周波数エンコード軸上では，場所に応じて周波数が異なる．MR 信号は異なる周波数の正弦波をすべて含んでいる．これをフーリエ変換すると，周波数別の MR 信号強度が得られ，周波数と位置は対応しているので空間的な局在がわかったことになる．

しているかがわかりません．位相エンコードと周波数エンコードを直交する 2 方向に加えることによって初めて，その信号がどちらから発生しているかがわかるのです．

　周波数エンコードを理解するもう一つのアプローチは，一般の教科書によく出ているように，G_{FE} が MR 信号の周波数に与える影響を考える方法です(図 8.18)．周波数エンコード傾斜磁場は MR 信号収集時に加わるので，MR 信号の周波数はその発生源の傾斜磁場中の位置によって変わります．MR 信号は単一周波数の正弦波ではなく，さまざまな周波数の正弦波が混在しています．つまり周波数エンコードされています．この周波数の内訳を知ることは簡単です．フーリエ変換すればよいのです．周波数軸上に MR 信号の強度が得られ，周波数は位置に対応しますから空間的な局在がわかったことになります．これを 1 方向にフーリエ変換すれば，被写体の 1 次元的な投影画像が得られます．

8.5.4 空間エンコード — 楽器との類似性

　MRI の平面内局在決定は，ギターのような複数の弦をもつ楽器になぞらえることができます．この楽器がもつすべての音(周波数)を出そうと思ったら，まず弦を 1 本はじきます．これは励起パルスに相当します．出てくる音が MR 信号です．弦を抑えた指をフレット上で滑らせると，弦が短くなって音(周波数)が変化します．これは周波数エンコード傾斜磁場に相当します．

　しかし他の弦もありますから，これを鳴らすにはまたはじく必要があります．これが次の励起パルスです．また指を滑らして音を変えます．この動作を弦ごとに繰り返します．これが位相エンコードに相当します[訳注 3]．

[訳注 3]　この例えは面白いが適切とは言いがたい．

虚部
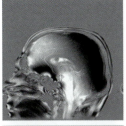

実部
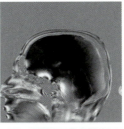

図 8.19 **複素数画像** k 空間のデータを 2 次元フーリエ変換した結果．通常は実部データ，虚部データから振幅画像を計算して利用する．位相画像も使うことがある．

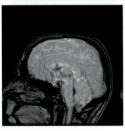
振幅画像

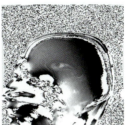
位相画像

$M = (R^2 + I^2)^{1/2}$
$\phi = \tan^{-1}(I/R)$

8.5.5 2D FT による画像再構成

画像を再構成するには，ローデータ（＝k 空間）を 2D FT（2 次元フーリエ変換）します．通常はこれを振幅画像（マグニチュード画像）として表示します．2D FT の結果は，実際には実部と虚部からなる**複素数データ**で（→付録），これから**振幅画像**と**位相画像**を計算することもできます（図 8.19）．通常は振幅画像を利用します．これはすべて正の値からなり，B_0 の不均一の影響をあまり受けません．位相画像も必要に応じて利用することがあります．

検査によっては，正の値，負の値のデータが必要な場合もあります．このような画像は背景が中間調の灰色になります．たとえば反転回復法ではこのような画像を使うことがあります（→12.4.1）．

8.5.6 分解能と FOV

2D FT 法におる MRI では，SN 比が十分である限り分解能は通常，ピクセルの大きさで決まります．たとえばピクセルが 1×1 mm なら，1 mm のものを識別できます．**FOV を一定として分解能を向上させる**（＝ピクセルを小さくする）には，次の 3 つの方法があります．1）傾斜磁場の傾きを大きくする，2）マトリックス数を大きくする，3）データ収集時間を長くする（周波数エンコード方向の分解能のみ）．実際には，傾斜磁場の上限や SN 比の問題があるため，ピクセルをやたらに小さくすることはできません．

マトリックス数を一定として FOV を小さくする（＝画像を拡大する）には，次の 2 つの方法があります．1）傾斜磁場の傾きを大きくする，2）データ収集時間を長くする（周波数エンコード方向の分解能のみ）．

> **分解能と FOV の数学**
>
> 最大分解能はピクセルサイズによって決まります．
>
> $$\Delta x = \frac{1}{\gamma \cdot G_{FE} \cdot M \cdot \Delta t} \qquad \Delta y = \frac{1}{\gamma \cdot \Delta G \cdot N \cdot \tau}$$
>
> 画像の大きさ（＝FOV）は，空間分解能の最小単位の逆数となります．
>
> $$FOV_{FE} = \frac{1}{\gamma \cdot G_{FE} \cdot \Delta t} \qquad FOV_{PE} = \frac{1}{\gamma \cdot \Delta G_0 \cdot \tau}$$
>
> フーリエ変換の特徴，「小さいものは大きい」はここでも当てはまります．ピクセルの大きさは，傾斜磁場の最大値で決まります．FOV は，位相エンコードステップ数で決まります．

8.6 フーリエ変換と k 空間

フーリエ変換は，k 空間の性質と密接に関係し，分解能，FOV を決定し，ある種のアーチファクトの

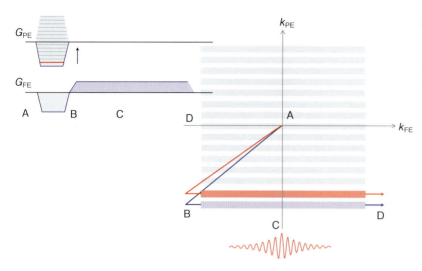

図 8.20 **k 空間上の軌跡** グラジエントエコー法の場合．励起 RF パルスの直後，傾斜磁場が加わる前の時点では，軌跡は k 空間の中心点にあり，周波数エンコード傾斜磁場 G_FE，位相エンコード傾斜磁場 G_PE が加わるとそれに応じて移動していく(本文参照)．

原因ともなります．

8.6.1 k 空間上の軌跡

k 空間はエンコードされた MR 信号を格納したデータの並びです(図 8.17)．パルス系列で傾斜磁場を加えることは，k 空間の上に**軌跡**(trajectory)を描くことに相当します(図 8.20)．時刻 A で，周波数エンコード傾斜磁場 G_FE，位相エンコード傾斜磁場 G_PE が加わる前は，軌跡は k 空間の中心点にあります(すべての MR 信号が合計された点です)．G_FE のディフェーズ部分と G_PE の最も大きな負の値の組み合わせによって，軌跡は時刻 B に左下に移動します．G_FE の読み出し部分によって，軌跡は k_FE 上を左から右へ移動します．時刻 C に k_PE を横切る時点でグラジエントエコーのピークが得られます．次の励起では，この間に MR 信号がすべて減衰していればまた軌跡は中心点から始まります．このときは G_PE が下から 2 番目の位置に動きますが，それ以外はまた同じように移動します．スキャン終了時には，それぞれ異なる k_PE について N_PE 個のグラジエントエコーを収集し，すべての空間周波数のデータが得られたことになります．

ピクセルの大きさは，k 空間の軸の長さで決まります．FOV は k_PE のラインの間隔，k_FE 上のデータポイントの間隔でそれぞれ決まります(図 8.21)．すでに見たように，k 空間の中心点にはすべてのコントラストのデータがあり，周辺部は輪郭のデータ

を含んでいます(図 8.11)．

---

k 空間の数学

$f(x, y)$ で表される平面上の物体の空間周波数 (k_x, k_y) は，次のように表されます．

$$F(k_x, k_y) = \iint f(x,y) \cdot \exp(i2\pi \cdot (x \cdot k_x + y \cdot k_y)) \cdot dxdy$$

これを使って，$f(x, y)$ を表すと

$$f(x,y) = \iint F(k_x, k_y) \cdot \exp(-i2\pi \cdot (x \cdot k_x + y \cdot k_y)) \cdot dk_x dk_y$$

ここで，f と F はフーリエ変換ペアです．x, k_x の関係は相反的で，x が小さい(=構造が小さい)と k_x は大きくなります．フーリエ変換の原則「小さいものは大きい」を思い出してください．したがって，空間周波数の最大値が検出しうる構造の最小サイズ(ピクセルサイズ)を表します．

$$\Delta x = \frac{1}{N\Delta k} = \frac{1}{FOV_k}$$

同様に表示できる最大の構造(=FOV)は

$$FOV_x = \frac{1}{\Delta k_x}$$

たとえば，位相エンコード傾斜磁場の最大値が 8.6 mT/m で，これを 0.7 ms 加え，位相エンコードステップが 256 だとすると，

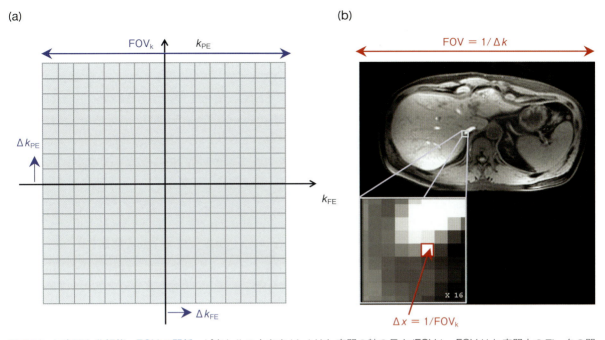

図 8.21 k 空間と分解能，FOV の関係　ピクセルの大きさ (Δx) は k 空間の軸の長さ (FOV_k)，FOV は k 空間上のデータの間隔 (Δk) で決まる．

$$\Delta k = \frac{8.6}{128} \times 0.7 \times 42.57 = 2 \text{ m}^{-1}$$

となります．ここで G_{PE} は $-N/2$ から $N/2$ まで変化させ，FOV は 0.5 m となります（単位に傾斜磁場の単位を T/m, ms, γ を MHz/T とする場合，k の単位は 1/m になります）．同様に，

$$FOV_k = 2 \times 8.6 \times 0.7 \times 42.57 = 512 \text{ m}^{-1}$$

ピクセルサイズを mm で表すと

$$\Delta y = \frac{1000}{512} = 1.95 \text{ mm}$$

周波数エンコード傾斜磁場が 5.87 mT/m，データ収集時間が 2,048 ms とすると，

$$FOV_k = 42.57 \times 5.87 \times 2.048 = 512 \text{ m}^{-1}$$

ピクセルサイズは同じ Δx=1.95 mm になります．サンプルデータ数が 256 ならば（サンプリング時間 8 μs），Δk=2/m となり，FOV_{FE} もまた同じ 0.5 m となります．

　MRI の画像再構成は，k 空間のデータのサンプリングと考えることができます．したがって，空間周波数に対してサンプリングの原則であるナイキスト定理（→5.2）が満たされないとアーチファクトが発生します（→8.6.2）．

　任意の傾斜磁場についての一般形は，

$$k = \gamma \cdot \int_0^t G(t) dt$$

と書くことができ，これが k 空間の軌跡を表すことになります．

8.6.2 アーチファクト

　フーリエ変換による画像再構成には特有のアーチファクトがあります．すなわち位相方向折り返しアーチファクト，Gibbs アーチファクトです．**折り返しアーチファクト**（→7.4.3）は，位相エンコード方向の FOV をはみ出した被写体が，元の画像に折り返して重なるものです．フーリエ変換の言葉でいえば，これはサンプリング間隔 Δk の不足，ということになります．位相エンコードはすでに述べましたが（→8.5.2），FOV に対して傾斜磁場が物理的に大きいと，図 8.13 の各円筒内の磁化ベクトルの角度の変化が大きくなり，これがナイキストの条件を超えてしまうと，角度を正しく解釈できなくなります．

Part I 入門(基礎)編

これを解決するには，位相エンコード方向のオーバーサンプリングが有効です(→7.4.3)．周波数エンコード方向の折り返しは通常問題になりません．これは FOV 外の信号は電子的にフィルターで除去できるからです．

フーリエ変換の弱点

フーリエ変換による画像エンコード，画像再構成の弱点は，ゴーストや折り返しが元の画像に重なる**変調アーチファクト** (modulation artifact) です．MR 信号の周波数変調 (FM)，振幅変調 (AM) は，いずれもゴーストの原因となります．

1 次元の信号 $s_0(t)$ にフーリエ変換を行って画像 $i_0(\omega)$ を得ることを考えます．

$$i_0(\omega) = \mathrm{FT}\{s_0(t)\}$$

この信号 s_0 に次のような振幅変調 (AM) を加えるとします．

$$s = s_0(1 - m \cdot \cos \omega_m t)$$

ここで m，ω_m はそれぞれ変調波の振幅，周波数です．ここでフーリエの変調理論を使うと周波数 ω に対する結果を予測することができます．

$$i(\omega) = i_0(\omega) + \frac{m}{2} i_0(\omega - \omega_m) + \frac{m}{2} i_0(\omega + \omega_m)$$

エンコードすると，周波数 (あるいは仮想周波数) と位置は等価となりますから，得られる画像は

$$i(y) = i_0(y) + \frac{m}{2} i_0(y - \Delta y) + \frac{m}{2} i_0(y + \Delta y)$$

となります．これは本来の画像 i_0 に，位置がずれた 2 つの強度 $m/2$ の画像が重なったものであることがわかります．変調周波数を k 空間の項で表せば，

$$\Delta y = \frac{1}{p\Delta k}$$

$$\Delta y = \frac{FOV_{\mathrm{PE}}}{p}$$

ここで p は位相エンコードラインの数で表した変調の周期です．実時間で示せば

$$\Delta y = \frac{FOV_{\mathrm{PE}} \cdot TR}{T_m}$$

ここで T_m は周期の実時間です ($= p \cdot TR$)．平均加算を行うと，位相エンコード時間に対して変調の周期が変化します．$TR = T_m/n$ とすると，n 個のゴー

ストが FOV/n の間隔で現れます．

Gibbs アーチファクト (→7.4.4) は，画像のシャープな輪郭に沿って発生する帯状のアーチファクト (リンギング) です．k 空間の言葉でいえば**打ち切りアーチファクト** (truncation artifact)，つまり詳細を表現するための k 値が不足している状態です．フーリエ変換の基本として，シャープな輪郭，すなわち高空間周波数は，すべての周波数成分を含んでおり，理論的には k 空間上に無限に広がっています．しかし実際には k 空間を無限にとることは不可能なので，k 空間を有限で打ち切ることによってアーチファクトが発生します．フーリエ変換する前にこれに滑らかなフィルター関数をかけるとアーチファクトは低減しますが，空間分解能は低下します．最もよいアーチファクト対策は，k 空間上のデータ数を増やすこと，つまり位相エンコードマトリックス数を大きくすることです．

ゴースト (ghosting) (→7.2) はこれとは違って，信号変調が原因です．つまり，MR 信号を k 空間のライン (k_{PE}) に沿って収集している最中に，体動やシステムの問題によって信号の強度や時間に修飾が加わることです．ゴーストの距離は，変調の周期に反比例します．最も速い変調は，隣り合うラインのサンプル間隔，すなわち周期 $\Delta k/2$ の変調で，ゴーストの距離 (ずれ) FOV の 1/2 となります．周期が TR 数個分のもっと遅い変調の場合は，ゴーストの距離はこれより短くなります．ゴーストの強さ (輝度) は，変調の大きさ (振幅) によって決まります．

8.7 高速化

k 空間上でデータ収集を高速化する方法は，すでに 6 章でも触れたように 3 つあります．1) ハーフフーリエ法，2) ゼロフィル法，3) 長方形 FOV です．もう一つの方法として 4) 部分エコー法があります (図 8.22)．部分エコー法はハーフフーリエ法と同じものですが，周波数エンコード方向に適用する点が異なります (→**BOX**：実部と虚部)．

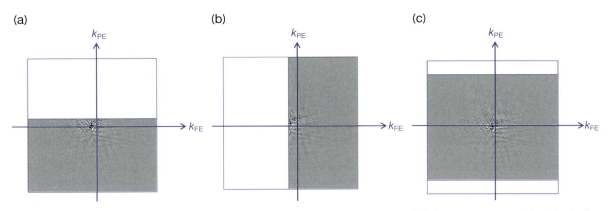

図 8.22 フーリエ変換による高速化の工夫 (a) ハーフフーリエ法，(b) 部分エコー法(位相エンコードライン数は減らさずに TR，TE を短縮)，(c) ゼロフィル法．

8.7.1 ハーフフーリエ法

最も大幅に高速化する方法は，**ハーフフーリエ法**，**ハーフスキャン**，**ハーフ NEX** などの名称でよばれるもので，位相エンコードステップの半分よりやや多いデータを収集し，残りは収集しないで済ます方法です．k 空間でいえば，上半分あるいは下半分を収集し(図 8.22a)，残りは複素共役という数学を使って推定します．これは実関数のフーリエ変換の特徴で，スキャン時間が 1/2 になり，分解能には影響しませんが，SN 比が約 30% 低下します．

8.7.2 ゼロフィル法

2 番目の方法は**ゼロフィル法**(zero-filling)です．これは位相エンコードラインの中心から離れた部分のデータを収集せずに，ゼロを充塡します(図 8.22c)．スキャン時間は，実際にデータ収集するラインの割合によります．位相エンコード方向の分解能が低下しますが，SN 比はやや改善します．

> **実部と虚部**
>
> 実関数をフーリエ変換すると，**共役対称**(conjugate symmetry)が得られます．理想的な静磁場では，MR 信号は実関数で，すなわち
>
> $$S(k_{FE}, k_{PE}) = S^*(-k_{FE}, -k_{PE})$$
>
> ここで S^* は S の複素共役関数です(→付録 A. 4)．k 空間のデータは，原点に対して 180°回転対称の関係にあり，右上のデータは左下のデータに等しくなります．したがって，k 空間のデータの半分があれば，残りの半分はこれをコピーして 180°回転すれば埋めることができます．ハーフフーリエ法では，この性質を利用して残り半分を埋めます．しかしながら，静磁場は決して理想的な状態ではないので，半分よりやや多目にデータを収集し，位相補正を加えて残りの部分を推定します．共役対称のもう一つの応用方法は，**部分エコー法**(fractional echo, partial echo)です．これは周波数エンコードについて，k_{FE} の 60% のみ実際にデータを収集し，残りの 40% は推定する方法です(図 8.22b)．この場合も，静磁場の不完全さに配慮してちょうど 50% ではなく少し多目にデータを収集します．このような部分エコー法は高速撮像法で，TR，TE の短縮に使われます．

k 空間シャッター法(k-space shutter)はこれに似ていますが，k 空間の 4 方向を切り取る方法で，周波数エンコード方向，位相エンコード方向ともに分解能が低下します．2D 法ではスキャン時間の低減につながりませんが，3D 法では有用です．

8.7.3 長方形 FOV

3 番目の方法は**長方形 FOV**(rectangular FOV)です．これまでは FOV は縦横同サイズ，256×256 の正方形を前提としてきました．解剖学的な構造は，しばしば縦横のサイズが異なりますから，これにあわせて位相エンコード FOV，位相エンコードマト

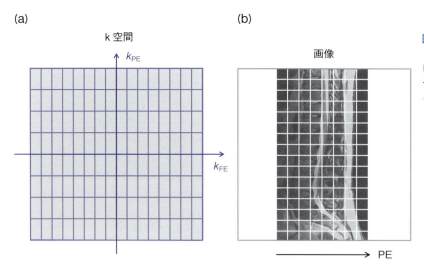

図 8.23 長方形 FOV (a) k 空間，(b) 脊椎矢状断．k_{max} は一定なのでピクセルサイズは変化しない．k_{PE} のライン間隔が広くなり，FOV_{PE} が小さくなる．

リックスを小さくすることができます．膝関節や脊椎の矢状断像，冠状断像はそのよい例で，位相エンコード方向，周波数エンコード方向のマトリックスを異なる大きさにすることにより効率よく撮像できます．スキャン時間の節約ならびに位相方向折り返しアーチファクトを避けるために，2 辺のうち短い方を位相エンコード方向とします．たとえば脊椎矢状断では前後方向，頭部横断（軸位断）では左右方向を位相エンコード方向とします．

k 空間上では，長方形 FOV は位相エンコード軸の**ラインの間隔を広くする**ことに相当します（図 8.23）．k_{max} には変化がありませんから，FOV だけが変化します．スキャン時間は最大 50% 節約でき，分解能は変化せず，SN 比がやや低下します．

ゼロフィル法は本当によいのか？

ゼロフィル法は，MRI では非常によく使う方法です．コンピューターは 2^n 個のデータが扱いやすいので，データ数が左右非対称（$N_{PE} \neq N_{FE}$）の場合はフーリエ変換する前にゼロを埋める必要があります．ゼロは，空間周波数が高いデータに対応する k 空間の周辺部に埋められます．これは画像上ではピクセルを補間することに相当します．しかしゼロは信号情報をもたないので，本当のデータではありません．

ゼロフィル法は，**見かけの分解能向上**に使うこともできます．k 空間の辺縁部は高空間周波数の情報をもつので，ここにゼロを埋めることは，ピクセルサイズを人工的に小さくすることになるからです．GE ヘルスケアには "zip512" あるいは "zip1024"，シーメンスでは "interpolate" というオプションがあり，フィリップスの場合はスキャンマトリックスとは独立に再構成マトリックスを指定できるようになっています．

人工的に埋めたゼロは信号をもちませんが，雑音もありませんから，SN 比には影響しません．最終的な分解能は変化しませんが，表示されるピクセルは小さくなっています．位相エンコードマトリックス数を減らす場合と同じく，ゼロフィル法も最大半分までとするべきです．

8.8 3D FT 法

2D マルチスライス法よりも **3D 法**を使用する方が有利な場合があります．その原理は単純に，もう 1 方向に位相エンコードを追加して，その位相エンコードステップのそれぞれに対して，これまで説明したような 2D 法の撮像法を繰り返すことです．したがって，マトリックス数が $L \times M \times N$ の場合，$L \times M$ 回の MR 信号を収集することになり，

　　スキャン時間 = NSA × TR × N_{PE} × スライス数

となります．NSA は平均加算回数，N_{PE} は平面内の位相エンコードマトリックス数です．

実際には**マルチスラブ法**もよく用いられます．これは 1 つあるいは複数のスラブを選択励起して，さ

8章 空間エンコード

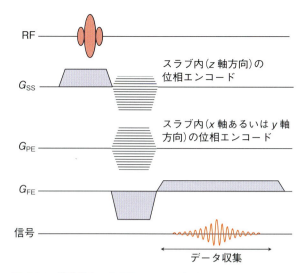

図 8.24 基本的な 3D FT のパルス系列

らにスラブ内をリフェーズパルスを用いてスライス方向に位相エンコードする方法です(図 8.24)．マルチスラブ 3D FT 法では，スラブ(厚いスライス)を複数インターリーブして励起し，さらにスラブ内をスライスエンコードして複数の 3D ブロックを 1 回のスキャンで収集します．これは全脊椎の高分解能横断(軸位断)を撮像する場合によく使われる方法です．

本章で解説したことについては，さらに以下の章も参照してください．

- アーチファクト(7 章)
- SN 比と分解能の最適化(6 章)
- いろいろなパルス系列(12 章，13 章)

参考文献

Bracewell RN (1999) The Fourier Transform and its Applications, 3rd edn. London: McGraw-Hill.

Brown RW, Cheng YCN, Haacke EM, Thompson MR and Venkatesan R (2014) Magnetic Resonance Imaging: Physical Principles and Sequence Design, 2nd edn. Hoboken, NJ: John Wiley & Sons, chapters 9, 10 and 11.

Edelstein WA, Hutchison JMS, Johnson G and Redpath T (1980) 'Spin warp NMR imaging and applications to human whole-body imaging'. Phys Med Biol 25: 751–756.

Elster AD and Burdette JH (2001) Questions and Answers in Magnetic Resonance Imaging, 2nd edn. London: Mosby-Yearbook, chapter 4. www.mriquestions.com

Kumar A, Welti D and Ernst RR (1975) 'NMR Fourier zeugmatography'. J Magn Reson 18: 69–83.

Mansfield P and Maudsley AA (1977) 'Medical imaging by NMR'. Br J Radiol 50: 188–194.

Twieg DB (1983) 'The k-trajectory formulation of the NMR imaging process with applications in analysis and synthesis of imaging methods'. Med Phys 10: 610–623.

9章 共鳴現象と緩和現象

Getting in Tune: Resonance and Relaxation

9.1 はじめに

MRIは3種類の磁場を使用します．スキャナの主磁場である**静磁場 (B_0)** (static field)，空間局在の決定に使用する**傾斜磁場** (gradients)，RFパルスとして使う**回転磁場 (B_1)** (oscillating magnetic field)です．体内にはこれと相互作用するもの，すなわちプロトンがあります．これまでは，画像を理解することを優先する方が容易かつ実際的と考えて，あえてこの問題には触れずにきました．しかし，そろそろMRIに必須の存在であるプロトンについて考える時期がきました．量子力学に関する多少面倒な概念も勉強する必要があります．さらにT1，T2といった緩和メカニズムについても詳しく勉強します．

この章では以下のことを勉強します．

- 水素原子核 (プロトン) は磁気モーメントをもち，スキャナの静磁場と相互作用する．
- 個々のプロトンのふるまいは量子力学によって説明されるが，原子核をまとめて考えるときは古典力学で記述できる．
- 巨視的なプロトンの励起，緩和はBloch方程式で表示できる．
- スピン–スピン相互作用，スピン–格子相互作用は双極子の相互作用であり，緩和現象は組織内の分子運動に関係する．
- 結合水と自由水の間には磁化移動がある．
- 造影剤によって組織の緩和時間を変化させ，信号強度を増強できる．

9.2 原子核の回転運動

原子の構造は，陽子と中性子からなる原子核が中心部にあり，その回りを電子が回転している，と学校で教わったと思います．ご承知の通り，MRIはNMR，すなわち核磁気共鳴法の応用ですから，核，すなわち原子核に着目します．ここで扱うのは特に水素の原子核です．水素は体内に豊富にある水だけでなく，その他の分子にもたくさん含まれているからです．水素の原子核は，正の電荷をもつ1個の**プロトン (陽子)** からなります．学校ではここまで教わらなかったかもしれませんが，陽子，中性子など基本的な粒子はすべて自転しています．したがって，水素原子核では，正の電荷が自転しています．電磁気学の法則では，電荷が動くとその周囲に磁場を発生します．したがって，プロトンの周囲には微小な磁場が存在します．これを**磁気モーメント**とよびます．

9.2.1 NMR現象の古典力学的な説明

プロトンを強力な静磁場 (外部磁場) の中に置くと，回転力 (トルク) が発生します．これはプロトンの向きを，静磁場の方向に一致させる方向に働きます．ちょうど方向磁石の針が北を向くのと同じように理解できます．しかし，プロトンの場合は量子力学の法則を考える必要があります．量子力学は物理学の一分野で，基本的な粒子の行動を，粒子と波の二面性をもつものとして捉えます．これに対して古典力学では大きな (巨視的な) ものを小さな粒子の集合体として，量子力学的な性質が平均化されたものとして扱います．プロトンがなぜ外部の磁場の方向を向くかという点については，多少の量子力学が必要ですが，幸いなことに古典力学でもほとんどのことを説明できる，ということをここでは見ていきます．

プロトンの方向は，静磁場に完全に一致するわけではなく，常にトルクを受けて磁場の方向を中心とする**歳差運動** (precession) を行ってます．これは自転しているコマを少し傾けると，重力のためにゆっくり回るのと同じ原理です．見たことがなければ，おもちゃ屋さんでジャイロスコープを買って回してみて下さい．MRの専門家はみなジャイロスコープ

を持っているものです．

プロトンの歳差運動周波数は静磁場の強さに比例し，**ラーモアの式**(Larmor equation)で表されます．

$$\omega_0 = \gamma B_0$$

ここでγは**磁気回転比**(gyromagnetic ratio)とよばれる定数で，2.7×10^8 ラジアン/秒/T です．ωは角周波数を表すベクトルですが，一般的にはスカラーの周波数fを使います．この場合は 42.57 MHz/T となります．本章ではすべて角周波数を使いますが，$\gamma = 42.57$ MHz/T を使えば常にωをfに換算できます〔→BOX：γとγ（8章）〕．静磁場のプロトンは，すべて同じラーモア周波数で歳差運動しています．これを共鳴状態といいます．このように MRI ではまず2つの重要なポイントがあります．すなわち，被写体を小さな磁石（プロトン）の集まりとして扱うこと，そしてこれを共鳴状態に置くことです．

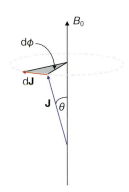

図 9.1 磁気モーメントの歳差運動　磁気モーメント **μ**($=\gamma$**J**)が静磁場 B_0 の回りを回転する．

$$\therefore \ \omega_0 = \gamma \mathbf{B}_0$$

マイナスがついているのは，ω_0の回転がz軸まわりに時計方向であることを示すものですが，最後の式では省略しています．このように，磁気モーメントはB_0の周囲に角周波数ω_0あるいはスカラー周波数f_0で回転します（$\gamma = 42.57$ MHz/T）．

9.2.2 NMR 現象の量子力学的な説明

ここで量子力学を少しやります．プロトン（スピン）は，静磁場がある状態で「量子化」されており，2つの方向のいずれか1つしかとることができません．ひとつは静磁場と同じ向きで**平行**(parallel)あるいは**上向きスピン**(spin-up)，もう一つは静磁場と反対向きで**反平行**(anti-parallel)あるいは**下向きスピン**(spin-down)といわれる状態です（図 9.2）．いずれの場合も磁気モーメントは静磁場と一定の角度をもっていますから，そのベクトルの先端は静磁場の方向を軸として円を描いて回転しています（図 9.3）．

プロトンの向きはどのように決まるのでしょうか？　これはエネルギーの大きさによって決まります．プロトンが反平行の位置になるには，多少余分なエネルギーが必要です．いずれも安定である点では変わりないのでそれぞれの位置に落ち着いているのですが，電磁波の形でエネルギーを受け取ったり放出したりすることにより，2つの状態間を往き来します．2つの状態のエネルギー差は，静磁場の大きさに比例することがわかっており，量子力学によってその大きさを正確に知ることができ，これに

ラーモア周波数の導出（古典力学の場合）

ここでは，方向が重要なのでベクトル表記を使います．太字はベクトルを表します．

磁気モーメント **μ** は，プロトンの角運動量 **J** に比例します．すなわちγを磁気回転比とするとき

$$\boldsymbol{\mu} = \gamma \mathbf{J}$$

この磁気モーメントを磁場 **B** の中に置くと，トルクが発生して磁場の方向を軸とする歳差運動が発生しますが，その角運動量は時間に依存して変化し，

$$\left|\frac{d\mathbf{J}}{dt}\right| = |\boldsymbol{\mu} \times \mathbf{B}| = |\gamma \mathbf{J} \times \mathbf{B}| = \gamma J B \sin\theta$$

ここでθは磁気モーメントと静磁場がなす角です．図 9.1 に示す幾何学的関係から

$$d\mathbf{J} = J \sin\theta \, d\phi$$

この2つを組み合わせると，歳差運動周波数は次のように得られます．

$$\omega = -\frac{d\phi}{dt} = -\frac{d\phi}{d\mathbf{J}} \cdot \frac{d\mathbf{J}}{dt} = \frac{1}{J\sin\theta} \cdot -\gamma J B \sin\theta$$

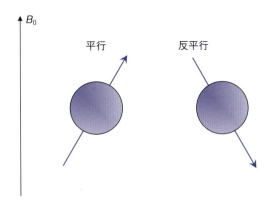

図9.2 静磁場中のプロトンがとる2つの方向

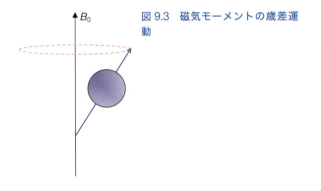

図9.3 磁気モーメントの歳差運動

相当する電磁波の周波数もわかります。周波数は、古典力学で見た通り、ラーモア周波数です。

$$\omega_0 = \gamma B_0$$

静磁場中のプロトンの歳差運動周波数が、2つの状態間を遷移するためのエネルギーに等しいことから、古典力学と量子力学の橋渡しをすることができます。

人体の75%は水なので、体内には無数のプロトンが存在します。個々のプロトンは量子力学の法則に従いますが、全体の平均的なふるまいは古典力学で扱うことができます。すなわちプロトンの2つの状態は統計学的な分布に従っており、低エネルギー状態の方がわずかに多いこと、すなわち平行状態のプロトンが反平行状態のプロトンより多いことがわかっています。両者の比は静磁場強度に比例し、温度とは逆相関の関係にあります。静磁場強度1.5T、体温37℃とすると、その比は1.000004で、100万個の反平行プロトンに対して、100万4個の平行プロトンが存在する勘定になります。

ラーモア周波数の導出 (量子力学の場合)

量子化された**スピン角運動量 J** によってプロトンの磁気モーメント **μ** を表すと、

$$\boldsymbol{\mu} = \gamma \mathbf{J} = \gamma \hbar I$$

ここで I (アイ) は**スピン量子数**で、プロトンについては 1/2 と決まっています。$\hbar = h$ (プランク定数)$/2\pi$、γ は磁気回転比です [訳注1]。スピン角運動量が取りうる値は $2I+1$ 通りで、$I, I-1, \cdots 0, \cdots, -(I-1), -I$ ですが、プロトンの場合 $I=1/2$ なので、$-1/2$ と $+1/2$ の 2 つだけになります [訳注2]。静磁場を **B** に置かれたそれぞれのプロトンのエネルギー ε は、

$$\varepsilon = \boldsymbol{\mu} \cdot \mathbf{B} = \gamma \hbar I \cdot B$$

で与えられます。したがって2つの状態のエネルギー差は

$$\Delta \varepsilon = (\tfrac{1}{2} - -\tfrac{1}{2})\gamma \hbar B = \gamma \hbar B$$

です。ドブロイの法則により、エネルギーと周波数の関係は

$$\Delta \varepsilon = \hbar \omega$$

この2つの式から、歳差運動周波数は

$$\hbar \omega_0 = \gamma \hbar B_0$$
$$\omega_0 = \gamma B_0$$

であることが導かれます。

平衡状態ではすべてのプロトンの位相はばらばらで、磁気モーメントを示す矢印の先端は円周上にランダムに分布しています (図9.4)。プロトンは非常にたくさんあるので、個々の矢印によって同じ周波数で回転している一群のプロトンをまとめて表すと便利です。これをプロトンの**アイソクロマート** (isochromat) といいますが、以下では**スピン** (spin) とよびます。無用な区別のように思えるかもしれません

[訳注1] 磁気モーメントとスピン角運動量は同じ向きで、大きさの比は γ (磁気角運動量比)。これは本文中の以下の式から結局は磁気回転比と等しいことがわかる。

[訳注2] スピン角運動量 **J** はスピン量子数によって決まり、その関係は $|\mathbf{J}| = \sqrt{I(I+1)}\,\hbar$、静磁場方向成分 J_z に対して $J_z = \pm \hbar I$ となる。プロトン ($I=1/2$) の場合はそれぞれ $(\sqrt{3}/2)\hbar$、$\pm \hbar/2$。

9章 共鳴現象と緩和現象

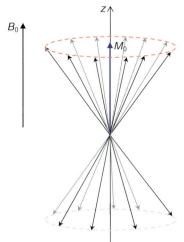

図9.4 正味の磁化 M_0　無数のプロトン（スピン）の磁気モーメントの総和が正味の磁化 M_0（青矢印）で，B_0（z軸）と同じ方向を向いている．

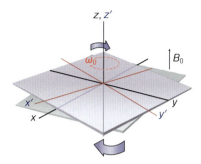

図9.5 回転座標系　回転座標系 x', y', z' は，スピンと同じ方向にラーモア周波数で回転している．このためスピンは静止してみえる．

が，これによって量子力学を捨てて古典力学に戻ることができるのです．このスピンをベクトルと見なすとき，その総和を**正味の磁化**（net magnetization）M_0 といいます．M_0 は静磁場 B_0 と同じ方向（z軸方向）を向いています．M_0 は物理的に計測可能で，その大きさは μT オーダーです．

9.3 磁気モーメントの計測

すでに見たように，1.5T といった静磁場に比べて体内の磁気モーメントの磁化は 1μT 程度と非常に小さく，これが B_0 に平行な平衡状態では測定することはできません．xy 平面（横磁化平面）に 90°倒すことによって初めて検出できるようになります．

各エネルギー状態にあるプロトンの数

プロトンが平行，反平行のいずれにあるかは，内部エネルギーによって決まります．平行（上向き）スピン，反平行（下向き）スピンの数を N_{up}, N_{down} とするとき，多数のプロトンについては次の式が成り立ちます．

$$\frac{N_{up}}{N_{down}} = \exp\left(\frac{\Delta\varepsilon}{k_B T}\right)$$

k_B（ボルツマン定数）は 1.38×10^{-23} J/K です．MRI の体温，静磁場の条件下では $\gamma\hbar B_0 \ll k_B T$ なので，次のように書けます．

$$\frac{N_{up}}{N_{down}} = 1 + \frac{\gamma\hbar B_0}{k_B T}$$
$$\Rightarrow N_{excess} = N_{up} - N_{down} = \frac{N_{total}}{2}\cdot\frac{\gamma\hbar B_0}{k_B T}$$

N_{excess}, N_{total} は，それぞれ N_{up}, N_{down} の差と和で，この差が正味の磁化 M_0 を作り出します．N_{total} をプロトン密度 ρ にすれば単位体積あたりの M_0 が得られます．またプロトン1個の磁気モーメントは $1/2 \gamma\hbar$ でしたから〔→**BOX**：ラーモア周波数の導出（量子力学の場合）〕，

$$M_0 = \frac{\rho\gamma^2\hbar^2 B_0}{4k_B T}$$

水 1 mL の中には 6.67×10^{22} 個のプロトンがありますから，37℃，1.5T の下で $M_0\simeq 20\ \mu$T となります．非常に小さな値ですが，それでも測定することができます．

回転座標系

緩和機構における RF パルスの働きを理解するには，**回転座標系**（rotating frame of reference）が便利です．しかしプロトンのふるまいを考えるとき，ほとんど人が無意識のうちに回転座標系で考えているので，これをあえて説明するとかえって混乱のもとかもしれません．以下は物理学に興味のある方以外は，読みとばしても構いません．ベクトルや外積については付録を参照してください．

静磁場 B_0 の方向を z 軸としてラーモア周波数で回転する座標系を考えます（図9.5）．回転座標系では，正確にラーモア周波数で回転しているスピンは静止してみえます．ラーモア周波数より高い/低い周波数のスピンは位相が進み/遅れます．ここで磁化ベクトル **M** を回転座標系，静止座標系（＝実験室座標系）で表すと，

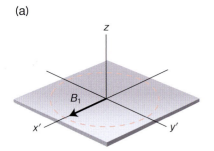 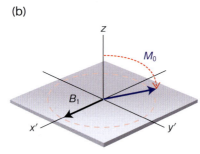

図 9.6 回転座標系における 90° RF パルス (a) 回転座標系では，90° RF パルスを加えることは静止磁場 B_1 をつくることに等しい．(b) RF パルスが照射されている間，M_0 は B_1 の回りを回転（歳差運動）する（= x' 軸を軸として z 軸から倒れていく）．

$$\left(\frac{d\mathbf{M}}{dt}\right)_{rot} = \left(\frac{d\mathbf{M}}{dt}\right)_{fixed} - \boldsymbol{\omega} \times \mathbf{M}$$

ここで $\boldsymbol{\omega}$ は回転座標系の角周波数，rot, fixed はそれぞれ回転座標系，静止座標系の意味です．すでに見たように静磁場中の磁気モーメントは歳差運動をしており〔→BOX：ラーモア周波数の導出（古典力学の場合）〕，これは次のように表せます．

$$\left(\frac{d\mathbf{M}}{dt}\right)_{fixed} = \gamma \mathbf{M} \times \mathbf{B}$$

この 2 本の式から，

$$\begin{aligned}\left(\frac{d\mathbf{M}}{dt}\right)_{rot} &= \gamma \mathbf{M} \times \mathbf{B} - \boldsymbol{\omega} \times \mathbf{M} \\ &= \gamma \mathbf{M} \times \mathbf{B} + \gamma \mathbf{M} \times \frac{\boldsymbol{\omega}}{\gamma} \\ &= \gamma \mathbf{M} \times \left(\mathbf{B} + \frac{\boldsymbol{\omega}}{\gamma}\right)\end{aligned}$$

ここで $\boldsymbol{\omega}/\gamma$ は回転座標系の導入によって発生すると考えられる見かけの磁場 [訳注 3] で，スピンが経験する実効磁場は $\mathbf{B} + \boldsymbol{\omega}/\gamma$ となります [訳注 4]．したがって，回転座標系における磁化の行動は，静止座標系と同じ形に書くことができます．これによって RF パルスによる磁場を加えたときの M_0 のふるまいを予測することができ，周波数がずれていたらどうなるかも知ることができます．
$\mathbf{B} = B_0$ の場合，回転座標系は角周波数 $-f_0$ で回転しますから，$\mathbf{M}$ は静止しています．つまりラー

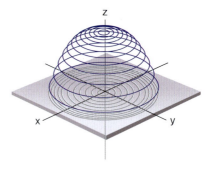

図 9.7 静止座標系における 90° RF パルス RF パルスが照射されている間，M_0 は z 軸の周囲を回転しながら z 軸から倒れていくので，静止座標系ではらせん状の軌跡を描く．

モア周波数で z 軸の回りに時計方向に回転する基本的な回転座標系において，M_0 は動きません．以下の説明で，x, y は静止座標系，x', y' は回転座標系を表すことにします．なお z と z' は常に一致しているので，z で表します．

90° RF パルスが M_0 を横磁化平面に倒すことはよくわかりますが，実際にどのようなことが起こっているのでしょうか？ もちろん RF パルスの周波数は正確にラーモア周波数である必要があります．RF パルス波が B_0 に垂直な磁場を作り，これは回転座標系では x' 軸に平行な静止磁場 B_1 となります（図 9.6a）．これによって M_0 は，RF パルスがオフになるまで x' 軸の回りを z 軸から倒れていきます（図 9.6b）．静止座標系では，M_0 は z 軸の回りも回転していますかららせん状の軌跡を描くので複雑ですが（図 9.7），回転座標系で考えれば角周波数 ω_0 の歳差運動が差し引かれるので簡単です．ちょうど木馬が上下に動くメリーゴーラウンドの上に乗ると，メリーゴーラウンドの回転を無視して馬の上下運動だけがみえるのと同じです．数学的扱いについては「BOX：回転座標系（補足）」を参照してください．

[訳注 3] 静止座標系において磁気モーメントが回転するのは $B_0 = \omega_0/\gamma$ が存在するためであるが，回転座標系でこれが静止するということは，これを相殺する反対向きの（見かけの）磁場 $\boldsymbol{\omega}/\gamma$ が存在すると見なすことができる．
[訳注 4] $\omega = \omega_0$ のとき，実効磁場は RF パルスの磁場 B_1 に一致する．

単純なハードパルス（矩形パルス）を短時間オン/オフすることを考えます．フリップ角 α は，

$$\alpha = \gamma B_1 t_p$$

ここで B_1 は RF パルスの磁場強度，t_p はパルスの持続時間です．M_0 がちょうど横磁化平面まで倒れる場合，つまり $\alpha = 90^\circ$ の場合，このパルスを **90° パルス**といいます．RF パルスの持続時間を 2 倍にするか，あるいは強さを 2 倍にすれば，**180° パルス**となります．MRI の場合，時間が重要な場合が多いので，パルスの磁場強度を変化させてフリップ角を調節するのが普通です．RF パルスがスピンに及ぼす影響としてはもう一つ，位相を揃えるという重要な働きがあります．つまり磁気モーメントがすべて同じ方向を向くようになります．

回転座標系（補足）

RF 波は，直線偏波コイルあるいは円形偏波コイルで作ります（→10.4）．いずれも回転座標系では静止磁場 B_1 となります（図 9.6a）．直線偏波は互いに逆向きに回転する 2 つの円形偏波と考えることができ，時計回りのものが B_1 を作り，もう一方は無視されます．回転座標系における磁化 M_0 のふるまいは，座標系が時計回りに角周波数 ω_0 で回転している場合，すなわち $\omega = -\omega_0$ のとき

$$\left(\frac{d\mathbf{M}}{dt}\right)_{rot} = \gamma \mathbf{M} \times \left(\mathbf{B}_0 + \frac{\boldsymbol{\omega}}{\gamma} + \mathbf{B}_1\right) = \gamma \mathbf{M} \times \mathbf{B}_1$$

で表されます．つまり，M_0 は B_1 の回りを歳差運動します（図 9.6b）．B_1 は B_0 に比べてずっと小さいので，歳差運動もずっとゆっくりで，（1.5T の場合）100 Hz のオーダーです．RF パルスを t_p かけた後のフリップ角は

$$\alpha = \gamma B_1 t_p$$

ですから，たとえば 90° パルスを 0.25 ms かけるには，B_1 は 23 μT で十分ということがわかります．

量子力学のパラドックス

励起パルスについて古典力学だけでなく量子力学的にも考えると，見通しがよくなります．古典力学と量子力学はすべてが直接変換できるわけではありませんから，量子力学が役に立つと考えられるところだけ説明します．

プロトンに RF 波を照射すると，プロトンは 2 つのエネルギーレベルに分かれます．上向きの**平行スピン**の一部がエネルギーを吸収して下向きの**反平行スピン**になりますが，吸収したエネルギーと同量のエネルギーを放出してまた元に戻ろうとします．この場合，どちら側に遷移する確率も等しくなります．平衡状態では，上向きスピンの方がやや多いので，全体としては RF 波からエネルギーを吸収し，スピン系の「温度」が上昇します．プロトンの温度は，格子とよばれる周囲の環境の温度とは別のものですが，最終的には両者が平衡して等しくなります．この点については，後ほどスピン-格子緩和のところであらためて説明します（→9.6.1）．

2 つのエネルギーレベルにあるプロトンの数の差と，RF 波のエネルギー吸収のことを単純に考えると，すべてのプロトンが上向きあるいは下向きに変化する際に最大のエネルギーが吸収されると考えられます．これは**反転**(inversion) とよばれる状態で，**180° パルス**によって磁化が z 軸から $-z$ 軸に反転する状態であることは容易に理解できます．**90° パルス**はちょうどその中間で，半分のエネルギーを吸収して，上向き，下向きのプロトンの数が等しく，z 軸方向の磁化がない状態です．このような量子力学的な考え方は，古典力学の巨視的な考え方によく対応し，ここまでのところは理解を助けるものといえます．

しかし，この図式をこれ以上推し進めることはできません．特に 180° 以上の RF パルスを加える場合のスピンのふるまいは，吸収エネルギーが最大となる反転パルスという前述の説明になじみません．さらに，ボルツマン分布によれば，温度が上昇すると 2 つのエネルギーレベルのプロトンの数の差は小さくなり，エネルギーをどんどん吸収したら磁化はゼロに近づいていくはずです．プロトン数が逆転したら温度がマイナスになることによる熱力学的な制約が生まれます．

このような奇妙なパラドックスは日常的な感覚では理解困難で，ここを理解したければ章末にあげた物理学の教科書を読む必要があります．しかし実際のところ，ほとんどの人にとってはこのような古典力学と量子力学をいろいろに混在した MRI の議論に困惑しつつも，目前の問題としてたとえば TR など撮像パラメータを変更したときの結果を正しく予測できればそれでよいのではないでしょうか．

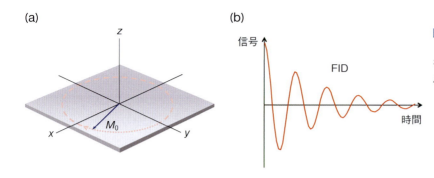

図9.8 励起後のMR信号(FID)
(a) 横磁化平面に倒れた M_0 は平面上を回転(歳差運動)する．(b) 受信コイルには自由誘導減衰(FID)が発生する．

M_0 が横磁化平面に倒れたら，次に受信コイルに誘導された電圧によってその大きさを測定します．受信コイルは B_0 に垂直な磁化のみを検出します．静止座標系では，M_0 は横磁化平面上を歳差運動で回転していますから(図9.8a)，コイルにはラーモア周波数で変化する**正弦波の信号**が発生します．しかしプロトンは急速にディフェーズするので，正弦波の振幅はわずか数 ms で指数関数的に減少していきます．この信号を**自由誘導減衰**(Free Induction Decay：FID)といいます．あまりピンとこない名前ですが，NMR の時代以来使われている言葉です．次項では，励起パルス後に起こる現象についてもっと詳しく説明します．

9.4 緩和時間

プロトンを RF パルスで励起して x–y 平面(横磁化平面)に倒した後，RF パルスをオフにするとただちにプロトンは元の平衡状態に戻っていきます．これが**緩和**(relaxation)です．緩和には 2 つの側面があります．ひとつは x–y 平面上でスピンの位相がばらばらにディフェーズしていく**横緩和**(transverse relaxation)，もう一つは RF パルスから吸収したエネルギーを放出しながら z 軸方向に回転していく**縦緩和**(longitudinal relaxation)です．

スピンがディフェーズするのは，スピンによって歳差運動周波数がわずかに異なるためです．ラーモア周波数で回転する回転座標系で考えると，ラーモア周波数よりやや周波数が高いスピンは時計回りに位相が進み，周波数がやや低いスピンは反時計回りに位相が遅れます．スピンの周波数を変化させるものはすべてがディフェーズの原因となります．ディフェーズによって FID が急速に減衰するおもな原因は，不可避な**静磁場の不均一**(inhomogeneity)です．次に大きな原因は，組織内を移動するスピン同士の相互作用です．これが**スピン–スピン相互作用**(spin–spin interaction)で，その緩和時定数は T2，静磁場とは無関係で，静磁場強度とも(事実上)無関係です．

T2 を理解するために，完璧な(不均一のない)静磁場中に，自由に動くことができる励起されたプロトンがある状態を考えましょう．すべてのスピンが横磁化平面で歳差運動をしています．ここでは z 軸方向への緩和は考えないことにします．すべてのスピンが均一に分布していれば，いずれもラーモア周波数で回転し，位相は揃ったままです．しかし，どれか 2 つのプロトンが接近して，それぞれが他のスピンよりやや強い磁場，あるいはやや弱い磁場を経験すると，静磁場にこの磁場が足し算あるいは引き算されることになります(図9.9a)．この結果，歳差運動の周波数が変化し，ディフェーズします．2 つのプロトンが離れると，また元のラーモア周波数に戻りますが，この相互作用中に発生した位相のずれはそのまま持続します．個々のプロトンは非常に多くの他のプロトンとランダムに相互作用しますから，時間がさらに経つと，位相のずれはどんどん大きくなります．このため，スピンのベクトルの和である MR 信号は次第に小さくなり，やがてゼロになります(図9.9b)．スピンの動きはランダムなので，信号は指数関数的に低下します．これが**スピン–スピン緩和**(spin–spin relaxation)，あるいは **T2 緩和(横緩和)**(transverse relaxation)です．

スピン–スピン相互作用によって横磁化は減衰しますが，エネルギーの総量は変化しません．エネルギーを失うには，プロトンが**格子**(lattice)[訳注5]

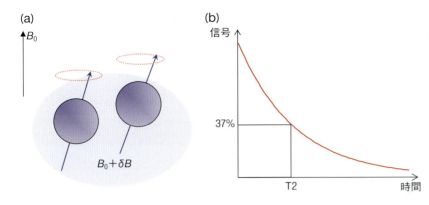

図9.9 **スピン-スピン相互作用** (a) 2つのプロトンが接近すると，静磁場 B_0 にわずかな磁場 δB が加わり，歳差運動周波数が変化する．(b) 相互作用はランダムで，ディフェーズが進んで MR 信号は指数関数的に減少してゼロになる．このとき，横磁化が 37% になる時間が T2 である．

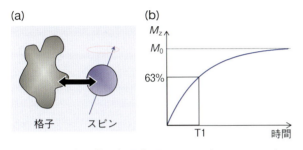

図9.10 **スピン-格子相互作用** (a) スピンはそのエネルギーを周囲の格子に与えて，平衡状態に戻っていく．(b) 相互作用はランダムで，M_z が M_0 に回復する過程は指数関数的に表される．このとき，縦磁化が 63% に回復する時間が T1 である．

とよばれる周囲の組織と相互作用する必要があります（図9.10）．格子はスピンのエネルギーを吸収して，血流を介してこれを拡散します．プロトンが励起 RF パルスから受け取ったエネルギーを失う過程では，次第に平衡状態に戻っていき，上向きのスピン，下向きのスピンの比率が元に戻っていきます．すなわち，縦磁化 M_z が M_0 に戻っていきます．これが**スピン-格子緩和**(spin-lattice relaxation)，**T1 緩和(縦緩和)**(longitudinal relaxation)です．T2 と違って，T1 は静磁場強度に依存し，磁場強度が強いほど長くなります．また T1 は常に T2 より長くなります．表9.1 に，0.5T, 1.5T, 3T における T1, T2 の概略値を示しました（ただし体内での実際の値はそれぞれ異なることに注意してください）．

［訳注5］ 格子：スピン系（プロトン）をとりまく環境の総称で，具体的には注目しているプロトンの周囲にある分子をさす．物質の結晶格子における磁気共鳴現象研究に由来する歴史的な表現．

磁化は励起パルスで簡単に 90° 倒すことができますから，M_0 がまた平衡状態に戻る緩和過程も同じように，単に横磁化が失われながら，同時に縦磁化が回復する単純な過程であると考えたいところです．しかし，これでは T1 と T2 が常に等しいことになってしまい，事実に反します．T1, T2 の緩和過程を同じ時間軸で比較して示していない教科書も多く，その場合は縦緩和，横緩和がまったく別の過程であることを理解できません．T2 緩和は非常に速やかに起こり，横磁化は数百 ms でゼロになってしまいます．T1 緩和はもっとずっと遅く，M_0 が完全に回復するには数秒かかります．T1 ≒ 5×T2 の組織について両者を 1 枚のグラフに表せば，これがよくわかります（図9.11）．表9.1 を見れば，ほとんどの組織で T1 は T2 の数倍大きいことがわかります．プロトンが**横緩和**によってディフェーズして扇のように開き，これが**縦緩和**に伴って傘のように閉じていく様子を考えると視覚的にわかりやすいでしょう（図9.12）．単純に M_0 が z 軸と y 軸の間を往復するのではなく，単純化しすぎるのは間違いであることがわかったと思います．

9.5 エコーの形成

MRI では，FID を直接計測することはありません．グラジエントエコー(GE)，あるいはスピンエコー(SE)のいずれかの形で計測します．いずれの場合もパルス系列の冒頭に励起 RF パルスがあり，SE の場合は 90°，GE の場合は 90° より小さい角度の励起パルスを加えます．まず GE から説明しましょう．

表 9.1 異なる静磁場強度における組織の T1, T2（人体による実測値）

組織	T1 (ms) 0.5 T	T1 (ms) 1.5 T	T1 (ms) 3 T	T2 (ms) 0.5 T	T2 (ms) 1.5 T	T2 (ms) 3 T
白質	520[f]	560[a]	832[i]	107[b]	82[c]	110[i]
灰白質	780[f]	1100[a]	1331[i]	110[b]	92[c]	80[i]
脳脊髄液	—	2060[e]	3700	—	—	—
筋肉	560[g]	1075[d]	898[h]	34[g]	33[g]	29[h]
脂肪	192[b]	200[b]	382[h]	108[b]	—	68[h]
肝臓	395[b]	570[e]	809[h]	96[b]	—	34[h]
脾臓	760[b]	1025[e]	1328[h]	140[b]	—	61[h]

注：
[a] Steinhoff S, Zaitsev M, Zills K, Shah NJ (2001). 'Fast T_1 mapping with volume coverage'. *Mag Reson Med* 46: 131–140.
[b] Bottomley PA, Foster TH, Argersinger RE, Pfeifer LM (1984). 'A review of normal tissue hydrogen NMR relaxation times and relaxation mechanisms from 1–100 MHz: dependence on tissue type, NMR frequency, temperature, species, excision and age'. *Med Phys* 11: 425-448.
[c] Pfefferbaum A, Sullivan EV, Hedehus M, Lim KO (1999). 'Brain gray and white matter transverse relaxation time in schizophrenia'. *Psychiat Res* 91: 93–100.
[d] Venkatesan R, Lin W, Haacke EM (1998). 'Accurate determination of spin-density and T_1 in the presence of RF field inhomogeneities and flip-angle miscalibration'. *Mag Reson Med* 40: 592-602
[e] Bluml S, Schad LR, Stepanow B, Lorenz WJ (1993). 'Spin-lattice relaxation time measurement by means of a TurboFLASH technique'. *Mag Reson Med* 30: 289-295.
[f] Imran J, Langevin F, Saint Jalmes, H (1999). 'Two-point method for T_1 estimation with optimized gradient-echo sequence'. *Magn Reson Imag* 17: 1347-1356.
[g] de Certaines JD, Henrikson O, Spisni A, Cortsen M, Ring PB (1993). 'In vivo measurements of proton relaxation times in human brain, liver, and skeletal muscle: a multi-centre MRI study'. *Magn Reson Imag* 11: 841-850.
[h] de Bazelaire CM, Duhamel GD, Rofsky NM, Alsop DC (2004). 'MR imaging relaxation times of abdominal and pelvic tissues measured in vivo at 3.0 T: preliminary results'. *Radiology* 230: 652-659.
[i] Wansapura JP, Holland SK, Dunn RS, Ball WS Jr (1999). 'NMR relaxation times in the human brain at 3.0 tesla'. *J Magn Reson Imaging* 9: 531-538.

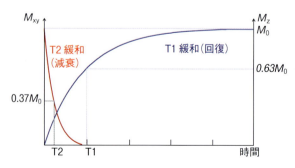

図 9.11　**T1 緩和と T2 緩和**　T1 緩和と T2 緩和は同時に起こるが，T1 緩和はずっとゆっくり起こる．

グラジエントエコー法（Gradient Echo：GE）のパルス系列では（図 9.13），励起パルスの直後に負の傾斜磁場を加えます．これによって横磁化は単なる FID よりもさらに急速に**ディフェーズ**します．次に**傾斜磁場を反転**させて正の傾斜磁場を加えます．これによって傾斜磁場の軸上の位置に応じて，反転前に低い周波数で回転していたスピンは反転後は速く回転し，反転前に高い周波数で回転したスピンは遅く回転するようになります．これによってディフェーズ（位相分散）していたスピンは**リフェーズ（位相再収束）**を開始し，一定時間後には元の状態に戻って y' 軸方向に位相が揃います．ここで発生するのが**グラジエントエコー**です．しかし，正の傾斜磁場によって元に戻るのは，負の傾斜磁場によって

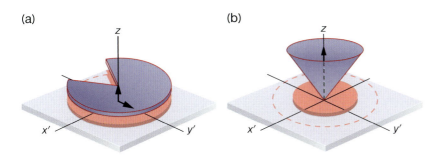

図 9.12　T1 緩和と T2 緩和の視覚的イメージ　(a) T2 緩和によりスピンが x'-y' 平面上で扇のように急速に開いていく．(b) 同時に T1 緩和により傘のようにゆっくり閉じていく．

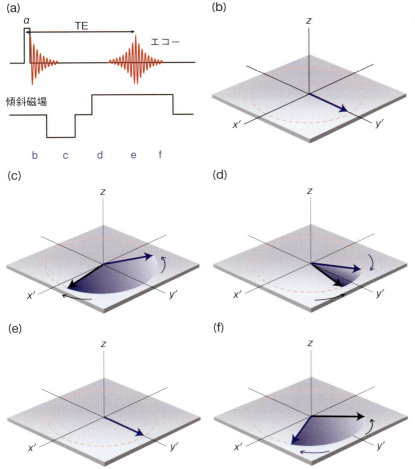

図 9.13　グラジエントエコーの形成　(a) グラジエントエコー (GE) 法のパルス系列．(b) 最初，スピンはすべて y' 軸方向に位相が揃っている．(c) 負の傾斜磁場によってスピンは急速にディフェーズする．(d) 傾斜磁場が反転して正の傾斜磁場になると，スピンはリフェーズを開始する．(e) 一定時間経つとまた y' 軸方向に位相が一致してエコーを形成する．(f) 傾斜磁場をそのままにしておくと，再びディフェーズしていく．

ディフェーズしたものだけで，静磁場の不均一やスピン–スピン相互作用によってディフェーズしたものは戻りません．グラジエントエコーの大きさ S_{GE} は，T2* によって決まる FID の減衰曲線によって決まります．

$$S_{GE} = S_0 \exp\left(-\frac{TE}{T_2^*}\right)$$

ここで S_0 は FID の最初の大きさです．T2* は T2 を含んでおり，静磁場の不均一，組織の磁化率効果，プロトンの拡散運動など影響をすべて反映します．

スピンエコー法 (Spin Echo：SE) のパルス系列では (図 9.14)，90°励起パルスの後，しばらくの間そのまま自然に**ディフェーズ**するに任せます．そしてある時点で 180°パルスを $+y'$ 軸方向にかけるとスピンはすべて y' 軸のまわりに **180°反転**します．歳

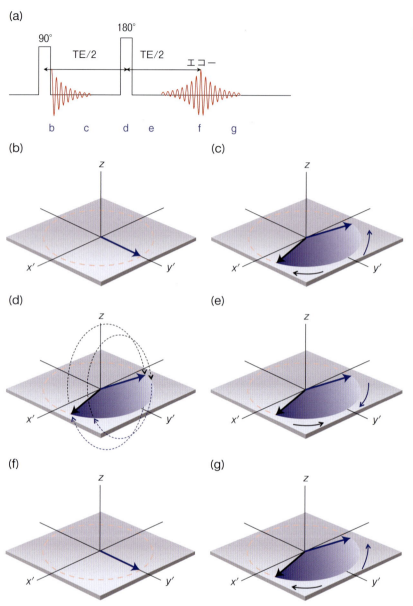

図9.14 スピンエコーの形成 (a) スピンエコー(SE)法のパルス系列. (b) 最初，スピンはすべて y' 軸方向に位相が揃っている. (c) スピンは次第にディフェーズしていく. (d) 180°パルスが加わると，y'軸の回りにスピンが反転する. (e) 反転後も同じ速度で回転を続ける. (f) 一定時間経つとまた y' 軸方向に位相が一致してエコーを形成する. (g) 再びディフェーズしていく.

差運動周波数は変化しませんが，回転方向が逆向きになります．磁場の小さいところにあって反時計回りにディフェーズしていたスピンは，180°反転したことによって時計回りに進むようになります．逆に時計回りにディフェーズしていたスピンは，反時計回りになります．スピンが同じ領域にある限り，スピンが感じる静磁場の不均一は同じなので速度に変化はありません．この結果，スピンは**リフェーズ(再収束)**していき，90°パルスと180°パルスの時間間隔と同じ時間が経つと再び完全に y' 軸方向に揃います．ここで発生するのが**スピンエコー**です．180°パルスによる位相反転でスピンエコーを形成できるということは，エコーの大きさが組織固有の**T2**だけに依存し，静磁場の不均一，磁化率効果，拡散運動などの影響を受けないことを意味しています．TEを比較的短くすれば，拡散の影響は無視できて，信号強度 S_{SE} は次の式で表されます．

$$S_{SE} = S_0 \exp\left(-\frac{TE}{T_2}\right)$$

9章　共鳴現象と緩和現象

180°パルスはどの軸にかけるか？

　教科書によっては，180°パルスを$+x'$軸方向にかけ，スピンエコーが$-y'$軸方向に形成されるように書いてあります．この場合，負のエコーとなりますが，画像を作るときには絶対値を使います．ここであえて$+y'$軸方向に180°パルスをかける方法を説明した理由のひとつは，これまでの講義の経験から，混乱のもとになりやすい負のエコーという考え方を避けるためです．しかしいずれの方法でも同じ大きさのスピンエコーが発生し，違いはベクトルの方向だけです．またマルチエコー法の場合は，180°パルスは常に$+y'$方向に加えます．これは，RFパルスの不完全性を多少なりとも補正できるためです（→12.2.2　**BOX**：CP法とCPMG法）．

9.5.1 「徒競走」モデルによる説明（上級篇）

　すでに見たように，スピンエコー法の原理は徒競走に例えて説明されます（→4章，**BOX**：スピンエコーの形成）．**90°パルス**の号砲によってランナーが一斉にスタートします．しかし，当然のことながらランナーのスピードには差があるのですぐにばらばらになります．しかしここで**180°パルス**の号砲が鳴ります．これを聞いたランナーは一斉に180°向きを変えて，スタートラインに向けて戻って走ります．しかし足の速いランナーはやはり速く，遅いランナーはやはり遅いので，スタートラインには全員が同時に到着し，**エコー**が発生するというわけです．

　この例え話に少し手を加えて，スピンエコーとグラジエントエコーの違い，そしてそれぞれがT2，T2*に関係する理由を説明してみましょう．まず，それぞれのランナーは異なるスピードで走ると同時に，異なる割合で**疲労**していくと考えます．このため次第にスピードが遅くなります．さらに**コースの状態**に差があり，コースによって平坦だったり凸凹だったりします．

　スピンエコーでは，90°パルスの号砲で一斉にスタートしたランナーは，それぞれのスピードの違い，コースの状態の違いによってバラバラになっていきます．180°パルスの号砲が鳴ると，一斉に向きを反転してスタートラインをめざします．しかしここで

魔法がかかってコースの状態も入れ替わって，いままで凸凹だったコースが真っ平らに，真っ平らだったコースが凸凹になります．したがって，ランナーが往きと同じスピードで走ると，全員が同時にスタートラインに到達するはずです．しかし，ランナーは疲労するため同じスピードを維持することができず，同時に到達する人数は減ってしまいます．

　次に，**グラジエントエコー**を考えます．180°パルスではなく傾斜磁場の反転が回れ右の号砲となりますが，ここまではスピンエコーと同じです．しかし今度は魔法がかからず，各コースの状態は往きも帰りも変化しません．悪路を走ってきたランナーは帰りも悪路を走らなければなりません．このため，スタートラインに同時に戻るランナーはスピンエコーの場合よりさらに少なくなります．疲労の度合いだけでなく，コースの状態も影響するからです．この場合，ランナーの疲労度の違いがT2，コースの状態の違いが静磁場強度の不均一に相当します．

9.6 緩和メカニズム

　MRI，MRスペクトロスコピーでは，T1とT2の差が非常に重要です．いずれの場合も，必ずTR間隔でパルス系列を繰り返します．最も単純な90°-TR-90°-TRというパルス系列を考えてみましょう．TRが組織の最も長いT1の5倍以上あれば，組織内のプロトンはすべて次の90°パルスの前に平衡状態に戻り，xy平面上のMR信号はプロトン密度だけで決まります．しかしTRがこれより短い場合は，M_zがM_0に戻りきらず，xy平面上の信号はもっと小さくなります．このような信号の低下を**飽和**（saturation）といいます．TRがT2の5倍以上長い場合，横磁化は完全に消失します[訳注6]．TRがずっと短く，次の励起パルスの時点で横磁化成分M_{xy}が残存している場合は話がもっと複雑になります（→13章）．

　緩和の考え方に慣れるため，SE法でTRがT1コントラストに与える影響を復習します（→3.5）．図

[訳注6]　一般に時定数Tの指数関数$\exp(-t/T)$は，$t>5T$のとき，初期値（t=0）の1%以下となり，ほぼゼロと見なせる．

137

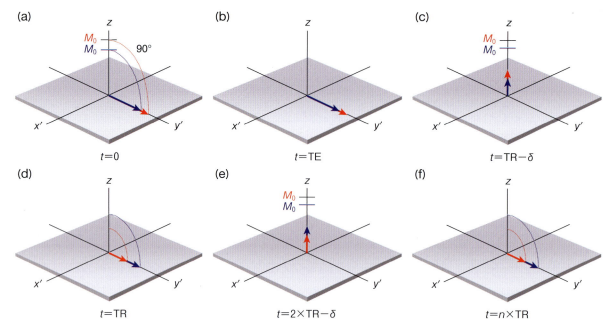

図 9.15 縦磁化と T1 コントラスト　(a, b) 最初の 90° 励起パルスにより，青矢印，赤矢印ともに M_0 が xy 平面に倒れて M_{xy} となる．(c) 5×T2 以後，M_{xy} はゼロになり，M_z は T1 緩和によって回復していく．(d) 次の 90° パルスが加わると，まだ完全に回復していない縦磁化が xy 平面内に倒れる．(e) さらに TR 後，縦磁化は青矢印も赤矢印も 2 回目と同じところまで回復する．(f) 3 回目の 90° パルスによって，前回と同じ T1 強調度の信号が xy 平面上に得られる．

9.15 を見てください．完全に緩和した状態からスタートします．**最初**の 90° 励起パルスが，縦磁化 M_0 を xy 平面に倒し，M_{xy} となります．スピンエコーが形成された後，T2 緩和によって横磁化が減衰する一方で，M_z は z 軸方向に増大していきます．赤矢印は青矢印よりも T1 が長いので z 軸方向への回復は遅くなっています．**2 回目**の 90° パルスが加わると，TR が >5×T2 であれば，M_{xy} はゼロですが，縦磁化の回復はまだ終わっていません．この縦磁化が xy 平面に倒れ，次のエコーを作ります．赤も青も，M_z はまたゼロから回復を始めます．TR 後，**3 回目**の 90° パルスの時点で，赤，青の長さは 2 回目のときと同じになります．したがって，これ以降は励起を何回繰り返しても T1 強調度（＝赤と青の長さの違い）は同じになります．

上記のことから，厳密にいうと SE 法が定常状態に達するためには，実際に撮像を始める前に 1 回のダミー励起パルス（空打ちパルス）が必要になります．しかし，k 空間の端から順番にデータを収集していく通常の位相エンコード法では 1 回目のデータがコントラストに影響を与えないことから，ダミー励起が行われることはほとんどありません．ただし GE 法では話が別で，定常状態になるためには TR，フリップ角に応じて何回かのダミー励起パルスが必要となります（→13 章，図 13.1）．

ここでは，プロトンと周囲の組織の相互作用によるスピン–スピン相互作用，スピン–格子相互作用について考えます．緩和メカニズムの理解は，1948 年に発表された **B**loembergen（ブルームバーゲン），**P**urcell（パーセル），**P**ound（パウンド）の論文に基づいており，一般に **BPP 理論**といわれています（→9.6.3）．これを理解するには，分子運動について知る必要があります．原子や分子はすべてランダムに回転，振動，移動しています．それだけでなく，分子は互いに衝突するのでその運動は急速に変化し，あるときは振動し，また回転したりします．実際に分子が 1 つの運動状態を保つのは 10^{-12} 秒程度で，すぐにまた衝突して別の状態になります．この時間を分子の**相関時間** τ_c（correlation time）といいます．一般的な物質の状態，すなわち気体，液体，固体を考えれば，分子がぎっしり詰まった固体の相関時間は非常に長く，分子が離ればなれになってい

る気体の相関時間は短いことが想像できると思います．τ_c は温度の影響も受け，温度が高いほど相関時間は短くなります．

Bloch 方程式

Bloch（ブロッホ）[訳注 7] は，スピンの励起，緩和におけるふるまいを記述する微分方程式を導きました．これが Bloch 方程式です．この式は理論から導かれたものではなく，受信コイルが検出する物理現象の記述から生まれたものなので「現象論的」(phenomenological) であるといわれます．また，この式は古典力学に基づいた式であることを押さえておきましょう．まず，

$$\frac{d\mathbf{M}}{dt} = \gamma \mathbf{M} \times \mathbf{B} = \gamma \begin{bmatrix} (M_y B_z - M_z B_y)\mathbf{i} \\ +(M_z B_x - M_x B_z)\mathbf{j} \\ +(M_x B_y - M_y B_x)\mathbf{k} \end{bmatrix}$$

ここでは z 軸方向の静磁場を B，横磁化面を回転するもう一つの磁場を

$$B_x = B_1 \cos \omega t$$
$$B_y = -B_1 \sin \omega t$$
$$B_z = B_0$$

とします．T1，T2 緩和の項を加えると，

$$\frac{dM_x}{dt} = \gamma(M_y B_0 + M_z B_1 \sin \omega t) - \frac{M_x}{T_2}$$
$$\frac{dM_y}{dt} = \gamma(M_x B_1 \cos \omega t - M_x B_0) - \frac{M_y}{T_2}$$
$$\frac{dM_z}{dt} = -\gamma(M_x B_1 \sin \omega t + M_y B_1 \cos \omega t) - \frac{M_z - M_0}{T_1}$$

この微分方程式は，特定の制約条件のもとで解くことができます．たとえば，90°パルスの直後には $B_1 = 0$ とすれば，

$$M_x(t) = [M_x(0) \cos \omega_0 t + M_y(0) \sin \omega_0 t] \cdot \exp\left(\frac{-t}{T_2}\right)$$
$$M_y(t) = [M_y(0) \cos \omega_0 t - M_x(0) \sin \omega_0 t] \cdot \exp\left(\frac{-t}{T_2}\right)$$
$$M_z(t) = M_z(0) \exp\left(\frac{-t}{T_1}\right) + M_0 \left[1 - \exp\left(\frac{-t}{T_1}\right)\right]$$

初期に平衡状態にあり，90°パルスを $+x'$ 軸方向に与え，$M_x(0) = M_z(0) = 0$，$M_y(0) = M_0$ とすれば，

[訳注 7] Bloch は日本では「ブロッホ」とドイツ語読みされることが多いが，英語読みでは「ブロック」で，しばしば「ブロック方程式」という．

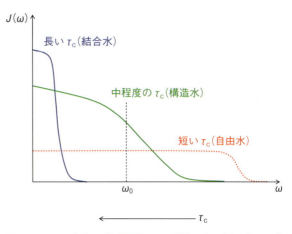

図 9.16 スペクトル密度関数 τ_c が長，中，短の 3 つの物質のスペクトル密度関数．

$$M_x(t) = M_0 \sin \omega_0 t \cdot \exp\left(\frac{-t}{T_2}\right)$$
$$M_y(t) = M_0 \cos \omega_0 t \cdot \exp\left(\frac{-t}{T_2}\right)$$
$$M_z(t) = M_0 \left[1 - \exp\left(\frac{-t}{T_1}\right)\right]$$

複素表現にすれば，

$$M_{xy}(t) = M_0 \exp(i\omega_0 t) \cdot \exp\left(\frac{-t}{T_2}\right)$$
$$M_z(t) = M_0 \left[1 - \exp\left(\frac{-t}{T_1}\right)\right]$$

この式は，**横磁化** M_{xy} はラーモア周波数で振動しながら時定数 T2 で減少していくこと，**縦磁化** M_z は，単純にゼロから M_0 まで時定数 T1 で増加していくことを示しています．

スペクトル密度関数と水分子の結合状態

相関時間 τ_c をもつ一群の分子の振動周波数の分布を統計学的に記述するのが**スペクトル密度関数** $J(\omega)$ (spectral density function) です．これは単純に周波数 ω で振動している分子の数を表しています．図 9.16 は，τ_c が長，中，短の 3 つの物質について $J(\omega)$ を示したものです．τ_c が長いということは，分子が他の分子と衝突するまで特定の運動状態を比較的長い時間保っていることを意味します．この場合，グラフから，周波数分布が非常に低い範

Part I　入門(基礎)編

囲に集中していることがわかります．τ_c が短いということは，分子が激しく動き回って1つの運動状態にとどまっている時間が短いことを意味します．臨床用 MRI のラーモア周波数に相当する数十 MHz の周波数 ω_0 は，このグラフの中ほどに位置していることに注意してください．このスペクトル密度関数については以下の章でまた触れます．

生体内の水は，脳脊髄液，血液，嚢胞などを例外として，まったく自由な状態にあることはまれです．ほとんどの場合，多糖類，蛋白質など大きな分子の周囲に水分子が結合して，水和層(hydration layer)を形成しています．大分子の表面にしっかり結合した状態(結合水 bound water)から，緩やかに結合した状態(構造水 structured water)，大分子から十分距離があってまったく自由な状態(自由水 free water)まで，水分子の状態には連続的なバリエーションがあります(→9.6.3)．さらにプロトンは1か所にとどまっていることはなく，異なる分子間で交換されます．場所が変われば，結合状態も変化し，ひいては MR 信号も変化します．これはプロトンの交換といわれるもので，実際に測定される MR 信号は，完全に結合しているプロトンから自由に動き回るプロトンまで，さまざまな状態にあるプロトンが発生する信号の総和となります．

9.6.1 スピン–格子緩和

RF パルスを与えると，プロトンはそのエネルギーを吸収して，低エネルギー状態から高エネルギー状態に変化することはすでに見てきました．**T1 緩和**は，スピン系が周囲の環境である格子に余分なエネルギーを放出する過程です．つまり**スピン–格子緩和**(spin–lattice relaxation)です．しかし高エネルギー状態はプロトンにとって安定状態のひとつであり，自発的に低エネルギー状態に戻ることはありません．何かこれを促す外部の磁気環境が必要です．外部の B_1 磁場はすでにオフですから，この磁場はどこから来るのでしょうか？　前項で触れたように，これは周囲のプロトン，その他の原子核，分子などが作り出す磁気モーメントです．水分子の場合，最も近くにあるのは同じ分子内のもう1つの

プロトンでしょう．したがって，最も基本的な緩和は，水分子のプロトンが同じ分子のもう1つのプロトンの振動を経験することによって起こります．これを**分子内双極子–双極子相互作用**(intra-molecular dipole–dipole interaction)といいます．双極子は N 極，S 極をもつ磁場という意味で，磁気モーメントに同じと考えてください．

前項で，分子運動の周波数には，スペクトル密度関数で示されるような幅があることを見ました(→**BOX**：スペクトル密度関数と水分子の結合状態)．当然のことながら，水分子の磁気モーメントの振動周波数にも一定の幅があります．磁気モーメントを励起するために外部の B_1 磁場がラーモア周波数に等しい必要があるのと同じように，T1 緩和が起きるためには周囲の磁気モーメントの振動周波数が**ラーモア周波数に等しい**ことが必要です．したがって，ラーモア周波数で振動しているプロトンが多いほど，T1 緩和は起こりやすくなります．たとえば，大分子との結合状態が中間的でラーモア周波数で振動するプロトンが多い組織の方が，全く自由なプロトン，あるいは固く大分子に結合したプロトンが多い組織よりも T1 緩和が起こりやすく，T1 は短くなります．したがって，スペクトル密度関数から **T1 が周波数に依存する**ことが見てとれます(図 9.18)．静磁場強度が弱いと，ラーモア周波数は低くなりますから，低い周波数で振動するプロトンの割合が多くなり，T1 が短縮することもわかります(図 9.16)．

9.6.2 スピン–スピン緩和

T2 緩和は，スピン同士のエネルギーのやりとりによって起こることをすでに見てきました．したがって，**スピン–スピン緩和**(spin–spin relaxation)ともいわれます．スピン全体の系からエネルギーが失われることはありませんが，静磁場の不均一によってスピンの位相がディフェーズするために横磁化が減衰します．この磁場不均一は，スピン系そのものに由来する内因性，MR スキャナに由来する外因性に分けられます．内因性の磁場不均一だけが T2 に影響します．

すでに説明した分子運動は，T2 緩和の説明にも

9章 共鳴現象と緩和現象

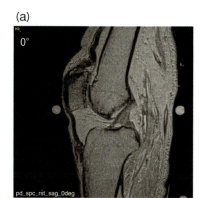
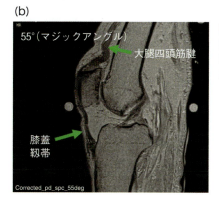

図 9.17 マジックアングル 屍体の膝関節．大腿四頭筋腱，膝蓋靱帯の輝度が，マジックアングル（55°，b）では上昇している．

使うことができます．ある1つの双極子が感じる磁場変動は，非常に速く振動している分子（τ_c が短い自由なプロトン）では数 ms の範囲で見ると平均化されてみえます．逆にゆっくり振動している分子（τ_c が長い大分子に結合しているプロトン）は，ほとんど静止した磁場を感じるので，他のプロトンよりもディフェーズされやすくなります．

スペクトル密度関数でいえば，T1 はラーモア周波数にだけ依存していましたが（→9.6.1），T2 はラーモア周波数に加えて低周波数領域にも左右されます．結合水のプロトンは T2 が非常に短いので，通常の MRI で設定できる最短 TE でも MR 信号がゼロになってしまいます．自由水のプロトンは T2 が最も長く，緩やかに結合しているプロトンは中間的な T2 となります．

> **マジックアングル**
>
> 腱，靱帯のような豊富なコラーゲン分子が一定の方向に配列しているような組織では，コラーゲン分子に結合した水分子が双極子-双極子相互作用によって急速に緩和します．このため T2 が 1 ms 以下と短く，MRI では低信号にみえます．しかし T2 値はコラーゲン線維が B_0 となす角度によって変化します．この角度が 55° あるいは 125°のとき，相互作用は最も小さくなり，T2 が延長して T1 強調像，プロトン密度強調像で高信号となります．この角度は**マジックアングル**（magic angle 魔法角）とよばれ，この場合の T2 は 20 ms 程度まで長くなります．診断するうえで不都合を生ずるという意味では，マジックアングルアーチファクトということになります．一方，あえてマジックアングルで撮像

することにより，腱や靱帯の機能や病態の診断に役立つこともありますが，通常の MRI 装置ではこの角度に合わせた体位をとるのは難しく，このような研究は遺体や標本で行われています（図 9.17）．

9.6.3 水分子の状態と BPP 理論

3つの異なる状態にある水分子のプロトンについて，**BPP 緩和理論**（→9.6）を適用してみましょう．まず**自由水**（free water）です．自由水はたとえば脳脊髄液のように，広い周波数領域にわたってほぼ均一にプロトンが分布している状態です．ラーモア周波数で振動しているプロトンは少ないので，T1 緩和は起こりにくく，T1 値は長くなります．また低周波数領域のプロトンも少ないので，T2 緩和が起こりにくく，T2 値も長くなります．

次に**結合水**（bound water）は，たとえば髄鞘（ミエリン）のように，プロトンが水素結合によって大分子の周囲に水和層を形成している状態です．この場合は多くのプロトンが，結合によって運動が制限されるために非常に低い周波数で振動しています．このため T2 緩和はとても効率的に行われて T2 値は非常に短く，T1 緩和は起こりにくいので T1 値は長くなります．事実，T2 値が非常に短いために通常の MRI では最短 TE でも MR 信号が完全に減衰して信号を捉えることができず，このようなプロトンは「みえない」ことになります．

3つ目は**構造水**（structured water）で，自由水と結合水の中間的な存在です．この場合はラーモア周波数で振動するプロトンが多いので，T1 緩和が非

Part I　入門(基礎)編

常に効率的に行われ，T1 値は短くなります．T2 値は自由水，結合水の中間的です．体内の水のほとんどは結合水の状態にあります．脂肪は例外的で，脂肪の分子は大きいためにプロトンは低周波数で振動しており，ラーモア周波数に分布するプロトンが多く，短い T1 値をもちます．

プロトンの交換

　水分子のプロトンがとる 3 つの状態について上述しましたが，実際にはこの 3 つ間で急速な**交換** (exchange) が起こっています [訳注 8]．MRI で扱う時間のレベルでいうと，水分子がこの 3 つの状態間を渡り歩いているいってもよいでしょう．それぞれの状態にとどまる時間の比率は，それぞれの状態にある水分子の量に比例します．したがって，観測される緩和時間は，それぞれの状態の緩和時間の加重平均となります．

$$\frac{1}{T_1^{obs}} = \frac{F^{bound}}{T_1^{bound}} + \frac{F^{struct}}{T_1^{struct}} + \frac{F^{free}}{T_1^{free}}$$

ここで T_1^{obs} は観測される T1，T_1^{bound}，T_1^{struct}，T_1^{free} は結合水，構造水，自由水の T1，F はそれぞれの存在比率です．T_1^{bound} は非常に長いので，少量でも T_1^{obs} を短縮します．T2 についても同様の式を書くことができます．結合水を直接見ることはできませんが，磁化移動を使うとその存在を推定することができます(→9.6.4)．組織の緩和を決めるのは水分子の結合状態だけではありません．内因性(血液分解物質など)，外因性(造影剤など)の常磁性体物質も大きく影響します(→9.7)．

9.6.4 磁化移動と J カップリング

　磁化移動(Magnetization Transfer：MT)現象は，ある種の組織ではコントラストを左右する一因となります(→BOX：磁化移動の原理)．磁化移動現象は，特定の組織の信号を抑制してコントラストの改善に利用することもできます．脳脊髄液，血液，脂肪，骨髄などは影響を受けません．TOF 法 MRA の背

景抑制におもに使われます(→15 章)．

磁化移動の原理

　磁化移動 (MT) コントラストは，結合水，構造水と自由水の間に高速な交換が行われる場合に発生します．結合水，構造水は，大分子に結合して水和層を形成している水分子です．結合水のプロトンは T2 が非常に短く，通常の MRI ではみえません．

　しかし，自由水との間でエネルギー(磁化)を交換することにより，全体として観測される MR 信号に影響を与えます (図 9.18)．結合水の振動周波数は広い範囲に分布しているので，自由水の共鳴周波数から数 kHz 離れた周波数をもつ RF パルス，すなわち**オフレゾナンスパルス** (off-resonance pulse) で励起されますが，自由水は影響を受けません．オフレゾナンスパルスで飽和された結合水のプロトンが，結合水と自由水の交換によって自由水の中に移動することにより，全体としての MR 信号は低下します．

APT と CEST

　磁化移動を応用した新しい撮像法に CEST (Chemical Exchange Saturation Transfer　化学交換飽和移動) 法があります．これは特定の物質が生体内で自由水とプロトンを化学交換することによる信号変化を測定するもので，体内にもともと存在する内因性物質，あるいは造影剤のような外因性物質を利用します．たとえば CEST のひとつである **APT** (Amide Proton Transfer　アミドプロトン移動)は，**アミド基**(–NH–)のプロトンをターゲットとして，他のプロトンとの交換を観測します．

　CEST では，水のピークの両側 $\pm \Delta \omega$ の周波数に対称性の飽和パルスを加え，プロトンの交換によるわずかな信号の低下を捉えます (図 9.19)．飽和パルスには，通常数秒間にわたる長い擬似連続 RF パルスを使用し，その後に EPI，マルチスライス TSE，3D GE などで使って撮像します．**z スペクトル画像**といって，自由水の周波数を挟んで左右数 ppm の位置で通常 7〜9 枚を撮像します．飽和効果は非常に小さいので，画像処理を行って **MTR_asym マップ** (magnetization transfer ratio map) を作るのが普通です (図 9.19)．

$$MTR_{asym} = 1 - \frac{S_{sat}(\Delta \omega)}{S_{sat}(-\Delta \omega)}$$

[訳注 8]　磁化の交換(磁化移動)には，実際にプロトンが移動する化学移動(化学交換)と，双極子–双極子相互作用により磁化のみのが移動する場合がある．

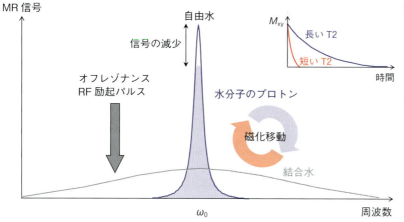

図9.18 結合水・自由水間の磁化移動
右上のグラフに示すように，自由水のプロトンはT2が長く，結合水のプロトンのT2は短い．このため結合水は通常は「みえない」が，磁化移動現象を通じて自由水の信号を低下させることにより，全体としてのMR信号が低下する．

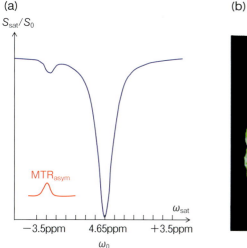
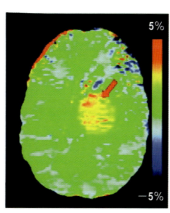

図9.19 CEST　CESTは特定の構造（ここではアミド基）をもつ生体物質が自由水とプロトンを化学交換することによる信号変化を測定する．(a) zスペクトル．飽和パルスの周波数(横軸)を変化させながら，飽和パルスを照射しない場合の自由水の信号強度比(縦軸)を測定したもの．−3.5 ppmの小さな減衰はアミド基の飽和，中央の大きな減衰は自由水そのものの飽和によるもの．なお自由水のプロトンの化学シフトは基準物質TMSを0として+4.65 ppmに位置する．(b) MTR$_{asym}$マップ．自由水を中心として，アミド基のピークがある−3.5 ppmとこれと対称位置にある+3.5 ppmにおける信号強度から上記の式により計算したMTR$_{asym}$をマッピングしたもの．腫瘍(→)はアミド基を含む物質が多いことを示す．

　CESTはB_1, B_0の不均一に非常に敏感なので，いくつかの異なるオフセット周波数で撮像する必要があり，さらに数分を要します．APTなどCESTは，ある種の悪性腫瘍の診断に有用性が期待されています．またAPTはpHの変化に鋭敏なので，乳酸が上昇する急性期脳梗塞のような病態の診断にも応用できる可能性があります．

　Jカップリング(J-coupling)は，同じ分子内にあるプロトンの相互作用により，共鳴周波数が化学シフトによってわずかにずれ，スペクトルのピークが2つ以上に分裂する現象です．特に長い炭素鎖に水素原子がたくさん結合している脂肪酸の分子で重要です．比較的短いTRで繰り返し励起されてプロトンが飽和されると，デカップリングして単一のピークになります．単一ピークは分裂ピークに比べて大きく幅も狭いので，T2は長くなります．Jカップリングした状態としていない状態の信号の差は，TSEと通常のSEを比較してみるとわかります．TSEではデカップリングしているので**脂肪が高信号**となり，T2が延長してみえます．通常のSE法では，Jカップリングによって T2 が短縮し，TSEに比べて脂肪は低信号になります(→12章，**BOX**：TSEと脂肪の高信号)〔訳注9〕．

9.7 ガドリニウム造影剤

　MRの緩和機構について理解が進んだところで，ガドリニウム造影剤の緩和メカニズムについて詳し

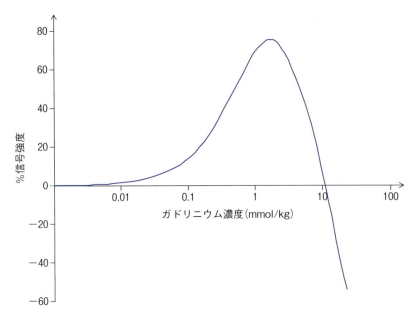

図 9.20 ガドリニウム造影剤と信号強度　横軸にガドリニウム濃度，縦軸にT1強調像の信号強度を示す．TR 400 ms，TE 15 ms．組織のT1＝800 ms，T2＝75 ms．濃度を高くするとT1短縮効果によって信号強度が上昇するが，さらに高濃度になるとT2短縮効果が優位となって信号強度は低下する．

く考えてみましょう．すでに3章で学んだように，ガドリニウム(Gd)以外にも超常磁性体，マンガン製剤などMRI造影剤はいくつかありましたが，その多くは製造中止になっており(→3.10)，ここではガドリニウム製剤だけを考えます．

ご承知の通り，ガドリニウムは**常磁性体元素**で，7個の不対電子をもっており磁場の中に置くと強く磁化されます(→2.4.2 **BOX：金属の磁化率**)．これに対して，生体組織のほとんどは反磁性体で，磁場の中でわずかに逆向きに磁化されます．ガドリニウムはそのままでは毒性があるので，MRI造影剤は大きな分子に結合したキレート構造になっています．キレート構造により常磁性はそのままにガドリニウム原子を包み込み，毒性を除去することができます．

ガドリニウム造影剤は全身の血管系に分布します．中枢神経系では，分子が大きいので**血液脳関門**を通過せず正常脳組織への移行は緩徐ですが，血液脳関門が破綻している異常組織には急速に移行しま

す．その他の組織では，比較的速やかに血管系から間質に移動します．細胞外液への初期の再分布の半減期は約11分で，その後は徐々に**腎臓から排泄**されていきます．この生理的半減期は約90分なので，およそ6時間後には組織から消失しますが，尿中には約1日間残存します．

常磁性体であるガドリニウム原子は，その近傍にあるプロトンのT1，T2を短縮します．この意味で，ガドリニウムは磁場強度の不均一をもたらしますが，その影響は分子周辺の非常に狭い範囲に限られています．この近傍にあるプロトンが，さらに離れた位置にある他のプロトンと交換することにより(→9.6)，全体としてT1，T2が短縮します．通常の臨床に使用されるような低濃度では，そのおもな作用はT1短縮で(図9.20)，造影剤が分布する組織はT1強調像で高信号となります．

投与量は製剤によっても異なりますが，一般には**0.1 mmol/kg**です．小児の場合は体重に応じて調整します．MRA，MR灌流画像，多発性硬化症，脳転移などでは**倍量投与**が行われることがあります．近年，ガドリニウムと**NSF**(腎性全身性線維症)の関連が知られており，慎重な投与が必要です(→20.7)．

いくつか異なる製剤が市販されており，それぞれ濃度，安全性などに特徴があります．一般にガドリ

[訳注9] Jカップリングによるピークの分裂は，化学基内の平行(上向き)スピンと反平行(下向き)スピンの比率によって決まるが，頻回にRFパルスを加えると，それぞれの状態にとどまる時間が短縮して平均化するために，カップリングが成立しにくくなる．また，TSEで脂肪が高信号になるのは，これに加えて頻回のRFパルスによる磁化移動(MT)効果のために水分子の信号が抑制され，MT効果を受けない脂肪のプロトンが相対的に高信号となるのも一因である．

9章 共鳴現象と緩和現象

ニウム製剤は安全性が高く，NSF を除けば重大な副作用はまれです．おもな禁忌は**腎機能不全**（GFR＜30 mL/分）と**妊婦**です．ガドリニウム製剤は胎盤を越えて胎児循環に達し，胎児への安全性は確立されていません．ガドリニウムは乳汁にも分泌されるので，投与 24 時間は授乳を控える必要があります（→20.5）．詳しい禁忌，用法については添付文書を参照してください．

造影剤の緩和能

造影剤が組織の緩和に及ぼす影響を見るには，緩和時間よりも**緩和率**（relaxation rate）が適しています．緩和率は緩和時間の単なる逆数です．

$$R_1 = \frac{1}{T_1} \qquad R_2 = \frac{1}{T_2} \qquad R_2^* = \frac{1}{T_2^*}$$

しかし，緩和率は足し算することができ，たとえば実効横緩和は，次のように書くことができます．

$$R_2^* = R_2 + \frac{1}{2}\gamma\Delta B_0$$

造影剤については，単位濃度の造影剤が緩和率をどのくらい増加させるかを表す**緩和能** r（relaxivity）を定義します [訳注 10]．特定の組織の造影剤濃度 C に緩和能 r を掛ければ，造影剤による緩和率の増加がわかります．したがって，造影後の組織の緩和率は次のようになります．

$$R' = R + rC$$

緩和能 r は縦緩和，横緩和で異なります（通常 r_1, r_2 とします）が，ガドリニウムの場合はほぼ同程度で，それぞれ 4/mM/s，5/mM/s です．したがって，T1：700 ms，T2：75 ms の組織中の造影剤濃度が 0.1 mmol/kg の場合，造影後の緩和率は，

$$R_1' = R_1 + r_1 C = \frac{1}{0.700} + 4 \cdot 0.1 = 1.828 \Rightarrow T_1'$$
$$= \frac{1}{1.828} = 0.547 \text{ s}$$
$$R_2' = R_2 + r_2 C = \frac{1}{0.075} + 5 \cdot 0.1 = 13.833 \Rightarrow T_2'$$
$$= \frac{1}{13.833} = 0.072 \text{ s}$$

これからわかるように，この濃度では T1 値は 700 ms から 547 ms と大幅に低下していますが，T2 値は 75 ms から 72 ms に変わるだけです．ガドリニウムの効果は T1 短縮効果が優位であることがわかります．

本章で解説したことについては，さらに以下の章も参照してください．
- 画像コントラスト（3 章）
- 品質管理（11 章）
- MR スペクトロスコピー（17 章）

参考文献

Abragam A (1983) The Principles of Nuclear Magnetism. Oxford: Clarendon Press, chapters I, II and III.

Bernstein MA, King KF and Zhou XJ (2004) Handbook of MRI Pulse Sequences. London: Elsevier Academic Press, chapters 4 and 6.

Brown RW, Cheng YCN, Haacke EM, Thompson MR and Venkatesan R (2014) Magnetic Resonance Imaging: Physical Principles and Sequence Design, 2nd edn. Hoboken, NJ: John Wiley & Sons, chapters 2–6 and 8.

Elster AD and Burdette JH (2001) Questions and Answers in Magnetic Resonance Imaging, 2nd edn. London: Mosby-Yearbook, chapter 2. http://mri-q.com [accessed 23 March 2015].

Farrar TC and Becker ED (1971) Pulse and Fourier Transform NMR: Introduction to Theory and Methods. New York: Academic Press, chapters 1, 2 and 4.

[訳注 10] 緩和能は，単位濃度あたりの造影剤によって増加する緩和率を表す〔単位 $(\text{mol/L})^{-1}\,\text{s}^{-1}$〕．緩和度ともいう．

10章

MR のハードウェア

Let's Talk Technical: MR Equipment

10.1 はじめに

本書の冒頭で，ガソリンエンジンの仕組みを知らなくても自動車を運転できる，とお話しました．しかし，ここでは興味のある方のために MR スキャナの内部に踏み込みます（図 10.1）．自分でスキャナ内部をいじったりメンテしたりすることはほとんどないと思いますが，スキャナ購入の選定にあたるような場合は技術的な詳細について理解している必要があります．MR スキャナの基本的な構成についてはすでに触れましたが（→2 章），本章ではさらに詳しい技術を学びます．新しい技術についてはおもに BOX にまとめ，重要な点を本文で解説しています．

この章では以下のことを勉強します．

- 臨床 MRI には，静磁場強度の違いに応じて 3 つのタイプの磁石があり，それぞれに長所，短所がある．
- 傾斜磁場は，一連の傾斜磁場コイルとアンプによって作られ，その性能は最大振幅，スルーレートで決まる．渦電流の低減にはアクティブシールドが使われる．
- RF 送信システムは通常，傾斜磁場システムと一体になった大きなボリュームコイルとアンプからなり，均一なパルスを発生する．
- MR 信号の受信には，感度と SN 比を最適化するために体に密着した専用受信コイルを使う．
- 空冷あるいは水冷が必要なサブシステムがある．
- MR 信号は，配線からの雑音を最小限にとどめるためまずデジタル化される．
- スキャンの制御，同期には複数のコンピューターが必要である．

10.2 磁石

磁石（magnet）は，MR システムのなかでも最も高価な部品です．磁石が発生する静磁場は常に不均一なので，これを撮像領域全体にわたって均一にす

るには，鉄片やシステム内部のコイルを使って調整する**シミング**（shimming）という操作が必須です．まずシステムの設置時にシミング（fixed shimming）が行われますが，スキャナに患者さんを入れるとそれだけで大きな磁場不均一が発生しますから，検査の都度，スキャンのたびに微調整するシミングが行われます．これが**プレスキャン**（pre-scan）です．磁石は，撮像範囲外にも磁場を作ります．この**漏洩磁場**（fringe field）の範囲は最小限となるよう設計されていますが，安全上の問題，ならびに周囲の電子機器への影響を考慮して，磁気シールドが必要です．磁石の性能評価に重要な特性としては，1) **磁場強度**，2) **均一性**，3) **設置面積**があります．

10.2.1 磁場強度

磁場強度（磁束密度）の単位は**テスラ**（T）です．臨床機の大部分は 1.5〜3 T ですが，価格面でのメリットがある低磁場装置として，0.2〜0.6 T の装置も市販されています．高磁場装置の利点は，SN 比が高いこと（→11 章），化学シフトが大きく周波数選択的脂肪抑制やスペクトロスコピーの精度が高い点などがあります．磁場強度による SN 比の改善は，空間分解能の向上，スキャン時間の短縮につながります．磁石には，超電導磁石，常電導磁石，永久磁石があり（図 10.2），磁場強度は磁石の種類と密接に関係します．

超電導磁石は最も一般的で，通常の「トンネル型」で，磁場強度は 1.5〜3 T です．この磁石は，絶対零度（−273.16 ℃，0 K）で電気抵抗がゼロになる特殊な合金で作られています．磁石は大量の液体ヘリウム（4 K）によってコイルを超電導温度に保っています．超電導コイルに電流を流すと，超電導温度に保たれている限り電流はコイル内を流れ続けます．超電導磁石は，磁場強度だけでなく，磁場均一性，その経時的安定性についてもほかのタイプより優れて

10章　MRのハードウェア

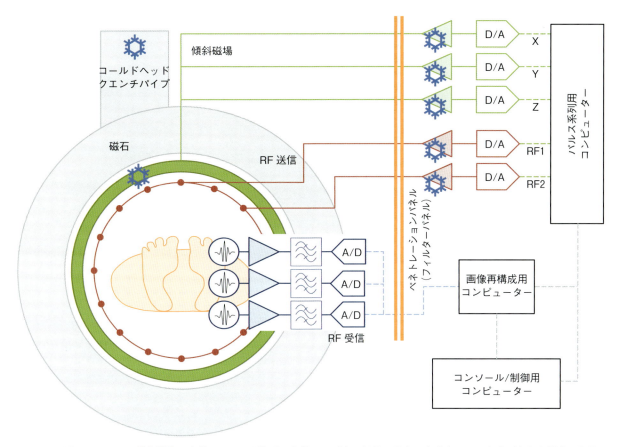

図10.1　MRシステムの基本構造　実線はアナログ信号，点線はデジタル信号．雪印は水冷あるいは空冷が必要な部分．A/D：アナログ-デジタル変換装置，D/A：デジタル-アナログ変換装置．

います．

超電導磁石

　超電導磁石は最も一般的なMRIの磁石なので，少し詳しく見てみましょう．超電導コイルは**ニオブ-チタン**(NbTi)合金で，銅線内に多数の細いNbTiフィラメントを埋め込み，その周囲を絶縁体で被覆したものです．銅線は，デリケートな超電導フィラメントの扱いを容易にするとともに，クエンチから保護する役割があります．NbTiフィラメントの超電導転移温度は7.7Kで，沸点4.2Kの液体ヘリウムに浸すことで超電導となります．一般に超電導磁石は**クライオスタット** (cryostat) とよばれるシステムがあり，液体ヘリウムを満たした大きな容器にコイルが浸してあって，さらにその周囲が断熱遮蔽，真空チェンバーで囲われています（図10.3）．
　ヘリウムは常に蒸発しており，ヘリウムガスは冷却システムによって20K以下に維持されていま

す．いわゆる「ゼロ・ボイルオフ」磁石は，冷却装置でヘリウムガスを液体ヘリウムに戻すことによって，ヘリウムの減少を最小限にとどめる方法です（後述）．ヘリウム容器内にはヒーターがあって液面上のガスの圧力を一定に保っており，これによって蒸発を抑えています．傾斜磁場などによって熱が発生すると，圧力が上昇して蒸発を抑えます．この圧力制御システムは，圧力を熱的余裕 (thermal margin) 内にとどめ，コールドヘッド故障時にはヘリウムガスを逃す役割も果たします．コールドヘッドは，制御下にガスを膨張させることにより，クライオスタット内の断熱遮蔽を40Kに保っています［訳注1］．
　超電導磁石を起動(ランプアップ)するには外部電

［訳注1］　コールドヘッド(cold head)：クライオスタットの上部にある冷却装置の心臓部分．圧縮機からの高圧ガスによってクライオスタット内のピストンを作動し，断熱膨張を行うことにより温度を下げる．

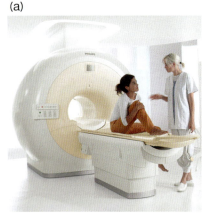 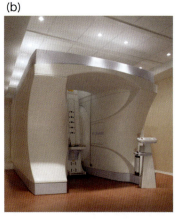 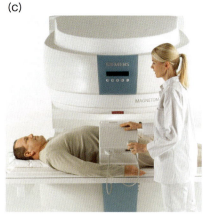

図 10.2　いろいろな磁石のタイプ　(a) 1.5T (フィリップス，Ingenia)．超電導磁石，水平磁場．(b) 0.6T (フォナー)．立位撮像用．常電導磁石，水平磁場．(c) 0.23T (シーメンス，Magnetom C)．永久磁石，垂直磁場．

源を使い，所定の磁場が得られたらオフにします．MRI が導入されて以来，超電導磁石の技術は大きく進歩してきました．**第 1 世代** MRI は，2 つの冷却槽が必要で，外側には液体窒素を入れていました (図 10.3b)．液体窒素は非常に安価ですが頻回に補充する必要があり煩雑です．1990〜2000 年代の**第 2 世代** MRI は，コールドヘッドの性能が向上し，クライオスタットの窒素は不要になりました (図 10.3c)．しかし，まだ高価なヘリウムを大量に消費していました．現在の最新システムは，**ゼロ・ボイルオフ (zero boil off)** といわれるもので，ヘリウムがほとんど減少しません (図 10.3d)．上手に管理すれば 1 回も補充しないで済みます．さらに未来の磁石は，液体ヘリウムではなく 40 K のヘリウムガスを使用する冷媒不要のシステムになるかもしれません (図 10.3e)．このようなシステムには極めて高性能なコールドヘッドが必要で，コールドヘッドが故障するとすぐに磁性が失われてしまうところが欠点ですが，数千リットルもの高価な液体ヘリウムが不要で，突然のクエンチの心配もない点は大きな利点です．

クエンチ

超電導コイルの一部の温度が 7 K 以上になると，常電導状態に遷移して電気エネルギーが熱エネルギーとして放出されます．これによって周囲のコイルの温度が急速に上昇し，さらにこれが熱を生んで磁石全体に広がります．これが**クエンチ** (quench) といわれる現象で，急速に磁場が失われ，ヘリウムは気化します．MRI のクライオスタットには通常 2000 リットル程度の液体ヘリウムがありますが，これが気化すると体積は 750 倍になります．これをクライオスタットから安全に放出できるように，高圧下で開放するディスク弁 (バーストディスク) が備わっています．ヘリウムガスによって検査室内の人間が窒息したり凍傷を負ったりしないように，ガスはクエンチ管という排気管によって屋外に排出されます．万が一クエンチ管からヘリウムが漏出した場合に備え，検査室内に酸素濃度モニターが設置されていることもあります．不慮のクエンチはまれですが，磁場を落とす (ランプダウンする) 場合は，制御下にクエンチを起こす必要があります．この場合は，磁石の損傷を防ぐためにダミーロード (疑似負荷抵抗回路) を接続して電気エネルギーを逃がします．いずれの場合も，再ランプアップにはかなりの費用がかかります．

常電導磁石は，通常の電線を鉄芯に巻いた普通の電磁石です．電線に電流が流れると，鉄が磁性をもちます．0.6 T 程度の磁場強度が得られ，低磁場装置に用いられています．常電導磁石は超電導磁石よりも重量がありますが，特殊なコイルや低温を維持するためのヘリウムが不要なので安価に作れます．

永久磁石の磁場強度は 0.3T 程度までですが，ヘリウムも磁場を維持する電流も不要なので，ランニングコストが非常に小さいことが特長です．常電導磁石よりもさらに重いので，床の補強が必要です．

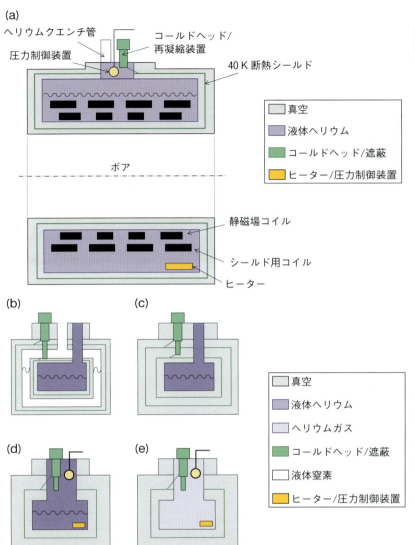

図10.3 超電導磁石の構造 (a) 最新式のゼロ・ボイルオフ方式，(b) 第1世代，(c) 第2世代，(d) 第3世代（現在），(e) 将来．

磁場は上下方向で，「スイッチを切れない」点に注意する必要があります．

10.2.2 磁場均一性

磁場均一性は，一般に一定の大きさの球体に対してppmの単位で表示します．球体の大きさはその直径DSV(Diameter of a Spherical Volume)で表します．たとえば1.5 Tの磁石において，40 cmのDSVに対して磁場の最大変動が7.5 μTだとすると，磁場不均一性は，

$$\Delta B_0(\text{ppm}) = \frac{\Delta B_0}{B_0} = \left(\frac{0.0000075}{1.5}\right) \times 10^6 = 5 \text{ ppm}$$

となります．最近の高性能スキャナの磁場均一性は，40 cm DSVに対して通常 1 ppm 以下です．これを事前のシミングでさらに改善しようとしてもそれは無意味です．人体そのものが，場所によっても異なりますが1〜5 ppmの不均一の原因になるからです．マニュアルを見ると，異なるDSVに対する磁場不均一性が載っています．ただしこのような数字は通常，平均値RMS(Root Mean Square 二乗平均平方根)で，最大値ではないことに注意して下さい．

MRスキャナ設置時に行われるシミングは，磁石そのものの磁場均一性を改善するとともに，近辺にある磁性体の影響を補正します．パッシブシミング

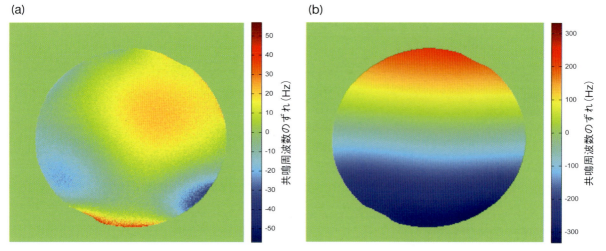

図 10.4　B_0 マップ (3T)　(a) デフォルトのシミング後，(b) y 方向に大きな不均一を加えた状態．

は，磁石周囲のレールに小さな鉄板を挿入することにより磁場を調整します．アクティブシミングは，主磁石の周囲に最大 18 個設置されている超電導コイルを使って調整します．

10.2.3　B_0 マップ

静磁場の分布を表す B_0 マップは，Image-based Shimming（画像データに基づくシミング［訳注：フィリップス］）や，EPI 法における画像の歪みの除去などに有用です．システム固有の磁場均一性のマップを得る最も簡単な方法は，大きな球形の非伝導性ファントムの位相差画像を撮像することです．それにはデュアルエコー GE 法で，異なる TE の画像を撮像します．B_0 の不均一によって共鳴周波数の空間分布にばらつきを生じますが，2 つの TE 間の位相変化量は共鳴周波数の差に比例します（図10.4）．複素形式を使えば，位相差は，

$$\Delta\phi(x,y) = \angle[S_1(x,y) \cdot S_2^*(x,y)]$$

ここで，S_1，S_2 はエコー時間が TE_1，TE_2 のときの信号の複素数表示，$*$ は複素共役，$\angle$ は複素数の角度を意味します．エコー時間の差 $\Delta TE = TE_2 - TE_1$，局所の位相の差 $\Delta\phi$，共鳴周波数の差 $\Delta\omega$（ラジアン/s）の関係は，

$$\Delta\omega(x,y) = \frac{\Delta\phi(x,y)}{\Delta TE}$$

もちろん $\Delta\phi$ が $\pm\pi$ を超える場合は，位相折り返しに対する何らかの処理が必要になりますから，これをできるだけ避けるように ΔTE は小さくします．

位相画像の実際

ほとんどの MR スキャナでは位相画像を作ることができますが，そのままでは位相差の計算には使いにくいことがあります．このようなときは，実部イメージ，虚部イメージから，位相を計算できます．

$$\phi_n(x,y) = \tan^{-1}\left(\frac{I_n(x,y)}{R_n(x,y)}\right)$$

ただし，フェーズドアレイ・コイルを使って B_0 マップを作る場合は，コイル画像を組み合わせるときに位相情報が失われることがあるので注意が必要です．

10.2.4　設置面積

MR システムの設置面積は，設置費用に直接関係します．最も場所をとるのが磁石のある部屋で，通常は 5 ガウスラインが十分含まれるように設計します．留意すべきは，漏洩磁場は 3 方向に広がっていることで，天井高，床下の構造にも配慮する必要が

10章　MRのハードウェア

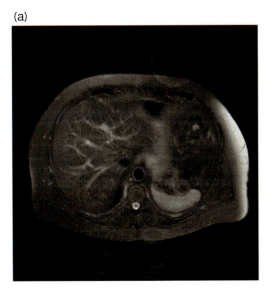 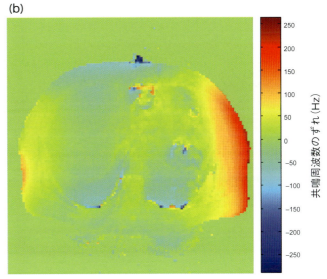

図10.5　B_0 マップ(3T)　(a) TSE法T2強調像．画像の右端で脂肪抑制が不完全である．(b) B_0 マップ．その部分に一致して周波数の大きなずれがあり，これが脂肪抑制がうまく効かない原因であることがわかる．プレスキャンの失敗が原因であった．

あります．

　漏洩磁場の範囲は磁気シールドによって，狭い範囲に収めることができます．最近のスキャナはほとんどが**アクティブシールド**です．これは主磁場コイルの外側に設けたシールド用超電導磁石に反対方向の電流を流すことにより，主磁場の漏洩磁場を部分的に相殺し，狭い範囲にとどめる働きをします（→BOX：渦電流）．いずれのタイプの磁石でも，主磁場の磁石の周囲に鉄片を置くことによる**パッシブシールド**が可能です．アクティブシールドの方が高価ですが，パッシブシールドといえども使用する鉄片の量や，補強工事のことを考えると決して安価ではありません．

10.3　傾斜磁場

　すでに8章で見たように，MR信号の空間的局在を決めるには3方向に直交する**傾斜磁場**（gradients）が必要です．傾斜磁場システムは，ボア内の傾斜磁場コイル，これに電流を供給する傾斜磁場アンプから構成されます．通常の臨床スキャナでは，ボア方向を z 軸，左右方向を x 軸，上下方向を y 軸とします．傾斜磁場コイルの中心点は静磁場コイルの中心点でもあり，これを**アイソセンター**（isocen-

ter）といいます．

　傾斜磁場コイルはいずれも磁場の向きは z 軸方向ですが，その大きさがそれぞれの軸に沿って変化しています．数学的には，たとえば x 方向の傾斜磁場の傾きは $\partial B_z/\partial x$ で表現されます．傾斜磁場コイルは，コイルといってもその見かけは一般的なソレノイドコイルとは異なり，シート状の銅板に電流が流れる部分が刻まれています（図10.6）．これは distributed winding（分布巻）あるいは fingerprint winding といわれるもので，シールド効果を最適化すると同時に，インダクタンスを最小限に抑えることができます．電流の向きは，2つの反対向きのループで（図10.6），これが傾斜磁場の基本構造となります．傾斜磁場には大電流が流れるので熱が発生し，ほとんどのMRスキャナは傾斜磁場コイルとアンプの周囲の配管に水を循環させる冷却システムを備えています．

　傾斜磁場システムを考えるうえで重要な性能には，**最大振幅，スルーレート，デューティサイクル，線形性，熱容量**があります．

10.3.1　傾斜磁場強度とスルーレート

　通常のパルス系列における傾斜磁場は台形（tra-

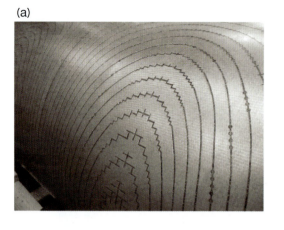
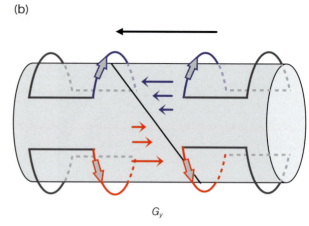

図10.6 **傾斜磁場コイル** (a) コイルの概観．銅板に回路が刻まれている．(b) y 傾斜磁場を作る電流の向き．上下のコイルにそれぞれ反対向きの電流（⇨）を流すことにより，反対方向の磁場（→）を作り出す．

pezoid)で，徐々に増大してその後プラトーとなり，また徐々に減少します（図10.7）．**傾斜磁場強度**は，一定の距離範囲の磁場がどのくらい速く変化するかを意味しており，mT/m で表します．実際の大きさは用途に応じて 1～50 mT/m 程度です．傾斜磁場が大きいほど，FOV を小さく（あるいはスライスを薄く），エコー間隔を短くすることができます．また，拡散強調画像のような特殊な撮像法では大きな振幅が必要となります．傾斜磁場の**最大振幅** G_{max} は，MRI の重要な性能のひとつとなります．

傾斜磁場の**立ち上がり時間**(rise time)は，振幅がゼロからピーク値に達するまでの時間で，一般的には 200～1000 μs 程度です．**スルーレート**(slew rate)は，最大振幅を立ち上がり時間で割った値で，20～200 T/m/s 程度です（図10.7）．EPI 法や，心臓 MRI のように TE, TR が非常に短い撮像法では，大きなスルーレートが必要とされます．ただし，スルーレートが非常に大きいスキャナでは，神経刺激を避けるためにソフトウェア的にこれを制限する機能が必要です．

10.3.2 デューティサイクル

一般に**デューティサイクル**(duty cycle)という言葉には 3 つの定義があり，各メーカーがそれぞれどれを使っているかを見極めることが難しく，これが比較を困難にしています．また仕様書を見ると，ほとんどの場合デューティサイクルは 100% と書かれ

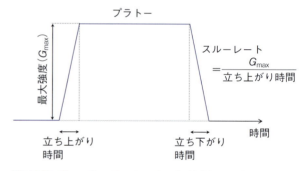

図10.7 **G_{max} とスルーレート** 傾斜磁場は一般的に台形をしている．

ており，比較判断の材料になりません．

デューティサイクル

第一の定義は非常に簡単で，正の最大強度から負の最大強度まで，最大スルーレートで変化した場合をデューティサイクル 100% とするものです．傾斜磁場コイル，アンプともに大きな熱を発生するので，デューティサイクルに制限を設けることが必要な場合もあります．このようなときは，スルーレートあるいは最大強度を小さくすればデューティサイクルを低く抑えることができます．

第二の定義は，傾斜磁場を連続的に最大強度でかけられる時間の比率です．大電流が流れるので，やはり発熱を制限する必要があります．計測時間を明記しないと，デューティサイクルの数字は意味をもちません．

第三の定義は，RMS (root mean square pow-

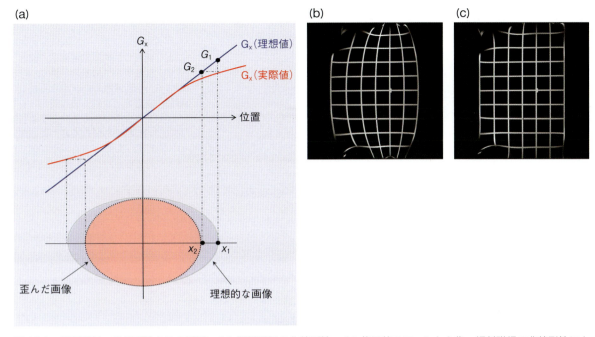

図 10.8 傾斜磁場の非線形性とその補正 (a) 傾斜磁場の非線形性，(b) 格子状のファントム像．傾斜磁場の非線形性による画面の端に歪みがある．(c) 補正後．

er) 値ともいわれるもので，次の式で求められます．

$$\text{デューティサイクル} = \frac{\int_{t1}^{t2} G^2 dt}{G_{max}^2} \times 100\%$$

ここで G は時間の関数，G_{max} は時間 $t_1 \sim t_2$ における傾斜磁場の最大強度です．積分範囲を TR とすると，デューティサイクルは定常状態となります．しかしこの定義による値は，傾斜磁場システムの性能だけでなくパルス系列にも依存しますから，スキャナを比較する場合は同じパルス系列で比較する必要があります．

10.3.3 傾斜磁場の線形性

正確な空間エンコードには傾斜磁場の**線形性**(linearity)が必須ですが，傾斜磁場コイルの長さ，直径は有限なので，端の方ではどうしても非線形になります．特に FOV の端の方では線形性が失われ，信号の重なり，画像が歪みとなって現れます(図 10.8)．ほとんどのメーカーでは，画像再構成に際してコンピュータアルゴリズムによって傾斜磁場の非線形性を補正しています(図 10.8c)．

渦電流

磁場の変動によって導電体に誘導電流が発生すると，レンツの法則によりこれを打ち消す方向に**逆起電力**が発生します(起電力 (electromotive force) は電圧の古いよび方です)．逆起電力の原因は**渦電流** (eddy current) とよばれる導電体内に発生する局所電流です．渦電流もまた電流の変化が引き起こす磁場の変化によるもので，局所のみならずたとえばクライオスタットのような近傍の導電体にも発生します．渦電流は一般に熱の形でエネルギーを放出しますが，時間とともに変化するのでそれ自体がまた変動磁場を生み出します．逆起電力は，常に電流の変化を阻止する方向に発生します．つまり，電流のオンオフによる変化に逆らおうとします．このため，傾斜磁場を高速にスイッチングするように設計しても，実際の変化はそれより遅くなり，傾斜磁場の波形が鈍 (なま) ってしまいます．MRI では傾斜磁場を高速に切り替えますが，傾斜磁場コイル，その他のすべてのコイルに渦電流が影響し，アーチファクト，信号消失などの原因となります．この問題を回避する方法には，アクティブシールド，波形のプリエンファシス，傾斜磁場のインダクタンスの最小化などがあります．

現在の MR スキャナの傾斜磁場は，すべて**アク**

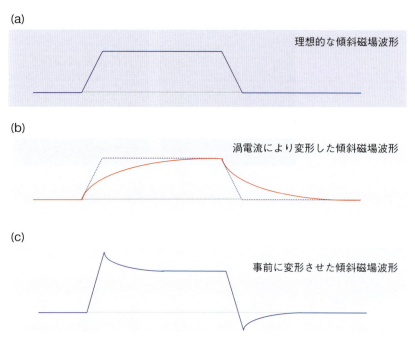

図 10.9　プリエンファシス　(a) 理想的な傾斜磁場波形，(b) 渦電流の影響により変形した傾斜磁場波形．立ち上がり，立ち下がりの部分が鈍（なま）っている．(c) 渦電流の影響を見越して事前に変形させた傾斜磁場波形．立ち上がり，立ち下がりの部分を予め強調（プリエンファシス）しておくことにより，渦電流が加わっても波形が鈍らないようにできる．

ティブシールドを採用しています．これは静磁場コイルのアクティブシールドとほぼ同じ構造で（→10.2.4），傾斜磁場コイルの周囲にシールド用コイルに傾斜磁場波形と逆の電流を流すものです．これによって，コイル外の傾斜磁場を相殺して傾斜磁場システムをクライオスタットから磁気的に隔離し，その表面に渦電流が発生することを防ぎます．しかし，シールドコイルの追加によって傾斜磁場システムは大型化してボア内のスペースが狭くなり，傾斜磁場を作るための電力も増大します．

アクティブシールド方式の傾斜磁場は渦電流の影響を小さくすることができますが，コイルに発生する逆起電力を防ぐことはできません．これを低減する技術に傾斜磁場波形の**プリエンファシス** (pre-emphasis) があります．これは，傾斜磁場の渦電流による変形を予め見こして傾斜磁場波形を変形させておき，これに渦電流が加わると理想的な波形になるようにする方法です（図 10.9）．プリエンファシス用の電気回路は，振幅と時定数が制御可能な波形を発生して傾斜磁場波形にこれを追加します．さらに，他の軸の磁場変化によって発生する傾斜磁場変動も補正することができます．

最後に，逆起電力は電流の変化率とコイルの**インダクタンス** L に比例します．

$$\mathrm{emf} = L \frac{dI}{dt}$$

したがって渦電流，逆起電力を最小限に抑えるには，傾斜磁場のインダクタンスをできるだけ小さくする必要があります．傾斜磁場のコイルの巻き方は，専用のソフトウェアによって，撮像範囲の必要な電流密度を維持しつつ，L を最小として傾斜磁場システム外の磁場をゼロとするように設計されます．

10.3.4　傾斜磁場アンプ

傾斜磁場アンプ（gradient amplifier）は，オーディオの周波数で動作しますから，ロックコンサートにも使えます．著者のひとりはエレキギターを MRI につないで，傾斜磁場コイルをスピーカーがわりにしました！（危険なので真似しないで下さい．彼の場合はサービスエンジニアの手を借りて実験しました）．高性能の傾斜磁場アンプに要求される性能は，コイルに大電流を流すことです．さらにこの電流を急速にゼロから最大値にオン/オフできることも必要です．したがって，この大電流を流すと同時に，逆起電力に対抗できるだけの駆動電圧が必要です．

初期の MRI では，高級オーディオに使われるようなアナログアンプを使用していました．しかし，

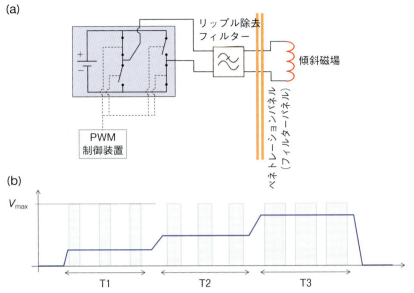

図 10.10 PWM アンプ (a) PWM アンプの基本構造．スイッチを閉じると，アンプは全開出力で傾斜磁場コイルを駆動する．(b) 波形の例（グレイの部分）．アンプの出力電圧を，異なる周波数でオン/オフする．T1 では ON の時間が 25% なので，平均出力は $V_{max} \times 0.25$，同様に T2，T3 ではそれぞれ 50%，80% となり，出力電圧は青線のようになる．

このようなアンプのデューティサイクルは，半導体の性能よって制限されていました．**PWM アンプ**（**P**ulse-**W**idth **M**odulation パルス幅モデュレーション）がこの欠点を克服し，主流となりました．PWM アンプは，常に最大電圧を出力し，これを 20～200 kHz あるいはそれ以上の周波数で二値的にオン/オフするものです（図 10.10）．周波数が十分高ければ，傾斜磁場はアンプの出力の時間平均に応じて動作します．この出力をフィルターで平滑化して使用します．PWM アンプは，軽度の発熱で非常に高電圧，大電流を発生することができます．

10.3.5 騒音

MRI が発生する**騒音**（acoustic noise）は傾斜磁場電流のスイッチングによるもので，うるさい程度ならまだしも，最悪の場合は聴覚障害を引き起こします．傾斜磁場がオンになると，主磁場との間にローレンツ力が働きます．この力はコイルの直径方向に働いて，コイルを圧縮あるいは膨張する力となります．このためパルス系列によって傾斜磁場の電流が変化すると，コイルが複雑に振動して騒音を発生します．騒音の大きさは，傾斜磁場強度，スイッチングの時間，傾斜磁場システムの機械的な特性に依存します．ボア内の騒音は，一時的な聴覚障害をきたす 85 dB(A) を超えることも珍しくありませんので，患者さんには常に耳栓をする必要があります．

騒音を抑制するさまざまな方法が考えられており，多くのメーカーが「静粛」パルス系列を用意しています．具体的には，スルーレートを抑制する，傾斜磁場コイルの共鳴周波数を避ける，傾斜磁場を連結する（bridged gradient）［訳注 2］などの方法があります．これによって騒音は 70 dB(A) 程度まで低減することができ，患者さんもずっと楽になります．

10.4 RF 送信系

RF 送信系は，**送信機**，**アンプ**，**送信コイル**からなります．ここではまず送信系を説明し，受信系については次項で解説します．RF 送信系の役割は，撮像領域にラーモア周波数の均一な B_1 磁場を作ることにあります．

10.4.1 送信機と送信アンプ

送信機（transmitter）は，所定の中心周波数，バンド幅，振幅，位相での RF パルスを生成して，スライスあるいはスラブ内のプロトンを励起するものです．**周波数**は，スライスの位置，スライス選択傾斜

［訳注 2］ bridged gradient：連続する 2 つの傾斜磁場の立ち下がり部分と立ち上がり部分を結合することにより，1 つの傾斜磁場にまとめる方法．

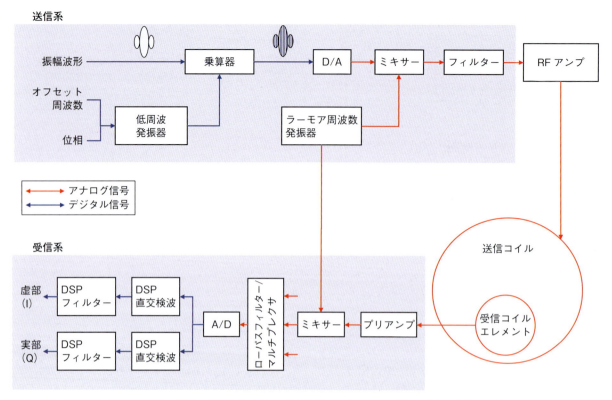

図 10.11　デジタル RF 送受信系　D/A：デジタル-アナログ変換器，A/D：アナログ-デジタル変換器，DSP：デジタル信号処理．

磁場の強度によって決まります．**バンド幅**，すなわちパルスに含まれる周波数の範囲が，スライス厚を決定します．**振幅**は励起するプロトンの量を決定し，**位相**は回転座標系において磁化を倒す方向を決定します．現在の MR スキャナでは，RF 波形はすべてデジタル的に生成されています（→**BOX**：送信機の理論）．

送信機の理論

すでに 8 章で見たように（→8.4），スライス選択 RF パルスは，$S(t)$ によって振幅変調されます．スライス選択周波数 ω_{ss} はスライス位置に応じてラーモア周波数 ω_0 とはややずれており，位相角ももっています．求める出力信号は，

$$S(t)\cos(\omega_{ss}t + \phi)$$

ここで

$$\omega_{ss} = \omega_0 \pm \Delta\omega$$

送信機から RF 波が被写体を迂回して受信コイルに混入する可能性を考慮して，送信機はラーモア周波数とは異なる一定の周波数 ω_{fix} で発振しており，ω_{ss} は RF パルス発生時に，可変オフセット周波数 ω_{off} と ω_{fix} から合成されます．

$$\omega_{ss} = \omega_{fix} - \omega_{off}$$
$$\omega_{off} = \omega_{fix} - \omega_0 - \Delta\omega$$

これを行うのが**ミキサー回路**で，次の式のように三角関数の性質を利用して 2 つの周波数を掛け合わせて，その和と差を作ります．これを**サイドバンド**（側波帯）といいます．

$$2\cos(\omega_{fix}t)\cos(\omega_{off}t) = \cos((\omega_{fix}+\omega_{off})t) + \cos((\omega_{fix}-\omega_{off})t)$$

ここで欲しいのは低周波側の $\omega_{fix}-\omega_{off}$ のサイドバンドで，高周波側の $\omega_{fix}+\omega_{off}$ はフィルターでカットしてしまいます．この結果 $\cos(\omega_{ss}t+\phi)$ が残ります．

RF パルスを生成するにあたって，送信機（図 10.11）はデジタル的に生成された振幅変調波 $S(t)$ を，オフセット周波数 ω_{off}，位相 ϕ の波形と混合し，これを D/C（デジタル-アナログ変換器）に通してア

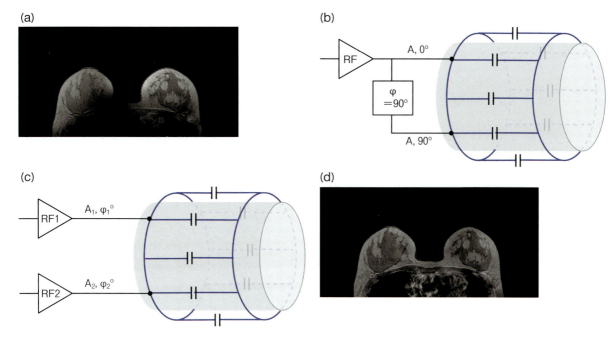

図 10.12　**パラレル送信技術**　(a) 3T スキャナ．B_1 の不均一によるシェーディング．(b) 通常の RF 送信系．1 台のアンプの出力を 2 つにわけてクアドラチャ送信する．(c) パラレル送信系．2 つの独立したチャネルによって，均一な B_1 を作ることができる．(d) アーチファクトのない画像．

> ナログ波形を作ります．送信されるこのアナログ RF 波の出力はわずか 0.1 mW 程度なので，アンプで増幅します．

RF アンプの特性には，**送信バンド幅**，**出力**，**線形性**があります．一般に，線形性をよくすると出力効率は低下し，両者はトレードオフの関係にあります．しかしパルス系列を通じて位相，振幅が安定している必要があり，出力よりも線形性の方が重要です．たとえば，アンプの出力が不安定で，TR ごとに RF 出力が異なる場合を考えてみてください．これは毎回フリップ角が異なることを意味しており，MR 信号が経時的に不安定になります．これをフーリエ変換すると一連のゴーストとなり診断能を損ねることになります．同様に位相が不安定になると，やはり TR ごとに信号が異なり，ゴースト，SN 比の低下，コントラストの変化をきたします．最近のソリッドステートアンプは，MOSFET トランジスタを使用しており，500 MHz 程度までフラットな周波数応答で 1 kW の出力が可能です．このトランジスタペアをいくつか組み合わせることで 30 kW 程度の出力が得られますが，トランジスタは熱を発生するので，RF アンプも傾斜磁場システムと同じような水冷あるいは空冷装置を備えています．

最新式のスキャナは，**パラレル送信技術**を採用しており，特に 3T 装置で問題となる B_1 の不均一を改善できます．3T の場合，RF パルスの波長は 25〜30 cm なので体内で反射して定常波が発生しやすくなり，FOV 内のフリップ角に不均一を生じてシェーディング現象が発生します．これは特に肝臓，乳腺，胸椎で目立ちます（図 10.12a）．通常の送信システムは**クアドラチャ方式**（直交位相方式）で，1 台のアンプの出力を 2 つにに分け，90°の位相差をつけて別のチャネルから送信します（図 10.12b）．これに対してパラレル送信は，この 2 つのチャネルを **2 台の別々のアンプ**につなぐものです（図 10.12c）．これによって，各チャネルの振幅と位相を独立に制御して，B_1 磁場を目的とする解剖学的な形状に合わせて最適化することができます（図 10.12d）．この場合 2 つのアンプは，ナノ秒以下のオーダーで正確に同期している必要がありま

Part I 入門(基礎)編

す．原則として，パラレル送信システムは2チャネル以上に応用することもできますが，その有用性は3Tスキャナに限られます．ただし，7T以上のスキャナでは，体部の励起フリップ角を均一にするためにマルチチャネル送信が必須となります．

10.4.2 B_1マップ

マルチチャネルを使う**パラレル送信**システムでは，キャリブレーションスキャンによって磁場B_1^+のマップを得ることが重要になります．これによってシステムは，それぞれの被検者，解剖学的構造に応じて最適化した一連のRFパルスの振幅，位相を出力することができます．また特定の領域を選択的に励起する，特殊な形状のB_1を生成することもできます．定量的な撮像法では正確なフリップ角が必要とされるので，B_1^+マップ[訳注3]はこのような場合にも利用されます（→19章）．B_1^+マップ作成法は2つあります．**デュアルTR法**（→BOX：デュアルTR法によるB_1マッピング）と，**ダブルフリップ角法**です．ダブルフリップ角法は通常のパルス系列でも利用できるので，簡単に実験することができます．これはその名前からわかるように，異なるフリップ角α，2αでGE法を2回撮像する方法です．この結果，信号強度が$\sin\alpha$，$\sin 2\alpha$の比をもつ2つの画像S_α，$S_{2\alpha}$が生成されます．$S_{2\alpha}/S_\alpha$から$\sin 2\alpha = 2\sin\alpha\cos\alpha$の関係を利用して，$\alpha$を求めて$B_1^+$マップを作ることができます．

$$\frac{S_{2\alpha}(x,y)}{S_\alpha(x,y)} = \frac{2\sin\alpha\cos\alpha}{\sin\alpha}$$

$$\alpha(x,y) = \cos^{-1}\left[\frac{S_{2\alpha}(x,y)}{2 \cdot S_\alpha(x,y)}\right]$$

この方法の限界は，2つの画像のT1強調度が一致する程度に縦磁化を十分回復させる必要があることで，このためTRが長くなります．また$80° < \alpha < 100°$の範囲では，$\sin\alpha$がほとんど変化しないので精度が低下します．さらに$\alpha < 20°$ではSN比が低く，雑音によって精度が落ちます．このような

問題は専用のパルス系列を利用することにより回避できますが，必ずしも常に利用できるとは限りません．

デュアルTR法によるB_1マッピング

デュアルTR法は2004年にヤルニクが提唱した方法で，TRが異なる2つの撮像法をインターリーブします（図10.13）．定常状態のBloch方程式を利用しますが，ここでも2つの信号強度の比を使います．

$$\frac{S_2}{S_1} = \frac{1 - E_1 + (1 - E_1)E_2\cos\alpha}{1 - E_2 + (1 - E_2)E_1\cos\alpha}$$

ここで$E_1 = \exp(-TR_1/T1)$，$E_2 = \exp(-TR_2/T1)$です．TR_1，TR_2がT1に対して十分小さければ，テイラー展開をするとS_2とS_1の比rは次のように表せます．

$$r = \frac{S_2}{S_1} = \frac{1 + \eta\cos\alpha}{\eta + \cos\alpha}$$
$$\alpha = \cos^{-1}\frac{\eta \cdot r - 1}{\eta - r}$$

このαからB_1^+マップを作れます．ここで$\eta = TR_2/TR_1$．$TR_1 < TR_2 < T1$のとき，フリップ角の計算精度はT1に依存しません．したがってデュアルTR法は臨床に使うには非常に有用です．

10.4.3 送信コイル

プロトンを励起する送信コイルは，**静磁場に対して垂直に均一なB_1磁場**を生成する必要があります．送信コイルは一般に大きく，広い範囲をカバーするように最適化されています．また受信コイルと兼用される場合もあり，その場合は**T/Rスイッチ**（送信/受信スイッチ）で切り替えますが，ローカル受信コイルに比べてSN比が低いのであまり使われません．T/Rスイッチは，受信コイルを送信時の高電圧から保護するとともに，非送信時でも送信機が発生する雑音が微小なMR信号に混入することを防いでいます．

最も基本的な送信コイルは，被検者全体を取り囲む**全身コイル**（ボディコイル）です．これは通常，ボアの中に組み込まれており見ることができません．全身コイルはとても大きいので送信磁場は非常に均

[訳注3]　B_1^+は順方向，B_1^-は逆方向への回転磁場を表す．一般にB_1^+が圧倒的に大きい．

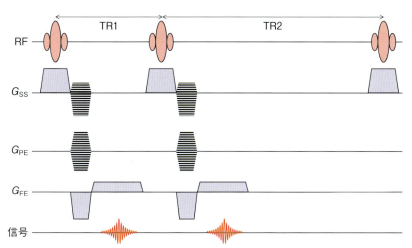

図10.13　デュアルTR法のパルス系列

一ですが，逆に受信コイルとして使う場合はあまり鋭敏ではないことを意味します．スキャナによっては，頭部コイル，膝関節コイルなどを送信コイルとすることもあり，この場合は電力は少なくて済みますが，磁場均一性は低下します．

一般的な水平ボア型スキャナでは，全身コイルは**バードケージ型**です（図10.14a）．エレメントの数は，出力が正弦波形になるように最適化されています．バードケージ型コイルは必ずクアドラチャ送信方式で，RFアンプの出力がコイルの2つのチャネルに接続されています．各チャネルは位相が90°ずれており，これを組み合わせてラーモア周波数で回転する B_1 磁場を生成します（図10.14b）．

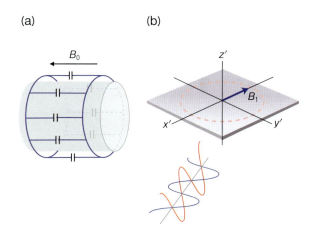

図10.14　バードケージコイル　(a) ローパス型バードケージコイル，(b) クアドラチャ送信により，円形偏波された B_1 磁場を作る．

バードケージコイル

バードケージコイルは，物理的に2つの**終端リング**を N 個の等間隔の**直線導体（エレメント）**で連結したものです．エレメントと隣接するエレメントを連結するリングを1つのコイルと見なすことができます．正弦波形は，導体周囲の電流の遅延素子によって作ります．**ローパス方式**では各エレメントにキャパシタンス C をもたせますが，**ハイパス方式**では終端リングにキャパシタンスをもたせます．2つの終端リングをはずしてコイルを分解すると，N 個の等価なエレメントになり，それぞれが位相シフト $\Delta\phi(\omega)$ を導入します．正弦波を作るには，コイル全体の位相シフトが 2π の倍数になる必要がありますから，

$$N\Delta\Phi(\omega) = 2\pi M$$

ここで M は共鳴モード数で，$1 \leq M \leq N/2$ です．$M=1$ のときの定常波が最も均一な B_1 を作ることができます．

10.5 RF受信系

現在のMRスキャナでは，送信系と受信系は独立しているので，それぞれ別個に考える方がわかりやすくなります．受信系の役割は，できるだけ雑音を拾わずに微弱なMR信号を検出，増幅，デジタル化し，画像再構成システムに送ることです．受信システムは，受信コイル，プリアンプ，デジタイザー，画像再構成のためのデジタル信号処理システムから

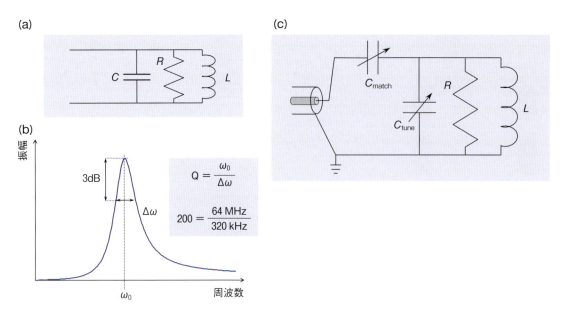

図 10.15　RF 受信系　(a) 同調回路の基本構造．(b) 一般的な周波数応答．(c) 同調とマッチング．左上のマッチングキャパシタ (C_{match}) は共鳴周波数 ω_0 におけるインダクタ (L) のリアクタンスを相殺して回路全体のインピーダンスが純粋な抵抗値 50 Ω (R) になるように挿入されている．右下のチューニング (同調) キャパシタ (C_{tune}) で周波数をラーモア周波数に設定する．

構成されます (図 10.11)．

10.5.1 受信コイル

　受信コイルの役割は，検出する信号を最大化し，雑音を最小限に抑えることです．一般に最大の雑音源は人体で，これは電解質のブラウン運動に由来します．雑音を最小限に抑えて SN 比を最大化するには，コイル径をできるだけ小さくして，コイル内に被写体が詰まっている状態にすることが必要です．RF の均一性と SN 比はトレードオフの関係にあります．

受信コイルの同調

　RF コイルの基本は，**インダクタ** (コイル) と**キャパシタ** (コンデンサー) を並列につないだ同調回路です (図 10.15a)．インダクタンス L (単位ヘンリー)，キャパシタンス C (単位ファラッド) とすると，インダクタとキャパシタのリアクタンス (誘導抵抗) はそれぞれ $X_L = i\omega L$, $X_C = -i/\omega C$ となります ($i = \sqrt{-1}$)．この並列回路は鋭い周波数応答をもち (図 10.15b)，インダクタとキャパシタのリアクタンスが共鳴周波数で相殺するときに最大となります．

$$f_0 = \frac{1}{2\pi\sqrt{LC}}$$

この周波数では，同調回路のインピーダンスは簡単に次の式で表せます．

$$Z_p = \frac{LR}{C}$$

　RF 信号は通常，同軸ケーブルのような送信線で電気回路に送られます．送信線の一般的なインピーダンスは 50 Ω なので，効率的に信号を伝送するには RF 回路の入出力端子も 50 Ω である必要があります．同調回路をパワーアンプの 50 Ω 出力にマッチさせるためには，コイルのインピーダンスを 50 Ω にする必要があります．それには，共鳴周波数からややずらした適当な周波数 (オフレゾナンス周波数) に対してインダクタのリアクタンスと直列に 50 Ω の抵抗を挿入します．これに直列な**マッチングキャパシタ**を加えることにより，インダクタのリアクタンスを相殺して，純粋な 50 Ω の抵抗とします (図 10.15c)．さらに並列な**チューニング (同調) キャパシタ**を調節して，この周波数をラーモア周波数に設定します．

　同調回路の性能は **Q 値** (quality factor) で表します．これは蓄積されるエネルギーと散逸するエネルギーの比で，次の式で表すことができます．

$$Q = \frac{\omega L}{R}$$

Q値は，同調回路による電流あるいは電圧の増幅の指標でもあります．Q値は中心周波数を，電圧が1/2になる周波数差（半値幅），すなわち−3dBとなる位置のバンド幅で割った値になります（図10.15b）．

コイルのQ値は一般に大きい方がよく，空の状態で200程度が普通です．しかし大きすぎるとRFパルスのあとも振動が続いてしまいます．適切なQ値とは，周波数応答が十分狭く，コイルがバンドパスフィルターのように働いて，受信バンド幅外の雑音を除去してくれる状態です．

コイル内に人体のような導電体を入れると，Q値（負荷Q値）は低下します．コイルと導電体の相互作用によってコイルのインダクタンスも変化しますから，共鳴周波数やインピーダンスも変化します．スキャナによっては，無負荷Q値をあえて小さくしておき，実際に使用するときのQ値は固定するものもあります．

送信用バードケージコイルも，クアドラチャ方式（直交検波方式）で受信します．受信時には2つのチャネルからの信号が加算されますが，雑音は相関がないので相殺され，その結果SN比は同等のリニアコイルに比べて$\sqrt{2}$倍に改善されます（→11章）．送信コイル，受信コイルともに製造段階でのチューニング（同調）とマッチングが必要です（→BOX：受信コイルの同調）．

受信コイルには，撮像部位の表面に密着させて使うシングルループあるいは8の字型のものもあります．このような**表面コイル**（surface coil）の信号応答は深さ方向に非線形なので，体の深部ほど信号が弱くなります．したがって表面コイルは，皮下の比較的浅いところにある病変にのみ有用です．フレキシブル表面コイルは，撮像部位を覆うことができるので非常に便利です．表面コイルを置く場合は，コイルがB_0に垂直になるように置かないと信号が得られないことに注意してください．

10.5.2 フェーズドアレイコイル

最近のMRIの受信コイルは，それぞれが独立した複数のエレメントから構成されています．このような方式は**フェーズドアレイコイル**（phased array coil）とよばれますが，ごく一般的なので単にコイルといえば普通はこれを指します．

フェーズドアレイコイルの設計に当たっては，各エレメントが互いに干渉しないようにする必要があります．これはSN比低下を招く**カップリング**といわれる現象です．これを防ぐ**デカップリング**の方法として，エレメントどうしを特定の方法で幾何学的にオーバーラップさせる方法があります．また，各エレメントをそれぞれ別のプリアンプ，受信系に接続することにより（→10.5.3，10.5.4），各受信系の雑音に相関がないことからこれが互いに相殺されて，SN比の改善につながります（図10.16）．

フェーズドアレイコイルを使った撮像では，単一コイルの場合に比べて多くのデータが発生するので，メモリーがたくさん必要になると同時に画像再構成時間を短縮する必要があります．マルチエレメントコイルの長所のひとつに，後述の**パラレルイメージング**（SMASH，SENSE）を利用できることがあげられます（→14章）．パラレルイメージングは，特に3D造影MRA，3Tスキャナにおける定常状態GE法などにおいてSAR低減にもつながることから極めて有用です．

頭のてっぺんからつま先まで全身を撮像するような場合，2つ以上のフェーズドアレイコイルを同時に接続する方法が便利です．これによって，ある特定の部位（たとえば頭頸部）を撮像し，テーブルを一定の距離だけ自動的に移動して次の部位（胸部）を撮像するといった方法が可能になります．これを6回も繰り返せば，コイルを交換することなく全身をカバーできます．メーカーのカタログには，同時に接続できるコイル数が記載されていますので，すべて同時に使えるのか，検査時間の短縮につながるのか，確認しておくとよいでしょう．また，実際に受信系（A/D変換チャネル）がいくつ用意されているかもチェックポイントです．2〜3個のコイルを1つの受信チャネルに接続することは可能ですが，その場合はSN比が低下し，受信バンド幅にも制約を生じます．チャネル数の少ないシステムは初期投資は小さく済みますが，将来的にさらに多くのエレメントをもつフェーズドアレイコイルを多くのチャネルにつなぐ必要が生じた場合は，かえって高くつくか

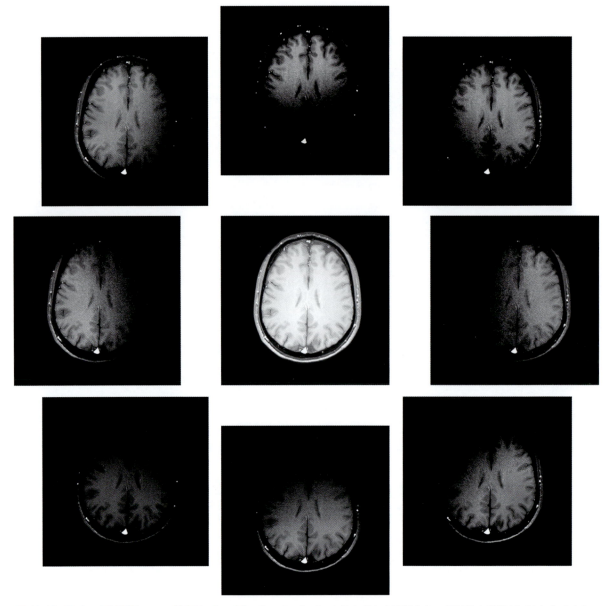

図10.16　8チャネル頭部フェーズドアレイコイル　8つのエレメントそれぞれの画像から，最終的な画像(中央)を合成する．

もしれません．

10.5.3 プリアンプ

コイルが受信する微弱なMR信号は，極めて低ノイズのプリアンプによって増幅され，受信系に送られます．プリアンプは，配線によるノイズの混入を防ぐために，コイルと一体になっているのが普通です．アンプの性能は，デシベルを単位とする**雑音指数**(noise figure：NF)で表され，一般に1 dB以下で

あることが必要です．

$$NF = \frac{\text{出力のSN比}}{\text{入力のSN比}}$$

10.5.4 受信機(デジタイザ)

MR信号は，狭いバンド幅$\Delta\omega$の情報を，ラーモア周波数ω_0(に周波数エンコードによるオフセット周波数を加えた周波数)のキャリア波の中に埋め

込んだもの(**変調**したもの)と考えられます．通常のMRシステムはラーモア周波数の信号を直接デジタル化できないので，まず低い周波数(たとえば125 kHz)に**復調**し，ローパスフィルタを通してからデジタル化されます(図10.11)．信号はさらにデジタル信号処理によって，2つのクアドラチャチャネルに分割されます(→BOX：受信機の理論)．このシステムでは，アナログ・デジタル(A/D)変換器がボトルネックとなります．SN比を最大にするには，受信コイルの各エレメントがそれぞれ独立したA/D変換器に接続されていることが必要です．しかし実際には，**マルチプレクサ**(図10.11)で1つの受信チャネルを2～3個のエレメントで共有するのが普通です．ただし，その場合は最小バンド幅が制約され，SN比も低下します．

最新のA/D変換器はずっと高速で(10 MHz程度)，少なくとも16ビットを扱えます．この場合はラーモア周波数を直接デジタル化することができ，アナログによる復調回路が不要になります．電子回路の小型化が進み，このような高性能受信機をスキャナの近く，さらにコイル内部に設置することもできるようになり，信号減衰を伴うケーブルを室内に引き回す必要がなくなりました．またアナログ受信機にみられたドリフトによるアーチファクトがなくなる利点もあります(図10.17)．

最新の**広帯域デジタルMRシステム**は，できる限りコイルの近くでデータをデジタル化し，その信号を光ファイバーケーブルで画像再構成系に送信します．これによって，受信コイル設計を目的とする解剖学的構造に応じて自由に最適化できるようになり，部位に応じた専用コイルを使って高SN比を得られるようになりました．アナログ回路を完全になくすことにより，SN比は飛躍的に向上し，新しいコイルを導入する際にも受信系をまとめて入れ替えるような手間と費用がなくなりました．

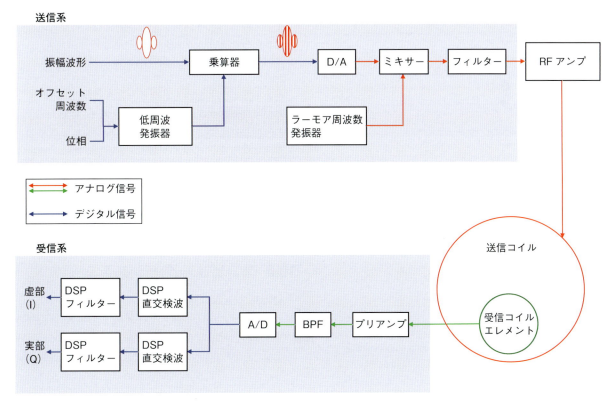

図10.17　広帯域デジタルRF送受信系　D/A：デジタル-アナログ変換器，A/D：アナログ-デジタル変換器，DSP：デジタル信号処理，BPF：バンドパスフィルター．

Part I　入門(基礎)編

受信機の理論

　A/D 変換器は非常に高い周波数で動作しますが,それでも一般的にはラーモア周波数より低いので周波数の折り返しω_Aが発生します.

$$\omega_A = (\omega_0 + \omega_{FE} \pm \Delta\omega) - n \cdot \omega_S$$

ここでω_Sは A/D 変換器のサンプリング周波数, n は整数です. ω_S, n を適当に選んで MR 信号がサンプリング周波数内に収まるようにすれば, つまり$\Delta\omega \ll \omega_S$とすれば, MR 信号は正確に表現できます.

　技術的には, デジタル信号はラーモア周波数を除去し, これはデジタル信号からラーモア周波数を除去し, 実部と虚部のチャネルに分けることに相当します. この分割処理は**クアドラチャ検波**(直交検波)とよばれる処理で, 入力信号を 2 つに分け, 90° の位相差を加えます. 以前の MR スキャナはこれをラーモア周波数の正弦波, 余弦波からアナログ的に作っていましたが, 原理を理解するには好適なので以下に示します.

　MR 信号は数学的に,

$$\cos(\omega_0 + \omega_{FE} \pm \Delta\omega)$$

で表されます [訳注4]. 波形はリードアウトウィンドウの中心点に対して左右対称なので, 余弦 (cos) を使います. これを 2 つに分け, それぞれラーモア周波数の正弦波, 余弦波と合成します.

$$\cos(\omega_0 + \omega_{FE} \pm \Delta\omega) \cdot \sin(\omega_0)$$
$$= \frac{1}{2}\sin(\omega_0 + \omega_{FE} \pm \Delta\omega + \omega_0)$$
$$+ \frac{1}{2}\sin(\omega_0 + \omega_{FE} \pm \Delta\omega - \omega_0)$$
$$= \frac{1}{2}\sin(2\omega_0 + \omega_{FE} \pm \Delta\omega) + \frac{1}{2}\sin(\omega_{FE} \pm \Delta\omega)$$

$$\cos(\omega_0 + \omega_{FE} \pm \Delta\omega) \cdot \cos(\omega_0)$$
$$= \frac{1}{2}\cos(\omega_0 + \omega_{FE} \pm \Delta\omega + \omega_0)$$
$$+ \frac{1}{2}\cos(\omega_0 + \omega_{FE} \pm \Delta\omega - \omega_0)$$
$$= \frac{1}{2}\cos(2\omega_0 + \omega_{FE} \pm \Delta\omega) + \frac{1}{2}\cos(\omega_{FE} \pm \Delta\omega)$$

　これを見ると, それぞれ**第 1 項**は周波数が非常に高く($> 2\,\omega_0$), **第 2 項**は中心周波数からやや(ω_{FE}だけ)ずれています. 周波数の高い第 1 項をフィルターで除去すれば, 信号の実部, 虚部が残ります.

$$\cos(\omega_0 + \omega_{FE} \pm \Delta\omega) \cdot \sin(\omega_0)$$
$$= \underbrace{\frac{1}{2}\sin(2\omega_0 + \omega_{FE} \pm \Delta\omega)}_{\text{高周波サイドバンド}} + \underbrace{\frac{1}{2}\sin(\omega_{FE} \pm \Delta\omega)}_{\text{実部}}$$

$$\cos(\omega_0 + \omega_{FE} \pm \Delta\omega) \cdot \cos(\omega_0)$$
$$= \underbrace{\frac{1}{2}\cos(2\omega_0 + \omega_{FE} \pm \Delta\omega)}_{\text{高周波サイドバンド}} + \underbrace{\frac{1}{2}\cos(\omega_{FE} \pm \Delta\omega)}_{\text{虚部}}$$

　アナログ方式のクアドラチャ検波は, 正弦波, 余弦波の位相が完璧に 90° である必要があり, 専用回路でこれを制御しますが, 温度その他の影響を受けやすいという問題がありました. 現在の MR スキャナはこれをすべてデジタル処理しており, デジタル信号を実部, 虚部の各チャネルに送信して, 1 つおきに反転します. 具体的には入力信号に {0, 1, 0, −1} を掛けたものを実部, {1, 0, −1, 0} を掛けたものを虚部とします. こうすれば, それぞれが中間周波数の正弦波, 余弦波となり, 完璧に 90° の位相差をもつことになります. デジタル受信系の採用によりクアドラチャゴースト, DC オフセットアーチファクトなどは過去の物となりました. ウェブページの解説記事で目にすることはあっても, 実際にはこのようなアーチファクトを目にすることはありません.

10.6 コンピューターシステム

　MR システムは本質的にマルチタスクなので, 正確なタイミングが必要とされる個々の処理を 1 台のホストコンピューターで制御することは実際的ではありません. したがって, 多くのサブシステムがそれぞれマイクロプロセッサをもっており, それがホストコンピューターから必要な指示をダウンロードすることによって全体を制御しています(図10.1).

[訳注4]　ωは周波数を角速度で表したもの(ラジアン/秒). 周波数をf(Hz)とすれば$\omega = 2\pi f$. 本文中に定義されていないが, ω_{FE}は周波数方向への画像シフトのための周波数シフト, $\Delta\omega$は信号の中心周波数に対する周波数の広がり(周波数エンコードなどによる). 検波後の信号の周波数幅は$\Delta\omega$となるため, 受信バンド幅はこれより広くとる必要がある. なお, このボックス内の式にはすべて時間 t が省略されている. 例:$\cos(\omega_0 + \omega_{FE} + \Delta\omega) \to \cos(\omega_0 + \omega_{FE} + \Delta\omega)t$

一般的な MR スキャナでは，オペレータがパルス系列のタイミングその他さまざまなパラメータを，まずホストコンピューターに入力します．これらのパラメータは，**パルスプログラマー**(Pulse Programmer：PP)，**データ収集システム**(Data Acquisition System：DAS)などとよばれるハードウェアを制御するサブシステムにコマンドとして送信されます．PP，DAS は，RF パルス，傾斜磁場，データ読み取りなどを正確に同期させます．データ収集が終わったら，また別のコンピューターあるいは GPU (Graphic Processing Unit)が画像再構成を行います．GPU はパソコンのグラフィックボードのようなものです．再構成された画像は，ホストコンピューターの画像データベースに送り戻されます．ホストコンピューターは，このほか画像表示，画像処理，フィルミング，保存，ネットワーク機能などを分担しています．

MR スキャナの選定にあたっては，画像データベースの容量，画像再構成のスピード，容量が重要です．データベース容量は，各施設の検査数に応じて 4〜5 日分の患者データを保存できる必要があります．画像再構成の性能は高いほどよく，特にエレメント数 20 以上のコイルも使う現状では重要です．画像再構成の時間を計るのは難しいのですが，スキャン終了から全画像がみられるようになるまでの時間が目安になります．

10.7 設置工事

MR システムの導入にあたっては，その設置について多くの検討が必要です．マグネットルームとその関連システムを設置するスペースはもちろんですが，できれば 5 ガウスラインもその中に収める必要があります．マグネットルームに隣接する機械室には，空調設備，コンプレッサー，電源装置などが置かれます．機械室にはある程度の漏洩磁場が及ぶこともありますが，専門家の意見をよく聞くことが重要です．最後に操作室を考えますが，医師，学生，放射線技師などが画像を見に来てもよいように十分なスペースが必要です．設置場所の選定に当たっては，2 章に述べたような安全性に配慮します．漏洩磁場は上下にも広がるので，階上，階下についても

配慮が必要です．

10.7.1 RF シールド

外部の RF 波が MR 信号に干渉することを防ぐために，スキャナ全体が **RF シールド**内に置かれています．RF シールドはファラデーケージ(Faraday cage)ともよばれ，基本的に部屋の 6 面を銅箔で覆ったものです．室内のスキャナと室外の電子機器を結ぶ電気配線はすべてフィルターを介して，**ペネトレーションパネル**(あるいはフィルターパネル)を通します．窓には特別なワイヤを埋め込んだガラスを使用し，ドアとドア枠には電磁遮蔽が施されています．導波管(→ 7.6)という，一定周波数以下の電磁波が通過しないような長さと直径をもつ金属管を使うことによって，シールド内外に配管や光ケーブルを通すことも可能です．しかし電源ケーブルを含め電線は，アンテナとして作用して室外の RF を拾って室内に放射し，ジッパーアーチファクト(zipper artifact)(→7.6.1)の原因となりうるので，導波管に通すことはできません．

10.7.2 技術的環境

漏洩磁場領域内の金属物体の内部には一過性の磁場が発生し，その磁場が逆に MRI の磁石の均一性に影響を及ぼします．静止磁性物体については，ある程度まではシミングによって補正できますが，エレベーター，自動車など，動く物体があるとスキャナ設置上は面倒な問題となります．MRI 室周辺の構造が変化するような工事については，事前にメーカーの専門家に確認するよう建築業者に伝える必要があります．

機器ラックや電源装置の冷却については特別な配慮が必要です．機械室の温度，湿度を一定に保つ空調装置は必須で，コンプレッサーその他の水冷システムにも給水する必要があります．電圧の突然の低下，3 相交流の相欠損などがないように，電源システムには高度の信頼性が必要です．過渡電圧抑制装置，無停電電源が設置されることもあります．電源が落ちるとクライオスタットのコールドヘッドがオフになりヘリウムの蒸発量が増加しますが，磁場は保たれています．冷却水供給システム，空調システ

ム，コンプレッサーなどは，電源が復帰しても自動的に回復しない場合があるので，できれば操作室にその状態表示パネルを設置するといいでしょう．

蛍光灯は RF 波に干渉するのでマグネットルームには使えません．アーチファクトの原因にならず寿命も長い低電圧ハロゲンランプあるいは LED ランプが適しています．

10.8 その他の MRI システム

本書ではおもに円筒状ボアの超電導システムについて述べていますが，これ以外の MRI システムもあります．ここではそれらのシステムを一般的な MRI との違いを簡単に見てみましょう．

10.8.1 オープン MRI

オープン MRI は，「トンネル型」の超電導システムに比べて，「患者さんに優しい」ところが最大の利点です．またオープン MRI では，乳房生検，肝生検などの MR ガイド下インターベンション手技も可能です．オープン MRI は永久磁石あるいは鉄芯常電導磁石で，0.1〜0.3 T が一般的です．0.5〜1.0 T の超電導オープン MRI もありますが，次第に少なくなっています．

オープン MRI はすべて垂直磁場で，特別な平板状傾斜磁場を備えています．RF 送信コイルはソレノイド型で，同径のバードケージ型に比べて効率が 30〜40％優れています．このため SN 比は高めですが，1.5 T MRI ほどは期待できません．立位あるいは坐位で荷重下の撮像ができるオープン MRI も少数ですが市販されています．

オープン MRI は静磁場強度が低いので漏洩磁場領域も小さく，狭い場所にも設置できます．オープン MRI と通常のトンネル型 MRI を単純に比較することにはあまり意味がありません．通常の MRI は，傾斜磁場の性能が高く，さまざまなコイルを利用できます．オープン MRI を選択するおもな理由は，患者居住性が非常に良好であることです．機種選択にあたっては，目的とする検査に十分な画質が得られることを確認したうえで，このような面を検討す

ることが大切です．

10.8.2 インターベンショナル MRI

MRI の画像ガイド下のインターベンション手技への応用には大きな関心が寄せられています．脳生検，脳外科手術，心臓カテーテル治療，血管病変の治療などへの応用があります．専用システム開発の動きもありますがまだ主流とはいえず，インターベンション手技の多くは汎用オープン MRI で行われているのが現状です．インターベンション専用 MRI は非常に高価なため，これを導入したセンターの多くは採算をとるために診断にも兼用しています．しかし，これには放射線部門と外科部門の妥協が必要で，インターベンション専用 MRI の導入はしばしば難しい問題になりがちです．

10.8.3 特殊な MRI

通常の全身用 MRI のほかに，特定の目的に特化した MRI があります．たとえば，四肢（関節），頭部，乳腺，新生児などそれぞれに専用 MRI があります．RSNA，ECR など国際学会の機器展示会場には，必ずといってよいほどこの種の新しい試作品が展示されています．しかし，結局市販に至らないものもあります．このようなシステムの利点のひとつは小型で，そのため価格も低く設置面積も小さくて済むことなので，だいたいは低磁場の永久磁石あるいは常電導磁石を使用しています．オープン MRI の場合と同じく，通常の全身 MRI を設置することができないなどの理由で，特定の施設で特定の部位に特化した検査の採算がとれるかどうかが機種選定の基準になります．このような特殊な MRI と普通の MRI は，まったく異なる目的で設計されているものなので，この場合も単純に両者を比較することは無意味です．

本章で解説したことについては，さらに以下の章も参照してください．

- MRI 入門（2 章）
- MRI の安全性（20 章）

参考文献

Brown RW, Cheng YCN, Haacke EM, Thompson MR and Venkatesan R (2014) Magnetic Resonance Imaging: Physical Principles and Sequence Design, 2nd edn. Hoboken, NJ: John Wiley & Sons, chapter 27.

Jianming J (1998) Electromagnetic Analysis and Design in Magnetic Resonance Imaging. London: CRC Press.

Vlaardingerbroek MT and den Boer JA (2003) Magnetic Resonance Imaging: Theory and Practice 3rd edn. Berlin: Springer-Verlag.

ISMRM members should also browse the 'MR Systems Engineering' educational sessions for past annual meetings: www.ismrm.org/13/WK09.htm [accessed 28 March 2016].

11 章 品質管理

Ghosts in the Machine: Quality Control

11.1 はじめに

品質管理(Quality Control：QC)あるいは**品質保証**(Quality Assurance：QA)をめぐっては，何かと議論があります．どうやって？　誰が？　どのくらい？(私がやるの？　誰か他の人じゃだめ？)　しかし，品質は放射線部門ではますます重要なサービスのひとつになっています．電離放射線を扱う部門では，法的規制に対応するために QA はすでに長い歴史をもっています．MRI にはこのような規制がありませんが，「ベストプラクティス」のためには，品質管理プログラムを整備する必要があります．QA 全体についていえることは，それに費やす時間や手間と，実際の臨床の仕事をいかにバランスさせるかが重要であるということです．本章では，QA プログラムで行うべき問題をおもに解説し，その他の問題はボックスにまとめました．

MRI の QA は，おもに画質の問題です．これは一般に専用のファントムやテスト用被写体を使って，特定の画質パラメータを測定して定量的に評価します(図 11.1)．各メーカーはそれぞれファントムを用意しており，機器設置やその後のメンテナンスに利用しています．この章では以下のことを勉強します．

- SN 比は，画質の指標として最も有用かつ基本的なものであり，定期的に，頻繁にチェックすべきである．
- 静磁場強度 0.5 T 以上の場合，SN 比は B_0 にほぼ比例する．
- 幾何学的パラメータ(分解能，歪み，スライス厚関連)のチェックは，システム設置時およびその後のシミングに際して必須であり，また放射線治療計画，定位手術計画などの際には必ず行うべきである．
- 分解能は，通常はピクセルの大きさで決まるが，

(TSE/FSE のように)k 空間分割イメージング(segmentation)を利用するパルス系列，信号に強力なフィルタリングを加える場合はこの限りではない．
- 緩和関連パラメータ,特に CN 比は撮像法の決定,パルス系列の評価に重要である．
- 脂肪抑制,水選択に伴うゴーストの発生は,スキャナの異常を示唆していることがある．
- さまざまな QA ガイドラインがある(AAPM, ACR, IEC, IPEM, NEMA)．
- スペクトロスコピー,fMRI,臨床試験など特殊な撮像法には,それぞれ特別な QA が必要である．

本書では，SN 比，分解能に関する MRI の物理学を使ってこれを理解していきます．

11.2 品質管理サイクル

MRI の品質管理サイクルは，仕様決定の時点，すなわち機器購入前からすでに始まります．MR システムの新規購入あるいは更新にあたっては，適切な資格をもつ物理士や技術者が，基準からはずれる項目についてメーカーの修正措置を確認したうえで検収する必要があります．そしてこの検収記録が，その後の QA のベースラインとなります．品質管理サイクルの各段階について，施設，メーカー，あるいは内外の団体による管理基準を適用します．各詳細については下記を参照してください．

品質管理基準

NEMA (National Electrical Manufacturers Association 米国電機工業会) は，画質パラメータの計測法，ファントムの仕様について一連の標準を定めています．NEMA は，期待すべき一定の性能を示す実行基準 (action criteria) の策定はしていません．AAPM (American Association of Physicists in Medicine 米国医学物理学会) も同じようなアプ

11章 品質管理

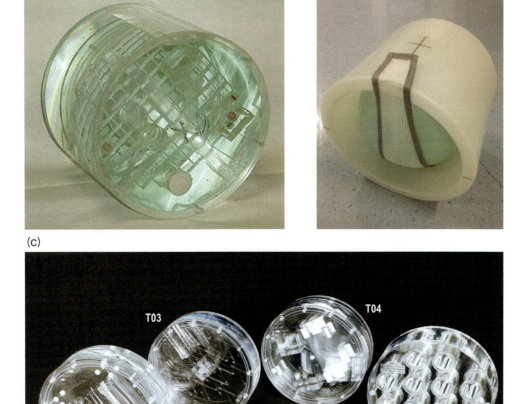

図11.1 品質保証(QA)用ファントム (a) ACR多目的ファントム(提供：ACR), (b) 負荷リング(提供：GEヘルスケア), (c) ユーロスピンファントム一式(提供：Diagnostic Sonar Ltd, Livingston, UK).

ローチですが，実行基準を公開しています．一方，1980年代にEuropean Concerted Reseach Action Project(欧州共同研究実行計画)が開発した**ユーロスピン・テストシステム**(Eurospin Test System)は，特に緩和時間の測定に重点を置いた画質評価を目的とする5つのファントムを使います(図11.1c)．またプロトコル，ファントム仕様，スペクトロスコピーのQAに関する多施設試験の結果も公表しています．IPEM (Institute of Physics and Engineering in Medicine 英国医用物理工学会)は，一般用および臨床用の品質管理法を公開しています．

ACR (American College of Radiology 米国放射線科専門医会)は，MRI装置の性能評価標準を開発していますが，その認証，評価には専用のファントム(図11.1a)とプロトコルを使用します．ACR標準には，技術概要，適応・禁忌，実務者の教育・研修・責務，検査法，記録，機器仕様，安全基準，品質管理，患者教育が定められています．ACRはこれを「規則ではないが質の高い放射線診療を提供するための原則を示すことをめざすガイドラインである」としています．

IEC (International Electrotechnical Commission 国際電気標準会議)も，試験方法と統一書式による

169

結果報告に関する標準を定めています．これらの標準については，以下を参照してください．

- AAPM (American Association of Physicists in Medicine) 米国医学物理学会

「MRI 施設のための受入試験および品質保証手順」
Jackson EF, Bronskill MJ, Drost DJ, et al. (2010) AAPM Report 100: Acceptance Testing and Quality Assurance Procedures for Magnetic Resonance Imaging Facilities. College Park, MD: American Association of Physicists in Medicine.

- ACR (American College of Radiology) 米国放射線科専門医会

ACR の関連文書は下記からダウンロードできます．
www.acraccreditation.org/Modalities/MRI
[最終アクセス日　2014-12-12].
特に関心の高い ACR ファントムについては下記を参照．
www.acraccreditation.org/-/media/ACRAccreditation/Documents/MRI/LargePhantomGuidance.pdf
www.acraccreditation.org/-/media/ACRAccreditation/Documents/MRI/SmallPhantomGuidance.pdf

- European Economic Community Concerted Reseach Project EEC 共同研究計画

「MRI 機器評価のためのプロトコルおよびファントム」
European Economic Community Research Project (COMAC BME II 2.3) (1988) 'Protocols and test objects for the assessment of MRI equipment'. Magn Reson Imaging 6: 195–199.
「インビボ MR スペクトロスコピー」の品質評価：EEC I-IV の共同研究プロジェクト結果報告」
European Economic Community Concerted Research Project (1995) 'Quality assessment in in-vivo NMR spectroscopy: results of a concerted research project for the European Economic Community I-IV'. Magn Reson Imaging 13: 117–158.

- IPEM (Institute of Physics and Engineering in Medicine) 英国医用物理工学会

「MRI の品質管理およびアーチファクト」
McRobbie D and Semple S (eds) (in preparation) 'Quality control and artefacts in MRI'.

- IEC (International Electrotechnical Commission) 国際電気標準会議

「医用 MRI 装置－パート 1．基本的画質パラメータの評価」
International Electrotechnical Commission (2016) Magnetic Resonance Equipment for Medical Imaging – Part 1: Determination of Essential Image Quality Parameters. Geneva: Commission Electrotechnique Internationale.

- NEMA (National Electrical Manufacturers Association) 米国電機工業会

下記の文書はいずれも無償ないし有償でダウンロードできます (最終アクセス日　2015-01-13)
「診断 MRI における SN 比の評価」
NEMA Standards, 'Determination of signal-to-noise ratio (SNR) in diagnostic magnetic resonance imaging'. Publication MS 1-2008.
www.nema.org/Standards/Pages/Determination-of-Signal-to-Noise-Ratio-in-Diagnostic-Magnetic-Resonance-Imaging.aspx
「診断 MRI における 2 次元的画像歪みの評価」
NEMA Standards, 'Determination of two-dimensional geometric distortion in diagnostic magnetic resonance images'. Publication MS 2-2008.
www.nema.org/Standards/Pages/Determination-of-Two-Dimensional-Geometric-Distortion-in-Diagnostic-Magnetic-Resonance-Images.aspx
「診断 MRI における画像均一性の評価」
NEMA Standards, 'Determination of image uniformity in diagnostic magnetic resonance images'. Publication MS 3-2008.
www.nema.org/Standards/Pages/Determination-of-Image-Uniformity-in-Diagnostic-Magnetic-Resonance-Images.aspx
「MRI におけるスライス厚の評価」
NEMA Standards, 'Determination of slice thickness in magnetic resonance imaging'. Publication MS5-2003.

www.nema.org/Standards/Pages/Determination-of-Slice-Thickness-in-Diagnostic-Magnetic-Resonance-Imaging.aspx

「診断MRIにおけるシングルチャネル非ボリュームコイルのSN比と画質均一性の評価」
NEMA Standards, 'Determination of signal-to-noise ratio and image uniformity for single-channel nonvolume coils in diagnostic MR imaging'. Publication MS 6-2008.
www.nema.org/Standards/Pages/Determination-of-Signal-to-Noise-Ratio-and-Image-Uniformity-for-Single-Channel-Non-Volume-Coils-in-Diagnostic-Magnetic.aspx

「診断MRIにおけるフェーズドアレイコイルの特性」
NEMA Standards, 'Characterisation of phased array coils for diagnostic magnetic resonance images'. Publication MS 9-2008.
www.nema.org/Standards/Pages/Characterisation-of-Phased-Array-Coils-for-Diagnostic-Magnetic-Resonance-Images.aspx

「特殊なアプリケーションにおける幾何学的歪みの定量とマッピング」
NEMA Standards, 'Quantification and mapping of geometric distortion for special applications'. Publication MS 12-2006.
www.nema.org/Standards/Pages/Quantification-and-Mapping-of-Geometric-Distortion-for-Special-Applications.aspx

章末の参考文献を参照して下さい.

このようなQAは，MR室の機器に関するもので，実際にはこれより大きな問題となる人的環境（作業手順，安全基準，トレーニング，技術など）については，ISO9001あるいはこれに相当する各種医療監査，品質管理基準に拠って行います．たとえば，ACRの策定した基準は，画像評価を含め，すべての臨床MRI施設の認可，QAプログラム開発を記載しています（→BOX：品質管理基準）．QAはすべて監査，評価，修正の過程を踏まえて行われます.

11.3 信号パラメータ

信号パラメータ（signal parameters）には，SN比，画像均一性，中心周波数，RF送信ゲインがあります．言うまでもなくSN比が最も重要です．SN比に影響するハードウェア関連の要因としては，静磁場強度，コイルの種類，コイル負荷（→BOX：SN比の磁場強度依存性），受信バンド幅があります．パルス系列関連の要因としては，ボクセルサイズ，パルス系列の種類，タイミングがあります．SN比の測定にあたっては，標準的なパラメータ，パルス系列を使用することが重要です．これをQA用プロトコルとしてスキャナに保存しておくとよいでしょう.

信号パラメータは通常，適当な緩和時間をもつ物質を満たした均一なファントムを使って測定します（→BOX：ファントムの内容液）．ここで常に問題となるのは，コイル負荷（coil loading）をかけるどうかです．ここでいう負荷とは，（生理食塩水のような）軽度の導電性をもつ物質を加えてQ値（→10.5）の低減をシミュレートし，実際の組織に似たノイズを発生させることです．頭部用，体部用の送信コイルでは，負荷リングを使用することがあります（→図11.1b）．その他のコイルでは，常磁性物質の溶液に生理食塩水を加えることにより同じような効果を得ることができます．ただし3Tスキャナでは，電解質溶液がトラブルの原因となることがあります（→BOX：ファントムの内容液）.

中心周波数（ラーモア周波数）の測定にも，均一なファントムを使用します．数値は通常，プレスキャンのソフトウェア上で見ることができ，DICOMのシリーズヘッダに書き込まれます（→5章BOX：DICOM形式は誤解のもと）.

11.3.1 SN比

SN比の測定は1日ないし1週間に1回の頻度で行います．測定方法には2つあります．信号-背景法（signal-background method）では，ファントム上の関心領域（ROI）のピクセルの平均値を信号値とします．頭部用，体部用コイルでは，ROIの面積をファントムの75%以上とすることが推奨されます（図11.2）．雑音については，ファントム外でゴー

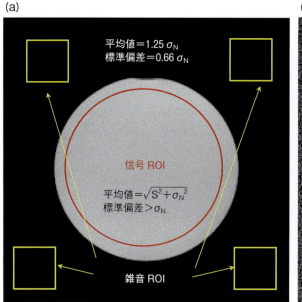
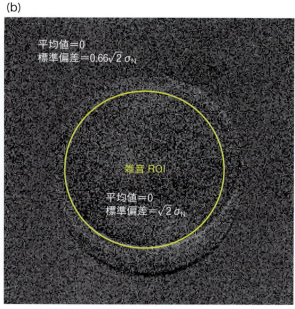

図 11.2　信号–背景雑音法（NEMA 法）による SN 比測定　(a) マグニチュード画像．(b) 連続して撮像した 2 枚のマグニチュード画像のサブトラクション像．スキャン間の不均一によってサブトラクション像にズレを生じている．σ_N：正規分布の標準偏差．S：ROI の平均信号強度．

ストのない部分に 1〜4 個の小さな ROI をおき，そのピクセルの標準偏差を雑音値とします．標準偏差が異常値を示すような領域，特に FOV の辺縁は避けます．各 ROI の標準偏差の平均値を使って，SN 比は

$$\text{SN 比} = \frac{0.66 \times \text{信号 ROI の平均値}}{\text{雑音 ROI の標準偏差の平均値}}$$

となります．0.66 という数字は背景の雑音がレイリー分布に従うことに基づく補正値で［訳注 1］，バードケージ型コイルのようなシングルチャネルコイルの場合に適用されます．

　もう一つの **NEMA 法**は，2 枚の連続する画像をサブトラクションします．このとき，マイナスの値もそのまま残します．ファントムの 75% 以上の範囲の ROI 値を信号値とするのは前と同じです．雑音は，このサブトラクション画像の中の ROI の標準偏差とします．SN 比は

$$\text{SN 比} = \sqrt{2} \cdot \frac{\text{信号 ROI の平均値}}{\text{サブトラクション画像 ROI の標準偏差}}$$

となります．$\sqrt{2}$ は，サブトラクションによる標準偏差の増加を補正するものです．この場合，レイリー分布の補正は不要です．この 2 つの SN 比測定法は，理想的な状態では同じ値になるはずです．性能基準は，種々の要因によって左右されるので一般的には明示されていません（→**BOX**：SN 比の磁場強度依存性）．実際的な方法については，「**BOX**：絶対 SN 比」を参照してください．SN 比は通常，頭部用あるいは体部用コイルで 1 日ないし 1 週間に 1 回行います．その他のコイルについてはもっと少ないのが普通です．この方法はマルチエレメントコイル，パラレルイメージングについても適用できます．

ファントムの内容液

　ファントムの内容液には，**ニッケル**，**銅**，**マンガン**などの塩化物あるいは硫酸塩が一般に使われます．使い残しのガドリニウム造影剤を稀釈して手製ファントムを作ることもできます．いずれの場合も，溶液の MR 特性，すなわち T1，T2，磁場依存

［訳注 1］元の雑音の分布がガウス分布（標準偏差 σ）とすると，絶対値画像の雑音はレイリー分布となり，その標準偏差は $(\sqrt{4-\pi}/2)\,\sigma = 0.66\,\sigma$ となる．

11 章　品質管理

表 11.1　常磁性イオンの MR 特性

イオン	T1/T2 比	T1 緩和率		温度係数	備考
		3 MHz (0.07 T)	60 MHz (1.4 T)		
Cu^{2+}	1.1	1.7	0.5	0.038	B_0 と温度に依存
Gd^{3+}	1.1	22.1	10	0.28	B_0 と温度に依存
Mn^{2+}	2〜10*	13	7		*T1/T2 比は B_0 に依存するが実際の組織に近い T2 が得られる
Ni^{2+}	1.1	0.6	0.65	−0.006	1.5 T 以下では B_0 に依存しない．温度にはほとんど依存しない

性，磁化率効果，温度係数などを知っておく必要があります（表 11.1）．AAPM の推奨値は，T1 値 200〜500 ms，T2 値 150〜300 ms です．NEMA は上下限のみを定めており，T1 値 1200 ms 以下，T2 値 50 ms 以上です．我々は，T1，T2 とも小さめ（たとえば 200 ms）程度にしています．これは QA のスキャンに際して短い TR を使うことができて，スキャン時間が短く済むと同時に，横磁化のコヒーレンスによる干渉アーチファクトも避けることができるからです．

緩和時間は次の式で計算できます．

$$\frac{1}{T_1} = \frac{1}{T_{1,0}} + R_1 C$$

ここで，$T_{1,0}$ は純水の T1 値（蒸留水あるいは脱イオン水，すべての B_0 について 3000 ms），C はイオンのモル濃度です．たとえば，$NiCl_2$ の 7 mM 溶液の T1，T2 は約 200 ms です．ACR ファントムは $NiCl_2$ 10 mM に負荷用の NaCl 75 mM を加えており，T1，T2 は 1.5 T で約 150 ms，3 T の T2 はもう少し短くなります．Ni 溶液の場合，3 T における T2 短縮がかなり大きくなることに注意する必要があります．

SN 比の磁場強度依存性

均一な静磁場 B_0 における平衡状態の磁化 M_0 は，Langevin（ランジュバン）方程式から

$$M_0 = \frac{\gamma^2 h^2 B_0 \rho}{4 k_B T}$$

で与えられます．ここで k_B はボルツマン定数，T は絶対温度（K），ρ は単位体積あたりのプロトン数，

γ は磁気回転比 42 MHz/T です．

受信コイルに発生する信号は，磁化の変化率に比例します．つまりラーモア周波数 ω_0，（単位電流に対する）コイル感度 B_1，（B_0 に比例する）M_0 に比例します．

$$S \propto \omega_0 \cdot B_1 \cdot B_0$$

ラーモア周波数，M_0 ともに B_0 に比例しますから，信号 S は

$$S \propto B_1 \cdot B_0^2$$

導電体内の電子のブラウン運動によってランダムな雑音が発生します．Johnson（ジョンソン）雑音ともよばれるこの熱によって発生するランダムな雑音（電圧）は次の式で与えられます．

$$V_{noise\ (rms)} = \sqrt{4 \cdot kB \cdot T \cdot R \cdot BW}$$

ここで R は実効抵抗，BW は計測器のバンド幅です．

全体の雑音偏差は患者，受信コイル，受信回路に由来する雑音の偏差の総和です．また抵抗 R は，実質的にコイル抵抗 R_c，患者の伝導損失よる抵抗 R_p の和となります．すなわち $R = R_c + R_p$．雑音の主たる原因は高磁場 MRI では患者，低磁場ではコイルです．

コイルの雑音をまず考えると，皮膚効果［訳注 2］のためにコイル抵抗が RF の周波数の平方根に比例して増大することに注意する必要があります．

［訳注 2］　皮膚効果（skin effect）：交流が導体を流れるとき，導体の表面ほど電流密度が高くなる現象，電流の周波数が高いほど表面への集中度が高くなるため抵抗が増大する．

Part I 入門（基礎）編

$$V_{noise(rms)} \propto \omega_0^{1/4} \propto B_0^{1/4}$$

低磁場の場合は

$$SNR \propto \frac{B_1 \cdot B_0^2}{B_0^{1/4}} \propto B_1 \cdot B_0^{7/4}$$

すなわち B_0 が小さい場合, SN 比は B_0 の 7/4 乗に比例するので, コイル感度が重要になります.

しかし高磁場（>0.5 T）の場合は, 患者の抵抗がコイル抵抗より優位になります. 簡単に半径 r, 伝導度 σ の生理食塩水の球体ファントムを考える場合, コイル感度が完全に均一であれば（B_1 が均一であれば）,

$$R_p = \frac{2\pi\sigma\omega_0^2 B_1^2 r^5}{15}$$

したがって

$$V_{noise(rms)} \propto \sqrt{B_1^2 \cdot \omega_0^2} \propto B_1 \cdot B_0$$

$$SNR \propto \frac{B_1 \cdot B_0^2}{B_1 \cdot B_0} \propto B_0$$

これからわかるように, **高磁場では SN 比は B_0 にのみ比例します.** 実際には, バンド幅, 緩和効果などがこの関係に加わってきます. SN 比はコイル感度に依存しませんが, 雑音, SN 比はコイルの感度範囲にある組織量に大きく依存することに注意する必要があります（半径の 5 乗に比例します）. 表面コイルやアレイコイルの SN 比が高いのはこのためです.

絶対 SN 比

絶対 SN 比（absolute SNR：ASNR）は, 適切な負荷条件で, 信号飽和と T2 減衰を最小限とした状態（つまりできる限り長い TR, できる限り短い TE）で測定したシステムの SN 比です. 絶対 SN 比は静磁場強度に直接比例します. 通常の 2D 画像については,

$$ASNR = SNR \frac{\sqrt{\text{ピクセルバンド幅}}}{\Delta x \cdot \Delta y \cdot \Delta z \sqrt{NSA \cdot N_{PE}}}$$

ここでピクセルバンド幅の単位は Hz です. NSA は平均加算回数, N_{PE} は位相エンコードマトリックス数です. ASNR の単位は $Hz^{1/2}/mm^3$ です. 一般に ASNR 値は, 適切な負荷を加えた頭部コイル

で 1 T あたり $10\ Hz^{1/2}/mm^3$ 以上です. したがって 1.5 T スキャナでは, ピクセルサイズ 1×1 mm, スライス厚 5 mm, ピクセルバンド幅 100 Hz, 256×256 マトリックスの場合, 十分長い TR, 十分短い TE で測定すれば $ASNR = 10 \times 5 \times \sqrt{256} \times \sqrt{100} = 80\ Hz^{1/2}/mm^3$ となります.

以上のような方法を表面コイルや特殊な専用コイルに適用する場合は, 慎重なポジショニングと ROI 設定が必要です. NEMA は, このようなコイルについても標準的な方法を提示しています. ACR は, 表面コイルについては信号, 雑音ともに小さな ROI を設定して最大 SN 比を求めることを推奨しています.

11.3.2 均一性

送受信兼用 RF コイルの均一性は特に重要です. RF の不均一はフリップ角を左右し, ひいてはコントラストに影響するからです. これに対して受信専用表面コイルの不均一は, 読影者もこれをコイル固有のものと考えて許容する傾向があり, また輝度均質化フィルターを使うこともできます. このような理由で, 均一ファントムを使ってコイル均一性を測定する必要を生じるのは一般に頭部用および体部用送信コイルです.

画像全体の均一性 I は次の式で定義されます.

$$I = \left(1 - \frac{M-m}{M+m}\right) \cdot 100\%$$

ここで M, m はそれぞれファントムの 75% をカバーする ROI 内のピクセルの最大値, 最小値です. $I = 100\%$ は完璧な均一性を意味します. ただし NEMA の場合は, 不均一性を $U = 1 - I$ としており, 完全に均一な場合は $U = 0$ になります. SN 比が低い場合に精度が低下することを避けるために, NEMA はスムージングを推奨していますが, 我々の経験ではこの方法はあまり有効ではなく, システムの SN 比が低い場合は NSA を大きくする方が有効です. 送受信頭部コイルについては, 性能基準が定められています（表 11.2）. 特に新しいコイルを

表 11.2　頭部コイルの性能基準

パラメータ	ACR[a]	AAPM
SN 比	指定なし	指定なし
均一性	3 T 未満：≧87.5%，3 T：≧82%	≧90% (2 T 以下，頭部コイル)
線形性/歪み	±2 mm (直径 190 mm のファントムによる)	≦2% (頭部コイル)
分解能	±1 mm (ACR 指定のパルス系列による)	ピクセルが認識できること (例：256×256，FOV 256 mm の場合 1 mm)
スライス厚	±0.7 mm (スライス厚 5 mm)	±10 mm (スライス厚≧5 mm，SE 法)
スライス位置精度	≦5 mm (バーの長さのばらつき，図 11.3)[b]	±10%
スライス間隔	指定なし	±10%
低コントラスト物体の検出力	3 T 未満：≧9 本，3 T：≧37 本 (特定ファントムのスポーク数)	≧9 本 (特定ファントムのスポーク数)
ゴースト	≦2.5%	≦1%
中心周波数ドリフト	指定なし	≦±1 ppm/日，ただし±0.25 ppm/日が望ましい

注 a. ACR の実行基準 (action criteria) は，ACR ファントムを使用しテストガイダンスに則ることを定めており，ACR 認定基準よりもやや厳しい．しかしいずれの場合も，正常な MRI システムに常識的に期待される性能の最低レベルを示している．あくまで最低レベルなので，典型的あるいは通常の性能を示すものではない点に留意する．
注 b. 誤差±2.5 mm に相当する．

導入する際には均一性の測定が重要になります．通常は SN 比測定と同時に行います．3 T 以上の高磁場 MRI では，水の誘電効果に起因する定常波による不均一が発生することがあります．その場合は油性のファントムを使います(→**BOX**：ファントム取り扱い上の注意)．

ファントム取り扱い上の注意

　正確なファントム計測にはいくつか配慮が必要です．ファントムの信号は一般に人体よりも強く，空間周波数分布も異なり，高コントラストのエッジをたくさん含んでいます．このため，ファントムの構造，物質が磁化率効果のような影響を及ぼしてプレスキャンがうまくいかないこともあります．内容液が通常と異なる緩和値をもつ場合は，長い T2 に起因する横磁化のコヒーレンス，誘発エコーが発生したり，k 空間分割イメージング (segmentation) を利用するパルス系列で大きな空間高周波信号が発生したりします．実際的な注意点をあげておきます．

- ファントム内の液体の動きがおさまるまで待つ．
- 温度依存性のある液体の場合，周囲の温度と平衡するまで待ち，スキャン前に温度を確認する．
- 気泡がないことを確認する．
- 機械的振動を最小限にする．

　また，実際の患者では画質劣化の最大の原因である呼吸，拍動，体動が，ファントムにはないことにも留意する必要があります．

　高磁場装置 (3 T) では，内容液の緩和時間も考える必要があります．ファントムの導電性が RF 不均一の原因となりえます．したがって，均一性の測定には常に油性ファントムを使用します．ファントムの構造のために，磁化率効果は大きめに測定される傾向があります．

11.4　幾何学的パラメータ

　幾何学的パラメータ (geometric parameters) は，主として空間エンコードの精度に関するもので，静

磁場の均一性，傾斜磁場の線形性，渦電流の補正などさまざまな技術的要因を反映します．表11.2に実行基準の例を示しました．適切なファントムを使うことにより，特定のスライス位置あるいは大きなボリュームについてパラメータを測定します（図11.3）．

11.4.1 線形性と歪み

線形性（linearity）は，画像の距離的な精度を意味し，通常は傾斜磁場の振幅のキャリブレーションに依存します．非線形指数 L_{FE}，L_{PE} を，それぞれ周波数エンコード軸，位相エンコード軸について定義します．

$$L_{FE} = \frac{x-l}{l} \cdot 100\%$$
$$L_{PE} = \frac{y-l}{l} \cdot 100\%$$

ここで x，y はそれぞれ周波数エンコード方向，位相エンコード方向の画像上での長さ，l は被写体の実際の長さです．線形性が完全な場合，L_{FE}，L_{PE} はいずれも 0 になります．NEMA，AAPM は**線形性**（linearity）と**歪み**（distortion）を区別せず，上記の同じ定義を使用しています（AAPM の定義は反対で，線形性がよい場合を 100% とします）．ACR は**幾何学的精度**（geometric accuracy）といっています．ヨーロッパでは，いくつかの計測距離（通常はファントム内の等間隔の点列の距離）の標準偏差をもっ

て歪みとします．歪みの指標としては，真の位置からの最大変位，あるいは計測距離の標準偏差が使われます．これらのテストは，MRI 設置後，磁場立ち上げ後，あるいは再シミングには必須となります．線形性の計測により傾斜磁場の異常を知ることができ，ルーチンの QA にも有用です．実際のファントム画像を図11.4に示します．

11.4.2 分解能

MRI の**空間分解能**は，シングルショット TSE，EPI など高度な k 空間分割イメージング（segmentation）を利用したパルス系列，あるいは高度のフィルターを適用した場合を例外として，一般にピクセルサイズで決まります．したがって，QA においては最も利用頻度が低いものですが，新しいパルス系列の評価には有用な場合があります．定量的評価には，バーパターンあるいはラインペアを使います（図11.3, 図11.5）．評価は目視，あるいは次式で定義されます．

$$\text{分解能} = \frac{\text{振幅}}{\text{全体の平均信号強度}} = \frac{A}{B}$$

このとき，パターンの方向をピクセルマトリックスの方向に一致させる必要があります．またパターンの折り返しや，大きな Gibbs アーチファクトが発生すると計測が無意味になるので注意が必要です．図11.3a ではこれがよくわかります．空間分解能

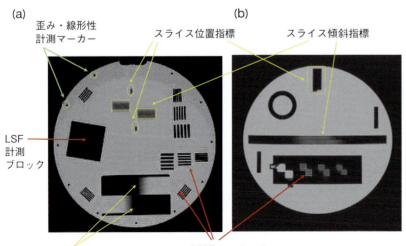

図11.3　汎用幾何学的ファントム
(a) 各スライスですべてのパラメータを計測できるボリュームファントム（提供：Charing Cross Hospital, London）．(b) ACR ファントムの断層像．分解能，スライス厚，スライス位置精度の計測用構造がみえる．LSF：Line Spread Function (線広がり関数)．（提供：ACR）．

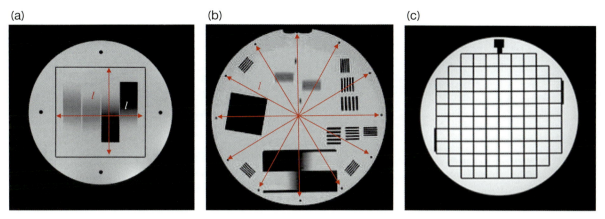

図11.4　ファントムによる歪みの測定　(a) Eurospin TO2 ファントム (提供：Diagnostic Sonar Ltd., Livingston, UK), (b) Charing Cross TO2A ファントム (提供：Charing Cross Hospital, London), (c) ACR ファントム (提供：ACR). l (矢印)：被写体の真の長さ.

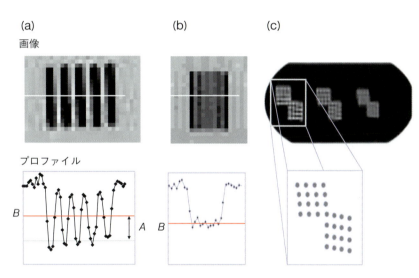

図11.5　ラインペアによる分解能の測定　(a) 分解能良好な例, (b) 分解能不良な例. A：パターンの輝度振幅, B：プロファイル (上図の白線) に沿う輝度の平均値. (c) ACR ファントムにおけるホールアレイパターンによる分解能測定. ピクセルマトリックスに対してホールアレイが傾いている. このようなことがないようにファントムを置く必要がある.

のさらに厳密な測定法は「BOX：変調伝達関数と線広がり関数」を参照してください．

変調伝達関数と線広がり関数

　X線CTではスキャナの**変調伝達関数** (modulation transfer function：MTF) を測定しますが, MRIでは正確な測定が難しいのであまり一般的ではなく, かわりに**線広がり関数** (line spread function：LSF) を測定します. LSFは Judy (ジュディ) 法で簡単に求めることができます. この方法は, 高コントラストのエッジがあるファントムをピクセルマトリックスに対して小角度 θ (10°程度) 傾けてスキャンします (図11.6). 正方形ROIをエッジ上に置くと, 各ピクセルの中心とエッジの最短距離が少しずつ異なります. 隣接するピクセルそれぞれのエッジとの距離の差 δ はピクセルの一辺 Δx より小さくなります. したがってこのROIから, (オーバーサンプルされた) **エッジ応答関数** (edge response function：ERF) を求めることができます. より簡単には, Judy 法の変法としてエッジを横切る斜線に沿うラインプロファイルからも同様の結果が得られます.

　いずれの方法でも, サンプリング間隔は

$$\delta = \Delta x \times \sin\theta$$

ここで ERF を微分すると LSF が得られ, LSF の半値幅は分解能のよい指標として使えます. ここで留

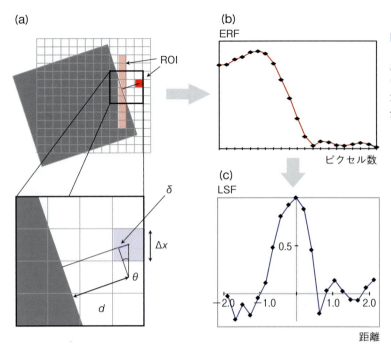

図 11.6 傾斜エッジから LSF を求める方法
(a) エッジ応答関数 (ERF) は，正方形の ROI あるいは直線プロファイルから求められる．いずれの場合もこれに垂直な方向の分解能が求められる．(b) ERF の例．(c) ERF を微分，正規化すると LSF が得られる．

意すべきことは，分解能を測定している軸はエッジとほぼ垂直，すなわちほぼ水平であることです (図 11.6)．

符号を保存した反転回復法 (real IR 法，true IR 法) では，LSF をフーリエ変換して正規化することにより MTF を計算することができます．しかし他のパルス系列の場合は，LSF の辺縁部に歪みがあったり非対称だったりするので正しい MTF を求めることはできません．

このほかの方法として，直径の異なる小孔の列 (ホールアレイ) を使う方法もあります．ACR ファントム (図 11.5c) には，直径 0.9 mm，1.0 mm，1.1 mm の小孔があり，1 mm のピクセルの分解能を目視的に計測できます．ピクセルマトリックスの折り返しを防ぐために，列の方向は傾斜磁場の軸から少し傾けてあります．

分解能の限界

画像の空間分解能は，識別しうる 2 つの物体の最短距離と定義されます．MRI の場合，ピクセルを分解能の限界と考えることもできますが，これは必ずしも一般的なことではありません．

ピクセルによる分解能の限界についてはすでに述べましたが (→8.5.6)，周波数エンコード (FE) 方向については，

$$\Delta x = \frac{1}{\gamma G_x M \Delta t} = \frac{1}{\gamma G_x T_{acq}}$$

ここで $T_{acq} = M \cdot \Delta t$ はデータ収集時間です．原理的には G_x を大きくすることにより，M，Δt はいくらでも大きくできますが，実際には傾斜磁場の大きさ，データ収集時間ともに物理的制約があります．

空間エンコード傾斜磁場による 1 ピクセル内の周波数分布は，

$$\Delta f = \gamma G_x \Delta x$$

しかし，点信号源 (ポイントソース) からの信号はリードアウト期間中に $T2^*$ で減衰しますから，フーリエ変換すると周波数軸では幅 $\Delta \omega = 2/T2^*$ の広がりをもち，この分だけボケることになります．この広がりに相当する周波数 Δf^* は ($\omega = 2\pi f$ より)，

$$\Delta f^* = \frac{1}{\pi T_2^*}$$

この $T2^*$ によるボケを避けるには，

$$\Delta f \gg \Delta f^*$$

すなわち

$$G_x \gg \frac{2}{\gamma \Delta x T_2^*}$$

であることが必要です．つまりこの式から，T2*によって決まる**分解能の限界は** $2/(\nleftarrow G_x T2^*)$ であることがわかります．

11.4.3 スライスパラメータ

スライスパラメータ(slice parameters)には，スライス位置，スライス厚，スライスプロファイル(→BOX：スライスプロファイル)があります．スライス位置は交差したロッド(棒状構造)あるいはスライス面と角θをもつ傾斜面があるファントムで測定します(図 11.7)．スライス位置 p はアイソセンターからの距離として，

$$p = \frac{d}{2\tan\theta}$$

で与えられます．ここで d は撮像面内での距離です．図 11.7 に $\theta=45°$ の場合を示します．スライス間隔は隣接するスライス位置の距離となります．

スライス厚の計測には，2つの方法があります．ランプ法およびウェッジ法です(図 11.3，図 11.8)．**ランプ**(傾斜板)は，その部分が信号を発生するかしないかによって，ホットランプ，コールドランプに分けられます．たとえば水の中にガラスが埋め込まれている場合はコールドランプとなります．図 11.3 のファントムには，ホットランプ，コールドランプのいずれも埋め込まれています．ランプは z 軸方向(スライスプロファイル方向)の像を撮像面内に投影します．これを横切るラインプロファイルがスライス形状を反映しています．ランプとスライス面のなす角度が θ のとき，スライス厚は半値幅(FWHM)を使って，次の式で求められます．

$$スライス厚 = 半値幅・\tan\theta$$

ランプやウェッジの角度を変えると，拡大率が変化します．たとえば 26.6° のとき拡大率 2，11.3° では拡大率 5 となります．ランプ法は，スライス厚がランプ厚の1/3 までは有効ですが，これ以上薄くなるとランプ厚(および面内のピクセルサイズ)とスライスプロファイルのコンボリューション(畳込み)によってスライス厚を過大評価するようになります．

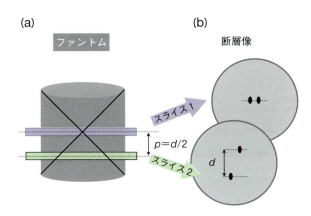

図 11.7 交差ロッド ($\theta=45°$) によるスライス位置の計測
(a) スライス選択軸に垂直な方向からみたファントム．(b) 断層像．

ウェッジ(楔型ファントム)は非常に薄いスライスも計測できます．ERF はウェッジに沿うラインプロファイルとして得られます．これを微分したものは，スライスプロファイルに拡大率をかけたものになります．ウェッジ法には高 SN 比が必要です．

> **スライスプロファイル**
>
> スライスプロファイル P は，スライス選択軸方向の横磁化(=MR 信号)をプロットしたもので，フリップ角 α とすると，
>
> $$P(z) = \rho(z) \sin\alpha(z)$$
>
> となります．スライスプロファイルは，短い TR の GE 法を使う場合，緩和，特に T1 緩和の影響を受けやすくなります．TR/T1<1 の場合，特にスライス端ではフリップ角が変動するので，スライスプロファイルに広がり，歪みが発生しますが，これは適切な小フリップ角を使用することで低減できます．プロファイルが完全に矩形ならばこのようなことはありませんが，実際には RF パルスの幅はできるだけ短くする必要があるので，スライスプロファイルが完全に矩形ということはありえません．ここでもまたフーリエ変換の「小さいものは大きい」原則が適用できます(→8.3.4)．スライスプロファイルの歪みはコントラストの変化，思わぬ部分容積効果の原因となりえます(→8.4)．

ランプ法，ウェッジ法いずれにおいても，反対向きのランプあるいはウェッジを一対にすることに

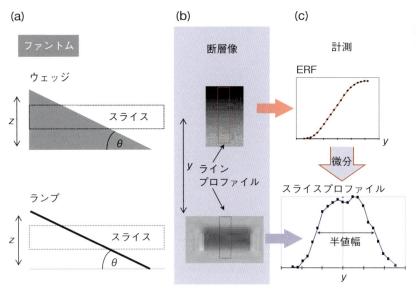

図 11.8 ウェッジおよびコールドランプによるスライス幅の計測 (a) スライス選択軸に垂直な方向からみたファントム上にスライス位置を表示したところ．(b) 断層像．(c) b のラインプロファイル．

よって，スライス面に対する幾何学的なずれを補正することができます．完全な補正も可能ですが，通常は両者の幾何学平均で十分です．

$$真のスライス厚 = \sqrt{スライス厚1 \cdot スライス厚2}$$

一般にメーカーは，スライス厚の公差（許容誤差）を 10% としています．このようなテストは，機器導入時，特に選択的反転パルスを使用するパルス系列の評価などには有用ですが，日常的な QA にはあまり役立ちません．ACR ファントムのランプ，ウェッジは，位置計測にも使うことができます．

11.5 緩和パラメータ

緩和パラメータ（relaxation parameters）には，**コントラスト，コントラスト雑音比（CN 比），T1・T2 計測精度**があります．MRI にとってコントラストは最も重要なパラメータですが，パルス系列に依存するところが大きいため，標準的な QA の方法がありません．コントラストは，異なる緩和時間をもつ 2 つの被写体について，それぞれの ROI の値を S_1，S_2（$S_1 > S_2$）とするとき，

$$コントラスト = \frac{S_1 - S_2}{|S_1| + |S_2|}$$

で与えられます．分母の絶対値表記は，反転回復法においてマイナスの信号値になることがあるので必要です．コントラスト値はすべてのパルス系列に対して 0〜1 の値をとります．

CN 比は，

$$CN比 = \frac{S_1 - S_2}{雑音}$$

ここで雑音は，適当な計測法で求めます（例：背景の標準偏差など）．

このような計測は日常の QA としてはあまり行われませんが，撮像法の最適化，新しいパルス系列の評価などには有用です．それには目的とする組織の緩和時間と，これをシミュレートできる材質を知っておく必要があります．プロトン密度，不均一性，T1/T2 比，磁化移動，部分容積効果などを単純な物質で十分モデル化することはできません．Eurospin TO5（図 11.1c）は何種類かの異なる T1，T2 に調製した溶液を混ぜた多糖類ゲル物質のファントムです．

コントラスト分解能

X 線検査の QA では，**低コントラスト分解能**（low contrast resolution）が非常に重要です．これはコントラストが低い物体のシステム識別能を調べるものです．図 11.9 は MRI 用低コントラストファントムの例で，直径，コントラストが異なる円板が多数配置されています．各直径のグループについて，

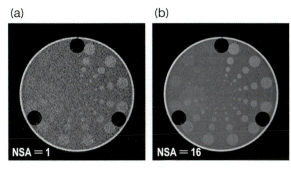

図 11.9　コントラスト分解能ファントム　(a) NSA＝1，(b) NSA＝16（フィリップスヘルスケア提供）．

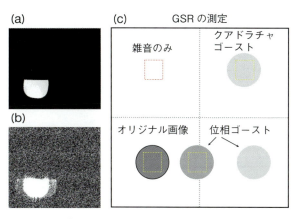

図 11.10　ゴースト　(a) 通常のウィンドウ設定，(b) ウィンドウ幅・ウィンドウ値を大きく変化させた状態．ゴーストを観察するにはウィンドウ幅，ウィンドウ値を大きく変化させる必要がある．(c) ゴーストの出現する位置とゴースト／信号比（GSR）の計測法．ROI を信号とゴーストにそれぞれ設定する．

何枚の円板が明瞭にみえるかを主観的に評価します．コントラストファントムは構造上の問題から，プロトン密度の評価にしか使われませんが，SN 比の主観的な評価に使うこともできます．

11.6 アーチファクト

アーチファクトの発生は散発的なものなので，QA で扱われるのはゴーストのみです．

11.6.1 ゴースト

最もよいゴースト測定法は，小さなファントムを FOV の中心から対角線上にはずれた位置に置く方法です（図 11.10）．これにより位相エンコード方向に**位相ゴースト**が出現します．最近のデジタル受信系を備えたスキャナでは見かけなくなりましたが，**クアドラチャゴースト**は，原点を中心とする点対称の位置に現れます［訳注3］．第 4 象限は，ランダムな雑音のみがみられるのが正常です．**ゴースト／信号比**（Ghost-to-Signal Ratio：GSR）は，次の式で与えられます．

$$\mathrm{GSR} = \frac{\text{ゴースト ROI の平均値}-\text{背景 ROI の平均値}}{\text{目的とする ROI の平均値}}$$

ゴーストは探せば必ずあるはずですが，はっきり見るにはウィンドウ幅，ウインドウ値を極端に大きく変化させる必要があります．AAPM の実行基準は 1% ですが，我々は実際にはもう少し余裕を見て，（EPI を除く）ほとんどのパルス系列で 2% 程度としています．2D FT 法はゴーストが出やすいのでテスト法として有用ですが，ゴーストの原因が傾斜磁場の機械的振動でないことを確認することが重要です．ゴーストのチェックは，1 日ないし 1 週間に 1 回の頻度で行います．

11.6.2　化学シフトと脂肪抑制

アーチファクトとしての**化学シフト**（chemical shift）は，受信バンド幅がわかればピクセルシフトの量を知ることができるので（→7.3.1），計測してもあまり意味がありません．しかし，**脂肪抑制**や**水選択励起**の効果の計測は，これが磁場の均一性を直接反映しており，また骨関節系の診断や EPI における臨床的価値が非常に高いことを考えると，大きな意味があります．

これは水溶液のファントム，油性のファントムを使って，脂肪抑制の有無によるピクセル値の比を取ることにより簡単に計測できます．周波数選択的脂肪抑制が水に及ぼす影響も，水の信号が不用意に抑制されないことを確認するために必要です．計測にあたっては，シミング，ファントムの形状と位置に

［訳注3］　クアドラチャゴースト（quadrature ghost）．クアドラチャコイルの 2 つのチャネルのゲインの不均等が原因となる．

配慮する必要があります(→**BOX**：ファントム取り扱い上の注意).

11.7 スペクトロスコピーのQA

MRスペクトロスコピーを頻回に行う施設では，メーカーが用意しているMRS用ファントムで定期的なQAを行うことが必要です．少なくとも，臨床用のパルス系列(PRESS，STEAMなど)で，専用のファントムのスペクトルを毎週測定し，できればスペクトルの幅を測定，記録することが望ましいといえます．

代謝物質の比率の定量を頻繁に行う場合は，週1回のチェックが必須です．このためにはNAAなど単一物質を脱イオン水に既知濃度を含むファントムを使います．このファントムには，pHを7に調製するバッファー，および殺菌剤として0.1%ナトリウムアジドを加えます．スペクトルのピーク面積(＝物質濃度)はコイルの特性に大きく依存するので，ファントムはコイル内の常に同じ位置に置くようにする必要があります．また温度にも鋭敏なので，室温が2℃以上変動する場合は，ファントムを冷蔵庫に保存しておきます．こうすると，ファントムをスキャナ内に置くとすぐに温度が上昇し始めて，毎回同じ手順でQAを行う限りはMRSのスキャンが終わるまでには同じ温度まで上昇します．

11.8 経時的安定性

fMRIでは，神経活動による非常にわずかな輝度変化，時にはわずか0.5%の変化を捉える必要があります．したがって，少なくとも5分間にわたって経時的に安定な信号を出すことが必要です．厳密にいえば，背景雑音に高周波成分が含まれないようにする必要があります．信号強度の低周波変動は，fMRIのデータ処理の段階で補償できるからです(→18.5.3).

経時的安定性の測定は簡単です．ファントムを頭部コイルにセットして，通常のfMRI用パルス系列で5分以上スキャンします．最も簡単には，各回のデータの中央スライスにROIを置いて信号強度を測ります．だいたいのスキャナは信号強度の経時変化をグラフに表示する機能をもっています．

さらに詳しい解析には，データをオフラインで取り出します．多施設研究を行う大学が作っているBIRN (Biomedical Information Reseach Network)は，安定性に関する計測法をいくつも取り決めています．これはfBIRNとよばれ，fMRIの世界では事実上の標準となっており，インターネット上で解析ツールをダウンロードできます．これを自社製品に組み込んで販売しているベンダーもあります(→**BOX**：fBIRN解析法).

---

fBIRN 解析法

まず経時的に連続する画像をピクセル単位に処理して，サマリー画像を作ります(図11.11).

$$I_{diff} = \sum_{N=1,3,5...} (I_{N+1} - I_N)$$

$$I_{mean} = \frac{1}{N} \sum_N I_N$$

$$I_{std} = \sqrt{\frac{1}{N} \cdot \sum_N (I_N - I_{mean})}$$

$$I_{SFNR} = \frac{I_{mean}}{I_{std}}$$

15×15ボクセル以上のROIを囲んで，平均値 μ，標準偏差 σ を計算します．

$$(T)SNR = \sqrt{N} \cdot \frac{\mu_{I_{diff}}}{\sigma_{I_{diff}}}$$

$$SFNR = \mu_{I_{SFNR}}$$

任意の n×n ボクセルからなるROIについて，次の式でFluct(変動)を定義します．

$$Fluct_n = \frac{(\sigma_{I_{diff}})_n}{(\mu_{I_{diff}})_n}$$

そして最後に，最も大きなROIの変動，最も小さなROI (1×1)の変動から，RDC (radius of decorrelation非相関半径)を求めます[訳注4].

$$RDC = \frac{Fluct_n}{Fluct_1}$$

また，すべての画像に存在するEPIゴースト(ナイキストゴースト)の輝度と経時的安定性を計測す

[訳注4] RDC：Weisskoffプロットをもとにした方法で，ROIを大きくしていき，ROI内の統計学的相関が失われるROIの大きさを意味する．大きいほど経時的変動が少ないと考えられる(Friedman L, et al. JMRI 2006; 23: 827-39).

ることもできます．この場合は，ゴーストが画像に重ならないように，FOVをファントムの2倍以上とすることが必要です．画像の周囲にROIを1つ置いてゴーストの輝度を測り，位相エンコード方向にFOVの1/2の距離だけずらした位置でまたROIを測ります．反対方向にも同じことを行って，2つのゴーストROIを測ります（図11.12）．これからゴーストレベルを計算します．

$$\text{Ghost}\% = \frac{SI_{\text{ghost}}}{SI_{\text{main}}} \times 100\%$$

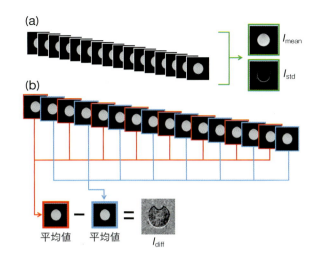

図11.11 サマリー画像（fBIRN）　(a) 経時的に連続する画像について，ピクセル単位に平均値（I_{mean}）と標準偏差（I_{std}）を求める．(b) 奇数枚目の画像と偶数枚目の画像について，それぞれ平均信号強度を計算しその差（I_{diff}）を求める．

このようにして得られたfMRIのQAは，どのように評価したらよいでしょうか．これを定期的に実施して，特定のスキャナについてデータを収集してベースラインを設定し，そこからの変動をモニタすることが最も重要です．図11.13には，fBIRNから得られたSNR，SFNRを数週間にわたってフォローしたデータを示します．これによってシステムの異常を検知することができます．経時的な信号強度の曲線の後半に，急激な変動がみられます．これはスパイクノイズの混入が原因と判明しました．

RDCはfMRIを目的とするシステムの評価に適したパラメータであるとする意見がありますが，実際にはそれほど単純ではありません．RDCは，画像の基本的なSN比に強く依存します．たとえば，同じスキャナで異なる頭部コイルによってRDCを測定する場合，チャネル数の多いコイルの方がRDCは低くなります．したがって，異なるスキャナでfMRIを比べる場合は，SN比が低いスキャナの方がRDCが高いことが起こりえます．これはよくありません．

最後に，fMRIではこれ以外にも信号が変動する原因があります．つまり脳の生理的な変動です．タスクを行っていない状態でも，呼吸，心拍による酸素化状態の変化が，fMRIの時間-信号強度曲線に影響します．この変動は大きな問題となるため，これを除去するアルゴリズムがいろいろ開発されています．

11.9 特殊なQA

特殊な定量的スキャン，臨床研究スキャンについ

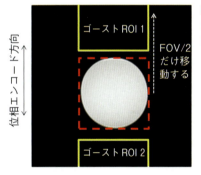

図11.12 EPI（fMRI）のナイキストゴースト計測法

て，それぞれ個別のQAが必要な場合があります．たとえば腫瘍の経時的な変化を調べるためには，個々の症例，個々の臨床試験について長期にわたる経時的安定性が必要とされます．放射線治療，定位手術，HIFU（超音波アブレーション）治療などの治療計画には，幾何学的精度が極めて重要になります．PET/CT，最近登場したMR/PET（→21章）のようなマルチモダリティ検査の画像レジストレーションについても同様です．T2強調像，T2*強調像による鉄分布の定量のような緩和時間の定量，ADCの定量などの研究でも，通常の臨床スキャンを上回る精度が要求されます．

本章で解説したことについては，さらに以下の章

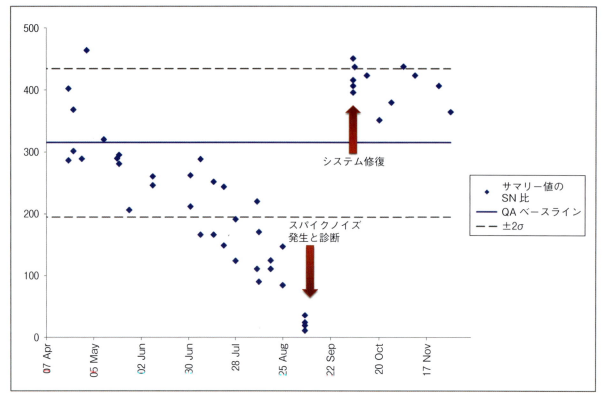

図 11.13 経時的フォローアップ　fBIRN を利用した QA の経時的フォローアップ．期間中にスパイクノイズが発生するという問題が起こった．ベースラインを設定することにより，単なる外れ値と持続的な性能低下のトレンドを区別することができる．

も参照してください．
- 画質最適化(6 章)
- MRI の安全性(20 章)
- アーチファクトとその対策(7 章)

参考文献

ACR. https://www.acraccreditation.org/~/media/ACRAccreditation/Documents/MRI/MRAccreditationTestingInstructions.pdf

Bodurka J, Ye F, Petridou N, Murphy K and Bandettini PA (2007) 'Mapping the MRI voxel volume in which thermal noise matches physiological noise: implications for fMRI'. Neuroimage 34: 542–549.

Edelstein WA, Bottomley PA and Pfeifer LM (1984) 'A signal to noise calibration procedure for NMR imaging systems'. Med Phys 11: 180–185.

fBIRN tools: www.nitrc.org/projects/bxh_xcede_tools [accessed 2 November 2014].

Judy PF (1976) 'The line spread function and modulation transfer function of a computed tomography scanner'. Med Phys 3: 233–236.

Lerski RA, McRobbie DW, Straughan K, et al. (1988) 'Multi-centre trial with protocols and prototype test objects for the assessment of MRI equipment'. Magn Reson Imaging 6: 201–214.

McRobbie DW (1996) 'The absolute signal-to-noise ratio in MRI acceptance testing'. Br J Radiol 69: 1045–1048.

McRobbie D and Semple S (eds) (in preparation) Quality Control and Artefacts in MRI. York: Institute of Physics and Engineering in Medicine. www.ipem.ac.uk.

Box 'National and International Standards' for details of ACR, IPEM and NEMA standards.

Part II エキスパート編

12章 いろいろなパルス系列 1 （スピンエコー系）

Acronyms Anonymous[†] I: Spin Echo

12.1 はじめに

　すでにスピンエコー(SE)系のいろいろなパルス系列，TSE，STIR，FLAIR，3D TSE などについて，親しんできました．本章ではこれらのパルス系列をさらに深く技術的な観点から，その特徴，限界や問題点について解説します．この章では以下のことを勉強します．

- k 空間分割イメージング(segmentation)によって，SE 法のコントラストを維持しながら高速化する方法
- TSE における実効 TE と T2 コントラスト
- スライス数，分解能，SAR のトレードオフ
- RF パルスの種類と画質の関係
- シングルショット TSE，EPI による T2 強調像の高速化と画質
- ラジアル TSE によるアーチファクトの抑制

　本章を理解するには，4 章，8 章，9 章，ならびに k 空間の知識が必要です．本章を勉強することにより，各パルス系列について，次のような質問に答えることができるようになります：どのくらい高速か？　空間情報をどのように得るか？　どのようなコントラストが得られるか？　アーチファクトを低減するにはどうしたらよいか？　トレードオフは何か？　パルス系列全体の系統樹は 4 章ですでに説明しました(図 4.4，p.43 参照)．いよいよその森の中に分け入っていきましょう．

[†]訳注 1　Acronyms Anonymous：作者不詳の略語．本書を通じて著者は，MRI の世界に略語が氾濫していることを嘆いており，これを皮肉ったもの．

12.2 古典的スピンエコー法

　スピンエコー法(SE)のエコーの形成，コントラスト，臨床応用についてすでに勉強しました(→3 章，4 章，9 章)．SE 法のパルス系列を図 12.1 に示します．GE 法(図 8.1，p.104 参照)に似ていますが，いくつか違いがあります．たとえば，180° パルスがあること，スライス選択傾斜磁場にクラッシャー傾斜磁場があること(180° パルスが不要な横磁化を作らないようにするため)，周波数エンコード傾斜磁場のディフェーズ部分がリードアウト部分と同じ極性であることなどです．これは 180° パルスがエコーを形成するので，その前後で位相エラーが起こらないようにスピンが同じ傾斜磁場を経験する必要があるためです．

　臨床に使用するパルス系列では，これに空間飽和パルス，脂肪抑制パルスなどを加えることもあります(→4 章)．このようなプレパルスは TR ごとに，各スライスの励起パルスの前に置かれるので，スキャン時間が延長します(図 12.1 の左半部)．

12.2.1 SE 法の限界

　通常の **SE 法が遅い理由**は，k 空間上の各ラインのデータを収集するために，それぞれ 1 回ずつ励起する必要があることです．各励起の後には，縦磁化が十分回復するまで待つ必要があります．したがってこの問題を解決して高速化するには，(6 章，8 章で見た k 空間上の数学的な扱いで解決する方法を除けば)，次のような方法が考えられます．

- k 空間分割イメージング(segmentation)：1 回の励起で k 空間上の複数のラインのデータを収集する．TSE 法(RARE 法)で使われる方法ですが，「高速」「ターボ」という名称のパルス系列は大体

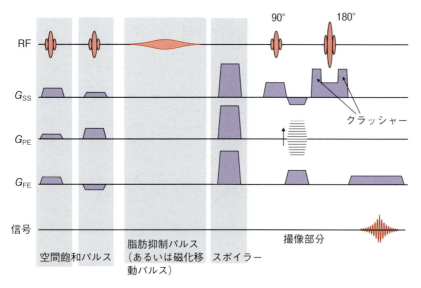

図 12.1　スピンエコー法のパルス系列　プレパルス（空間飽和パルス，脂肪抑制パルス）を加えた例．G_{SS}：スライス選択傾斜磁場，G_{PE}：位相エンコード傾斜磁場，G_{FE}：周波数エンコード傾斜磁場．（以下の図，同様）

がこれを使っています．

- **回復パルス**を使用することにより，緩和を促進する．
- **パラレルイメージング**を利用する（→14 章）．

SE 法は遅くはありますが，安定した T1，T2，プロトン密度（PD）コントラストが得られること，静磁場不均一や磁化率効果の影響を受けにくいなどの特長があります．

12.2.2　マルチエコー SE 法

TSE 法の原型となるのが**マルチエコー SE 法**（multiple spin echo）です．これは通常の SE 法ですが，1 回の励起パルスの後に複数の 180°パルスを加えて一連のスピンエコーを収集します．エコーを形成する横磁化が残っている限り，つまり T2 緩和が許す範囲でこれを何回でも繰り返すことができます．各エコーはいずれも同じ大きさの位相エンコードを受け，すなわち**同じスライス位置で，T2 強調度が異なる画像**が複数枚得られます．良好な T2 コントラストを得るにはそもそも長い TR が必要ですから，この間にデータ収集を何回も繰り返してもスキャン時間には影響を与えません．たとえば 180°パルスを 2 回加えるデュアルエコー SE 法では，プロトン密度強調像と T2 強調像を同時に撮像できます（図 12.2）．さらに詳しくは「**BOX**：CP 法と CPMG 法」を参照してください．

CP 法と CPMG 法

マルチエコー SE 法は，フリップ角エラーの蓄積や拡散の影響を受けやすいことをすでに見ました（→9.5）．エコートレインが長い場合，**CPMG 法**（Carr-Purcell-Meiboom-Gill）では，90°パルスに対する 180°パルスの位相を変えることによりこれを低減することができます．CPMG 法は，B_1 のフリップ角のエラーを偶数エコーについて補正し，同じ符号のエコーを生成します．CPMG はさらに拡散の影響も低減します．

もう一つの方法は **CP 法**（Carr-Purcell）法で，これは 90°パルスと 180°パルスの位相は同じにして，180°パルスの符号を交互に反転するものです（→9.5　BOX：180°パルスはどの軸にかけるか？）．これによって横磁化の進行方向が時計回り，反時計回りにその都度反転するため，B_1 にエラーがあっても 1 つ置きに必ず xy 平面上に揃うことになります．この場合，エコーの符号は交互に反転します［訳注 2］．

CP 法，CPMG 法が，不等間隔のマルチエコーを

［訳注 2］　Carr と Purcell によって提案されたシーケンス（CP 法）では RF の位相はすべて同じであり，不完全な 180°パルスにより T2 より早く信号が減衰する欠点があった．これに対して Meiboom と Gill が提案した改良法が CPMG 法である．180°パルスを反転する方法は Freeman と Hill により提案され，CPFH 法とよばれることがある．

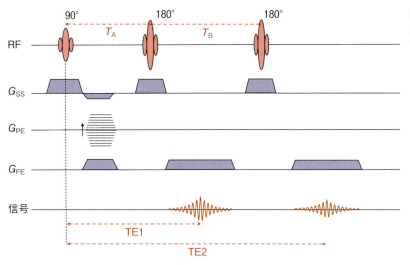

図 12.2 デュアルエコー SE 法　同じスライス位置で，異なる TE の画像が各 1 枚ずつ得られる．

作れるという点は必ずしも自明ではありません．たとえば，図 12.2 の場合，2 番目のエコーの「励起」が 1 番目のエコーと同時に起こっていると見なすことができます．この場合，

$$TE_1 = 2 \times T_A$$
$$TE_2 = 2 \times T_B \, (T_B \geq T_A \text{ とする})$$

位相エンコード傾斜磁場は，90°パルス後に 1 回だけ加えられていること，1 番目の周波数エンコード傾斜磁場の読み出し部分が，2 つ目のエコーのディフェーズローブとして働いていることにも注意してください．

12.3 高速スピンエコー法 (TSE/FSE)

　ターボスピンエコー法 (TSE) あるいは高速スピンエコー (FSE) 法では，マルチエコー SE 法において複数の 180°パルスから得られる一連のエコーを使って，k 空間の複数のラインのデータを同時に収集することにより，スキャン時間を大幅に短縮します．これを **k 空間分割イメージング** (segmentation) といいます．これは数回に分けるマルチショット法から，究極的には 1 回ですべてのデータを収集するシングルショット法まで可能です．T2 強調度は，位相エンコードの順番，言い換えれば k 空間の充填法で決まります．
　T1 強調像は，SE 法と同じく TR を短くすることにより撮像しますが，反転回復法のようなプレパル

スを使用することもあります．TSE 法では，ボケによる分解能低下を伴います．また脂肪組織が高信号となり，スライス間のコントラスト差を生じることがあります．

12.3.1 TSE 法の基本

　ターボスピンエコー法 (Turbo Spin Echo：TSE) あるいは **高速スピンエコー法** (Fast Spin Echo：FSE) は，RARE 法 (Rapid Acquisition with Relaxation Enhancement) (→4.3.1) をもとにした商品名で，等間隔の再収束パルス（必ずしも 180°とは限りません）によりエコートレインを生成します．マルチエコー SE 法と違って，各エコーから異なる TE の画像を作るのではなく，各エコーに異なる位相エンコードステップを割り当てることにより，**k 空間上の複数のラインを収集**します（図 12.3）．各エコーの時間間隔，すなわち **エコー間隔** (Inter Echo Spacing：IES，Echo SPacing：ESP) は，横磁化のコヒーレンスの問題を避けるために常に一定とします (→13 章)．エコーの数は **ターボファクター** (Turbo Factor：TF) あるいは ETL (Echo Train Length　エコートレイン長) といわれます．
　スキャン時間は，

$$\text{スキャン時間} = \frac{TR \times N_{PE} \times NSA}{ETL}$$

たとえばエコー数 6 (ETL＝6) の場合，SE 法に比

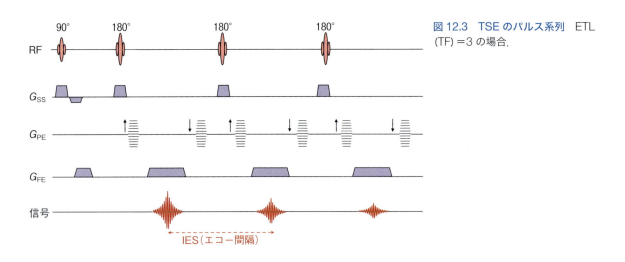

図 12.3　TSE のパルス系列　ETL (TF) = 3 の場合.

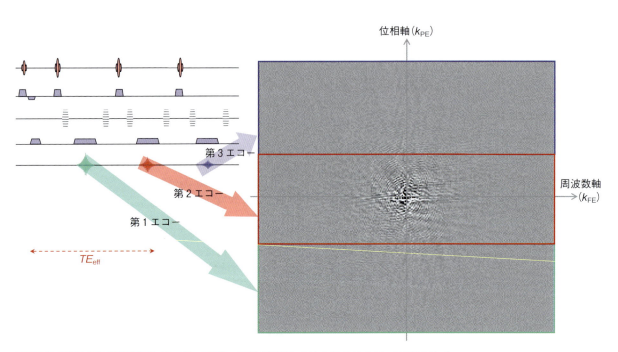

図 12.4　TSE の k 空間充填法（3 エコーの例）　実効 TE（TE_{eff}）は 2 番目のエコーの TE になる.

べて 6 倍速いことになります．TR 3 秒とすると，スキャン時間は SE で 12 分，TSE では 40 秒です．TSE では，位相エンコードステップ数は ETL の倍数である必要があるので，通常とは異なる値をとることがあります．たとえば，エコー数 5 の場合，マトリックス数は 256×255 で，255÷5 = 51 回の励起が必要となります．

　TSE では k 空間の複数のラインを異なるエコーから収集するので，SE とはコントラストが異なります．コントラストを決定するのは，**実効 TE**（ef-fective TE，TE_{eff}）です．8 章で見た通り，画像の全体的な輝度は，低空間周波数のデータ，すなわち位相エンコードステップの中心部，k 空間の中心部のデータで決まります．TSE では，ここを TE_{eff} に一致させます（図 12.4）．k 空間のデータを収集する順序によってもコントラストは変化します（→BOX：TSE 法の詳細）．

　TSE でも，SE と同じようにプロトン密度，T1，T2 強調像を撮像できます．T1 強調像の場合は，TR が比較的短いので，スライス枚数を維持するた

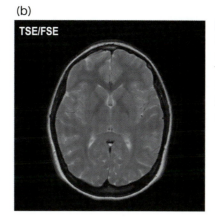

図 12.5　SE 法と TSE/FSE 法　(a) SE 法．TR 1500 ms, TE 120 ms, スキャン時間 4 分．(b) TSE/FSE 法．TR 2735 ms, TE_{eff} 102 ms, ETL 5, スキャン時間 1 分 46 秒．SE 法との違いはスキャン時間が短いこと，脂肪が高信号にみえる点である．

めには ETL を小さくする必要があります．デュアルエコー TSE は，エコー列を分割して異なる TE_{eff} をもつ画像に割り当てることで可能となります．つまりエコー列の前半から短い TE の画像を，後半から長い TE の画像を作ります．さらに効率的な方法としてエコーシェアリング法があり，高空間周波数のデータを複数の画像で共用し，低空間周波数のデータのみ複数回収集します（→15.4.2）．図 12.5 に SE 法，TSE 法の例を示します．

TSE 法の詳細

図 12.3 のパルス系列で，最初のスピンエコーの形成は通常の SE 法と変わるところはありません．TSE の場合，フリップ角エラーの蓄積を避けるために，CPMG タイプのスピンエコーを使います（→12.2.2）．しかし，2 番目のエコーを収集する前にディフェーズしたスピンの位相を元に戻すために**リワインド** (rewind) する必要があります．これには，データ収集後に直前の位相エンコードと同じ大きさ，符号が反対の傾斜磁場を加えます．位相のリワインドのほかにも，データの位相補正が必要です（→12.5）．

各エコーは，k 空間上のセグメントに対応しますが，ラインごとに T2 強調度が異なります．中央部のセグメントのエコーが実効 TE を決定しますが，コントラストを決める低周波数のエコーと輪郭を決める高周波のエコーの役割が混在する結果，画像のボケが生じます．ETL (TF) が大きいほど，空間分解能は低下します．さらに ETL が大きくなると TR あたりのスライス数も減少します．

$$N_{slices} = \frac{TR}{ETL \times IES}$$

図 12.4 からわかるように，k 空間の中央部に任意のエコーを割り当てることにより，実効 TE を変化させてプロトン密度，T1 強調像を作ることができます．これを**非対称エコー** (asymmetric echo) といいます．

180° 以下の再収束パルスを使うと，**誘発エコー** (stimulated echo) の影響が加わってコントラストが変化します（→13 章，ボックス：ハーンのエコーと誘発エコー）．EPI や GRASE のように小さなリワインドしない位相エンコードを利用するブリッピング法 (blipping) ではなく（→12.5），TSE では位相エンコードのリワインドが好んで使われます［訳注3］．

12.3.2　TSE 法のトレードオフ

では TSE 法はベストな撮像法なのでしょうか？そうとはいえません．**スライス枚数の減少，RF エネルギーの上昇，コントラストの変化，分解能の低下**などのトレードオフがあります．

スライス枚数の制約は，実際に TSE をスキャンしたことがある人なら誰でも経験があるでしょう．一定の TR の中でインターリーブ法によってマルチスライス撮像する方法をすでに見ましたが

［訳注3］　TSE では，誘発エコーの成分が正しく空間エンコードされるようにするためにリワインダーを置く（→13.3 BOX：いろいろな GE 法のエコーの大きさ）．

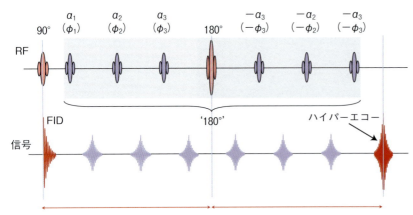

図12.6 ハイパーエコー 7つの再収束パルスのうち中央の4つ目のみ180°，それ以外は小さなフリップ角（α_1〜α_3）とし，180°パルスをはさんで左右に再収束パルスの極性（$+/-\alpha$）と位相（$+/-\phi$）を反転させることにより，大きなハイパーエコーが発生する．

（→8.4.3），TSEでエコー数が増えてエコートレインが長くなると，TR内でインターリーブできる数が減少します．これを補償するには，T2強調像，プロトン密度強調像ではスキャン時間が延長してよければTRを長くすることができますが，T1強調像ではそうもいきません（→12.4.1）．

しかし，ETLやTRを妥協してスライス枚数が稼げたとしても今度はSARの制限が問題となります．SARは，被写体に蓄積するRFエネルギーの目安で（→20.2），国内外の規制があります．TSEは多くのRFパルスを使うため，特に高磁場装置では容易にSARの制限を超えてしまいます．SARを許容値内に納めるためには，スライス数を減らす，TRを長くする，ETLを減らす，フリップ角を小さくするなどの方法があります（→BOX：SAR対策）．このフリップ角を小さくする方法はいくつかのスキャナに搭載されており，これを使うとSARの問題は解決する一方で，SN比がやや低下しますが，原則としてアーチファクトは発生しません．

T1強調像に通常のSE法を使用する理由

T1強調像，特に脳，脊椎領域では，1.5Tの場合TR 400〜600 msが必要です．スライス厚3 mmとすれば，全脳をカバーするスライス数は30以上となり，1スライスあたりの時間は20 msです．k空間を最小限の3セグメントに分けると，1エコーあたり7 msしかありません．これでは短すぎるので，単純に昔ながらのSE法を使う方がよいことになります．このほかのSE法の長所として，SARが小さい，T2のボケが少ない，フローアーチファクトが少ない，造影効果が確実などの点があげられます．

SAR対策

TSE法は，単位時間あたりのSARが増大します．SARはB_0^2に比例するので，特に高磁場装置で問題となります．解決策のひとつに，再収束パルスのフリップ角を小さくする方法があります．これによりMR信号が小さくなるように思えますが，実際には誘発エコーなど数多くのコヒーレント経路が生成される結果（→13章，BOX：コヒーレント経路），信号は保たれます．ただし誘発エコーの寄与が大きいということは，画像コントラストがT2，T1双方の影響を受けることを意味します．

このときMR信号は，緩和の影響を無視すれば，$\sin(\theta/2)$に比例する見かけの定常状態に落ち着くことが知られています．さらに，最初の再収束パルスのいくつかを特定のフリップ角にすることで，速やかに定常状態にすることができます．たとえば，最初の再収束パルスのフリップ角を$(90+\theta/2)°$，その後はθにすると，エコーの大きさは理論上の最大値に近くなります．

また，SN比の低下は，ハイパーエコー（hyper-echo）を利用することでも補うことができます．ハイパーエコーとは，一連のフリップ角θの再収束パルスの中に，1つだけ180°パルスを置くことにより発生するもので，これをk空間の中心部に一致させることにより画像全体のSN比を大きくすることができます．図12.6は，7つの再収束パルスのうち4つ目だけが180°で，ほかは小さなフリップ角としたものです．7つ目の再収束パルスの後に発

(a) ETL = 3　(b) ETL = 23　(c) ETL = 128

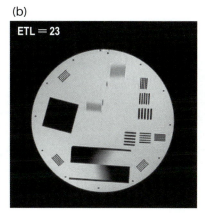
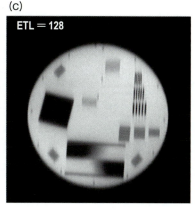

図 12.7　ETL と分解能の関係　(a) TSE, ETL 3, TR 600 ms, TE 12 ms, スキャン時間 52 秒. (b) TSE, ETL 23, TR 600 ms, TE 128 ms, スキャン時間 6 秒. (c) HASTE, ETL 128, シングルショット (TR ∞), TE 87 ms, スキャン時間 1 秒. ETL が大きくなると位相エンコード方向 (上下方向) の分解能が低下し, 特に HASTE では目立つ. ファントムの T2 = 200 ms.

生するハイパーエコーは, 通常の 180°パルスだけの TSE の場合とほぼ同じ大きさになります.

位相エンコードステップの低い部分, k 空間の中心部が画像コントラストを決める一方で, k 空間上の周辺部は, 高空間周波数をもつ画像の細部を決定しますが, その相対的な効果は k 空間を充填する順序, つまり **k 空間オーダリング** によって異なります. 高空間周波数のデータを長い TE で収集すると, T2 緩和によって減衰して空間分解能が低下します. 実効 TE より短い TE で収集すると高周波成分が強調され, リンギングや Gibbs アーチファクトが目立つようになります. このため, TSE ではフィルター処理を加えることもあります.

重要なことは, **空間分解能が組織の T2 に依存**することです. 実際に, エコー数を極端に大きくすると分解能が損なわれます (図 12.7). これはシングルショットで撮像する HASTE でよくわかります (→12.4.3). このように ETL を大きくするとボケが発生したり分解能が低下する一方で, TSE は大きなマトリックス (512×512〜1024×1024) で撮像できるので, 常識的なスキャン時間で高分解能の撮像が可能となります.

TSE に関連するもう一つの問題は, **脂肪が高信号**になることです (図 12.5). 腹部では, 臓器, 腸管が明瞭に輪郭されるので, 脂肪が高信号にみえるこ とは有利です. しかし画像全体のダイナミックレンジが小さくなる結果, 軽度のコントラスト差が識別しにくくなったり (例:膝関節), アーチファクトの原因になったり (例:眼窩脂肪組織), 病変の同定を難しくしたりすることもあります. これには, さまざまな方法による脂肪抑制法で対処します (→7 章). 次の「**BOX:TSE と脂肪の高信号**」も参照してください.

TSE と脂肪の高信号

TSE と SE のコントラストは同じではありません. TSE では数多くの RF パルスが誘発エコーを生成し, これが SE の信号に重なるからです.

TSE では特に脂肪が強い高信号になります. 通常の SE は脂肪の短い T1, 比較的長い T2 を反映して, 軟部組織としてはやや低信号になります. これは **J カップリング現象** (J-coupling) によるもので, 脂肪分子内の異なる状態にあるプロトンの相互作用によって T2 が短縮するためです (→9.6.4). TSE では, 頻回の再収束パルスがこのカップリングを壊す (**デカップリング**する) ために脂肪の T2 が延長し, 高信号となります.

TSE でも J カップリング効果を温存して, SE に近いコントラストを実現する方法に DIET (Dual Interval Echo Train) があります. これは, 最初の 2 つの再収束パルスのエコー間隔を長くする方法ですが, 現時点では東芝のスキャナにのみ搭載されています.

TSE ではいろいろな脂肪抑制法の併用が一般的

Part II　エキスパート編

です．このほか，スライス間のコントラストの不均一も知られています．これは，隣接するスライスのスライス選択パルスによる磁化移動効果によるものです．

　GRASE法では，各スピンエコーの間にグラジエントエコーが挿入されるため180°パルスの間隔を長くすることができます．このためJカップリングが保たれ，脂肪の輝度はSE法に近いものとなります（→12.5）．

12.4 高速スピンエコー法の拡張

12.4.1 反転回復TSE法

　TSE法で，TRを短く設定してT1強調像を撮像する場合，スライス数とETLの兼ね合いでいろいろ制限があります（→12.3.2）．しかし，プレパルスとして反転パルス加えることにより，大きなETLを使ってT1強調像を撮像することができます．これが**反転回復法TSE法 (IR–TSE, Turbo–IR)**です．通常のIR法の欠点のひとつは，TRを組織のT1値の少なくとも3倍（できれば5倍）以上に設定する必要があるためにスキャン時間が長いことですが，IRをTSEと組み合わせることにより，TRを長くしてもスキャン時間を臨床的に許容しうる範囲に収めることができます．T1コントラストは通常のIR法と同じで，**反転時間 (TI)**によって決まります．

　臨床的には，STIR（→3.7）とFLAIR（→3.4）が広く使われます．STIRは，TIを短く設定して脂肪の信号を抑制し，T2強調像に似た画像を撮像するものです．FLAIRは，TIを長く設定して特に脳MRIで脳脊髄液の信号を抑制する方法です．k空間分割イメージングにより，本来はスキャン時間が長いFLAIRも臨床的に許容しうる範囲で撮像できます．このほかの応用として，**True–IR**（Real–IR）法といわれる符号を保存したIR法は，小児の頭部MRIで髄鞘形成の評価に有用です．

　IR法とTSEの組み合わせでは，スライスのインターリーブに関する問題が発生することがあり，ETL，TI，TRの兼ね合いが必要です（→**BOX**：IR–TSEのインターリーブ）．スキャン時間はTSEと同じように計算できますが，スライス枚数が制限さ

れることがあります．IR系の撮像法では，反転パルスのプロファイルに制約があり（→**BOX**：いろいろなRFパルス），IR–TSEではクロストークを防ぐためにスライス間隔を広めにとり，インターリーブを使用するのが一般的です．

　IR法の画質向上には，断熱通過パルスの使用が有用です（→**BOX**：断熱通過パルス）．これは特に，3TスキャナでB_1送信磁場の不均一があるときに重要になります．断熱通過パルスは，SPAIR（SPectrally Adiabatic Inversion Recovery，シーメンス），SPAIR（SPectral Attenuated Inversion Recovery，フィリップス），ASPIR（Adiabatic SPectral Inversion Recovery，GEヘルスケア）などに利用されています．

IR–TSEのインターリーブ

　一般にTSEにおけるインターリーブ法は，エコートレイン全体のデータ収集時間が長いため，制約を受けます．特に，各スライスごとに撮像シーケンスの前TIの時点で反転パルスを加える必要があるIR法では，問題になります．この場合，スライスの撮像順には，2つの選択肢があります（図12.8）．

(a) **TR内でインターリーブする方法**：1つのスライスについて反転，リードアウトした後，次のスライスをまた同じように反転，リードアウトします．最大スライス枚数は，

$$N_{slices} = \frac{TR}{TI + (IES \times ETL)}$$

　FLAIRのようにTIが長い場合，TRあたりのスライス枚数が制限され，スライス枚数はTIに依存します．したがって，STIRのようにTIが短い場合に有効な方法です．一般に**シーケンシャル法**といわれます．

(b) **TI内でインターリーブする方法**：TI時間内にすべてのスライスを反転し，それから順番にリードアウトしていく方法です．最大スライス枚数はTRとは無関係で，TIだけに依存します．

$$N_{slices} = \frac{TI}{(IES \times ETL)}$$

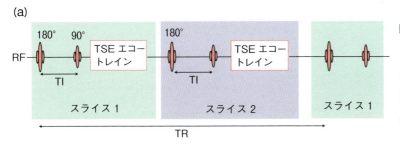
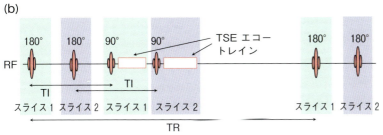

図 12.8 IR-TSE のインターリーブ法 (a) シーケンシャル法 (TR 内でインターリーブする). 1 スライスの反転, 撮像を終えてから次のスライスに進む. (b) インターリーブ法 (TI 内でインターリーブする). TI の間に複数のスライスを反転してから, 順に撮像する.

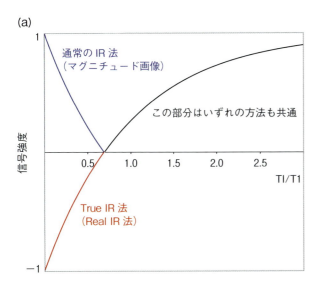
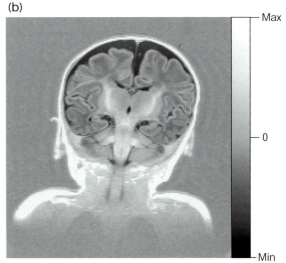

図 12.9 IR 法 (a) 通常のマグニチュード法は符号を無視するが, True-IR 法では符号を温存する. (b) True-IR 法 (幼児の脳). 背景は中間的な灰色となる.

ETL が大きくなるとスライス枚数が制約されるので, スライス枚数とスキャン時間を妥協することが必要になります. FLAIR のように TI が長い場合に適しています. 一般に**インターリーブ法**といわれます.

IR 法の MR 信号にはプラス, マイナスの符号があります. 通常は絶対値をとって**マグニチュード画像**とし, 符号を無視して画像にします. これは磁化率, 静磁場の不均一に起因する位相変化アーチファクトを防ぐためです.

True-IR (Real-IR) 法では, 符号を保存して画像を作ります (図 12.9a). このため背景が中間的な灰色, 画像は黒から白になります. この方法は特に脳で良好なコントラストが得られます (図 12.9b).

いろいろな RF パルス

選択パルス (selective pulse) は, すでに見たように適切な RF 波形と傾斜磁場を組み合わせてスライ

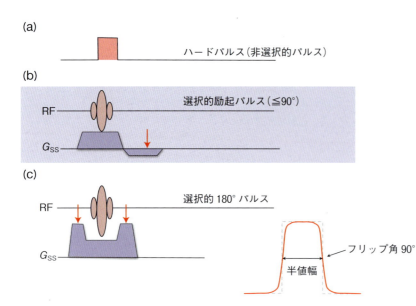

図 12.10　いろいろな RF パルス　(a) ハードパルス(非選択的パルス). 通常, 短い, バンド幅の広い矩形パルスが用いられる. (b) 選択的励起パルス. スライス選択傾斜磁場を同時に加える. 位相シフトを補正するために, 後半部分にリフェーズ部分 (→) を加える. (c) 選択的 180° パルス. リフェーズ部分は不要だが, クラッシャーが必要 (→). スライスプロファイル上, 半値幅の縁に相当するところが 90° パルスになる.

スを選択します (→8.4). パルスが横磁化を発生する場合は, それが再収束パルスでない限りは, リフェーズ傾斜磁場 (rephase gradient) を追加して横磁化が同じ向きに揃える必要があります. 傾斜磁場のリフェーズ部分は, モーメント (=グラフの下の面積) を前半の選択部分の半分, 極性を反対にします. 180° パルスの場合は, リフェーズ部分は不要です. (SE 法の) 再収束パルスの場合, 傾斜磁場によって自動的にリフェーズするからです. 反転パルスの場合, (理想的には) 横磁化は発生せず, 選択傾斜磁場による位相変化もありません.

スライス選択パルスは, スライス方向に完全に均一ではなく, フリップ角にばらつきがあるため, スライスプロファイルは完全な矩形になりません (→7.4.2　BOX：なぜスライスプロファイルは不完全か). フリップ角は 0〜180° の範囲で連続的に変化するので, 必ず 90° となる場所があり, このため一部の横磁化は横磁化平面に倒されることになります.

再収束パルスの場合, 一対の**クラッシャー** (crusher) を加えることによってこれを解決できます (図 12.10). これは再収束パルスの両側に対称性に加えるもので, きちんと再収束してエコーを形成する磁化は, 2 つの磁場を両方経験するので影響を受けませんが, 再収束パルスによって新たに生成された FID はその一方しか経験しないので, ディフェーズされます.

実際には磁化を完全に均一に反転することは困難ですが, 特に高磁場では, B_1 不均一の影響を受けにくい**断熱通過パルス** (adiabatic pulse) を使用する

ことで, より均一に反転することができます (→BOX：断熱通過パルス). プレパルスに反転パルスを使用するシングルショットパルス系列では, 反転パルスは非選択的とすることもあります. 非選択的パルスは傾斜磁場なしに加えるもので, 空間的な局在をもちません. RF コイルの均一性と組織の RF 吸収にのみ依存して, その範囲ですべての場所に同じ効果をもたらします. 非選択的パルスの波形は任意ですが, **ハードパルス** (hard pulse) といわれるできるだけ短い矩形パルスを使うのが一般的です (→図 12.10a).

二項パルス (binomial pulse) は, 水画像, 脂肪画像など周波数選択的励起に使われます. 二項パルスは一連の選択的パルスあるいは非選択的パルスからなり, 常に残存する脂肪の信号を消すためのスポイラー傾斜磁場を伴っています (→BOX：水選択励起).

断熱通過パルス

断熱通過パルス (adiabatic pulse) は, 通常の RF パルスと大きく異なります. 断熱通過パルスは, 磁化を z 軸から横磁化平面に倒すために振幅変調と周波数変調を使う方法です. つまり, 通常の RF パルスのように振幅だけでなく周波数も変化させます. 奇妙に思えるかも知れませんが, それは断熱通過パルスそれ自体が奇妙なものなので仕方ありません. 詳しく説明するために, まず回転座標系とプロトンの歳差運動に戻って復習します.

回転座標系の x' 軸あるいは y' 軸にラーモア周波数

12章 いろいろなパルス系列1(スピンエコー系)

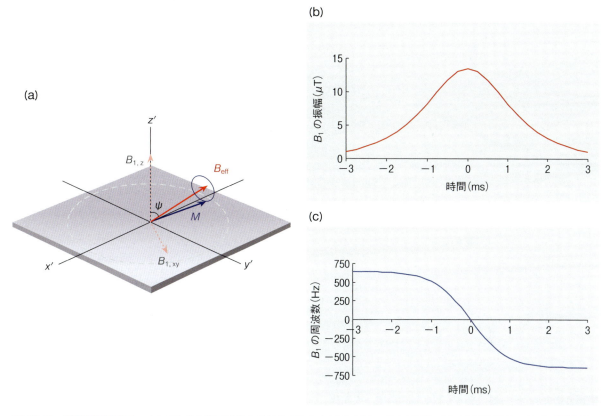

図 12.11 断熱通過パルス (a) RF が共鳴周波数からややずれた (オフレゾナンスな) 状態では，実効磁場 B_{eff} は x'-y' 平面上にはなく，z' 軸と角 ψ をもつ．(b, c) 断熱通過パルスの振幅と周波数の変化．振幅はゼロから始めて漸増，漸減させる (hyperbolic secant 関数)．この間に周波数を数百 Hz の範囲でプラスからマイナスに変化させる．

の回転磁場 B_1 を加える話をしました (→9.3)．しかし RF の周波数が共鳴周波数からわずかにずれている (オフレゾナンス) と，z' 軸方向にも B_1 の成分が発生します．この場合，B_1 の z' 軸方向成分，x'-y' 平面成分を合成した実効磁場 B_{eff} を考え，これが z' 軸となす角を ψ とします (図 12.11)．B_1 の振幅が小さい，あるいは共鳴周波数から大きくはずれている場合，B_{eff} は z' 軸に近づきます．逆に振幅が大きく，ほとんど共鳴周波数に一致している場合，B_{eff} は横磁化平面 (x'-y' 平面) 上にあります．

磁化 M はラーモアの式に従って，(回転座標系で) B_{eff} の周囲に歳差運動をします (図 12.11a)．最初に B_{eff} が z' 軸に一致するところから始め，徐々に振幅と周波数を変化させて B_{eff} をゆっくりと x'-y' 平面に倒していけば，磁化 M は B_{eff} の回りを歳差運動しながら x'-y' 平面上に倒れます [訳注 4]．ここで RF パルスを切ると，これが横磁化として MR 信号を発生します．ただしそのためには，B_{eff} が倒れる速度 (角度の変化率) が歳差運動の周波数よりも十分に小さいことが必要です．

$$\frac{d\psi}{dt} \ll \gamma B_{eff}$$

このためには，十分大きな B_{eff} を使う (すなわち B_1 を大きくする)，あるいは周波数の変化を十分緩徐にする必要があります．adiabatic (断熱的) という言葉は，「熱を通さない」ことを意味するギリシア語に由来しており，熱力学で外部エネルギーを消費しない状態をさす言葉です．通常の RF パルスの励起では，スピンが外部からエネルギーを吸収することを思い出して下さい．これに対して断熱通過パルスの場合は，スピンは自らの内部エネルギーを使っ

[訳注 4] 磁化 M の B_{eff} に直交する成分は B_{eff} の回りを回転するが，B_{eff} が z' 軸に平行なところから始めれば直交成分はないので，B_{eff} に平行な成分だけが倒れていく．つまり M は B_{eff} に一致して追随していく．

197

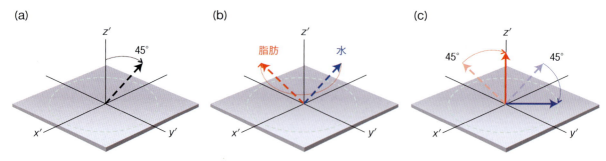

図12.12 二項パルスによる水選択励起 1：1二項パルスの例．(a) 45°パルスで水，脂肪ともに励起する．(b) 水と脂肪が180°反対方向を向く（完全にアウトオブフェーズになる）まで待つ．(c) 2つ目の45°パルスを加えると水のプロトンは横磁化平面に倒れ，脂肪のプロトンはz'軸に戻る．

て方向を変化させます［訳注5］．外部からエネルギーを吸収しないので，スピン系の温度も変化しません．だから奇妙だと言ったのです．

　振幅と周波数の変調には，励起パルス，反転パルス，再収束パルスそれぞれにいろいろな方法があります．たとえば，hyperbolic secant（ハイパボリック・シーカント）パルスは，反転パルスにしばしば用いられます［訳注6］．図12.11cに，振幅，周波数変調の例を示しました．断熱通過パルスはいずれも，B_1不均一に影響されないことから，高磁場で特に有用です．

水選択励起

　脂肪の信号を抑制するかわりに，水の信号を選択的に励起する方法があります．**二項パルス**（binomial pulse）はそのひとつです．二項パルスは，フリップ角が1：1など二項数列になっている一連のRFパルスです．脂肪，水がアウトオブフェーズになるパルスの間隔τは，1.5Tの場合$\tau = 2.3$ msです（→7.3.2）．最も簡単な1-τ-1のパルス列を図12.12に示しました．最初の45°パルスは$+x'$軸にかけ，脂肪のプロトン，水のプロトンともにディフェーズします．両者が完全にアウトオブフェーズ

になった状態で，2つ目の45°パルスを加えます．これにより水のプロトンは横磁化平面に倒れ，脂肪のプロトンは縦軸に戻ります．このほかの二項パルスとしては，1：2：1（22.5°-τ-22.5°），1：3：3：1（11.25°-τ-33.75°-τ-33.75°-τ-22.5°）などがあります．1：1の場合は，非常にバンド幅の狭い正弦波変調となりますが，数列が大きくなるにつれて幅広い脂肪抑制となると同時に励起時間が延長します（図12.12）．

　二項パルスはB_0不均一の影響を受けにくい特徴がありますが，ハードパルス（矩形パルス）が使われることもあり，特にマルチスライス2D法よりも3D法に適しています．ハードパルスをスライス選択パルスにすると，B_0の影響を受けやすくなりますが，これは周波数選択的空間励起（spectral spatial excitation）といわれ，メーカーによって少しずつ異なる実装が行われています．たとえばフィリップスの **PROSET**（**PR**inciple **O**f **S**elective **E**xcitation **T**echnique）はそのひとつです．

12.4.2 強制回復法

　強制回復法（Driven Equilibrium：DE）は，磁化を縦緩和を待つことなくRFパルスによってz軸に戻す（平衡状態にする）方法です（→4.3.2）．横磁化を$-x'$軸（$-90°$）軸に90°パルスを加えることによりz'軸に戻ります（図12.13a）．これによって，TSEのTRを短縮することができます．DE法は，残存磁化がおもに横磁化平面にあってあまりディフェーズしないT1，T2ともに長い組織，すなわち液体の描出に適しています．

［訳注5］　通常のRFパルスは，μs単位の短時間で非常に狭いバンド幅をもつ一定の周波数を照射するが，このように比較的長い時間をかけて周波数を変化させながら（掃引しながら）RFを照射することにより，周囲の熱分子運動への影響が最小限（＝断熱的）となる．

［訳注6］　hyperbolic secant：双曲線正割関数　sech(x) = 1/cosh(x)．cosh x = $(e^x + e^{-x})/2$．sec（正割）はcos（余弦）の逆数．

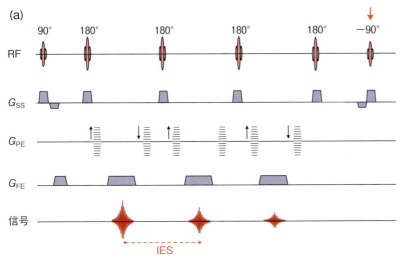

図 12.13 **強制回復法** (a) TSE に DE (→) を組み合わせたパルス系列．(b) MRCP の例．DE なし (左) に比べて DE を使うと (右) 水が高信号になる．TR 1146 ms, TE 446 ms.

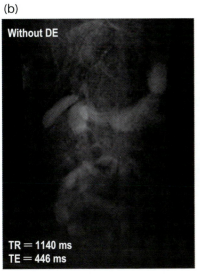
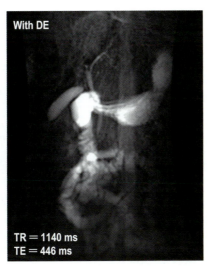

12.4.3 シングルショット TSE・HASTE

シングルショット TSE(SS-TSE) は TSE の究極の形で，1 回の励起パルス (90°) の後，非常に長いエコートレインですべての位相エンコードステップのデータを収集する方法です．このタイプのパルス系列は，1 枚のスライスのデータをすべて収集してから，次のスライスを順に撮像していきますが，一般的にスライス間ディレイ (TD) が必要です．したがってスキャン時間は，

スキャン時間＝スライス数×(スライス 1 枚のスキャン時間＋TD)

データ収集中に大きな T2 緩和が起こるので，その用途は限られますが，MRCP のような水の多い構造の描出に適しています (→**BOX**：MRCP) (図 12.14).

HASTE (**HA**lf Fourier **S**ingle Shot **T**SE) は，シーメンスのシングルショット TSE で，位相反転する CP 型のエコートレインとハーフフーリエ法を利用する方法です (→8.7.1)．HASTE はほどほどの分解能 (256×128〜240)，ほどほどの TE (60〜120 ms) で T2 強調像を撮像することができます．反転プレパルスと組み合わせて STIR, FLAIR をシングルショットで撮像することもできます．反転パルスは通常，非選択的です (→いろいろな RF パルス)．特にこの場合，反転した磁化が十分回復するように十分なスライス間ディレイが必要です．

なぜシングルショット法を常に使わないのでしょ

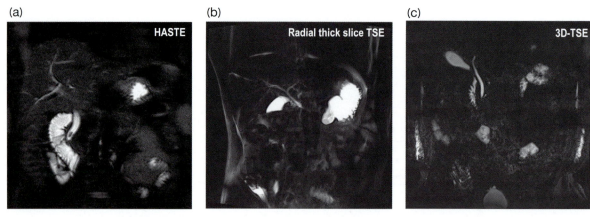

図 12.14　HASTE と SS-TSE による MRCP　(a) HASTE (スライス厚 5 mm)，(b) ラジアル SS-TSE (スラブ厚 50 mm)，(c) 3D TSE (スライス厚 1 mm)．

うか？　これは k 空間分割イメージングを利用する SE 系パルス系列に共通する欠点，すなわち低分解能のためで，なかでもその究極の形である SS-TSE，HASTE はその欠点も顕著だからです．図 12.14a の HASTE の画像を見るとわかるように，分解能が明らかに低下しています．しかし 1 秒で撮像でき，腸管運動や呼吸運動を止めることができる利点を勘案する必要があります．

MRCP (MR 胆道膵管撮像法)

MRCP (MR CholangioPancreatography MR 胆管膵管撮像法) は胆道系，膵管を描出する臨床撮像法です．非常に長い TE (500 ms 以上) を使うことにより，他の組織の信号がすべて減衰して胆汁，膵液だけが描出されます．1 回の息止めですべてのスライスを撮像できる SS-TSE 法が適していますが，一般に行われている撮像法には次の 3 つがあります．

1) マルチスライス SS-TSE/HASTE．スライス厚 5〜10 mm (図 12.14a)．
2) ラジアル法マルチスライス SS-TSE/HASTE．スライス厚 50 mm．後処理をしない MIP 法のような画像．冠状断面を放射状に回転させて数枚撮像 (図 12.14b)．
3) 3D TSE (SPACE，CUBE，3DVIEW など，→12.4.4)．高分解能 (1 mm 等方性ボクセル) で，MIP，MPR による再構成可能 (図 12.14c)．

12.4.4　3D TSE 法

2D 法に位相エンコード傾斜磁場を 1 つ加えることにより 3D 撮像が可能となります (→8.8)．3D 法は非常に薄いスライスを撮像することができ，等方性ボクセルも可能なので，任意の方向の画像を再構成することができます．通常の SE 法はスキャン時間が長いため 3D 法には不向きですが，3D TSE 法は数分で撮像可能です．スキャン時間は，

$$\text{スキャン時間} = \frac{\text{NSA} \times N_{\text{PE1}} \times N_{\text{PE2}} \times \text{TR}}{\text{ETL}}$$

なので，ETL を大きくし，また部分フーリエ法，パラレルイメージングなどを組み合わせることによりさらに短縮できます．3D 法に共通な高分解能，高 SN 比が得られると同時に，長い TE，TR に起因する TSE の特徴 (T2 強調) を兼ね備えた方法となります．

アーチファクトを抑制し，SAR の制限を回避するために，RF パルスにいろいろな工夫が加えられています (→BOX：3D TSE 法のフリップ角)．図 12.15 に 3D TSE による MPR (多断面再構成) 像を示しました．T1 強調，T2 強調，プロトン密度強調，FLAIR などのコントラストを得ることができ，内耳，関節，MRCP などに適しています．メーカー別の名称については表 4.1 (p.44) を参照してください．

12章 いろいろなパルス系列1(スピンエコー系)

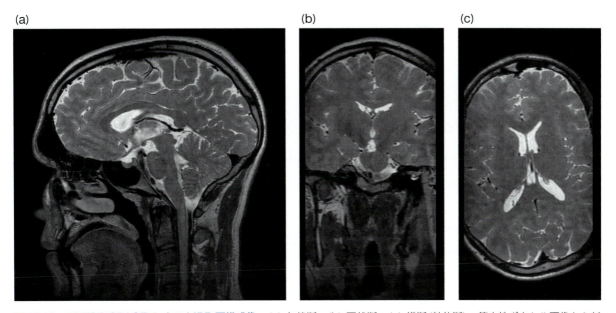

図 12.15　3D TSE (SPACE) による MPR 再構成像　(a) 矢状断，(b) 冠状断，(c) 横断(軸位断)．等方性ボクセル画像から任意の方向の画像を再構成できる．

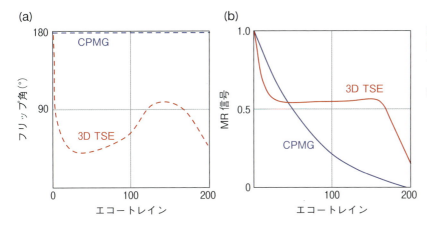

図 12.16　3D TSE におけるフリップ角の変化　3D TSE では，エコートレインの後半でフリップ角を小さくすることにより (a)，エコーの大きさを維持する (b)．

3D TSE 法のフリップ角

SE 法では，エコーの大きさは次第に小さくなっていきます．TSE の n 番目のエコーの大きさは，

$$E(n) \propto M_0 \exp\left(-\frac{n \cdot \text{IES}}{T_2}\right)$$

ここで IES はエコー間隔です．ETL が非常に大きく 100〜200 になると，ほとんどの組織の信号が大きく減衰してしまいます．

3D TSE (SPACE, CUBE, 3DVIEW など) では，IES を最短にするため非選択的再収束パルスを使用しています．さらにエコートレインの中でフリップ角を初めは大きく，後ろの方ほど小さく変化させます (通常 60〜30°)．小さなフリップ角を使うと，横磁化が一時的に縦磁化に「保存される」ことになり，一般に T1 は T2 より長いのでエコートレインの信号強度は通常の CPMG よりも長く保存されます．3D TSE のエコーは，スピンエコーと誘発エコーが合成されたものです〔→BOX：ハーンエコーと誘発エコー (13 章)〕．図 12.16 には CPMG，3D TSE のエコーの変化を示しました．フリップ角を小さくすることは，SAR の低減にも有効です．

12.4.5　ラジアル TSE

TSE の欠点は体動アーチファクトに弱いことで

201

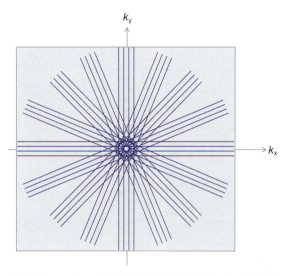

図 12.17　ラジアル TSE (PROPELLER) 法による k 空間の充塡　1 ブレードあたり 4 エコー，計 8 ブレード．

す．その解決策のひとつが，k 空間上でデータを放射状に収集する**ラジアルスキャン**（radial acquisition）です（→14.8.1）．たとえば **PROPELLER 法**（**P**eriodically **R**otated **O**verlappint **P**arall**EL** **L**ines with **E**nhanced **R**econstruction）は，k 空間の原点を中心として複数の平行線を何回か回転させることにより k 空間を充塡します（図 12.17）．全体として飛行機のプロペラのようにみえます．個々の平行線の組を**ブレード**（あるいはスポーク）とよび，各ブレードは 1 回のエコートレインで撮像されます．ラジアル TSE は通常の TSE 法に比べて $\pi/2$ 倍のスキャン時間がかかります．たとえば $N_{PE}=480$ の場合，これをラジアル TSE で撮像すると ETL 28 として，$(480 \div 28) \times \pi/2 \fallingdotseq 27$ 枚のブレードが必要となり，スキャン時間は TR×27 となります．

ラジアル TSE の利点は，k 空間の中央部のデータが何度も収集される（オーバーサンプルされる）結果，**体動によるアーチファクトを軽減**できることです．各ブレードが中央部を収集するので，各ブレード間のズレによって収集の間に発生する回転運動，平行運動を検出することにより，必要に応じて動きを補正したりデータを捨てたりします．

ラジアル TSE は，かなり体動が大きい場合でも画質を維持することが可能です（図 12.18）．また拡散強調画像にも利用できます．EPI による拡散強調画像に比べるとスキャン時間は長いものの，リードアウトに TSE を使うために磁化率アーチファクトが大きく低減するとともに SN 比が向上し，スキャン時間延長に伴う体動増加はラジアル固有の体動補正により対応できます．ラジアル法の詳細については，14 章も参照してください（→14.8.1）．

12.5　SE 法と GE 法の組み合わせ

SE 法のなかには，SE 法と GE 法を組み合わせたものがあります．GRASE と SE–EPI です．いずれもコントラストは SE に近いので本章で扱います．2D GRASE はあまり使われませんが，3D GRASE は灌流検査法のひとつ **ASL**(**A**rterial **S**pin **L**abeling 法，→18 章）に好適です．GRASE は理論的には EPI の先駆ともいえるものですが，SE–EPI は拡散強調画像(DWI)，拡散テンソル画像(DTI)などに広く使われます（図 12.19）．

12.5.1　GRASE

GRASE(**GR**adient **A**nd **S**pin **E**cho)法あるいは **TGSE**(**T**urbo **G**radient **S**pin **E**cho)法は，SE のエコートレインに間に GE のエコーをはさみ，それぞれが異なる位相エンコードステップに対応する方法です（図 12.20）[訳注 7]．ハイブリッド法ですが，コントラストや用途は SE 法に近いのでここで解説します．GRASE のスキャン時間は，

$$\text{スキャン時間} = \frac{TR \times N_{PE}}{N_{\text{spin echoes}} \times N_{\text{gradient echoes}}}$$

ここで $N_{\text{spin echoes}}$ はスピンエコー数，$N_{\text{gradient echoes}}$ はグラジエントエコー数です．

前者をターボファクター，後者を EPI ファクターとよぶメーカーもあります．典型的な方法は 1 つの SE に対して 3 つの GE を配置するもので，その長所は，SAR が小さいのでターボファクターを大きくすることができることです．GRASE のコントラストは TSE よりも T2 強調 SE に近いといわれますが（→**BOX**：TSE と脂肪の高信号），現状ではこれ

[訳注 7]　GRASE は CPMG エコー列と EPI の組み合わせと考えた方がわかりやすい．

12章　いろいろなパルス系列1(スピンエコー系)

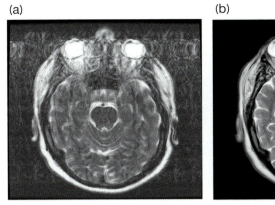
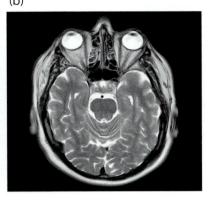

図 12.18　ラジアル TSE　正常ボランティアに頭を左右に動かすように指示して撮像したもの．(a) 通常の TSE 法 (スキャン時間 2 分 14 秒)，(b) PROPELLER 法 (3 分 12 秒)．

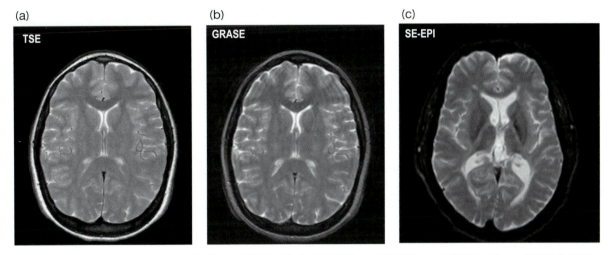

図 12.19　TSE, GRASE, SE-EPI の比較　(a) TSE．ETL 5, TR 2735 ms, TE 102 ms, NSA 2, スキャン時間 3 分 32 秒，(b) GRASE．ETL 7, EPI ファクター 3, TR 3735 ms, TE 132 ms, スキャン時間 34 秒，(c) SE-EPI．シングルショット, TE 109 ms, スキャン時間 0.2 秒/スライス．頭皮の脂肪のみえ方が異なる点に注意．EPI は脂肪抑制を使用し，歪みが目立つ．GRASE にはリンギングアーチファクトがみられる．

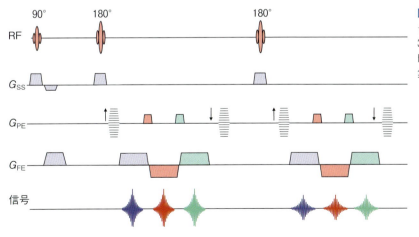

図 12.20　GRASE のパルス系列　ターボファクター 2, EPI ファクター 3. 2 つの SE, 3 つの GE により, TR 時間内に k 空間の 6 本のラインを収集する．

203

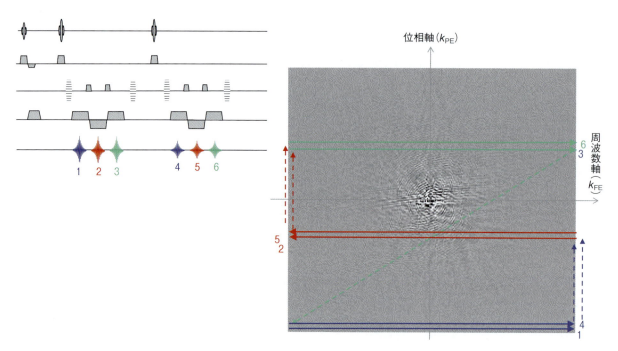

図 12.21　GRASE の k 空間軌跡　ターボファクター 2，EPI ファクター 3．パルス系列と軌跡の数字は対応している．3 から 4 への移動では大きなジャンプがある．

を目的とする臨床応用は一般的ではありません．複雑な k 空間のデータ収集法を反映して（→BOX：GRASE の k 空間軌跡），位相エンコード方向のリンギングアーチファクトが目立ちます．

GRASE の k 空間軌跡

GRASE の k 空間軌跡を図 12.21 に示します．180°パルスの後にあるのは，通常の位相エンコード傾斜磁場で，エンコードステップを順に移動します．しかし，GE の部分の位相エンコードは固定です．k 空間上の軌跡は大きくジャンプし，各 SE シーケンス内で GE ごとに位相変化が加わって蓄積していきます．次の RF の前に位相変化はリワインドされ，次の位相エンコードステップに進みます．これを繰り返して k 空間のラインを順に収集し，それぞれのセグメント内では T2 減衰による変調を受けます．この結果リンギング，ゴーストなどのアーチファクトが発生します．TSE と同様に，コントラストは k 空間中央部のエコー時間で決まります．

12.5.2 エコープラナー（EPI）法

SE-EPI（Spin Echo-based Echo Planar Imaging，スピンエコー系 EPI）法は，GRASE の究極の形とも考えられ，1 回の励起後，1 つの SE 法の下ですべてのデータを GE 法で収集します（図 12.22）．低分解能でアーチファクトの多い画像ですが，1 枚あたり 100 ms 以下で撮像できます．おもにダイナミック撮像，拡散強調画像に利用します．EPI を撮像すると，すぐに普通のパルス系列と音が違うことに気付くと思います．大きな，やや高音のビッ！という単発音です．このビッ！の間に 1 枚の画像が撮像されており，高速に振動するリードアウト傾斜磁場の振動音です．EPI はシングルショット，マルチショットいずれも可能で，それぞれ SE-EPI，GE-EPI があります．ここでは SE-EPI を扱います．EPI のコントラストには注目すべきものがあります．特にシングルショット EPI では，TR が無限大ですから，T1 の影響がない著しく T2 強調度の高い画像が得られます．

EPI では，通常の位相エンコードステップの代わりに，リードアウト傾斜磁場の反転に合わせて**ブリップ**（blip）とよぶ小さな傾斜磁場を加えます（→13.4.4）．これにより k 空間上の軌跡は図 12.23 のようになり，通常の 2D フーリエ変換再構成が可

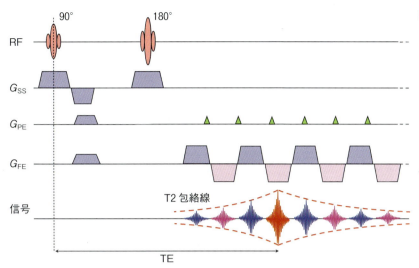

図 12.22　SE-EPI のパルス系列　ここには 8 エコーしか書かれていないが，実際には 64～128 エコーが一般的である．

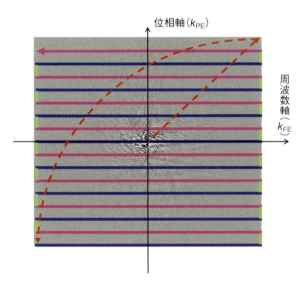

図 12.23　EPI の k 空間軌跡　図 12.22 のカラーと対応している．ブリップ(緑)によって次のラインに素早く移動する．

12.5.3 EPI の画質

EPI 法のアーチファクトが多いことはよく知られています．最も基本的な EPI のアーチファクトは **N/2(エヌハーフ)ゴースト**あるいは**ナイキストゴースト**(Nyquist ghost)といわれるもので，位相エンコード方向に FOV のちょうど 1/2 ずれた所に発生するゴーストです(図 12.24a)．これは周波数エンコードの高速な切り替えに伴う渦電流(eddy current)によって，k 空間のラインが不揃いになることによるリフェーズ/ディフェーズの不完全に起因します(→**BOX**：N/2 ゴーストの低減法)．実際に，軽度のゴーストは避けることができません．

その他のアーチファクトは，バンド幅に起因します．周波数エンコード傾斜磁場は，持続時間は極めて短時間，かつ振幅は非常に大きいので，バンド幅は非常に広くなります．この位相エンコードを，エコートレインの中で 64～128 回繰り返しますが，サンプリングレートが比較的低いことから，位相エンコード方向のバンド幅は 10 Hz/ピクセル前後と狭くなります．この結果，2 つの現象が発生します．

ひとつは，**脂肪の化学シフト**が非常に大きく，位相エンコード方向の広い範囲にアーチファクトが発生することです(図 12.24b)．このため EPI では脂肪抑制が必須となります．

もう一つは，わずかな磁場の不均一が(1 ppm 程度でも)**大きな歪み**の原因となることです．特に組

能となります．高速に k_{FE} 方向にデータを読み取るために大きな振幅のリードアウト傾斜磁場が必要になり，この間にすべてのデータを T2 減衰の包絡線の中で読み取ります．このためシングルショット EPI では，スキャン時間は，64×64～128×128 の画像で 100 ms のオーダーです．

k 空間分割イメージングなので，すでに見た TSE と同じように k 空間の中央部が実効 TE となります．位相エンコードは端から順にシーケンシャルに行われるので，通常 TE は 30～60 ms 程度となります．

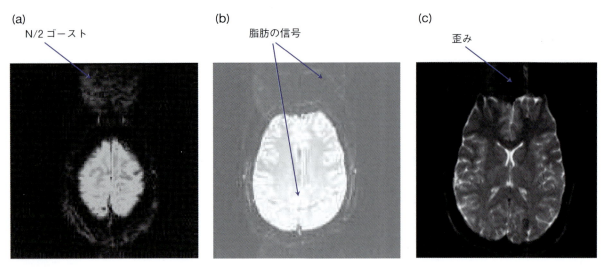

図12.24 EPIのアーチファクト　(a) N/2ゴースト．位相エンコード方向にFOVの1/2ずれる．(b) 化学シフトアーチファクト．位相エンコード方向に数ピクセルずれる．(c) 前頭葉の歪み．

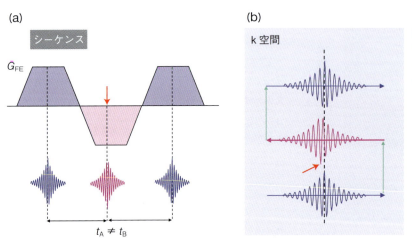

図12.25 N/2（ナイキスト）ゴースト
FIDを収集する際のタイミングのずれが(a, →)，k空間上でエコー中心のずれとなる(b, →)

織と空気との境界面で大きな歪みが発生します．また限局性のT2*短縮による信号消失も顕著です．組織と空気の境界面の方向が，画像の歪みの程度，性状を大きく左右します．副鼻腔，外耳道，前頭葉，側頭葉などは，特に影響を受けやすい領域です（図12.24c）．

N/2ゴーストの低減法

N/2ゴーストの原因は，傾斜磁場の不完全性によってFIDが交互に再収束する際のタイミングにわずかなずれを生じ，この結果，k空間上の右向きのラインと左向きのラインの位相誤差となることにあります（図12.25）．位相エンコードなしのスキャンを1回行ってこれをリファレンススキャンとし，これをラインごとに1Dフーリエ変換することにより，各ラインの補正フィルタとすることができます．この位相補正はRARE法でも使われます．さらに，エコーがすべて中心に一致するようにサンプリングポイントの位置をずらす場合もありますが，このためにはプレスキャンによるキャリブレーションが必要になります．アーチファクト低減のために，EPI撮像前には傾斜磁場のシミングを行いますが，それでも画像の信号の数％を占めるN/2ゴーストを避けることはできません．

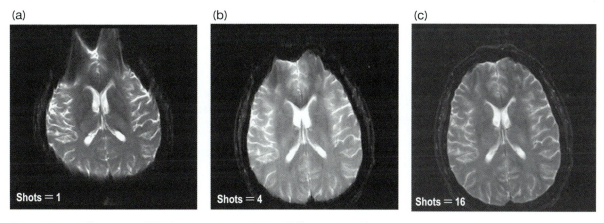

図 12.26　シングルショット EPI とマルチショット EPI の比較　(a) シングルショット，(b) 4 ショット，(c) 16 ショット．ショット数が大きくなると前頭葉の歪みが軽減する．

12.5.4 マルチショット EPI

　マルチショット EPI（multi-shot EPI）は，k 空間を 2〜8 個程度のセグメントに分割し，それぞれを別々の EPI で撮像します．この方法の利点は，シングルショット法に比べて位相エンコードのバンド幅が広いため，磁化率アーチファクトが少ないことです（図 12.26）．スキャン時間は当然延長し，通常のスキャンのように有限の TR が存在します．マルチスライスをインターリーブして，撮像時間を短縮することもできます．たとえば 30 秒で 20 スライス撮像できれば実用的といえます．しかし，シングルショット法のように体動を止める効果は期待できません．

　マルチショット EPI の変法として，周波数エンコード方向に k 空間を分割（segmentation）する方法があります（図 12.27）．これは，画像の歪みを低減すると同時に体動補正も向上します．特に体部，脊椎の拡散強調画像に有用で，シーメンスで RESOLVE（REadout Segmentation Of Long Variable Echo trains）として搭載されています（図 12.28）．このほかの方法として，多次元 RF 選択励起があります．これは，小さな FOV で EPI を撮像できるもので，GE ヘルスケアの FOCUS はその一例です（図 12.29）．

　本章で解説したことについては，さらに以下の章

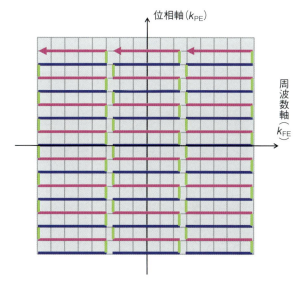

図 12.27　k 空間を周波数エンコード方向に分割（segmentation）したマルチショット EPI　周波数エンコード方向に 3 セグメントに分割している．周波数エンコード軸方向の列数を減らすことにより，高速な傾斜磁場反転が可能となり，これに伴ってエコー間隔の短縮，リードアウト時間の短縮，磁化率アーチファクトの低減をはかることができる

も参照してください．
- 周波数エンコード，位相エンコード（→7 章）
- 画像コントラストの基本（→3 章）
- パルス系列の基本（→4 章）
- MRI 用語集（巻頭）

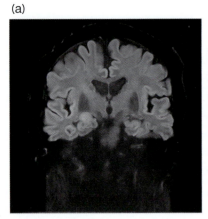
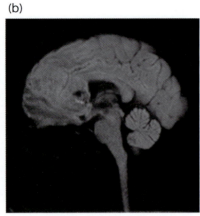

図12.28　RESOLVEを使ったマルチショットEPI　(a) 冠状断，(b) 矢状断．画像の歪みがない．

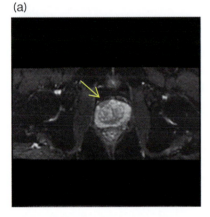
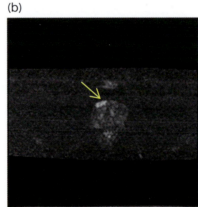

図12.29　FOCUSを使った拡散強調画像　(a, b) 2次元RF選択励起(FOCUS)による小FOVのEPI拡散強調画像．前立腺癌(→)が明瞭にみえる．(c, d) 通常のEPIによる拡散強調画像．b値は(a)(b) 100 s/mm^2，(c)(d) 1400 s/mm^2．

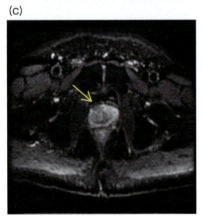
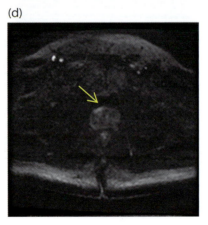

参考文献

Bernstein MA, King KF and Zhou XJ (2004) Handbook of MRI Pulse Sequences. London: Elsevier Academic Press.

Brown MA and Semelka RC (1999) 'MR imaging abbreviations, definitions and descriptions: a review'. Radiology 213: 647–662.

Brown RW, Cheng YCN, Haacke EM, Thompson MR and Venkatesan R (2014) Magnetic Resonance Imaging: Physical Principles and Sequence Design, 2nd edn. Hoboken, NJ: John Wiley & Sons, chapters 18 and 26.

Elster AD and Burdette JH (2001)

Questions and Answers in Magnetic Resonance Imaging, 2nd edn. London: Mosby-Yearbook, chapters 5 and 12. http://mri-q.com [accessed 23 March 2015].

Haacke EM and Tkach JA (1990) 'Fast MR imaging: techniques and clinical applications'. Am J Roentgen 155: 951–964.

Liney G (2011) MRI from A to Z, 2nd edn. London: Springer-Verlag.

Mansfield P and Maudsley AA (1977) 'Medical imaging by NMR'. Br J Radiol 50: 188–194.

ReviseMRI.com (n. d.) 'MRI abbreviations'. www.revisemri.com/questions/misc/mri_abbrev [accessed 24 October 2013].

Twieg DB (1983) 'The k-trajectory formulation of the NMR imaging process with applications in analysis and synthesis of imaging methods'. Med Phys 10: 610–623.

13章 いろいろなパルス系列 2 （グラジエントエコー系）

Acronyms Anonymous II: Gradient Echo

13.1 はじめに

このほかのパルス系列のグループは**グラジエントエコー**（Gradient Echo：GE）**法**です．GRE（Gradient Recalled Echo），FE（Field Echo），FFE（Fast Field Echo）などともよばれますが，ここでは GE を使います．GE 法は，連続する RF 間における縦磁化（M_z）の回復を小さくすることによりスキャン時間を短縮することを目的としています．GE は一般に位置決め画像，体部ダイナミック撮像，MR 血管撮像，3D 撮像などに利用します．

この章では以下のことを勉強します．

- GE 法では，小さなフリップ角，短い TR によって，TR 間の T1 緩和を最小限とすることにより撮像を高速化する．
- スポイル型 GE 法（例：SPGR）は，T1，プロトン密度，T2* 強調像を撮像できる．
- インフェーズ，アウトオブフェーズ現象を応用して水画像，脂肪画像を撮像できる．
- リワインド型 GE 法（例：GRASS）は，T2，T1 の比率に応じたコントラストとなるが，スポイル型 GE 法よりも SN 比が高く，T2* の影響が大きい．
- タイムリバース型 GE 法（例：PSIF）は SE 法に似た性質をもち，T2 強調像が得られる．
- k 空間分割イメージング（segmentation）により，Turbo-FLASH 法，GE-EPI 法などの超高速撮像が可能となる．

本章を理解するには，4章，8章，9章，ならびに k 空間の知識が必要です．本章を勉強することにより，各パルス系列について，次のような質問に答えることができるようになります：どのくらい高速か？ 空間情報をどのように得るか？ どのようなコントラストが得られるか？ アーチファクトを低減するにはどうしたらよいか？

13.2 GE 法の画像生成

GE 法の画像生成の基本については 8 章で勉強したように，周波数エンコード傾斜磁場によって FID 信号をディフェーズ/リフェーズすることによりエコーを作ります（→8.4）．GE 法は，**フリップ角を小さく**することにより大幅に **TR を短縮**し，信号がゼロ近くまで漸減するまで磁化を飽和させず，数回の RF パルス後に定常状態となり，TR 期間中の縦磁化の回復が励起と正確にバランスするようになります（→3章，4章）（図13.1）．

GE 法で重要なことは，SE 法と違って静磁場の不均一，限局性の磁化率効果を補正できないことです．したがって MR 信号の減衰は T2 ではなく T2* によって決まり，TE は短くする（通常 10 ms 以下）必要があります．さらに，GE 法に特有な水と脂肪の信号の相殺効果がみられます．以下では 3 種類の GE 法，すなわち**スポイル型，リワインド型，タイムリバース型**（→4.4）について見ていきます（図13.2）．

スポイル型 GE 法，リワインド型 GE 法は，いずれもスラブ方向に位相エンコードを追加することにより比較的簡単に 3D 法に拡張できます（→8.8）．この場合，スキャン時間は，

$$スキャン時間 = NSA \times N_{PE1} \times N_{PE2} \times TR$$

ここで NSA は加算回数，N_{PE1}，N_{PE2} は位相エンコードステップ数です．

13.3 FID，エコー，コヒーレンス

SE 法では，T2 よりかなり長い TR で励起 RF パルスを繰り返し加えます．このため，横磁化は次の

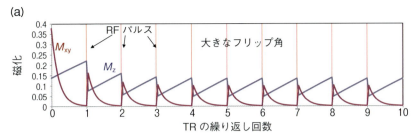

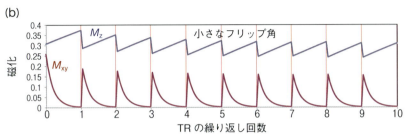

図 13.1 **スポイル型 GE 法における定常状態**　TR 数回後，一定の大きさの MR 信号 (M_{xy}) が得られるようになる．(a) フリップ角 70° の場合，(b) フリップ角 40° の場合．TR/T1＝0.1，T2*＝0.02×T1．

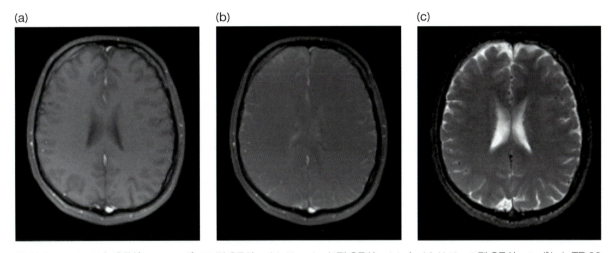

図 13.2 **いろいろな GE 法**　(a) スポイル型 GE 法，(b) リワインド型 GE 法，(c) タイムリバース型 GE 法．いずれも TR 20 ms，TE 5.8 ms，フリップ角 25°．

RF パルスの前に完全に減衰しているのが普通です．各 RF パルスは常に縦磁化だけに作用し，発生する FID はおもに T1 に依存します．しかし GE 法では TR が T2 より短くなるため，次の RF パルスが加わる時点で**横磁化が残存**しています．この結果，FID に加えて，**ハーンエコー**（Hahn echo）あるいは**部分スピンエコー**（partial spin echo）とよばれるものが発生します．このようなエコーの由来については「BOX：ハーンエコーと誘発エコー」で説明しました．

ハーンエコーと誘発エコー

これまで，90°-180° パルスの組み合わせによりスピンエコー (SE) が形成されることを見てきましたが，どんなフリップ角でも（真の 180° パルスを例外として），2 つの RF パルスがあればエコーが発生します．これは**ハーンエコー** (Hahn echo) あるいは**部分スピンエコー** (partial spin echo) といわれるものですが，それぞれがまた次の RF パルスで再収束されてエコーを作ります．一般にハーンエコーは本来のスピンエコーよりも小さく，T2 に依存します．

2 つの 90° パルスによるハーンエコーの生成を図 13.3 に示しました．完全に再収束されたエコーで

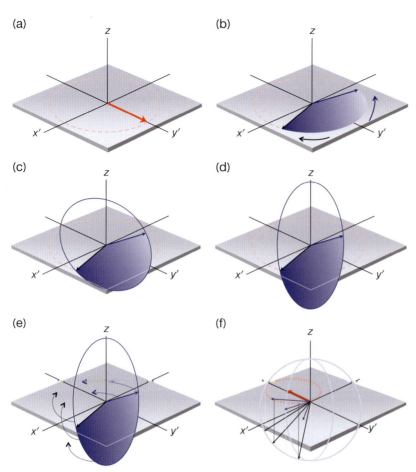

図 13.3 ハーンエコーの形成 (a) 第1の RF パルス直後, (b) 第2の RF パルス直前, (c) 第2の RF パルスが加わっている状態, (d) 第2の RF パルスの直後, (e) 横磁化のディフェーズが進行中, (f) すべての横磁化成分 (青矢印) が円周上あり, TE の2倍の時点で部分的に再収束したハーンエコーが形成される.

はありませんが, TE の時点ですべてのスピンが同じ符号で1つの円周上にあり, 通常のスピンエコーの半分の大きさのエコーを作ります. フリップ角が 90°以下の場合, エコーの生成過程はこれほど直観的ではありません. 円周上ではなく楕円上にあって -x' y'領域で不完全に再収束します.

誘発エコー (STimulated Echo : STE) は, 3つの RF パルスから発生します (→17.3.2). 第1のパルスが横磁化を生成し, 第2のパルスによって縦磁化に変換 (保存) されます. そして第3のパルスによって再収束されます. 図 13.4 では, 3つの RF パルスから, 5つのエコーが発生しています. RF パルスのそれぞれ2つのペアから3つのハーンエコーが発生し, 第1のエコーが第3のパルスで再収束されていたハーンエコーも発生します. 誘発エコーも T1, T2 の要素をもち, その第1の RF から見たエコー時間は

$$TE_{STE} = 2 \cdot t_a + t_b$$

RF パルスがたくさん連続する場合, 連続する RF だけでなく離れた RF のペアからもエコーが発生します. TR が一定の場合は, これらのエコーは本来の FID に重なりますが, FID とは別の励起に起因しているので空間エンコード, コントラストが異なり, そのままではアーチファクトの原因となります.

GE 法ではこのような残存横磁化を, データ収集後, 次の RF の直前にスポイルする (spoiling) か, あるいはリワインドして (rewinding), TR の最後の時点で横磁化が空間エンコード情報をもたないようにします. 後者の場合, リワインドされた (あるいはコヒーレントな) 定常状態のシーケンスとよばれます.

RF パルスが一定間隔の場合, エコーのタイミングが RF パルスに一致して, その結果本来の FID と重なることがあります. このような横磁化のコヒー

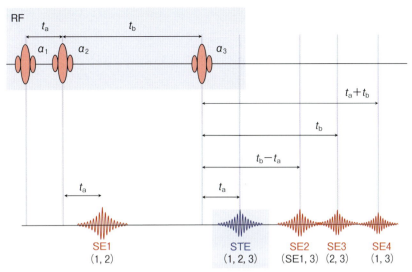

図 13.4　ハーンエコーと誘発エコー
3 つの RF パルスのそれぞれのペアから 4 つのハーンエコー (SE1，SE3，SE4，および最初のエコーが第 3 の RF パルスで再収束した SE2) が発生する．誘発エコー (STE) は 3 つの RF パルスから発生する．エコーの位置は RF パルスの間隔 t_a，t_b で決まる．

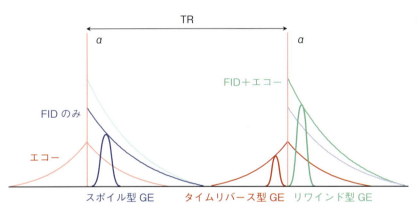

図 13.5　いろいろな GE 法　等間隔の RF 励起パルスによる定常状態における FID とエコーをどのように利用するかで，GE 法は 3 つに分類できる．

レンスをどのように扱うかによって，GE 法の性質が決まります．**スポイル型 GE 法**は，横磁化のコヒーレンスを除去します．**リワインド型 GE 法**は，これを積極的に信号として利用します．**タイムリバース型 GE 法**は FID を除去してエコーだけを利用します．この 3 つの異なる方法で撮像した画像を図 13.2 に，そのメカニズムを図 13.5 に示しました．信号の各コンポーネントについては「BOX：いろいろな GE 法のエコーの大きさ」を参照してください．

いろいろな GE 法のエコーの大きさ

　コヒーレンスをさらに理解するために，任意のフリップ角 α をもつ RF パルスを 3 つの要素に分解して考えてみます．

1) フリップ角 0° 成分：横磁化，縦磁化いずれにも影響を及ぼしません．これによって影響される相対的な振幅は

$$M_{I_{0°-like'}} \propto \cos^2(\alpha/2)$$

2) フリップ角 90° 成分：縦磁化を横磁化，横磁化を縦磁化に変換します．この要素の振幅は，

$$M_{I_{90°-like'}} \propto \sin\alpha$$

3) フリップ角 180° 成分：既存の縦磁化を反転し，横磁化を再収束してハーンのエコーを作ります．その振幅は，

$$M_{I_{180°-like'}} \propto \sin^2(\alpha/2)$$

このことから，2 つの 90° パルスから発生するハーンエコーの振幅は，通常のスピンエコーの半分

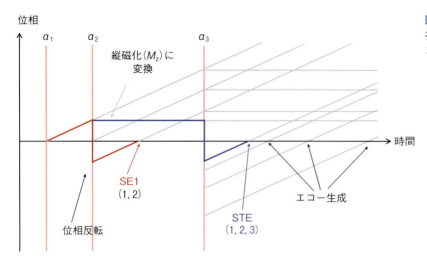

図13.6 コヒーレンス経路図　赤：最初のスピンエコー(SE1)，青：誘発エコー(STE)，灰：その他のエコー．

であることがわかります．同様に，完全な180°パルスは単に反転あるいは再収束するだけで誘発エコーを発生しませんが，不完全な180°パルスは余分な磁化を発生します．スライスプロファイルの不完全な形状は，このようなRFパルスの不完全性が常に存在することを意味しています．これはTSEにおけるアーチファクトの原因となりますが，各180°パルスの前にリワインダーを置いて，誘発エコーの成分が正しく空間エンコードされるようにすることで避けることができます．

　リワインド型GEは，横磁化のコヒーレンスとFIDの要素があり，T2/T1比に依存する複合的なコントラストとなります．T2*の影響も受けます．タイムリバース型GEは，横磁化のコヒーレンス成分のみを利用してT2強調となります．いずれの方法でも，コヒーレンス経路からのアーチファクトを避ける必要があります．

コヒーレンス経路

　コヒーレンス経路 (coherence pathway) の解析は，パルス系列の設計に当たっては必須ですが，その概要を知ることは画像やパルス系列の理解にも役立ちます．RFパルスが加わる都度，磁化は縦磁化平面，横磁化平面に倒れて新たなFIDが発生し，またエコーが発生したり，その後のRFによって再収束される磁化の保存がされたりします．図13.6に示す**コヒーレンス経路図**を見ると，一連のRFパルスによるエコー生成を予測することができます．この図の縦軸は位相，横軸は時間です．簡単にするため，横磁化については扇形に広がる個々のスピンのベクトルではなく，そのうちのベクトルのひとつ**アイソクロマート** (isochromat) [訳注1] に注目して考えます．ルールは簡単でRFパルスごとに磁化を3つの要素に分けて考えます．

1) 何事もなかったようにそのままディフェーズしていく要素．
2) 縦磁化に変換され，したがってその後はディフェーズせず時間軸に平行になる要素．
3) 位相が反転し，その後はそのままディフェーズしていく（あるいは「リフェーズ」してゼロに戻る）要素．

　いずれの場合も，グラフが横軸を横切るときにエコーが発生します．

　誘発エコーの形成についても知ることができます．まずα_2によって横磁化が縦磁化に変換されます．次いでα_3によって位相が反転すると同時にまた横磁化に戻ります．これによって誘発エコーのタイミングが正確にわかります．RFパルスの間隔が一定のとき ($t_a = t_b$) は，誘発エコーはスピンエコーに重なります．この図には傾斜磁場の影響は書かれていませんが，これを加味することも可能です．

[訳注1]　アイソクロマート：微視的に同じ磁場環境にあって等しい共鳴周波数をもつスピンの集合体（ベクトル和）．ボクセル内のすべてのアイソクロマートの和がそのボクセルの磁化ベクトルMとなる．

13章　いろいろなパルス系列2（グラジエントエコー系）

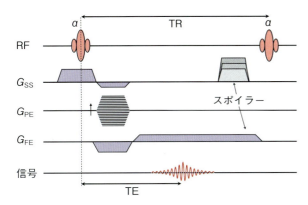

図13.7　スポイル型GE法　スライス選択傾斜磁場（G_{SS}）に可変振幅，周波数エンコード傾斜磁場（G_{FE}）に一定振幅の傾斜磁場スポイラーがある．可変位相RFによるRFスポイラーを用いることもある．

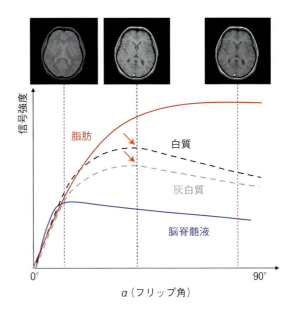

図13.8　スポイル型GE法における信号強度とフリップ角の関係　信号強度が最大になる角度をエルンスト角という．中央の画像は，フリップ角を白質，灰白質のエルンスト角（→）に合わせて撮像したもの．フリップ角がエルンスト角より大きいとT1強調度が強くなり，これより小さいとプロトン密度強調像となる．

13.3.1　スポイル型GE法

　スポイル型GE法（spoiled gradient echo）は，RFパルスが縦磁化に作用して発生する**FID信号だけを利用**します．データ収集後の残存横磁化は，傾斜磁場スポイラー，RFスポイラー，あるいはその双方によって除去します（図13.7）（→BOX：スポイラー）．それ以外の点については一般のパルス系列と特に変わるところはなく，TR時間ごとにk空間の1ラインを収集します．

　画像コントラストはおもにT1強調，プロトン密度強調で，TRとフリップ角によって決まります（→3.9）．TRに対して最大の信号強度が得られるフリップ角を**エルンスト角**（Ernst angle）とよび，T1に依存します．エルンスト角より大きなフリップ角では**T1強調**が強くなり，エルンスト角より小さなフリップ角ではコントラストに乏しい**プロトン密度強調**に近い画像が得られます（図13.8）．小フリップ角では純粋なプロトン密度強調像となりますが，TEが長くなると**T2*強調**が強くなります．信号強度の数学的な扱いについては「BOX：信号強度とエルンスト角」を参照してください．

信号強度とエルンスト角

　スポイル型GE法の信号強度は，

$$\text{Signal} = \rho \frac{\sin\alpha \cdot (1 - \exp(-TR/T_1)) \cdot \exp(-TE/T_2^*)}{1 - \cos\alpha \exp(-TR/T_1)}$$

これから，フリップ角αが信号強度を決めるのに重要な役割を果たしていることがわかります（図13.8）．信号強度が最大となるエルンスト角は，

$$\alpha_{\text{Ernst}} = \cos^{-1}[\exp(-TR/T_1)]$$

　このように，エルンスト角はT1によって決まるので組織ごとに異なります．

スポイラー

　横磁化を**スポイル**（spoiling）しないと2つの問題が発生します．アーチファクトが発生すること，コントラストが変化することです．またスポイリングが不完全な場合，励起ごとに異なる位相エンコードを受けた信号が干渉しあって帯状アーチファクト［訳注：FLASHバンド］が発生することがあります．振幅が一定のスポイラー傾斜磁場は，信号のエコー生成に関与しない部分のみディフェーズします．さ

らに徹底的なスポイリングは，疑似ランダム可変スポイラー傾斜磁場により達成できます（傾斜磁場強度がランダムということではなく，得られる効果がランダムという意味です）．スポイラー傾斜磁場はいずれの軸にもかけることができますが，最もボクセルサイズが大きいスライス選択傾斜磁場にかけるのが普通です．

RF スポイリング（RF spoiling）は，フリップ角 α の RF をランダム（あるいは疑似ランダム）な位相角（＝回転座標系上の角度）に加える方法です（図 13.9）．これによってスピン本来のディフェーズが加速され，前回の励起による残存横磁化による見かけ上の

T2 が短縮します．

傾斜磁場スポイリング（gradient spoiling）は，図 13.10a に 3 本の線で示したように，ボクセル内で完全にディフェーズさせる必要があります．これによって，ハーンエコーを形成しない横磁化はディフェーズできますが，エコーの形成は防げません．そこで，RF スポイリングを使用します（図 13.10b）．各 RF パルスはそれぞれ位相オフセットが異なり，これがランダムであればアイソクロマートが加算されていくことはありません．FID は影響されません．RF スポイリングを使うときは，位相エンコード傾斜磁場はリワインドしないと，画像上の信号不均一の原因となります．

GE は磁場の不均一を補正できません．したがって，共鳴周波数がわずかに異なる水と脂肪のディフェーズも補正されません．励起直後，水と脂肪の位相は揃っています（インフェーズ）が，その後は回転座標系上を異なる速さで回転し，ちょうど 180°になったとき（アウトオブフェーズ），それぞれの信号が相殺されます．この現象がみられるのは，1 つのボクセル中に水と脂肪のプロトンが混在する場合だけで，混在しなければ発生しません（→7.3.2）．

一方この現象は，**インフェーズ（IP）画像**，**アウトオブフェーズ（OP）画像**を撮像することにより，組織中の水と脂肪の比率に関する情報を知るために利用することもできます（→3.9.1，7.3.2）．OP 画像で

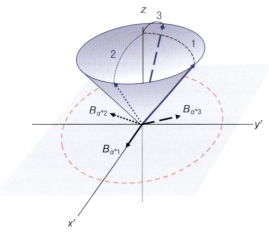

図 13.9 RF スポイリング 回転座標系で B_1 磁場の方向を変えることにより RF の位相を変化させる．

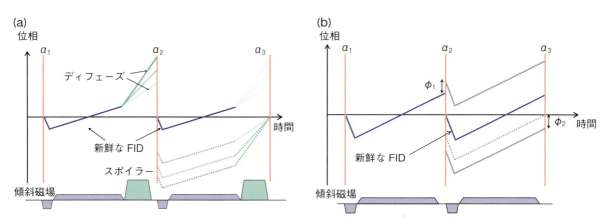

図 13.10 傾斜磁場スポイリング (a) 振幅が一定の傾斜磁場スポイラー：FID のエコー生成に関与しない部分のみディフェーズされ，エコーを生成する部分（点線）はリフェーズされる．(b) RF スポイラー：横磁化のエコー生成に関与する部分，しない部分ともにコヒーレンスとならずエコーを作らない．点線は RF スポイラーがない場合．新鮮な FID はインフェーズ状態にあるものと考える．ϕ_1，ϕ_2 は RF の位相角．

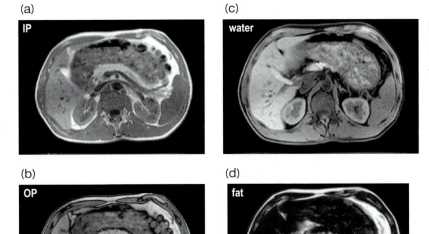

図 13.11 2-point Dixon 法 (a) インフェーズ画像, (b) アウトオブフェーズ画像, (c) 水画像, (d) 脂肪画像.

は, 水と脂肪を含むボクセルは IP 画像より低信号になります. これは特に部分容積効果のある脂肪と水の境界部分で顕著で, 黒い線状の縁取りとしてみえます. IP/OP 画像は, 副腎腺腫のように脂肪を含む病変の診断にも利用されます. 腹部の IP/OP 画像は, 息止め下にデュアルエコー GE 法で撮像でき, これは 2-point Dixon 法 (2PD) とよばれます. 図 13.11 に例を示します.

2-point Dixon 法の画像再構成

前述の IP/OP 画像は, 1984 年に W. Thomas Dixon が提唱した simple spectroscopic imaging を基本としています. Dixon の原法は, SE 法を 2 回撮像 (現在の TSE-Dixon 法に相当) するものでしたが, ここでは GE 法の場合を考えます.

最初のエコーの OP 画像は,

$$S_{OP} = S_w - S_f$$

ここで S_w, S_f はボクセル中の水, 脂肪の信号強度です. 2 番目のエコーの IP 画像は,

$$S_{IP} = S_w + S_f$$

これから水画像は,

$$S_w = 0.5(S_{OP} + S_{IP})$$

脂肪画像は

$$S_f = 0.5(S_{OP} - S_{IP})$$

実際の例を図 13.11 に示します. この画像は, 水と脂肪の存在を目視的に評価するには十分です. 脂肪を定量するには, さらに 3 番目のエコーを収集して位相エラーを補正する必要があります (→19 章).

13.3.2 リワインド型 GE 法

リワインド型 GE 法 (rewound gradient echo) は, コヒーレントな**定常状態** (steady state) を利用する GE 法で, データ収集後の**残存横磁化をリワインド**します. つまり符号を反転した傾斜磁場をかけてゼロにリセットします. **FISP 法** (Fast Imaging with Steady Precession) は, 位相エンコード傾斜磁場のみリワインドします (図 13.12). この結果, MR 信号は FID のエコーとコヒーレントな横磁化成分が加わったものとなります. したがってスポイル型 GE 法に比べて信号は大きくなりますが, 画像コントラストは複雑になります. TR が長く (>100 ms) フリップ角が小さい場合は, スポイル型とリワインド型のコントラストはほとんど同じです. また組織

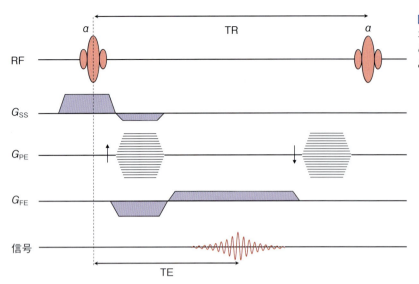

図13.12　リワインド型GE法　共鳴オフセットアーチファクトを避けるため、位相エンコード傾斜磁場（G_{PE}）のみリワインドされている。

のT2が短い場合も，コヒーレントな成分によって信号が加わる余地があまりありません．コントラストは，フリップ角とT2/T1比によって決まります（→BOX：リワインダー）．スポイル型GE法と同じく，画像再構成法は通常の方法と異なるところはなく，3D法に拡張される点も，信号強度を表す式も同じです（→13.3.1）．

　リワインド型GE法は，MRミエログラフィに向いています．図13.2bは脳の例ですが，脳脊髄液が高輝度で，白質/灰白質のコントラストは不良です．信号強度はTRにほとんど依存しないので，高速イメージングで液体と軟部組織の高コントラストを得ることに適しています．しかし，本来の信号とリワインドされた横磁化を合成しているため，横磁化の定常状態を破壊する動きやフローの影響を受けやすい性質があります．

$$\text{Signal} = \rho \frac{\sin\alpha \cdot \exp(-TE/T_2^*)}{1 + T_1/T_2 - \cos\alpha(T_1/T_2 - 1)}$$

したがって，理想的な状態では信号強度はTRに依存せず，フリップ角，T1/T2比だけで決まります．たとえば$\alpha=90°$で，T1≫T2なら，

$$\text{Signal} = \frac{\rho}{1 + T_1/T_2} \approx \frac{\rho T_2}{T_1}$$

スポイル型GE法では，最大のSN比が得られるフリップ角は，

$$\text{Signal}_{opt} \propto \sqrt{\frac{T_2}{T_1}}$$

この値は「True FISPから得られる信号強度」とされることがあります．スポイル型GE法と異なり，フリップ角への依存性は比較的小さく，液体成分の描出に向いています．

リワインダー

GE法一般の信号強度は，

$$\text{Signal} = \rho \frac{\sin\alpha \cdot (1 - \exp(-TR/T_1)) \cdot \exp(-TE/T_2^*)}{1 - \cos\alpha \exp(-TR/T_1) - \exp(-TR/T_2) \cdot [\exp(-TR/T_1) - \cos\alpha]}$$

リワインド型GE法（FISP, GRE, FFE, FAST）は，T1，T2よりずっと短いTRを使いますから，指数関数項をテイラー展開〔例：$\exp(-TR/T_2) \approx 1 - TR/T_2$〕すると

　バランス型GE法（balanced gradient echo）であるTrue FISP，bFFE（balanced Fast Field Echo）では（→15.3.4），3方向の傾斜磁場がバランスしている（balanced），つまりいずれも完全にリワインド（fully rewound）されています（図13.13）．3D法に拡張する場合は，スライス選択方向のリフェーズ傾斜磁場の代わりに，位相エンコード傾斜磁場とリワイン

13章 いろいろなパルス系列2(グラジエントエコー系)

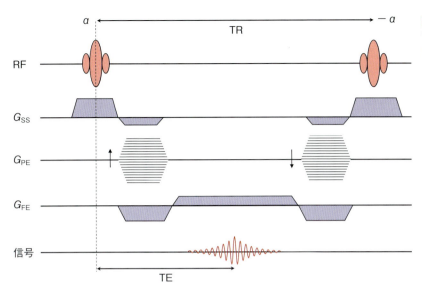

図 13.13 True FISP 法 TR 時間内で 3 方向すべての傾斜磁場がリワインドされている(バランスしている).

ダーを追加します．True FISP 法には，非常に短い TR を使うために高性能の傾斜磁場と精密なシミングが必要です．この条件が満たされないと等高線状の帯状アーチファクトが発生します[訳注2]．このとき，帯の間隔は磁場不均一の程度に反比例します(→BOX：共鳴オフセットと ROAST 法)．RF パルスの位相反転も，急速な定常状態の確立，このアーチファクトの低減に役立ちます．True FISP 法は心臓 MRI に有用で，優れた SN 比，血液と心筋の高コントラストを得ることができます(→16 章).

共鳴オフセットと ROAST 法

True FISP でおもに問題となるのが**共鳴オフセット** (resonant offsets) です (図 13.14). 磁化の定常状態を確立するための RF 励起の数は，TR 時間内のディフェーズ量に依存します．静磁場の不均一によって共鳴周波数からずれたスピンについては，励起ごとに MR 信号の大きさが振動し，これが画像上

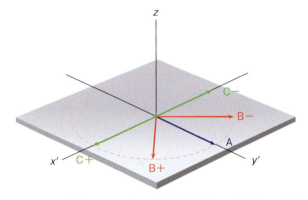

図 13.14 共鳴オフセット 静磁場の不均一のために，スピンの位相角は，A，B，C のように少しずつ異なる．B_1 は，共鳴周波数に一致する A のスピンに最も大きな力を及ぼし，方向 C のスピンにはまったく影響しない．完全にバランスした GE 法では，場所によってこのように角度(オフセット)が異なることによって帯状のアーチファクトが発生する．バランスしていない GE 法では，傾斜磁場によって位相角が分散するためにこの問題はマスクされる．

では帯状の輝度変化となって現れます．フリップ角が一定の割合で増えていくと考えると理解しやすいと思います．この問題を軽減するには，RF パルスの位相を交互に反転する，TR を短くするなどの方法が有効です．この問題が発生するのはすべての傾斜磁場がバランスしている，つまりすべてリワインドされている場合，すなわち True FISP のみです．完全にバランスしていないリワインド型 GE 法(バランス型でない GE 法)では，残存磁化のディ

[訳注2] True FISP のバンディングアーチファクトの解説であるが，いくつかの事柄を混同しているようにみえる．steady-state に達するまでの振動の結果生ずるアーチファクトは画像のエッジのリンギングで，これはフリップ角を徐々に増加させる，いわゆるランプアップによって解消される．バンディングアーチファクトは異なるエコー成分の干渉によって生ずるもので，一方のエコーを傾斜磁場で消すことにより解消される．これを実装したシーケンスが FISP と PSIF である(→図 13.12, 13.13, 13.15 参照).

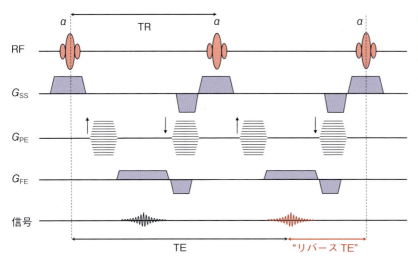

図 13.15 タイムリバース型 GE 法
最初のエコー（黒）はもう 1 つ前の TR に由来する．FISP（図 13.12）を左右反転した形になっていることから，PSIF ともよばれる．

フェーズの程度を適当に選ぶことにより，各ボクセルの共鳴オフセット角が広く均一に分布するようにして，各 RF パルスがもたらす影響を均一にすることで解決できます．この方法を ROAST（Resonant Offset Averaging STeady State）といいます［訳注 2］．

13.3.3 タイムリバース型 GE 法

エコーだけを利用する GE 法を，**タイムリバース型 GE**（time-reversed GE）といいます．代表例は **PSIF** です（妙な名前ですが，ジンを何杯か飲んだ後で発音してみてください）．これは頭文字ではなく FISP を逆読みしたもので，名前の通り構造も逆転しています（図 13.15）．この信号はハーンエコーなので，厳密にいうと GE 法ではありません．まずデータ収集があり，位相エンコード，それから励起の順に並んでいます（→BOX：タイムリバース型 GE のメカニズム）．画像は T2 強調ですが，SE 法よりも高速である利点があります（図 13.2c）．タイムリバース型 GE の面白いところは実効 TE が TR の約 2 倍あることで，T2 強調の程度はおもに TR によって決まります．欠点は動きに弱いこと，（信号の大部分を利用していないので）SN 比が低いことです．スライスを 1 枚ずつ撮像する 2D シーケンシャル法，および 3D 法があります．臨床的にはあまり使われませんが，拡散強調画像で EPI の代わりに使われることがあります．

タイムリバース型 GE のメカニズム

図 13.16 にタイムリバース型 GE のコヒーレンス経路を示します．位相変化を見ると，最初の RF パルスが横磁化を発生し，これがリードアウト傾斜磁場でディフェーズされて，また部分的にリフェーズされています．

2 つ目の RF パルスが，その一部の位相を反転させ，次のリードアウト傾斜磁場が TR の途中でリフェーズしてエコーを発生させます．2 つの RF パルスから発生するので，基本は**ハーンエコー**で，T2 **強調像**が得られます．他のコヒーレント GE 法と同じく，位相エンコードにはリワインド型が必要です．スライス選択傾斜磁場にもリワインドがあります．時間軸を逆行（タイムリバース）しているので，TE にもリバース TE（$TE_{reverse}$）を考えると（図 13.15）その信号強度は，

$$\text{Signal} \propto \exp\left(-\frac{2 \cdot TR - TE_{reverse}}{T_2}\right)$$

T2 強調度は TR の 2 倍に依存します．$TE_{reverse}$ が短い場合，実効 TE は TR の約 2 倍になります．

13.3.4 DESS と CISS

DESS（Double Echo Steady State）法は，シーメンスのパルス系列で，FISP のグラジエントエコーとタイムリバース型の（PSIF の）ハーンエコーを収集します（図 13.17）．基本的に 3D 法として使うので，スラブ選択の後，2 軸に位相エンコードがあり

13章　いろいろなパルス系列2（グラジエントエコー系）

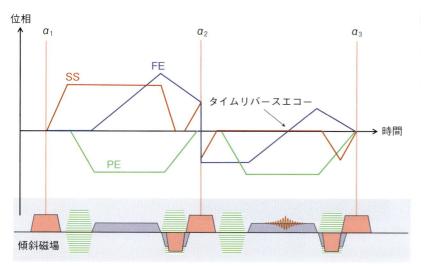

図 13.16　タイムリバース型 GE 法のコヒーレンス経路　傾斜磁場別に位相の変化を示した〔赤：スライス選択 (SS)，緑：位相エンコード (PE)，青：周波数エンコード (FE)〕．

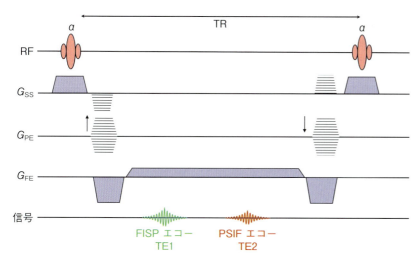

図 13.17　DESS 法　FISP エコーは最初の RF から，PSIF エコーはもう1つ前の RF から発生したもの．この両者から得られた画像を合成する．

ます．ディフェーズ，リフェーズの部分は，PSIF のエコーの前に FISP のエコーが発生するようになっています．この2つの画像を合成することにより，FISP による高解像度，PSIF による強い T2 強調を兼ね備えた画像が得られます［訳注 3］．DESS は体動アーチファクトを生じやすい欠点がありますが，整形外科領域における分解能 1 mm 以下の骨関節領域の高分解能 3D 画像の撮像に適しています（図 13.18）．

CISS（Constructive Interference in Steady State）法もシーメンスのパルス系列で，RF 励起パルスの符号を交互に反転させて (phase cycling) 撮像した2つの FISP 像から画像を再構成します．TR が非常に長い条件下で，FLASH バンドアーチファクトを避ける方法です．3D TSE 法が可能となった現在，この方法は過去のものとなっています［訳注 4］．

13.4　超高速 GE 法

これまで見てきた GE 法は，一般的な局在決定方

［訳注 3］　それぞれのエコーから再構成した画像を，後処理によりピクセル単位で合成する．GE ヘルスケアの MENSA (Multi-Echo iN Steady-state Acquisition) も同様．

［訳注 4］　3D TSE 法はアーチファクトの少ない T2 強調像が撮像できる利点があるが，一般に CISS 法の方が T2 強調度が高い，撮像時間が短いなどの利点があり，現在も症例に応じてそれぞれ利用されている．

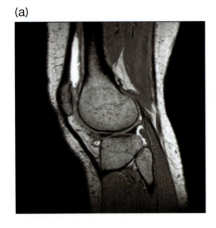 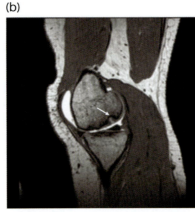

図 13.18 DESS 法による膝関節（矢状断） (a) 関節液が高信号に描出される．(b) 軟骨の欠損，骨皮質のびらん（→）．TR 26.8 ms，TE 9 ms，フリップ角 40°．

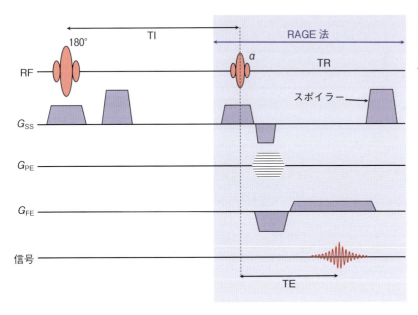

図 13.19 Turbo-FLASH 法 反転プレパルスとスポイラー傾斜磁場の後に，撮像パルス系列 RAGE (Rapid Acquired Gradient Echo) が続く．

法を用いるものでしたが，以下には k 空間分割イメージング（segmentation），非定常状態を利用する方法について解説します．このような方法を組み合わせることにより「超高速」撮像が可能になります．超高速とはどの程度のことをいうのでしょうか？一般に全領域のスキャン時間が数秒以下のものを超高速といっています．

13.4.1 Turbo-FLASH 法

Turbo-FLASH 法は，非常に短い TR，非常に小さなフリップ角を使用するスポイル型 GE 法です．一般に TR，フリップ角を小さくすると T1 コントラストが不良になります．そこでこの問題を回避す

るために，Turbo-FLASH 法では**反転プレパルス**を使って T1 強調像を作ります（図 13.19）．実効反転時間（TI_{eff}），すなわち反転パルスから k 空間の中心部までの時間，および位相エンコードの順番がコントラストに影響します（図 13.20）．通常の位相エンコードの場合，**実効 TI** は

$$TI_{eff} = TI + \frac{N_{PE}}{2} \cdot TR$$

これから位相エンコード方向のマトリックス数を変えるとコントラストが変化することがわかります．

ほとんどのメーカーが，反転時間 TI の定義を反転パルスから k 空間の中心部のデータ収集まで（＝

13章　いろいろなパルス系列2(グラジエントエコー系)

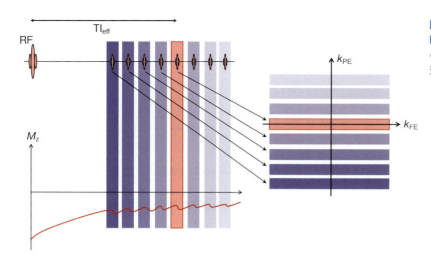

図 13.20　Turbo-FLASH 法の反転時間 (TI)　反転プレパルスからk空間の中央部のデータ収集までの時間を実効反転時間 (TI_{eff}) とする.

実効 TI) としています(図 13.20).こうすると,マトリックス数を変えてもコントラストに影響しないので合理的です.スキャナは指定された実効 TI に合わせて,自動的に TI を調整します.

Turbo-FLASH 法は非常に高速で,全スライスを1〜2秒で撮像できます.マルチスライス法を使う場合は,シーケンシャルに1枚ずつ撮像します.非選択的反転パルスを使用する場合は,スライス間に**遅延時間 TD** を設ける必要があります.このときスキャン時間は撮像枚数に比例して,

$$スキャン時間 = N_{slices} \times (TI + N_{PE} \cdot TR + TD)$$

Turbo-FLASH 法は,シングルショット,マルチショットいずれも可能です.シングルショットの場合,k空間全体を一連の RF 励起パルスで撮像します.この場合,空間分解能に限界がありますが,非常に高速(1秒/スライス)に撮像できます.マルチショット Turbo-FLASH 法では,k空間をいくつかのセグメントに分け,その数だけパルス系列を繰り返します.k空間を 32 ラインずつ撮像するのが一般的です.セグメント間の急激な輝度変化を避けるために,インターリーブ法を使うのが普通です.位相エンコードのオーダリングもコントラストに影響します〔→**BOX**:k空間の充填法(オーダリング)〕.

k空間の充填法(オーダリング)

通常の SE 法では,k空間のラインは負の最大値から正の最大値に向かって(あるいはその反対方向に)順番に充填されていきます.これを**リニア・オーダリング** (linear ordering),あるいは**シーケンシャル・オーダリング** (sequential ordering) といいます.SE 法の場合,ラインごとの信号強度は等価なので,この順序は問題になりません.しかしマルチショット法,シングルショット法ではコントラストを左右します.

このほかの一般的な充填法に**セントリック・オーダリング** (centric ordering) があります.これは最も小さな位相エンコードステップ (k_{PE}) を最初に充填し,その後は内側から正負を交互に 0,−1,1,−2,2,…,$-N_{PE}/2$, $N_{PE}/2$ のように充填していきます.この結果,初期に収集されたデータがコントラストを決定することになります.

リバースセントリック・オーダリング (reverse centric ordering),あるいは**アウターセントリック・オーダリング** (outer centric ordering) は,逆に外側の大きな値から充填していきます.この場合,終期に収集されたデータがコントラストを決定します(図 13.21).

Turbo-FLASH 法は,T1 強調像に T2 効果が混入することを防ぐために RF スポイリングを利用しています(→13.3.1).しかし,定常状態ではない点で前出のスポイル型 GE 法とは異なっています.磁化は,縦磁化が最初の反転から回復しながら,非常に小さなフリップ角を繰り返し受ける過渡状態にあります.リードアウトの部分では,フリップ角を適

223

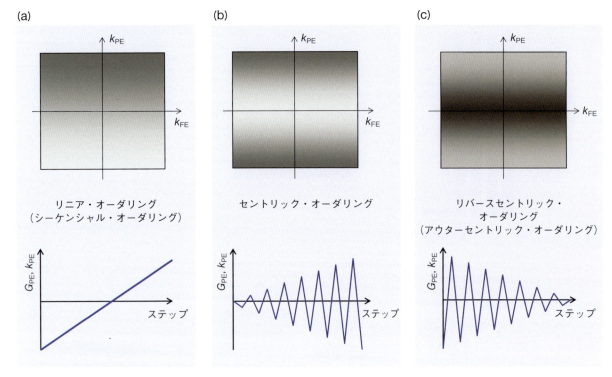

図 13.21　k 空間の充填法　(a) リニア・オーダリング（シーケンシャル・オーダリング），(b) セントリック・オーダリング，(c) リバースセントリック・オーダリング．

当に変化させることにより，磁化の振動，これによる k 空間データの不整合を避けるようになっています．

Turbo-FLASH 法は，IR-FSPGR（GE ヘルスケア），T1-Turbo-FLASH などともいわれます．T2-Turbo-FLASH，DE-FSPGR（GE ヘルスケア）は，その名前からわかるように T2 強調像が得られるもので，冒頭のプレパルスに 180°パルスではなく 90°-180°-90°を使います．90°-180°パルスによって T2 強調像 SE 法の状態を作り，これを 90°パルスで z 軸に戻して，続く Turbo-FLASH で撮像します．この場合 TI によって T2 強調の程度が決まります．

13.4.2 MP-RAGE 法

MP-RAGE（Magnetization Prepared Rapid Acquisition by Gradient Echo）は，原理的には Turbo-FLASH 法と同じですが，この名称は特に **3D 法**を指して使われます（図 13.22）．

3D 法として 2 つの位相エンコード傾斜磁場の組み合わせがたくさんあるため，1 回のプレパルスで 3 次元 k 空間のすべてのデータを収集することはできません．そこで，プレパルスごとに 1 枚の「スライス」のすべてのラインを収集し，（マルチショット Turbo-FLASH のように）ディレイを置いてから次のスライスを収集します．この場合，すべてのデータが同程度の緩和状態で収集されるので，スライス面内の解像度が損なわれることはありません．MP-RAGE は非常に高分解能な解剖学的情報をもつ T1 強調像を撮像することができ，特に脳 MRI に適しています（図 13.23）．ただしディレイが必要なことから，超高速撮像法を使ってはいますが，スキャン時間は超高速とはいえません．スキャン時間は次のようになります．

スキャン時間＝NSA×N_{PE}×（N_{slices}・TR＋TI＋TD）

13.4.3 その他の超高速 GE 法

各 MR メーカーは，部位別，目的別に最適化された GE 法をそれぞれ用意しています．たとえば，VIBE，LAVA，THRIVE はいずれも，k 空間のデー

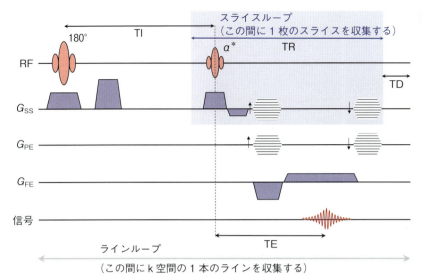

図 13.22 3D MP-RAGE 法　RF スポイリング（α^*）が使用され，位相エンコード軸にリワインドが加えられている．

タ収集法，補間法を最適化することにより主として息止め下に肝臓を撮像するための 3D GE 法です．コントラストは T1 強調スポイル型 GE 法に準じます（図 13.24）．

　k 空間のデータ収集法を最適化した 3D GE 法の発展型として，ラジアル法による 2D 画像を重ねて 3D 画像を作るいわゆる **Stack of Stars 法**があります（図 13.25，図 13.26）．2D ラジアル撮像では，2 つの周波数エンコードの振幅を同時に変化させることによって k 空間上で放射状にデータを収集します．利点の一つは，位相エンコードを行うのはスライス選択方向だけなので折り返しが発生しないことです．もう一つは，k 空間の中心部を繰り返し収集するので，**PROPELLER**（→12.4.5）と同じように体動補正が容易なことです．また，k 空間の中心部は周辺部よりデータの密度が高いので補間が容易で，スキャン時間も短縮できます．ラジアルスキャン，その他の非直交スキャンについては別項を参照してください（→14.8）．この方法は，シーメンスの Star-VIBE に実装されています．

13.4.4　GE-EPI 法

　エコープラナー（EPI）法は，すべてのスライスを 100 ms 以下で撮像できる最も高速な撮像法です．**シングルショット GE-EPI** では，1 回の RF 励起の後，一連のグラジエントエコーをすべて収集します（図 13.27）．この場合，周波数エンコード傾斜磁場の反転後，位相エンコードの各ラインに**ブリップ**（blip）とよばれる一定の振幅の小さな傾斜磁場を加えて次のラインに移動します（図 13.28）．

　GE-EPI 法は，非常に長いグラジエントエコー列を k 空間上でシーケンシャルに充填するので，実効 TE の長い T2* 強調像となり，磁化率効果に極めて鋭敏になります（図 13.29）．このためにその高速性ともあいまって，fMRI の **BOLD**（**B**lood **O**xygen **L**evel **D**ependent）法に適しています（→18 章）．

　EPI の撮像には，高性能な傾斜磁場が必要です．また EPI には低分解能，画像の歪みなど，画質についてはさまざまな制約があります．GE-EPI 法のアーチファクトは，基本的に SE-EPI 法と共通です（→12.5.3）．

　このほか組織の磁化率の画像化する方法には，**磁化率強調画像**（**S**usceptibility-**W**eighted **I**maging：**SWI**）があります．これは磁化率効果を反映した高分解能 3D 画像を撮像することにより，脳の小さな血管，微小出血巣の描出に優れています（→15.5）．

　本章で解説したことについては，さらに以下の章も参照してください．

- 周波数エンコード傾斜磁場，位相エンコード傾斜磁場（→8 章）
- 画像コントラスト（→3 章）
- MRA と心臓 MRI（→15 章，16 章）

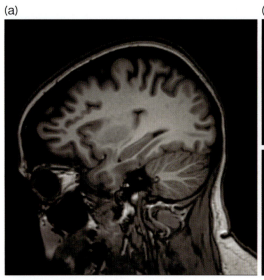
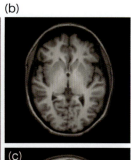

図 13.23　3D MP-RAGE 法による脳 MRI　MPR による再構成画像．(a) 矢状断，(b) 横断 (軸位断)，(c) 冠状断．

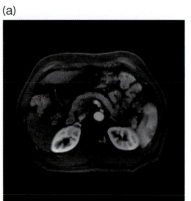
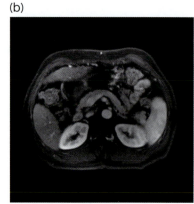

図 13.24　VIBE 法　腹部造影 MRI．(a) 動脈相，(b) 静脈相．

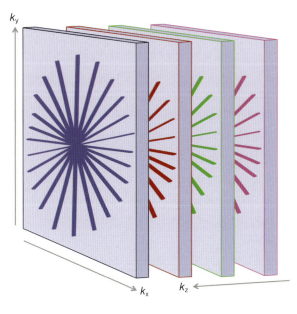

図 13.25　Stack of Stars 法　ラジアル法を 3D 化した方法．k_x，k_y 方向は周波数エンコード，k_z 方向は位相エンコードを行う．

13章　いろいろなパルス系列2(グラジエントエコー系)

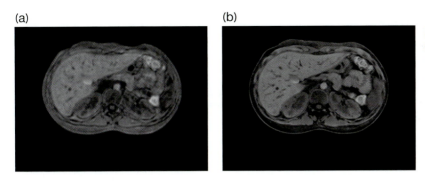

図 13.26　Stack of Stars 法による腹部 MRI　(a) VIBE 法，(b) Star-VIBE 法．体動によるアーチファクトがほとんどない．

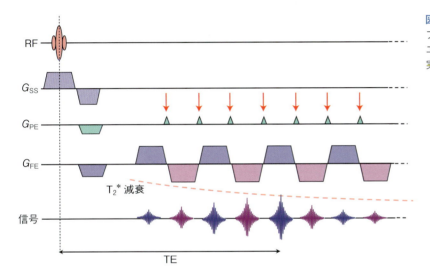

図 13.27　シングルショット GE-EPI　ブリップ (blip) とよばれる小さな位相エンコード傾斜磁場 (→) を使用する．実際のエコー数は 64〜128 が一般的．

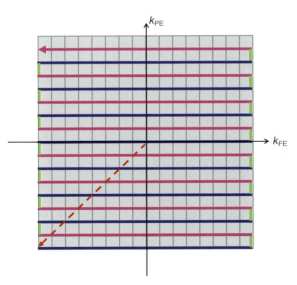

図 13.28　GE-EPI の k 空間軌跡　軌跡の色は図 13.27 に対応．緑の部分がブリップ (blip)．

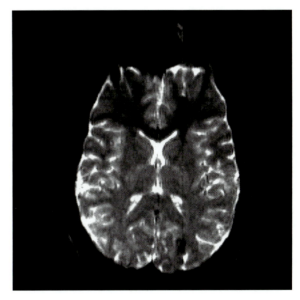

図 13.29　GE-EPI 法　脳 fMRI．BOLD 法に適している．

227

参考文献

Bernstein MA, King KF and Zhou XJ (2004) Handbook of MRI Pulse Sequences. London: Elsevier Academic Press.

Brown MA and Semelka RC (1999) 'MR imaging abbreviations, definitions and descriptions: a review'. Radiology 213: 647–662.

Brown RW, Cheng YCN, Haacke EM, Thompson MR and Venkatesan R (2014) Magnetic Resonance Imaging: Physical Principles and Sequence Design, 2nd edn. Hoboken, NJ: John Wiley & Sons, chapters 18 and 26.

Elster AD and Burdette JH (2001) Questions and Answers in Magnetic Resonance Imaging, 2nd edn. London: Mosby-Yearbook, chapters 5 and 12. http://mri-q.com [accessed 23 March 2015].

Haacke EM and Tkach JA (1990) 'Fast MR imaging: techniques and clinical applications'. Am J Roentgen 155: 951–964.

Liney G (2011) MRI from A to Z, 2nd edn. London: Springer-Verlag.

Mansfield P and Maudsley AA (1977) 'Medical imaging by NMR'. Br J Radiol 50: 188–194.

Twieg DB (1983) 'The k-trajectory formulation of the NMR imaging process with applications in analysis and synthesis of imaging methods'. Med Phys 10: 610–623.

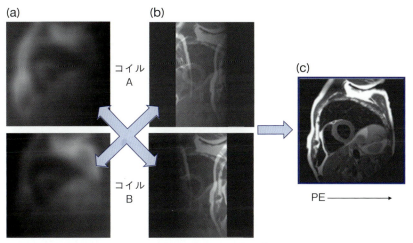

図 14.6 SENSE 再構成のステップ
(a) リファレンススキャン，(b) 各エレメントの折り返し画像，(c) 最終画像．

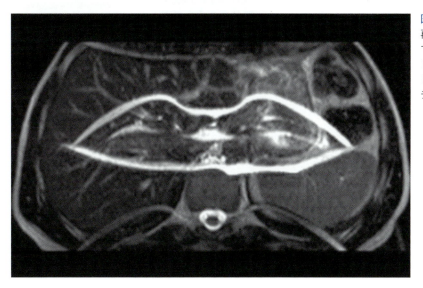

図 14.7 SENSE のアーチファクト
再構成 FOV が被写体全体をカバーしていない場合に発生するアーチファクト (口唇状の Hot lips アーチファクト)．SENSE は本来の折り返しアーチファクトには対処できない．

とにあります．

2 つのコイルエレメントを使用し，リダクションファクターが 2 の例を図 14.5 に示します．ここで，折り返し画像の点 P は，本来の位置の輝度 $S(y)$ と，折り返し位置の輝度 $S(y+\Delta Y)$ の和と考えることができます．コイル感度プロファイルがわかれば，それぞれの要素を知ることができます．折り返し画像の要素 $S(y+\Delta Y)$ がわかれば，これを本来の正しい位置に戻すことができます．

図 14.6 に，臨床像における撮像，再構成を示します．まず短時間の低分解能撮像，すなわち**リファレンススキャン**を行って，各コイルエレメントについて**コイル感度マップ**を作成します．そしてエレメントごとに折り返しのある画像を再構成し，これを

SENSE 再構成システムに入力して最終画像を作ります．大きなリダクションファクター R における再構成原理は，「**BOX：SENSE の数学**」を参照してください．SENSE が機能するためには，位相エンコード方向のコイル感度分布が必要です．適当な形状のフェーズドアレイコイルを使って 3D 撮像を行えば，2 つの位相エンコード方向について SENSE を適用することができるので，全体としてのリダクションファクターを大きくすることができます．

SENSE のもう一つの特長は，**リダクションファクター**を 1 からコイルエレメント数まで，任意に設定できることです．整数に限る必要はありません．SENSE を使って撮像する場合，オペレータは再構成 FOV を指定します．ただし，再構成 FOV は被

ずれの場合も，スキャン時間の短縮率は**リダクショ
ンファクター R** で表します．

$$\text{スキャン時間(2D)} = \frac{\text{NSA} \times \text{TR} \times N_{\text{PE}}}{R \times \text{ETL}}$$

ここで N_{PE} は（減らす前の）位相エンコードマトリックス数，ETL はエコートレイン数（ターボファクター）です．3D 法の場合は，

$$\text{スキャン時間(3D)} = \frac{\text{NSA} \times \text{TR} \times N_{\text{PE}} \times N_{\text{SS}}}{R_{\text{PE}} \times R_{\text{SS}} \times \text{ETL}}$$

R_{PE}, R_{SS} はそれぞれ位相エンコード方向，スライス方向のリダクションファクターです．

14.3.1 SENSE

SENSE（SENSitivity Encoding）は，最初に実用化されたパラレルイメージング技術です（フィリップス）．GE ヘルスケアの **ASSET**，東芝の **SPEEDER** もほぼ同じものです．SENSE は，フェーズドアレイコイルを利用して位相エンコードステップ数を減らして撮像します．数学的な扱いについては「**BOX：SENSE の数学**」を参照してください．

SENSE の画像処理は，フーリエ変換後の画像に対して行います．通常の撮像法で位相エンコードステップを **1 本おきに間引く**と，スキャン時間は半分になりますが，**折り返し**が発生します．折り返した画像は折り返さない部分に重なります．しかし，折り返し画像の分布は，FOV の情報があれば予測することができます．しかし，折り返す画像の輝度はわかりません．SENSE のキーポイントは，コイルエレメントの**感度プロファイル**の情報を使って，画像の各点における折り返し画像の輝度を計算するこ

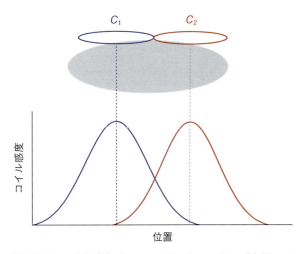

図 14.4　コイル感度プロファイル　2 つのループ表面コイルの場合．

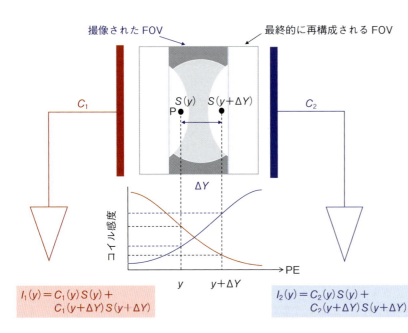

図 14.5　SENSE の画像処理　事前にコイル感度プロファイルの情報がわかれば，折り返し画像を本来の正しい位置に復元することができる．

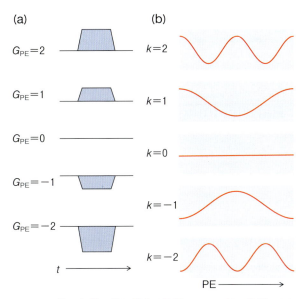

図 14.2 均一な被写体に対する位相エンコードの効果 (a) 位相エンコード傾斜磁場の波形, (b) FOV 内の信号位相変化.

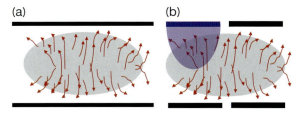

図 14.3 フェーズドアレイコイルによる誘導結合雑音の低減 (a) 大きな単一コイルは, 大きな体積から発生する雑音を拾う. (b) 小さなコイルエレメントが拾う雑音は少なく, その一方で複数のエレメントを組み合わせることにより広い範囲の信号を収集することができる.

す. 位相エンコードの各ステップは, 特定の信号分布のパターンにのみ鋭敏に強調(sensitize)します. すなわち画像の特定の空間周波数を抽出します (→8.5.2). フーリエ変換によって最終的な画像を再構成するためには, 位相エンコードステップによって k 空間がすべて充填される必要があります. もし k 空間のラインを 1 本おきに間引いて, ラインの間隔を 2 倍にすると, FOV は 1/2 となり, 被写体がこれより大きいと**折り返し**が発生します.

14.2.2 フェーズドアレイコイルの基礎

フェーズドアレイコイルは, 通常, SN 比の向上を目的として利用されます. 各**エレメント**は, 大きなコイルに比較して組織の小部分に対する感度に優れています. 雑音の大きな部分を占める誘導結合(inductive coupling)による雑音は, 理論的にコイル感度内の**組織**の**体積**に依存します. したがって大きなコイルに比べて小さなエレメントが拾う雑音は少なくなります(**図 14.3**). フェーズドアレイコイルの各エレメントは, それぞれが別個の受信チャネルに対応しており, 32 チャネルが一般的です. さらに, フェーズドアレイコイルでは, 各エレメントからの雑音には相関がないので全体として雑音が小さくなり, SN 比が向上するというメリットがあります. クアドラチャコイルがリニアコイルより優れているのも同じ理由です(→10.4.3). 各エレメントのデータからそれぞれ画像を再構成し, これを組み合わせて最終画像とします. フェーズドアレイコイルによって向上した SN 比は, 分解能の向上, スキャン時間の短縮, 撮像範囲の拡大, あるいはこれらの複数の要素に振り向けることができます. フェーズドアレイコイルなしには, 現在の臨床 MRI は成り立ちません. パラレルイメージングでは, SN 比を一部犠牲にしてスキャン時間の短縮をはかります.

14.2.3 コイル感度プロファイル

フェーズドアレイコイルの通常の使用法では, 各エレメントから得られる画像を結合して最終的な画像とします. 各コイルに固有な空間的ばらつき, すなわち**コイル感度プロファイル**も結合されます. 図 14.4 に, 2 つのコイルの感度プロファイルを示します. フェーズドアレイコイルのエレメントの感度プロファイル(感度マップ), およびその線形結合は, パラレルイメージングを考えるうえで非常に重要です.

14.3 SENSE:画像空間におけるパラレルイメージング

パラレルイメージングでは, 収集する k 空間のライン数を減らすことによりスキャン時間を短縮しますが, このとき**コイル感度に関する情報を利用する**ことによって, 折り返しを防ぐか, あるいは不足しているラインの情報を生成します. 前者の方法は画像空間, 後者は k 空間における処理となります. い

14章 パラレルイメージング・その他の新しい撮像法

The Parallel Universe: Parallel Imaging and Novel Acquisition Techniques

14.1 はじめに

図14.1に示すように，スキャン時間を半分にするには，傾斜磁場のスルーレートを4倍にする必要があります．傾斜磁場のスルーレートの増大には，技術的に非常な困難を伴いますが，後述のように傾斜磁場を急速に切り替えると末梢神経刺激が問題となるので（→20章），技術的な問題よりも生理学的な問題が撮像のスピードを制約することになります．とすると，スキャン時間はこれ以上速くできないのでしょうか？

いいえ，**パラレルイメージング**の撮像・再構成の技術をフェーズドアレイコイルと組み合わせることにより，この根本的な制約も乗り越える（というより回避する）ことができます．パラレルイメージングはパルス系列ではありません．まったく新しい撮像，再構成の技術です．2つの基本的な方法としてSMASH，SENSEがあり，それぞれk空間および画像空間で処理する方法です．本章ではいろいろなパラレルイメージングと，その他の新しいデータ収集法について，その原理，長所，短所を解説します．

この章では以下のことを勉強します．

パラレルイメージングについて：

- リダクションファクター（R）に応じて位相エンコードステップ数を少なくしてスキャン時間を短縮できる．
- EPIを含めすべてのパルス系列に適用できる．
- フェーズドアレイコイルを利用し，k空間あるいは画像空間で処理する．

その他の方法について：

- 非直交データ収集法により，非常に短いTE，セルフナビゲーション，SN比の向上がはかれる．
- コプレスドセンシングは，MRIのスピードアップを可能とする第二の革命的技術である．
- さらに多くの多くの略語……

14.2 パラレルイメージングの予備知識

パラレルイメージングを理解するためには，次の2つの技術について復習する必要があります．すなわち**フェーズドアレイコイル**（→10章）および**位相エンコード**（→8章）です．この点についてすでに自信のある方は，14.2.3に進んで下さい．

14.2.1 k空間と位相エンコード

位相エンコードについては8章で詳述しましたが，ここでは位相エンコードの各ステップによって，**FOVの範囲にわたって2πの位相変化を生じる**という点を確認します（図14.2）．言い換えると，k空間の各ラインの間隔は2π/FOVであるといえま

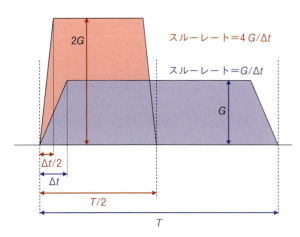

図14.1 撮像時間と傾斜磁場のスルーレート　分解能，FOVを一定としてスキャン時間を半分にするには，傾斜磁場強度を2倍，スルーレートを4倍にする必要がある．

写体全体をカバーしている必要があり，さもないと大きなアーチファクトの原因となります（図 14.7）．言い換えると，SENSE は本来の折り返しには対処できません．キャリブレーションについては，「**BOX**：オートキャリブレーションの長所と短所」を参照してください．

SENSE の数学

図 14.5 に示したコイル 2 つの場合，位置 y における信号は，本来の正しい位置の信号と，折り返し信号の和となります．

$$I_1(y) = C_1(y)S(y) + C_1(y + \Delta Y)S(y + \Delta Y)$$
$$I_2(y) = C_2(y)S(y) + C_2(y + \Delta Y)S(y + \Delta Y)$$

ここで，I_1，I_2 は各コイルによる輝度，C_1，C_2 は各コイルの感度です．2 本の連立方程式，2 個の未知数がありますから，代数的に解くことができて，折り返し距離 ΔY は，

$$\Delta Y = \frac{FOV_{rec}}{R}$$

ここで FOV_{rec} は位相エンコード方向の再構成 FOV，R はリダクションファクターです．R が大きい場合，y に重なる折り返し信号は 2 よりも多くなりますから，

$$tI_1(y) = C_1(y)S(y) + C_1(y + \Delta Y)S(y + \Delta Y)$$
$$+ \cdots + C_1(y + n_A\Delta Y)S(y + n_A\Delta Y)$$
$$I_2(y) = C_2(y)S(y) + C_2(y + \Delta Y)S(y + \Delta Y)$$
$$+ \cdots + C_2(y + n_A\Delta Y)S(y + n_A\Delta Y)$$

ここで n_A は折り返し信号の数で，これは位置により異なり，また被写体の大きさに依存します．被写体が再構成 FOV にちょうど一致する場合は，すべての点において $n_A = R$，その他の場合は $n_A \leq R$ となります．これを一般化すると，j 個目のコイルエレメントの画像輝度 $I_j(x, y)$ は，

$$I_j(x,y) = \sum_{n=0}^{n_A} C_j(x, y + n\Delta Y)S(x, y + n\Delta Y)$$

コイルエレメント数が L の場合，これは L 元同時方程式となりますから，行列を使って

$$\begin{bmatrix} I_1(x,y) \\ I_2(x,y) \\ \vdots \\ I_L(x,y) \end{bmatrix}$$

$$= \begin{bmatrix} C_1(x,y) & C_1(x,y+\Delta Y) & \cdots & C_1(x,y+n_A\Delta Y) \\ C_2(x,y) & C_2(x,y+\Delta Y) & \cdots & C_2(x,y+n_A\Delta Y) \\ \vdots & \vdots & \ddots & \vdots \\ C_L(x,y) & C_L(x,y+\Delta Y) & \cdots & C_L(x,y+n_A\Delta Y) \end{bmatrix}$$
$$\cdot \begin{bmatrix} S(x,y) \\ S(x,y+\Delta Y) \\ \vdots \\ S(x,y+n_A\Delta Y) \end{bmatrix}$$

と表すことができ，簡単には，

$$\mathbf{I} = \mathbf{CS}$$

となります．$L \times n_A$ 要素の行列 C の逆行列を作れば，本来の信号強度の行列 $S(x, y)$ を各ピクセルについて求めることができます．これは，折り返し信号の最大数よりもコイルエレメント数が多く，かつコイル感度プロファイルが互いに独立であれば常に可能です．ほとんどの場合 $R > n_A$ なので，R はエレメント数より多くできることがわかります．コイル感度プロファイルを得るためには，**リファレンススキャン**あるいは，mSENSE の場合のように**リファレンスライン**の収集が必要になります．

14.3.2 mSENSE

mSENSE（modified SENSE）は，SENSE の変法のひとつで，キャリブレーションスキャンを別個に行う必要がない点が異なります．キャリブレーションスキャンの代わりに，通常の撮像において k 空間の中心部だけラインを間引かずに収集します（図 14.8）．この中心部の**リファレンスライン**は，各コイルエレメントについて抽出され，それぞれ低分解能の折り返しのない画像を再構成し，感度マップとして使われます．その後，これをラインの不足している k 空間からの画像の折り返しを復元するために使用します（図 14.8 の赤線）．中心部に余分なラインの収集が必要なので，スキャン時間はリダクションファクター R から計算される時間よりも長くなります．

オートキャリブレーションの長所と短所

SENSE で利用するキャリブレーションでは，各コイルエレメントおよび全身コイルに対して低分解

233

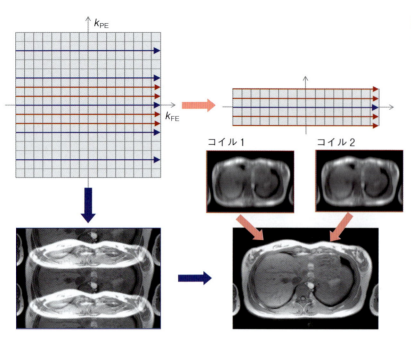

図14.8 mSENSE k空間の中心部はラインを間引かずに収集し，各コイルごとに低解像度画像を再構成し，コイル感度マップとして使用する（シーメンス提供）．

能の画像を撮像し，各エレメントの画像を全身コイルの画像で除算します．これはコイル感度ではなく解剖学的な位置による感度の不均一を取り除くためです．その後さまざまな画像処理（閾値処理，フィルター処理，外挿，平滑化）を経て，各コイルごとの感度マップを作成します．閾値処理の段階で，背景の雑音が抑制されます．

キャリブレーションスキャンには約20秒を要しますが，いったんデータを収集すれば解剖学的構造や体位に変化がない限り，その後の撮像には共通して使えます．ASSET (GE)，SPEEDER (東芝) もキャリブレーションスキャンを行います．ASSETは全身コイルは使用しません．

mSENSE, GRAPPA, ARC (→14.4.3) では，キャリブレーションデータは本来の撮像から得られ，ボディーコイルのデータも不要です．このため，背景の雑音は抑制されません．**オートキャリブレーション信号** (AutoCalibration Signal：ACS) のラインが本スキャンに統合されているので，体動によるミスレジストレーションの問題もありません．しかしACSラインの数に応じてスキャン時間は延長し，リダクションファクターから計算される時間よりもスキャン時間は長くなります．GRAPPAでは，ACSラインが画像再構成にも利用されるので，SN比がやや向上します．

14.4 SMASH：k空間におけるパラレルイメージング

SMASH（SiMultaneous Acquisition of Spatial Harmonics），歴史的には最初に開発されたパラレルイメージング技術です．Spatial Harmonics〔スペーシャル ハーモニクス（空間高調波）〕は空間周波数を意味しています．すなわちSMASHはk空間で処理する方法で，アレイコイルの各エレメントの感度マップを組み合わせて仮想的な位相エンコードを行います．原則としてどんなパルス系列にも適用できます．SENSEと同じく，位相エンコードステップ数を減らして，リダクションファクター R に応じたスキャン時間短縮をはかることができます．

14.4.1 SMASH

図14.2 に，異なる k 値に対する位相エンコード方向の信号分布を示しましたが，SMASHの原理はRF応答の空間分布を使ってこれと同じような疑似k空間を作り出すことにあります．具体的には，フェーズドアレイコイルを使って，各エレメントを組み合わせて**空間周波数に対応する正弦波（空間高調波）**を作り出します．

14章 パラレルイメージング・その他の新しい撮像法

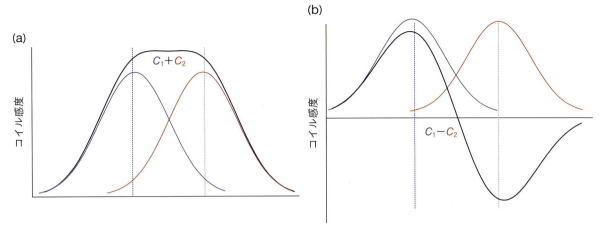

図 14.9 2つのコイルによるコイルプロファイルの生成　2つのリニアコイルからコイルプロファイルを生成する例. (a) 2つの和から均一な空間分布を生成できる, (b) 2つの差から不均一な(正弦波形の)空間分布を生成できる.

図 14.9 は、2つの単純なリニアコイル(シングルループコイル)を使って、その信号を足し算すると均一な波形、引き算すると不均一な正弦波に近い波形を作れることを示しています. 言い換えると、異なるコイルエレメントからの信号を適当に組み合わせることにより、空間分解能がゼロ($k=0$)の信号分布, 最も空間周波数が低い状態($k=1$)の信号分布を作り出せたことになります. 実際には、各コイルの感度を重み付けしたデータを使用します. 図 14.10 は、8 エレメントのフェーズドアレイコイルについて、$k=0$, $k=2$ の空間周波数を生成するための重み付けを示しました. 詳細は「BOX：空間高調波の詳細」を参照してください.

RF 応答を使って位相エンコードを生成する技術は、位相エンコード傾斜磁場を使わずに MRI を撮像する可能性を開きました. しかしこのようなフェーズドアレイコイルの作製は、位相エンコード方向に 128 個のエレメントを並べる必要があり、現状では技術的に実現困難です. これに代わる方法として、SMASH は傾斜磁場による位相エンコードと、フェーズドアレイコイルによる**仮想位相エンコード**を組み合わせています. 図 14.11 には、$k=2$ の位相エンコード傾斜磁場に対する均一なコイル結合($\Delta k=0$)に対する FOV 内の位相変化を示しました. コイルの結合を変化させることにより別の応答($\Delta k=1$)を得ることができ、これに傾斜磁場を加えて $k'=3$ の仮想位相エンコードが得られます. 図

14.12 は、傾斜磁場による(実際の)位相エンコード、コイルによる仮想位相エンコードの組み合わせで、実際には 3 本しかラインを収集せずに 6 本のラインを作る方法を示しています. この例では、必要な位相エンコードステップ数が半減することから、励起の回数が半分, スキャン時間が半分になります. したがって、リダクションファクター R は 2 となります.

図 14.13a は、少ない位相エンコードステップ(青矢印)を、アレイコイルによって合成した仮想エンコードステップ(点線)によって補うことにより k 空間が充填される様子を示しています.

空間高調波(スペーシャル ハーモニクス)の詳細

位相エンコードの目的は、位相エンコード方向に沿って MR 信号に線形の位相変化を加えることです(図 14.11). 位相エンコードに回転性の性質を与えるためには三角関数が必要です(→付録 A.2, A.5). 数学的には、

$$\exp(i2\pi yk_{PE}) = \cos(2\pi yk_{PE}) + i\sin(2\pi yk_{PE})$$

k 空間では複素関数を使うことを思い出して下さい. 図 14.14 は 8 エレメントコイルの例で、$\Delta k=1$ の組み合わせについて第 1 高調波について、計算上、理想的なプロファイルがよく一致しているところを示しています.

また $\Delta k=3$ については、理想的な曲線と計算上の曲線の間により大きな差があることがわかりま

235

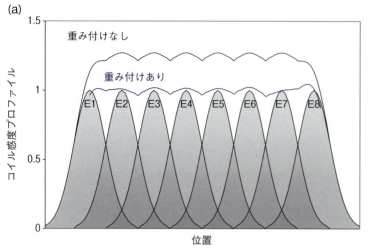

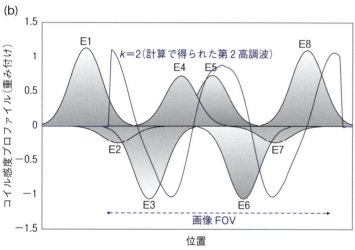

図 14.10 重み付けによる空間周波数波形の生成 (a) 8 エレメントコイル．重み付けしない，あるいは重み付けして均一な空間周波数分布 ($k=0$) を作る場合．(b) 重み付けによって第 2 高調波 ($k=2$) を作る場合．影の部分が，コイル感度プロファイルに重み掛けたもの．

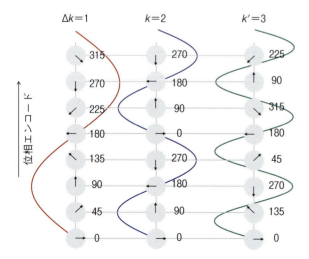

図 14.11 仮想位相エンコード：コイルと傾斜磁場の組み合わせ (1) コイル感度プロファイル ($\Delta k=1$) と実際の位相エンコード ($k=2$) を組み合わせることにより仮想位相エンコード ($k'=3$) が得られる．

す．係数設定のエラーは，アーチファクトの原因となります (図 14.19)．

14.4.2 Auto-SMASH

コイル設計上の制約のため，SMASH 原法をそのまま臨床機に実装することは非常に困難です．現実のフェーズドアレイコイルで使うためには，アプローチを変える必要があります．そこでコイルに疑似空間周波数を作らせるのではなく，コイルが実際に出力する感度分布をそのまま使ってこれを組み合わせることにより必要なラインを得ることを考えます．最初にこの方法を採用したのが Auto-SMASH です．図 14.13a に示すように，k 空間のラインを間引きます (たとえば 3 本ごとに間引けば

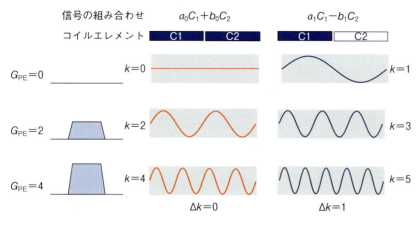

図 14.12　**仮想位相エンコード：コイルと傾斜磁場の組み合わせ (2)**　傾斜磁場位相エンコードと RF コイルの組み合わせにより k 空間上に仮想のラインを生成できる．この例では，2 本のライン (Δk=0，Δk=1) を傾斜磁場で取得している．

$R=3$ となります）．しかし，これに加えて k 空間の中心部で**オートキャリブレーション信号 (ACS)** を収集します．スキャナは，各コイルエレメントから得た信号から，ACS ラインのデータに最も合致する組み合わせを計算します．ここで得られた係数を使って，k 空間のデータが収集されていない部分に適用して k 空間を充填し，通常のフーリエ変換で画像を再構成します．一般に，$R-1$ 本以上の ACS ラインが必要です．

Variable Density Auto-SMASH (VD-Auto-SMASH) は，この方法を拡張して，さらに多くの ACS を収集する方法です（図 14.13c）．これによってアーチファクトや再構成エラーの影響を受けにくくなります．k 空間の中心部のデータはさらに多く収集されるので，リダクションファクターをアウター（外部），インナー（内部）に分けて考えます．VD-Auto-SMASH のスキャン時間は，ACS ラインの分だけ Auto-SMASH よりも延長します．Auto-SMASH と同じく，実際に収集したデータと推定したデータで k 空間を充填する点は同じです．

SMASH と k 空間

MRI 全般にいえることですが，1 本の式ですべてを表せれば簡単です．求めたい信号強度は，

$$S(k_x, k_y) = \iint \rho(x,y) \cdot C(x,y) \cdot \exp\left(\frac{-t}{T_2^*}\right) \cdot \exp(i2\pi x k_{FE}) \cdot \exp(i2\pi y k_{PE}) \cdot dxdy$$

これは 7 章でみた 2D フーリエ変換の式に似ていますが，コイル感度 $C(x, y)$ が加わっています．一連のアレイコイルのコイル感度を $C_j(x, y)$ とすると，

$$S(k_x, k_y) = \iint \rho(x,y) \cdot \left[\sum_j n_j C_j(x,y)\right] \cdot \exp\left(\frac{-t}{T_2^*}\right) \cdot \exp(i2\pi x k_{FE}) \cdot \exp(i2\pi y k_{PE}) \cdot dxdy = \sum_j n_j \cdot S_j(k_{FE}, k_{PE})$$

ここで n_j はコイル感度の重み付けです．これを上手に選ぶことによって

$$\sum_j n_j C_j(x,y) = 1 \quad \text{or} \quad \sum_j n'_j C_j(x,y) = \exp(i2\pi \cdot y \Delta k_{PE})$$

とすることができます．ここで Δk は実測された高調波のステップです．最初の式は，均一なコイルに対する標準的な 2D フーリエ変換です．2 番目の式からは，

$$S' = \iint \rho(x,y) \cdot \exp\left(\frac{-t}{T_2^*}\right) \cdot \exp(i2\pi x k_{FE}) \cdot \exp(i2\pi y [k_{PE} + \Delta k_{PE}]) \cdot dxdy = S(k_{FE}, k_{PE} + \Delta k_{PE})$$

が得られ，これは実測されたラインを Δk だけシフトしたものです．

このようにしてコイルの信号を適切に組み合わせることにより，純粋にエコーを位相エンコードした信号と，実際には撮像しないで ACS から得られた信号を合わせて収集できます．

コイル感度は，SMASH ではキャリブレーションスキャンから，Auto-SMASH，GRAPPA では ACS ラインを取得して，コイルの重み付け n_j を，ACS の実測データについて次の式を満たすように選びます．

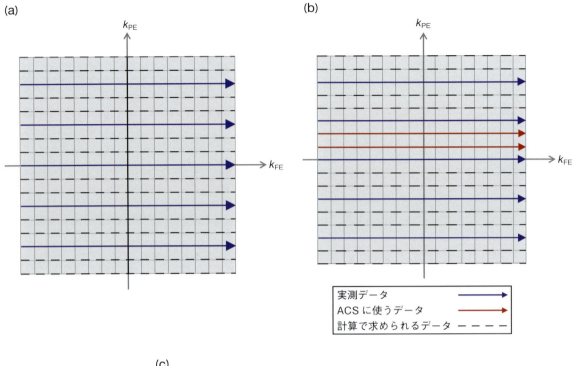

図 14.13 SMASH における k 空間充填方法　青い矢印は実際の傾斜磁場による位相エンコード．点線はコイルによる仮想位相エンコード．両者をあわせて k 空間を完全に充填し，フーリエ変換により画像を再構成する．(a) SMASH．(b) Auto-SMASH．2 本の ACS ラインを収集する場合 (赤矢印)．リダクションファクター $R=3$．(c) VD-Auto-SMASH．リダクションファクター $R=3$．k 空間から離れた部分のアウターリダクションファクター (ORF) を設定する (} の部分)．

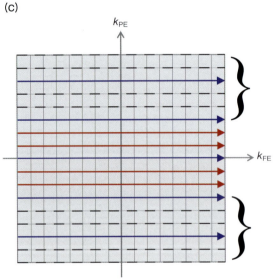

ARC はこれを 3 次元に拡張したものです．

14.4.3 GRAPPA と ARC

GRAPPA (GeneRalized Auto-calibrating Partially Parallel Acquisitions) は Auto-SMASH をさらに発展させたものです (図 14.15)．これは複数の

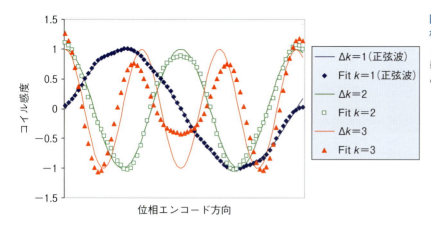

図14.14 アレイコイルによる仮想位相エンコード $\Delta k=1$（正弦波），$\Delta k=2,3$（余弦波）．実線は理想的な感度プロファイル，◆□▲の各点は重み付した計算上の感度プロファイル．

ACSラインを収集し，各コイルからの個別のデータを使って各ACSラインに付与すべき重み付けを最適化します．GRAPPAは各エレメントについてサブk空間を作り，各エレメントごとの画像を再構成します．この画像を一般的なフェーズドアレイコイルの画像再構成に使用される二乗和アルゴリズムで合成します．GRAPPAはシーメンスのスキャナに実装されています．シーメンスはパラレルイメージングをiPAT（Parallel Acquisition Technique），リダクションファクターをiPATファクター（mSENSE，GRAPPAとも）とよんでいます．iはintegratedの略ということになってますが，単にトレンディだからではないかと思います．ARC（Auto-calibrating Reconstruction for Cartesian imaging）は，GEヘルスケアの採用している3Dバージョンです．

14.4.4 CAIPIRINHA

3D法のパラレルイメージングにおけるk空間のアンダーサンプリングには，さらに発展した方法があります．これは一定のリダクションファクターRについて，k空間の収集データポイントの間隔を広く，非対称にしてgファクターを改善する方法です．SENSEやGRAPPAは，k_y, k_zのラインを一定の間隔で間引いて3D k空間を作ります．図14.16aに示すように，これをk_y-k_z面で見ると一定間隔で間引かれています．しかし，同じRでも図14.16bのような方法も可能です．ここではサンプルする位置をΔずつシフトしています．$\Delta=0$の場合，折り返しが発生します．しかし折り返しを上手にコントロールするとFOVの辺縁に移動することにより，gファクター（→14.6）を改善し（図14.19），アーチファクトの低減，コイル配置への依存性の低減，ひいてはリダクションファクターの増加をはかることができます．この方法はシーメンスのスキャナに，CAIPIRINHA（Controlled Aliasing In Parallel Imaging Results IN Higher Acceleration）として実装されています．CAIPIRINHAはGRAPPA［訳注1］と同様な再構成法を利用していますが，これをSENSEに適用することもできます（diamond SENSEがこれに相当します）．図14.17に例を示します．

14.5 同時マルチスライス励起による高速化

3D法におけるスライス方向のアンダーサンプリングは容易ですが，2Dマルチスライス法の場合，どのようにアンダーサンプリングを行うかは自明とはいえません．スライス方向の位相エンコードステップはパルス系列の一部ではないので間引くことができません．そのかわりに，**マルチバンドRFパルス**（multi-band RF pulse）を使って複数のスライスを同時に励起することができます．この方法は古くからあって，2つの平行な飽和帯（saturation

［訳注1］ Grappa（グラッパ）はイタリアの蒸留酒，Caipirinha（カイピリーニャ）はブラジルのカクテルの名称．いずれもアルコール度が高い．

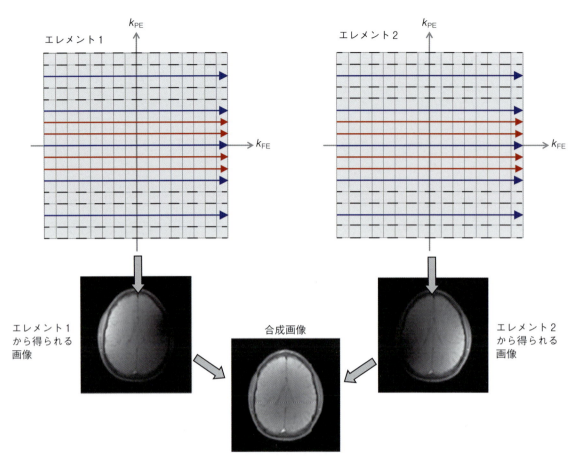

図 14.15　GRAPPA　$R=2$ の場合．複数の ACS ラインを収集しすべてのコイルエレメントからの信号を利用することにより，各コイルエレメントについて別々の k 空間を生成する．各 k 空間をフーリエ変換してそれぞれの画像を作り，これを通常のフェーズドアレイコイルの場合と同じように合成して 1 枚の画像にする．

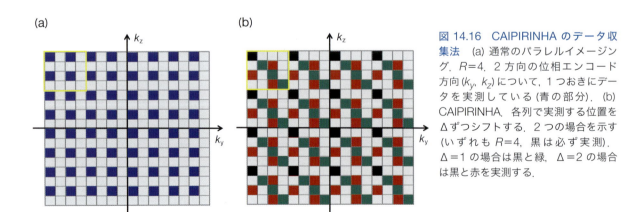

図 14.16　CAIPIRINHA のデータ収集法　(a) 通常のパラレルイメージング．$R=4$．2 方向の位相エンコード方向 (k_y, k_z) について，1 つおきにデータを実測している (青の部分)．(b) CAIPIRINHA．各列で実測する位置を Δ ずつシフトする．2 つの場合を示す (いずれも $R=4$，黒は必ず実測)．$\Delta=1$ の場合は黒と緑，$\Delta=2$ の場合は黒と赤を実測する．

band) を設定する場合などに利用されます (→BOX：複数スライスの同時励起)．また 1990 年代初期，GE ヘルスケアでは POMP (Phase Offset Multi-Planar) 法として使われていました．RF 励起パルスの位相を変調することにより，複数のスライスに異なる位相を割り当てることができます．たとえば，4 スライスに 0°，90°，180°，270° を割り当てます．SE 法，TSE 法では，180°パルスも同様に位相

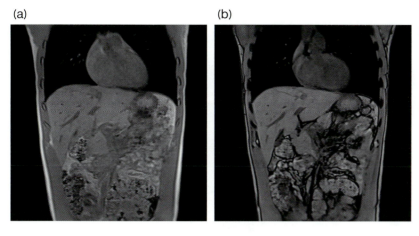

図14.17 CAIPIRINHAの例
(a) 3D-VIBE, インフェーズ画像. (b) 同アウトオブフェーズ画像. リダクションファクター 2×3=6. 128スライスを20秒で撮像.（シーメンス提供）

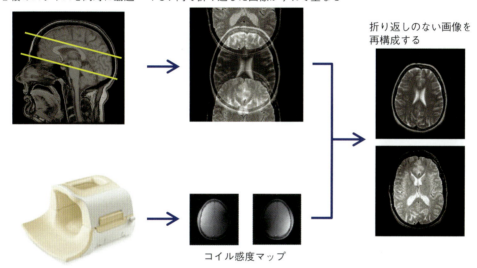

図14.18 同時マルチスライス励起の原理

変調を行います．

スライスごとの位相変調の方法にはいくつかあります．たとえばマルチスライスGE法では，RFパルスの余弦振幅変調と位相変調を使います．EPIでは，通常の位相エンコード軸のブリップ（→12.5.2）と同時に，スライス選択軸にもブリップを加えます．位相オフセットを使ったマルチバンド励起で得られたMR信号をフーリエ変換すると，各スライスがフーリエの法則に従ってFOV内でずれたものが，1枚の画像に重なって表示されます．コイル感度が既知ならば，パラレルイメージングの応用問題として，SENSEやGRAPPAのアルゴリズムで折り返しの

ない画像に復元できます（図14.18）．このとき，gファクターを小さく抑えるためには，コイルエレメントがスライス方向に十分離れているか，励起スライス間の距離が十分離れていることが必要です．本稿執筆の時点で，この方法はまだ商用機には搭載されていませんが，各社で開発中です［訳注2］.

理論上，同時マルチスライス励起法には，パラレルイメージング一般のようなSN比の低下はありま

［訳注2］ 2017年末の時点では，HyperBand（GEヘルスケア），MS（Multi-slice）CAIPIRINHA（シーメンス），MB（Multi-band）SENSE（フィリップス）など，各社の商用機にすでに搭載されており，国内各社も開発中．

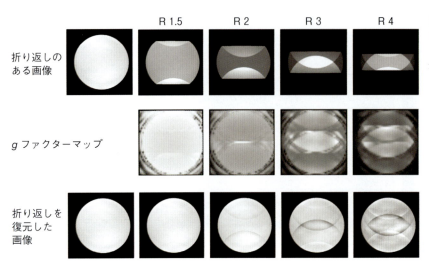

図 14.19 リダクションファクターによる画質の変化　SENSE でリダクションファクター R を変化させた場合．（フィリップス提供）

せん．これはリダクションファクター R が，同時に励起される複数スライスからの大きな信号で補償されるからです（→BOX：パラレルイメージングの SN 比）．しかし実際には，コイルの配置によって g ファクターが多少大きくなります．マルチバンド励起は，2D 方向について GRAPPA，SENSE と組み合わせることができるので，全体としての g ファクターはそれほど大きくなりません．

ジングについても同様ですから，リダクションファクター R の場合，理論的な SN 比は $1/\sqrt{R}$ になります．実際にはこれにコイルの配置や感度によって決まる g ファクターが加わります[訳注3]．図 14.19 に，R を大きくすると g ファクターの影響で画質がいかに大きく劣化するかを示しました．もちろんこの影響は R だけでなく，コイルエレメントの数や配置によって変化します．詳細は「BOX：パラレルイメージングの SN 比」を参照してください．

複数スライスの同時励起

励起 RF パルスに余弦関数を乗ずることにより，2 つの物理的位置を選択できるようになります．

$$FT\{\cos(2\pi f_{sep}t)\} = \frac{\delta(f - f_{sep}) + \delta(f + f_{sep})}{2}$$

ここで f_{sep} は 2 スライス間の距離，δ はデルタ関数です．余弦関数の周波数は，RF パルスのバンド幅と傾斜磁場から計算されます．この方法は，アダマール励起，二重側波励起といわれます．フリップ角を維持するために，B_1 の振幅を 2 倍する必要があり，したがって，SAR が 2 倍になります．空間飽和パルスとして使うときは，プレパルスに使う時間が半分になる利点があります．

パラレルイメージングの SN 比

SENSE の SN 比は，

$$SNR_{SENSE} = \frac{SNR_{full}}{g\sqrt{R}}$$

ここで g（g ファクター）は 1 以上の値をとり，空間的位置によって異なります．SENSE の SN 比の特徴は，通常の画像と違って空間的に不均一なことです．これは雑音，アーチファクトが R に応じて増加している図 14.19 からもわかります．

mSENSE，GRAPPA の SN 比は，ACS ラインによる SN 比の向上があるため，このように R と

14.6 パラレルイメージングの画質

すでに見たように画像の SN 比は位相エンコードのライン数に依存します（→6 章）．パラレルイメー

[訳注3] g ファクター（geometrical factor）：パラレルイメージングにおいてコイルの数，大きさ，配置など幾何学的な要因に依存する雑音の目安．$g(r, R) = 1/\sqrt{R} \cdot SNR/SNR_{PI}(r)$．r：位置ベクトル，R：リダクションファクター，SNR：パラレルイメージングを使わない場合の SN 比，SNR_{PI} パラレルイメージングの SN 比．g ファクターが小さいほど雑音が少ない．

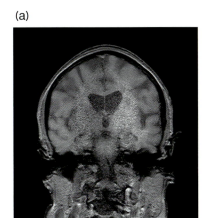 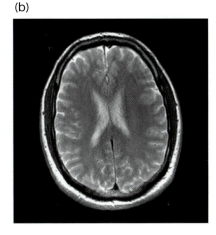

図14.20 リダクションファクターが大きすぎることによるアーチファクト (a) mSENSE, (b) GRAPPA.

単純に相関しません．SMASH 型のパラレルイメージングでも，SENSE と同じく画像内の SN 比は不均一です．

同時マルチスライス励起法 (MS-CAIPIRINHA) では，リダクションファクター R による SN 比の減少が同時に励起されるスライス数 N_slice によって補償されます．

$$\text{SNR} = \sqrt{N_\text{slices}} \frac{\text{SNR}_\text{full}}{g\sqrt{R}}$$

ここで SNR_full はパラレルイメージングを行わない場合の SN 比です．この場合，SN 比の減少は g ファクターにのみ依存します．

リダクションファクター R が大きすぎると，アーチファクトが発生します．mSENSE，GRAPPA の例を図 14.20 に示しました．またオートキャリブレーションで ACS ラインが不足な場合にもアーチファクトが発生します．パラレルイメージングに典型的なアーチファクトは，画像中心部(あるいはコイル感度が最も弱いところ)の雑音増強，折り返しゴーストで，特に T1 強調像の脂肪のように高信号の構造があると目立ちます(→7.4.5)．

SENSE を使用する場合，FOV は信号を発生する部位を十分カバーするだけ大きくする必要があることを学びました．もしそうでないと，画像の折り返しを正しく復元することができなくなるからです(図 14.7)．しかし，SENSE に No Phase Wrap のような折り返し防止オプション(→7.4.3)を柔軟に組み合わせることにより，スキャン時間の短縮をはかることができます．

SS-TSE，EPI のようなシングルショット撮像法とパラレルイメージングを組み合わせると，エコートレインが短縮することにより T2 ブラーリング (blurring ボケ)，幾何学的歪みの低減をはかることができます(図 14.21，図 14.22)．詳細は「**BOX：パラレルイメージングと EPI**」を参照してください．

パラレルイメージングと EPI

図 14.23a に示す通り，パラレルイメージングを使用すると**エコートレインを短縮**できます．この結果，位相エンコードのバンド幅が大きくなり，磁化率による画像の歪みが小さくなり，最小 TE も短縮できます．図 14.23b には k 空間軌跡を示しました．

しかし，EPI はシングルショットであることから，リファレンススキャンやキャリブレーションの問題が発生します．SENSE 系のパラレルイメージングでは，EPI を撮像する前にキャリブレーションを撮像します．GRAPPA 系では，k 空間中心部のオートキャリブレーションを事前に撮像します．fMRI のように何度も撮像を繰り返す必要がある場合は，TR 時間 1 回分だけ撮像時間が延長することになります．EPI-GRAPPA でおもしろいのは，ACS ラインを実測データとして再構成に利用できるので，$R=2$ の場合の SN 比が TE の変化を勘案してもパラレルイメージングを使用しない場合より大きくなることです．しかし $R=3$ 以上になると，ACS ラインのフィッティングの精度が低下するので，SN 比，画質も低下します．

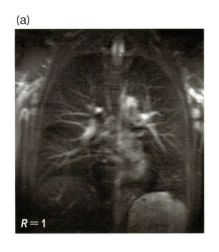
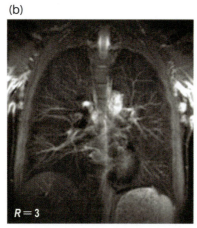

図 14.21 パラレルイメージングによる HASTE の T2 ブラーリングの低減 (a) 通常の撮像．128×256，撮像時間 207 ms，エコー間隔 2.88 ms．(b) パラレルイメージング併用．256×256，撮像時間 149 ms，実効エコー間隔 0.96 ms．T2 ブラーリング (ボケ) が低減している．(シーメンス提供)

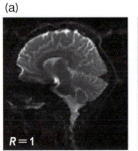
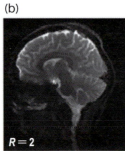
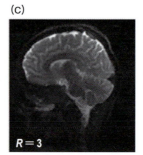

図 14.22 パラレルイメージングによる EPI の画像の歪みの低減 (a) 通常の撮像法．(b) パラレルイメージング，$R=2$．(c) 同，$R=3$．(シーメンス提供)

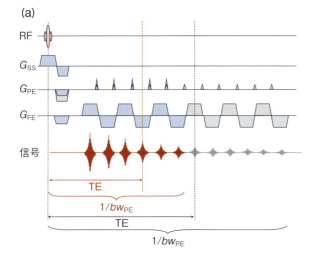
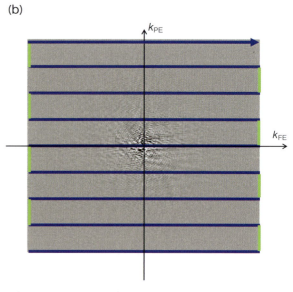

図 14.23 パラレルイメージングと EPI (a) EPI のパルス系列．青：パラレルイメージング ($R=2$) 併用 EPI，灰色：通常の EPI．パラレルイメージングを併用することにより TE が短縮，位相エンコードのバンド幅 (bw_{PE}) が増加する結果，磁化率効果による画像の歪みが低減する．(b) $R=2$ の場合の k 空間軌跡．

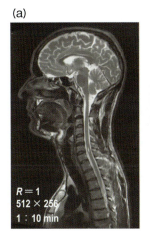 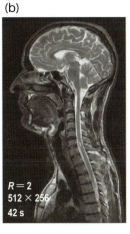 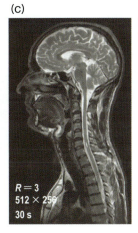

図14.24　GRAPPAによるスキャン時間の短縮　(a) $R=1$, (b) $R=2$, (c) $R=3$. スキャン時間は記載の通り. GRAPPAによるT2強調TSE. Rを大きくするとスキャン時間が短縮するが, 見た目の画質はあまり低下しない. (シーメンス提供)

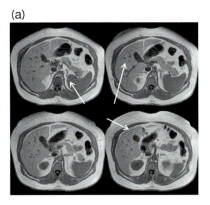 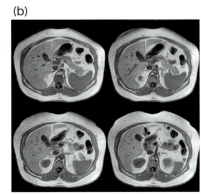

図14.25　SENSEによるマルチスライス数の増加　(a) SENSEなし, スキャン時間22秒. (b) SENSE併用, スキャン時間13.5秒. パラレルイメージングにより1回の息止めによるスライス数を増やしたり, 体動アーチファクト(→)を低減することができる. (フィリップス提供)

パラレルイメージングの臨床的有用性

パラレルイメージングの有用性は5つのFに集約できます. すなわちFaster (高速), Furthrer (広範囲), Finer (高分解能), Faithful (高忠実度), Fainter (高静粛度) です.

図14.24に, いかに画質をほとんど落とさずに**スキャン時間の短縮**をはかれるか, 例を示しました. しかしSN比は $1/\sqrt{R}$ に減少していますから, 必要な場合のみ使う方がいいでしょう. 高速に撮像できるということは, 息止め時間の短縮による呼吸アーチファクトの減少, 1回の息止めあたりのスライス枚数の増加にもつながります. リダクションファクターをそれほど大きくしなくても, 息止め撮像が可能になることもあります (図14.25).

位相エンコードステップ数の減少により, (SN比は大きく低下しますが) 現実的な時間内でマトリックス数の増加, すなわち**分解能の向上**をはかることができます. たとえば $R=2$ を使えば, 1024×1024の画像を512×512の画像と同じ時間で撮像できます (図14.26).

EPIの場合は, **磁化率アーチファクトの低減**のため, できる限りパラレルイメージングを使用します. TEの短縮にもつながり, DWI, DTIなどでは非常に有用です. 高磁場システムではEPIの画像の歪みが大きくなりますが, パラレルイメージングでこれを軽減できます. また特にEPIでは**騒音の低減**にも役立ちます.

高磁場MRIの場合, もう1つのF, すなわちFryがあります. 被検者を熱でフライにしないことです. SARは静磁場強度 (あるいは共鳴周波数) の2乗に比例しますから, 3T以上の高磁場装置ではSARによる制約が問題となります. この制約はもちろん被検者をフライにしないためですが, TRの延長, マルチスライス数の減少, エコー数の減少などを伴います. パラレルイメージングはRFパルスの数を減らすことができるので, **SARの低減**に有用です. 3T装置では, パラレルイメージングなしには通常の頭部MRIですら制約されることがあります.

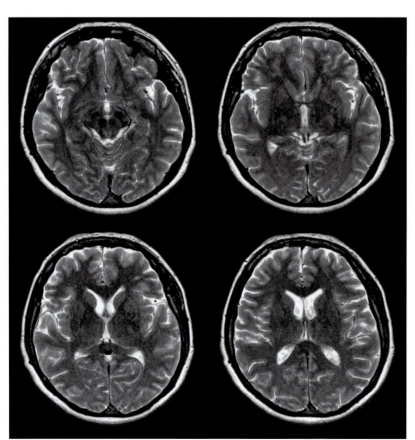

図 14.26　**ASSET によるスキャン時間の短縮**　512×512 マトリックスの画像を短時間で撮像できる．

14.7 k-t BLAST

　この方法は，一部のスキャナでしか利用できませんが，心臓 MRI やダイナミック造影 MRI などでは非常に有望な方法です．k-t BLAST（Broad-use Linear Acquisition Speed-up Technique）は，経時的な撮像中に画像の大部分は変化しないことを利用するものです．たとえば，心臓の短軸像を考えると，胸壁，肺，脊椎，筋肉などはフレーム間でほとんど動きません．最初に 1 フレーム撮像すれば，シネ画像の残りの部分では再撮像する必要がありません．その分，これ以外のボクセルをより高速に，高時間分解能，高空間分解能で撮像できます．

　図 14.27 に，心臓 MRI の 1 ラインを取り出した例を示しました．このラインを時間軸でフーリエ変換すると，運動の周波数を示す x–f 空間が得られます．中央部はシネ撮像中にほとんど動かないボクセルを，両端は心室壁，血液など高速度で動くボクセルを示しています．これを見ると，ほとんどが中央部に集中していて，両端にはほとんどデータがないことがわかります．

　通常の撮像では，k 空間上のすべてのポイントを，時間軸上のすべてのタイムポイントで収集します．ポイントのいくつかを間引くと **k-t 空間上ではアンダーサンプリング**となり，x–f 空間上では周期的な信号の折り返しが起こります．これを再構成すると，パラレルイメージングにおける折り返しと同じように，実空間での折り返しが発生します．これを復元するために，k-t BLAST は**トレーニングデータ**，すなわち低解像度，少数のフレーム数のシネ画像を利用します（図 14.28）．トレーニングデータから，x–f 空間における信号強度の分布の推定値が得られます．これをアンダーサンプリングされたデータと組み合わせることにより，最終的なシネ画像を再構成します．

　k-t SENSE は，k-t BLAST にパラレルイメージングを組み合わせたものです．受信コイルのマルチエレメントによる感度分布を使って k-t 空間をさら

14章 パラレルイメージング・その他の新しい撮像法

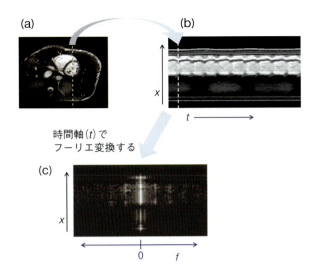

図14.27 心臓シネMRIの周波数分布 (a)心臓シネMRIの1スライス．破線の部分の1ラインを取り出す．(b)横軸に時間(t)，縦軸に位置(x)をとり，経時的な動きを示す．(c) (b)のフーリエ変換後．横軸は周波数(f)．輝度の高いところほどボクセルが多いことを示す．動きの少ない中央部にボクセルが集中し，動きが早い周辺部にはほとんどボクセルがないことがわかる．

にアンダーサンプリングすることにより，スキャン時間を1/8倍まで短縮できます．短縮した時間をスライス数，空間分解能，時間分解能，あるいはこれらの組み合わせに振り向けることができます．たとえば，大動脈の流速マッピングは，従来の撮像法では3分で1スライスしか計測できませんでしたが，この方法では10秒間の息止めで6スライスが可能となります．

ダイナミック造影MRIでは，解剖学的構造は変化せず，造影剤の注入によって一部のボクセルの輝度が上昇します．このような場合，少量のテスト造影でトレーニングデータを収集することもできますが，実際の造影時にその一部としてトレーニングデータを収集することが推奨されます．k-t BLASTは，1秒間1フレームといった高時間分解能で多くのスライス枚数を撮像する必要がある肝臓のダイナミック造影MRIで，特に有用と考えられます．

14.8 非直交データ収集法

投影再構成法（Projection Reconstruction：PR）は，MRI初期の画像再構成法で，ローターバーが世界で初めて2本の試験管の画像を再構成したときにも使われた方法です．これはCTの画像再構成法に似ています．CTでは，たくさんの角度から被写体の投影データを収集し，**逆投影法**によって画像を再構成します．単純に逆投影するだけでは画像にボケがあるので，通常はフィルタ処理を行ってから再構成します．初期のMRIは，磁場の不均一，傾斜磁場の非線形性などによって非常にボケの大きな画像しか得られませんでしたが(図1.3)，その後PR法がスピンワープ法(2D FT法)に取って代わり，画質は大きく改善されました(→8.5.5)．しかし技術的進歩に伴い，PR法が**ラジアル法**（radial imaging）と名前を変えて再登場してきたのです．

14.8.1 2D/3Dラジアル法

ラジアル法は，被写体に対して異なる角度ϕをもつ投影像をいくつも収集する方法です(→12.4.5)．このために，周波数エンコードを2つの軸(たとえばx軸とy軸)に同時に，振幅を変えながらを加えることにより，**放射状に回転する投影パターン**を作ります．パルス系列は，スライス選択と周波数エンコードがあるだけの簡単なもので，位相エンコードという概念はありません．図14.29aに2D GE法のラジアル法を示します．この例では直交k空間上に12のラジアル投影を行っています．図14.29b示すパルス系列は，$\phi=45°$，すなわちG_x，G_y傾斜磁場の振幅が等しい状態を示しています．ラジアル法は，x軸，y軸，z軸成分を使って投影することにより3D法にも拡張することができます．これはおもちゃ，おとなのストレス発散用クッシュボール[訳注4]に似ていることからクッシュボール軌道(Koosh ball trajectory)といわれることがあります．

ラジアル法ではバックプロジェクション法ではなく，データを通常の直交座標系に**グリッディング**（gridding）してからフーリエ変換を行います（→**BOX**：グリッディング）．

［訳注4］ Koosh Ball．米国Hasbro社が販売するカラフルな細い糸状のラテックスゴムをハリネズミ状にに束ねたボール．子供のおもちゃだが，握るとストレス解消によいとされる．

247

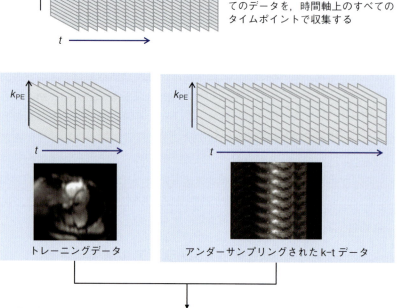

図 14.28　k-t BLAST　通常のシネ撮像では，すべてのk空間上のすべてのポイントを収集する．k-t BLASTでは，空間分解能，時間分解能を落としたトレーニングデータをまず収集する．続いて，k空間上および時間軸上で，一定のパターンに従ってデータを間引いたアンダーサンプリングを行う．これにトレーニングデータの情報を組み合わせることにより，折り返しを復元する．

グリッディング (gridding)

　通常の MRI では，k 空間上に均一な格子状に配置されたデータを収集し，これを直接フーリエ変換して画像を再構成します．しかしラジアル法，スパイラル法では，k 空間上のデータは不均一です．不均一なデータでも，標準的な離散フーリエ変換 (DFT) のアルゴリズムを使うと再構成できますが，非常にスピードが遅く臨床には向きません．そこで**グリッディング** (gridding，あるいはリグリッディング re-gridding) を行い，データを補間することによって均一な格子 (グリッド) 上に並べかえてから，通常のフーリエ変換を行います．図 14.30 にその原理を簡単に示します．ここでは各データポイントから，隣接する 4 つ直交座標系の格子上のデータポイントを計算しています．グリッディングで重要なことは，データ密度についても補正が必要だということです．ラジアル法，スパイラル法では，k 空間の中心部が高度にオーバーサンプリングされているため，各データポイントに適当な重み付けを行って

補正します．

ラジアル法の臨床応用：ウルトラショート TE (UTE)

　ラジアル法には数々の利点があります．まず第一に，位相エンコードがないので k 空間の中心部から開始すれば，GE 法の最小 TE を非常に短くすることができます．非選択的励起あるいはハーフパルス励起 [訳注 5]，リードアウトハーフフーリエ法，ランプサンプリング [訳注 6] などを併用することにより，TE は数百 μs まで短縮できます．さらにハードウェアの改良により，システム応答の高速化，スイッチング時間の短縮などにより 8 μs も可能で

［訳注 5］　Half-pulse RF excitation：励起 RF パルスに通常の sinc 波の前半 1/2 だけを使用する方法．
［訳注 6］　Ramp sampling：リードアウト傾斜磁場の振幅が一定になる前後の立ち上がり，立ち下がり部分でもデータを収集する方法．

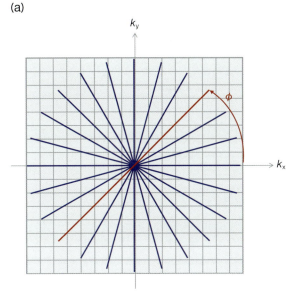

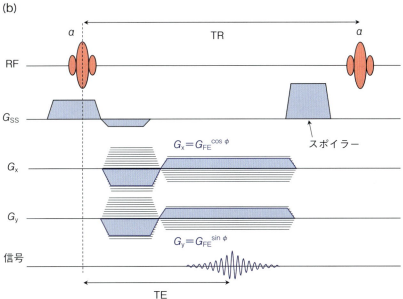

図 14.29 ラジアル法　(a) k 空間．赤は $\phi=45°$ の場合の軌跡．画像再構成の前にグリッディング処理が必要．(b) パルス系列 ($\phi=45°$)．位相エンコードはなく，G_y の振幅を変化させて放射状の軌跡をつくる．

す．この状態では，皮質骨，腱，靱帯など，T2 が非常に短いために従来はみえなかった構造がみえるようになります（図 14.31）．このようなアプリケーションは **UTE (ultra-short TE)**（ウルトラ ショート）といわれますが，UTE 画像事態は高度のプロトン密度強調なので，長い第 2 エコー（たとえば 4 ms）の画像を撮像して UTE 画像からサブトラクションするのが普通です．サブトラクション画像は，T2 の短い組織が暗い背景に対して高信号にうつります．

サイレントスキャン

　2D，3D いずれの場合も，k 空間の中心部からスタートする k 空間軌跡では，TR ごとに傾斜磁場の大きさがほとんど変わりません．MRI の騒音の大部分は傾斜磁場の変化によるものなので，ラジアル法は比較的静かです．図 14.32 は 2D ラジアル法における x 方向，y 方向の傾斜磁場の振幅の変化をシミュレートしたものですが，TR 間の振幅の変化が小さいことがよくわかります．ただしここで無視しているスライス選択傾斜磁場は，もちろん通常と

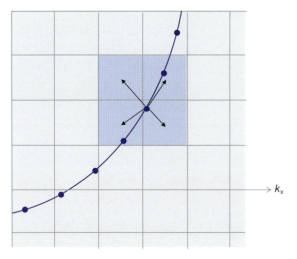

図 14.30 **グリッディング** 青い点，曲線は実際に計測されたデータポイントと k 空間軌跡を示す．各データポイントが，隣接する 4 つの格子に影響を及ぼすと考えて補間して格子上のデータを計算する．

同じ騒音を発生します．3D ラジアルスキャンで非常に短い非選択的 RF パルスを使用すると，ほとんど騒音が発生せず，コールドヘッドの音の方がうるさく感じるほどになります．この**サイレントスキャン**は，特に乳児の場合などいろいろ利点がありますが，我々のように傾斜磁場を勘定しながらスキャンされることに慣れている者にとってはかえって奇妙に感じます．

ラジアル法のアンダーサンプリング

ラジアル法は，k 空間の中心部をオーバーサンプリングするため同じマトリックス数の通常の直交座標系スキャンに比較して π/2 倍の時間がかかります．これを短縮するためにはアンダーサンプリングする，すなわちブレード（スポーク）の数を減らす方

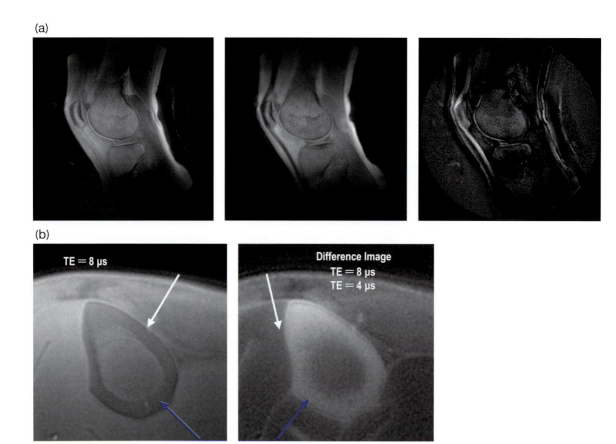

図 14.31 **UTE の臨床例** (a) 正常膝関節の，左から FID，グラジエントエコー，サブトラクション画像．サブトラクション画像では，大腿膝蓋靱帯のような T2 が短い構造が高信号にみえる（フィリップス提供）．(b) 正常脛骨．左から FID，サブトラクション画像．皮質骨（T2 値 500 μs，青矢印），骨膜（T2 値 5～11 ms，白矢印）が高信号に認められる．（GE Healthcare Jean Brittain 氏提供）

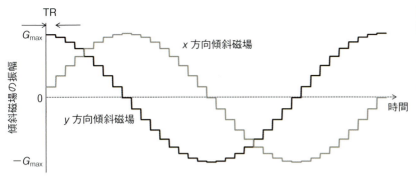

図 14.32　2D ラジアルスキャンの傾斜磁場変動　k 空間の中心部からスタートする 2D ラジアルスキャンの x 方向，y 方向の傾斜磁場の振幅の推移を示す（ブレード数 36）．TR ごとの振幅の変化が小さい，すなわち傾斜磁場のスイッチングが小さいので騒音が軽減する．

法があります．アンダーサンプリングすると通常のスキャンでは折り返しが発生しますが，ラジアル法では放射状の**ストリークアーチファクト**（線状アーチファクト）となります（図 14.33）．ブレード数を減らしても空間分解能は低下しませんが，SN 比が低下し，ストリークアーチファクトが増加します．しかし，大幅なアンダーサンプリングでは個々のストリークが均一に融合して背景がぼやけた像になります．スキャン時間とアーチファクトの兼ね合いをうまくとれば，アンダーサンプリングした投影法によって高速に高分解能の画像を撮像することができます．

14.8.2　スパイラル法

スパイラル法は，アルキメデス螺旋を k 空間軌跡とする方法です（→BOX：スパイラル法の k 空間軌跡）．スパイラル法は通常の直交座標系スキャンに比べて非常に効率がよく，1 回の RF 励起で広範囲の k 空間をカバーできます．またスパイラル法のリードアウトは k 空間の中心部から始まるので，TE を非常に短くできます．シングルショット，マルチショットいずれも可能です．シングルショット法では，k 空間上のすべてのデータを 1 回の RF 励起で収集します．図 14.34 にシングルショット法の k 空間軌跡を示しました．平面内の傾斜磁場の波形でこの軌跡を作りますが，ラジアル法と同じように位相エンコード，周波数エンコードという概念はなく，データはスキャン中に常に収集されています．

マルチショット法の場合は，N_{shot} 回のインターリーブを，角度 $\pm 2\pi / N_{shot}$ ずつ回転させて繰り返し

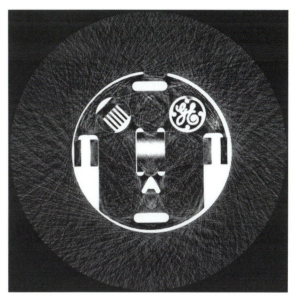

図 14.33　ラジアル法のアーチファクト　CT のアーチファクトによく似たストリークアーチファクトが背景にみられる．

ます（図 14.35）．図 14.36 にマルチショット法のファントム撮像を示します．

スパイラル法は，2D データ収集法のひとつですから，どのようなパルス系列，たとえば SE 法と組み合わせることもできます．また方向を逆転して，k 空間の中心部を最後に収集することもできます．これは fMRI のような $T2^*$ 強調像を撮像する場合に適した方法です．スパイラル法は 3D に拡張することもできます．最も簡単な方法は通常のスライス選択位相エンコードと組み合わせる方法で，これは「Stack of Spirals」法とよばれます（→13.4.3）．

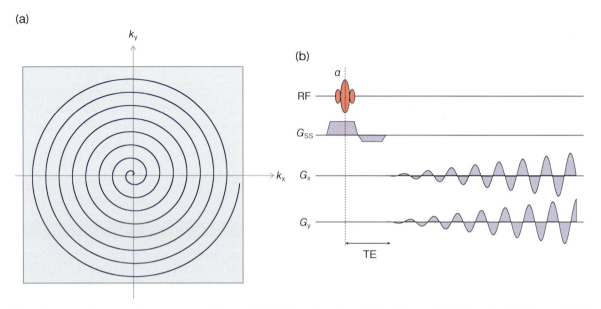

図 14.34　シングルショット・スパイラル法　(a) k 空間軌跡　(b) パルス系列．面内の傾斜磁場 G_x, G_y が振動して螺旋状の軌跡をつくる．

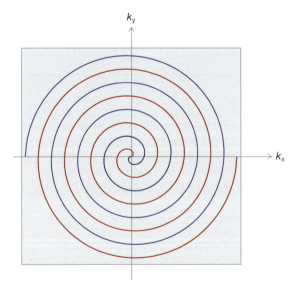

図 14.35　マルチショット・スパイラル法　2 ショットのインターリーブで撮像する場合．

度です．最も簡単な k 空間の軌跡は，

$$k_x = \frac{N_\text{shot}}{2\pi \cdot \text{FOV}} \theta \sin\theta$$

$$k_y = \frac{N_\text{shot}}{2\pi \cdot \text{FOV}} \theta \cos\theta$$

ここで N_shot はインターリーブする螺旋の数，すなわちショット数です．この軌跡をつくる傾斜磁場の波形は，k を時間で微分して得られます（図 14.34a）．

$$G_x = \frac{N_\text{shot}}{\gamma \cdot \text{FOV}} \frac{d\theta}{dt} (\sin\theta + \theta\cos\theta)$$

$$G_y = \frac{N_\text{shot}}{\gamma \cdot \text{FOV}} \frac{d\theta}{dt} (\cos\theta - \theta\sin\theta)$$

実際には，スルーレートの制約を考慮する必要があり，また回転速度 $d\theta/dt$ は一定とは限りません．

スパイラル法の k 空間軌跡

スパイラル法の k 空間軌跡はアルキメデス螺旋といわれるもので，

$$r = a\theta$$

で表されます．ここで r は半径，a は定数，θ は角

スパイラル法の欠点

スパイラル法の大きな問題点は，オフレゾナントスピン（共鳴周波数からずれた周波数をもつスピン）による**画像のボケ**（ブラーリング）です．この周波数のオフセットは，静磁場 B_0 の不均一，局所的な磁化率効果，化学シフトなどが原因となります．通常の直交座標系のスキャンでは，周波数のオフセットは周波数エンコード方向への位置のずれ，たとえば

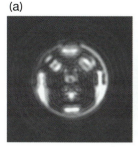 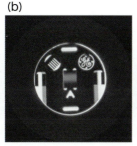 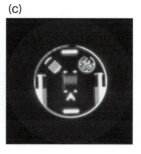

図14.36　**スパイラル法のアーチファクト**　マルチショット法によるファントム撮像．(a) シングルショット（データポイント数 16,384 個），(b) マルチショット（16 ショット×4,096 ポイント），(c) 周波数オフセット 50 Hz を加えた場合．

化学シフトアーチファクトとなります．しかしスパイラルスキャンでは，軌跡が常に平面上の 2 軸方向へ同時に変化していますから，2 次元的なボケとなります（図 14.36c）．これを防ぐために，スパイラル法では通常，**水選択励起**（周波数選択的空間励起）を行います（→12.4.1）．B_0 不均一の補正については，空間内の周波数オフセットを計測するためのマッピングを短時間に行います．これはプレスキャン中に，TE が少し異なるシングルショット・スパイラル撮像を各 1 回行って複素空間の差分から位相マップを作ることで容易に行うことができます．これを元に計算した周波数オフセットを，グリッディングのときに利用して位置のずれを補正します．

14.9 圧縮センシング

　圧縮センシング（Compressed Sensing：CS）は，画像圧縮の方法を使ってスキャン時間の短縮をはかる新しい方法です．写真や動画を保存するスペースを節約するための画像圧縮については馴染みがあると思います．JPEG（Joint Photographic Experts Group）は静止画のサイズ圧縮に広く使われており，MPEG（Motion Picture Encoding Group）はビデオ画像の圧縮に使われています．いずれも画像情報をまったくあるいはほとんど失うことなく画像を圧縮できます．たとえば JPEG はデータの冗長性を利用することにより，ほとんど画質を損なわずに 10 倍の圧縮率を得ることができます．

　CS は，簡単に言うとこれを逆転したものです．数の少ないデータを収集して，失われたデータポイントを推測することにより，反復的に画像を再構成します．しかし CS を MRI で利用するにはいくつ

か条件があります．まず，データが**スパース**（sparse）であること，あるいはスパースに変換できることが必要です［訳注 7］．この場合スパースであるということは，データのもつ情報が少ないということです．MRA の画像はそのよい例で，信号をもつボクセルはわずかで，それ以外はほとんどゼロです．それ以外の画像は，変換することによってスパース化（sparsify）する必要がある場合もあります．たとえば通常の脳 MRI では位置による信号の変化が比較的滑らかで，2 つの隣接するボクセルの値はほとんど同じです．この場合は，隣接ボクセルの値の差を取ることにより，スパース化できます．実際にはたとえば，JPEG で使用されている離散余弦変換（discrete cosine transformation：DCT），JPEG–2000 で使用されているウェーブレット変換など，もっと複雑な変換を使います．ダイナミック造影 MRI では，時間的に隣接するフレームではほとんど輝度変化がありません．したがって，経時的な差分を取ることによってスパース化できます．

　次に，k 空間をアンダーサンプリングすることによる**折り返しアーチファクトがインコヒーレントであること**（すなわち雑音のように相互相関がないこと）が必要です．k 空間を普通にアンダーサンプリングすると折り返しが発生することは承知の通りです（図 14.37a, b）．これはコヒーレントなアーチファクトです．しかし k_y 方向にランダムにサンプルすると，インコヒーレントなアーチファクトとなって，背景雑音のようになります（図 14.37c, d）．

［訳注 7］　画像データがスパース（sparse）であるとは疎であること，直感的には"スカスカ"な状態である．ほとんどのピクセル値がゼロのデータはスパースである，あるいはスパーシティ（sparsity）が高いといえる．

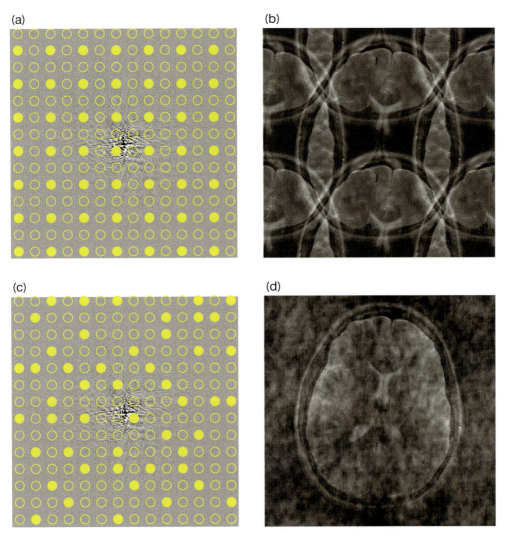

図14.37　圧縮センシングの原理　(a) 一般的なk空間の規則的なアンダーサンプリング(25%減)．(b) 2Dフーリエ変換すると，コヒーレントな折り返し像が発生する．(c) ランダムなアンダーサンプリング(33%減)．(d) フーリエ変換の結果，インコヒーレントなアーチファクトは背景の雑音が増えたようにみえる．

　圧縮センシング(CS)の画質は，サンプリングの方法に大きく依存します．画像コントラストの大部分はk空間の中心部にありますから，CS法でもk空間の中心部は完全にサンプルし，k空間の周辺部でランダムにサンプルするようにします．

　CS再構成法は3D法で特に有用です．k_y–k_z方向のアンダーサンプリングは比較的簡単だからです．3D法はもともと時間のかかる方法ですから，どんなものでもスキャン時間を短縮できる方法は大きな効果があります．ラジアル法，スパイラル法など非直交座標系の方法も，アンダーサンプリングによるアーチファクトがインコヒーレントである点でCSに向いています．CSはパラレルイメージングと組み合わせることもできますが，CSが要求するランダムサンプリングの条件は，パラレルイメージングが求める大きなサンプリング間隔と競合するので，ランダムサンプリングの方法には慎重な配慮が必要となります．図14.38は，CSによるランダムなアンダーサンプリングの方が，通常の規則的なアンダーサンプリングよりアーチファクトが少ないことを示しています．

　本章で解説したことについては，さらに以下の章

14章　パラレルイメージング・その他の新しい撮像法

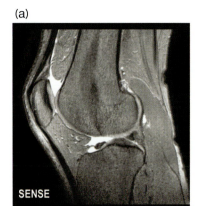 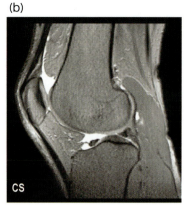

図 14.38　圧縮センシング　(a) 通常のパラレルイメージング (SENSE)，リダクションファクター 4．(b) CS，アンダーサンプリングファクター 4．

も参照してください．
- 位相エンコード（→8.5.2）
- フェーズドアレイコイル（→10.5.2）

参考文献

Bernstein MA, King KF and Zhou XJ (2004) Handbook of MRI Pulse Sequences. London: Elsevier Academic Press, chapters 13 and 17.

Brown RW, Cheng YCN, Haacke EM, Thompson MR and Venkatesan R (2014) Magnetic Resonance Imaging: Physical Principles and Sequence Design, 2nd edn. Hoboken, NJ: John Wiley & Sons, chapters 14 and 19.

Griswold MA, Jakob PM, Heidemann RM, et al. (2002) 'Generalised autocalibrating partially parallel acquisitions (GRAPPA)'. Magn Reson Med 47: 1202–1210.

Lustig M, Donoho D and Pauly JM (2007) 'Sparse MRI: the application of compressed sensing for rapid MR imaging'. Magn Reson Med 58: 1182–1195.

Pruessmann KP, Weiger M, Scheidegger MB and Boesiger P (1999) 'SENSE: sensitivity encoding for fast MRI'. Magn Reson Med 42: 952–962.

Sodickson DK and Manning WJ (1997) 'Simultaneous acquisition of spatial harmonics (SMASH): fast imaging with radiofrequency coil arrays'. Magn Reson Med 38: 591–603.

Tsao J, Boesiger P and Pruessman KP (2003) 'k-t BLAST and k-t SENSE: dynamic MRI with high frame rate exploiting spatiotemporal correlations'. Magn Reson Med 50: 1031–1042.

15 章

フローとMRA

Go with the Flow†: MR Angiography

15.1 はじめに

MRA（Magnetic Resonance Angiography　MR血管撮像法）は，さまざまな技術で動脈や静脈の血流を画像化する方法です．MRAは2つに大別されます．すなわち移動するスピンの内在的なコントラストを利用するものと，造影剤を投与するものです．内因性のコントラストを利用するものを非造影MRA（Non-Contrast MRA：NC-MRA），造影剤を使用するものは造影MRA（Contrast Enhanced MRA：CE-MRA）といいます．NC-MRAは，さまざまなパルス系列を利用して血管内を移動する血液と静止している背景組織にコントラストをつける方法です．

この章では以下のことを勉強します．

- 移動する血液は，静止している組織と比べて，SE法，GE法それぞれで異なるコントラストを示す．
- NC-MRAは，流入効果，位相効果（位相シフト），血管拍動性などを利用して血管像を得る．
- CE-MRAは，3D法，4D法が可能で，血流の経時的変化を観察することができる．
- 磁化率強調画像を利用して頭蓋内の静脈像を得ることができる．

15.2 フローが画像に及ぼす影響

移動するスピンがMR信号に及ぼす影響は，NMRの黎明期から知られており，1980年代後半に最初の商用スキャナが開発されたとき，すでに血管の画像が撮像されていました．移動するスピンが信号に及ぼす影響は，縦磁化に対するもの（タイムオブフライト効果），横磁化に対するもの（位相シフト）に大別できます．本章では，血液という言葉で移動するスピンを表現しています．

15.2.1 タイムオブフライト効果

タイムオブフライト効果（Time-Of-Flight：TOF）は，RFパルスの間に血液が移動することによって発生します．SE法では，選択された厚さΔzのスライス内にある血液がすべて90°励起パルスを経験します．90°励起パルスと180°再収束パルスの時間間隔（TE/2）に励起された血液の一部あるいは全部がこのスライスから流出すると，新鮮な血液，すなわち励起されていない血液がスライスに流入してきます．エコー時間TEの時点でスピンエコーを形成できるのは，90°パルスと180°パルスの双方を経験した血液だけです．したがって，血管内の血液の信号は，励起パルスを経験し，なおかつ180°パルスの時点でスライス内にとどまっている血液の割合に依存します．2つのパルスの間に血液が完全に流れ去ってしまえば，血管は無信号になります．

しかし，流速が非常に遅い場合は，TRの間に飽和されていない，すなわち大きな縦磁化をもつスピンがスライス面に流入するため，血液が流出しないことと相俟って信号は逆に強くなります[訳注2]．図15.1にSE法におけるTOF効果を示します．

GE法におけるTOF効果は，TRの間にRFパルスを1つも経験しない新鮮な血液が流入してくることによる流入効果（インフロー効果）によって，血液の信号が増強されて高信号になります（図15.2）（→7.2.5）．増強の程度は流速（v），スライス厚（Δz），TRによって決まります．$v \geqq \Delta z / TR$の場合，スラ

---

† 訳注1　Go with the flow：「最新の時流に乗る」という一般表現にかけたタイトル．

[訳注2]　一般に，前半に述べられている血液が流れ去ることにより血管の信号が低下する現象を高速度信号損失（high velocity signal loss），後半の飽和されていない血液の流入により血管が高信号になる現象を流入効果（インフロー効果 in-flow effect）といい，両者あわせてTOF効果という．GE法では流入効果のみがみられ，SE法では流速が遅いときは流入効果が優位，速くなると高速度信号損失が優位となる．

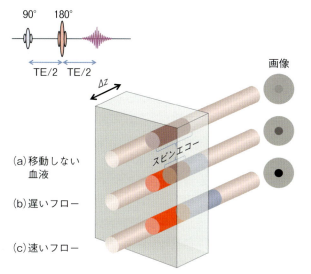

図 15.1 SE 法における TOF 効果　90° 励起パルス (青) が，スライス厚 Δz にあるスピンをすべて励起する．(a) 移動しない血液は，90° パルス，180° パルス (赤) の両方を経験してスピンエコー (信号) を発生する (紫)．(b) 流速が遅い血液は，90° パルスと 180° パルスの間に完全にはスライスから流出しないので，2 つのパルスを経験した血液 (紫) だけが信号を発生する．(c) 流速が速い血液はこの間に流出してしまって，90° パルスだけしか経験しないのでスピンエコーが形成されずに無信号となる．

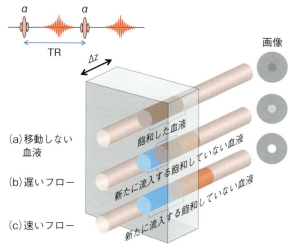

図 15.2 GE 法における TOF 効果　フリップ角 α の励起パルス (赤) が，スライス厚 Δz にあるスピンをすべて励起する．(a) 移動しない血液は，2 つの励起パルスを経験し，部分的に飽和された信号を発生する (紫)．(b) 流速が遅い血液は，TR 時間内に完全にはスライスから流出しないので，血液の一部だけが 2 つの励起パルスを経験する (紫)．しかし，それ以前の RF パルスを経験していない飽和していない血液 (青) が TR 間にスライス内に流入する．この結果，不飽和の血液 (青) と飽和した血液 (紫) の混じった信号が発生する．(c) 流速が速い血液は，TR 時間内に完全に置換されるので，最大の信号強度を発生する．

イス内の血液は完全に新鮮な血液 (飽和していない血液) によって置換されるので，最大の信号強度となります．$v < \Delta z/\mathrm{TR}$ の場合は，スライス内の血液の一部が置換されるので，輝度はこれより低くなります．図 15.2 に GE 法における TOF 効果を示します．

15.2.2 フローアーチファクトと GMN

すでに理解していると思いますが，傾斜磁場の存在下ではスピンの位相が変化します．静止しているスピンの位相は時間 (T) に比例して進みますが，移動するスピンは**時間の 2 乗 (T^2) に比例**して進みます (→BOX：速度と位相シフト)．心周期中の異なる時相で，異なる大きさの位相エンコードステップが加わりますから，心電同期を行わない限り，流速の経時変化は位相の経時変化となります．この位相変化をフーリエ変換すれば，画像上では位相エンコード方向の側波帯 (サイドバンド)，つまり**ゴースト**となって現れます．

このアーチファクトを除去する方法のひとつは，移動するスピンの位相変化をなくすことです．静止しているスピンについては，パルス系列中で同じ面積，符号が反対の傾斜磁場を加えることによって位相シフトを消すことができることをすでに見ました (→8.4.4)．たとえばスライス選択傾斜磁場では，すぐ後ろに符号が反対の**双極性傾斜磁場** (bipolar gradients) を置くことによって，スライス選択によってスライス厚の範囲に発生した位相シフトを打ち消します．静止しているスピンの位相シフトは，傾斜磁場の振幅 G と長さ T の積，すなわち 0 次モーメント $M_0 = G \cdot T$ となります．しかし，一定速度で動いているスピンの場合は，1 次モーメント $M_1 = G \cdot T^2$ に比例します．この場合，静止スピンと定速スピンの両者の位相シフトを打ち消すには，三極性の傾斜磁場が必要になります．三極性の傾斜磁場は，2 つの双極性傾斜磁場を反転して足し合わせたものと考えることができ，2 番目の双極性磁場が 1 番目の磁場で発生した位相シフトを補正します．

このような傾斜磁場は，0次（静止）および1次（定速）のモーメントによる位相シフトを補正するもので，GMN(Gradient Moment Nulling)，あるいは速度補正(velocity compensation)，フロー補正(Flow Compensation：FC)などとよばれます（ただし正確にいうと補正されるのは速度でもフローでもありません）．図15.3に0次，1次のGMN用の傾斜磁場波形と，拍動流によるゴースト低減効果を示しました．さらに高次の動きによる位相シフト，たとえば加速度（2次モーメント）も補正するには，4極性の傾斜磁場が必要となります．0次，1次，2次のGMNは，二項数列の傾斜磁場振幅，すなわち1：−1，1：−2：1，1：−3：3：−1でそれぞれ表すことができ

ます．このようなGMNの傾斜磁場を加えると，必然的に最小TEは延長します．このため妥協して0次，1次モーメントのみ補正するのが一般的です．あるいは非常に短いTEのパルス系列を使うことでディフェーズが起こる時間を短縮できるので，TEが延長するGMNを使うよりも好ましいこともあります．図15.3には，2D GE法におけるGMNのパルス系列と画像上の変化を示しました．

血管内の流速が血管径に沿ってすべて同じとき，すなわち**栓流**(plug flow)の場合，血管径方向の位相シフトは一定です．しかし，通常は血管径に沿う流速は異なります．通常の長いまっすぐな血管の流速プロファイルは，血管壁でゼロ，血管の中心で最高

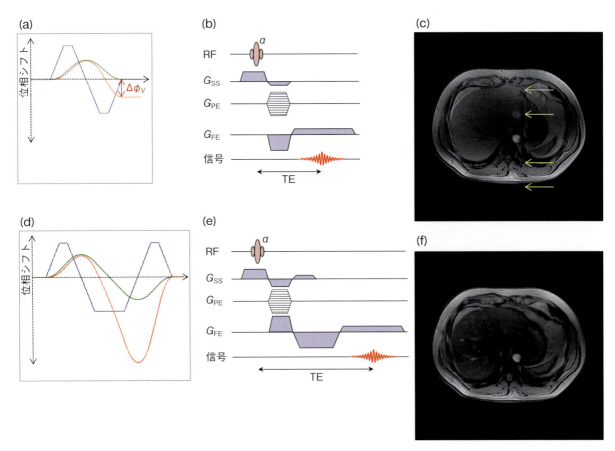

図15.3　GMN　(a) 0次(M_0)のGMN．面積が等しく符号が反対の双極性傾斜磁場(1：−1)(青)を使用する．静止スピン(緑)の位相シフトはないが，定速で移動するスピン(赤)には$\Delta\phi$の位相シフトが発生する．(b) GMNを使用しない2D GE法のパルス系列．(c) 拍動流による位相シフトに起因する大動脈のゴースト(→)がみられる．(d) 1次(M_1)のGMN．3極性傾斜磁場(1：−2：1)(青)を使用する．静止スピン，定速スピンともに位相シフトは打ち消される．(e) スライス選択傾斜磁場G_{SS}，周波数エンコード傾斜磁場G_{FE}にGMNを適用した2D GE法のパルス系列．GMNを使用しない場合に比べてTEは長くなる．(f) GMNによってゴーストが除去されている．位相エンコード傾斜磁場G_{PE}は，特にk空間の中心部のデータ収集では振幅が非常に小さいので，一般にGMNを適用しない．

15章　フローとMRA

となる双曲線を描きます．これは隣接する流れの層が互いに混合しないという意味で一般に**層流**(laminar flow)といわれます．血管の断面は通常数ボクセル程度ですから，各ボクセルが異なる流速をもつものと考えられますが，特に血管壁に近い所では流速の幅が非常に大きくなり，各ボクセル内に幅広い流速が混在して**位相シフト**が発生します．ボクセル内の位相シフトが非常に大きければ，信号がキャンセルされて血管の周辺部が低信号となるので，血管径が実際より細くみえます．この現象は，乱流が発生する血管狭窄の遠位部でも認められ，**狭窄が過大評価**されることになります．

GMN は，T2 強調 TSE 法とも併用できます．脳脊髄液のフローが脊柱管内の信号のディフェーズを起こすことがしばしばありますが，GMN によってこのアーチファクトを抑制できます．

GMN はゴーストアーチファクトを低減し，血管が確実に高信号となるように働きます．しかし血管が高信号である必要がない場合は，**空間飽和パルス**(spatial presaturation pulse)(→7.2.5)を使用して血液が撮像面内に流入する前にその信号を消すことによって効率的にゴーストを消すことができます．この場合，飽和帯(サチュレーションバンド)にあるスピンは横磁化平面に倒され，スポイラー傾斜磁場によってディフェーズされるので，この飽和されたスピンは撮像スライス面内に流入しても信号を発生しません．血管腔内が低信号なので，アーチファクトも発生しません．欠点は，余分な RF パルスと傾斜磁場が加わるために TR がやや延長することです．

速度と位相シフト

スピンはラーモア周波数で回転しています．

$$\omega = \gamma B_0$$

また，位相 (ϕ) は周波数の時間積分です．すなわち

$$\phi = \int \omega \, dt$$

さらに x 軸方向の傾斜磁場 G_x がある場合，静止しているスピンの位相シフトは，

$$\phi = \gamma \int (B_0 + G_x \cdot x) \, dt$$

x 軸方向に一定速度 v で移動するスピンの位相シフトは，

$$\phi = \gamma \int (B_0 + G_x \cdot (x + vt)) \, dt$$

振幅 G の傾斜磁場を時間 T だけ加えると，速度による位相シフトは，

$$\phi = \gamma \int_0^T vGt \, dt = \left[\frac{1}{2} \gamma v G t^2 \right]_0^T = \frac{1}{2} \gamma v G T^2$$

ここで GT^2 は傾斜磁場の **1 次モーメント**といわれ，これを M_1 で表すと，

$$\phi = \frac{1}{2} \gamma v M_1$$

この傾斜磁場の直後に 2 番目の傾斜磁場を，同じ時間 (T)，逆向き ($-G$) に加えると，すなわち双極性傾斜磁場を加えると，全体の位相シフトは，

$$\phi = -\gamma v M_1$$

双極性傾斜磁場の極性を反転して 2 回撮像して位相を引き算すると，その位相差 $\Delta\phi$ は 2 つの双極性傾斜磁場の 1 次モーメントの差 ΔM_1 で表されます．

$$\Delta\phi = \gamma v \Delta M_1$$

速度エンコード (velocity encoding) パラメータ (いわゆる venc) は (→15.3.2)，位相シフトが π (180°) となる速度を表します．

$$\pi = \gamma \cdot venc \cdot \Delta M_1$$

すなわち

$$venc = \frac{\pi}{\gamma \cdot \Delta M_1}$$

15.2.3 MRA のパルス系列

MRA は非常に多く利用されるアプリケーションなので，メーカーごとに異なる名称のパルス系列が数多く存在します．MRA のパルスは大きく 3 つに分類できます．**非造影 MRA**(NC-MRA)，**造影 MRA**(CE-MRA)，**磁化率強調画像 (SWI)** を利用した MRA です．

NC-MRA には 4 種類あります．最も一般的なタイムオブフライト法(TOF)，位相コントラスト法

259

Part II　エキスパート編

表 15.1　いろいろな MRA（略語集も参照）

一般名	GE ヘルスケア	日立	フィリップス	シーメンス	東芝
NC-MRA (TOF)	TOF, MOTSA	TOF	TOF, Multi-chunk MRA	TOF	TOF
NC-MRA (PC)	PC	PC	PC, Q-Flow	PC	PS
NC-MRA (3D TSE)	Inhance 3D Deltaflow	VASC FSE	TRANCE	NATIVE-SPACE	FBI, CIA
NC-MRA (バランス型 GE)	IFIR	VASC ASL	b-TRANCE	NATIVE-TrueFISP	Time-SLIP
CE-MRA (タイムリゾルブド, 4D)	TRICKS	TRAQ	4D-TRAK	TWIST	LDRKS
CE-MRA (フルオロトリガー)	Smart-Prep, Fluoro Triggered	FLUTE	BolusTRAK	CARE Bolus	Visual Prep
SWI	SWAN	BSI	SWIp	SWI	FSBB

（PC），3D TSE 法を利用するもの，バランス型 GE 法を利用するものです．CE-MRA はガドリニウム造影剤を投与する方法ですが，タイムリゾルブド MRA（4D 法），フルオロトリガー法に分けられます．

表 15.1 に MRA のパルス系列の一覧をまとめましたが，さらに用語集も参照してください．

15.3　非造影 MRA（NC-MRA）

非造影 MRA（NC-MRA）は，外因制の造影剤（ガドリニウム）を使用せずに血管像を作る方法です．基本的な NC-MRA の方法は TOF 法，PC 法ですが，最近は腎性全身性線維症（NSF）が問題となり（→20.7），また腹部や末梢血管領域では TOF 法，PC 法では不十分なこともあって，新しい方法が開発されています．

15.3.1　タイムオブフライト（TOF）MRA

タイムオブフライト MRA（Time-Of-Flight MRA：TOF MRA）は，1980 年代後半に開発された方法で，前述のように GE 法で血流が高信号となる現象を利用し，さらに静止している背景組織の信号を抑制する方法です．血管内のディフェーズによる信号低下を避けるために，1 次の GMN を併用する

のが普通です．2D 法，3D 法いずれも可能で，3D 法では**最大値投影法**（Maximum Intensity Projection：MIP）を使って血管像を再構成します．MIP は，3D 空間内の平行光線を想定し，光線上の最大値を代表値として 2D 画像に投影するアルゴリズムです（図 15.4）．

2D TOF 法では，GE 法で血流に垂直な方向の連続する薄いスライス（1.5 mm 程度）を多数撮像します．比較的大きなフリップ角（60°程度）を使うことによって静止組織が飽和し，良好な血管のコントラストが得られます．図 15.5 に，2D TOF による頭蓋外血管像を示します．

2D TOF 法の実際

2D TOF 法は，特に血管がスライス面と直交する頸動脈領域で，高速な血管の位置決め像に利用されます．頭側に空間飽和パルス（プレサチュレーション）を設定することにより動脈を選択的に描出できます．スライス面内のピクセルサイズに比較してスライスが厚いので，MIP で再構成した画像には階段状のアーチファクトが発生します．比較的長い TE，薄いスライス，GMN の併用などにより，狭窄部に発生する複雑なフローによるディフェーズのた

15章 フローとMRA

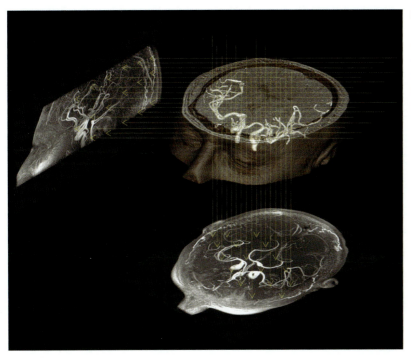

図 15.4 最大値投影法 (MIP)　平行な光線 (点線) を 3D ボリューム空間内に想定して，その線上の最大ピクセル値を 2D 平面に投影する．この結果，光線上のデータがすべて 1 枚の画像に集約されることになる．光線の向きを数度ずつ回転して MIP を繰り返し，動画として回転させることにより視覚的な奥行き感を与えて立体的に観察することができる．

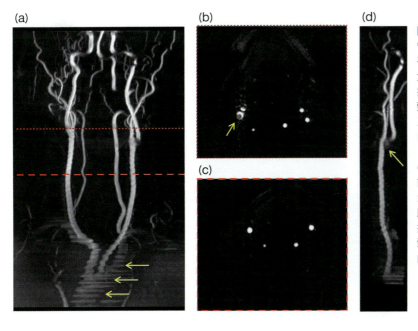

図 15.5 2D TOF 法　(a) 頭頸部血管の冠状断 MIP 像．240 枚の横断 (水平断) スライスから再構成したもの．大動脈弓近傍の縞状の輝度変化 (→) は拍動によるアーチファクト．(b) 右総頸動脈分岐レベル (a の赤点線) の横断スライス像．頸動脈球内の複雑なフローによる信号低下がみられる (→)．(c) 頸動脈近位レベル (a の赤破線) での横断スライス像 (2 mm 厚)．頭側に前飽和パルスを使用しているため，下から上に流れる血管，すなわち総頸動脈，椎骨動脈だけが描出され，静脈は描出されていない．(d) MIP 像．左総頸動脈分岐の信号低下 (→) は，血流方向が撮像面と平行なためである．

めに，狭窄が過大評価される傾向があります (図 15.6)．

3D TOF 法では，比較的厚いスラブを励起し，スライス選択方向の位相エンコードによってこれを薄いスライス (パーティション) に分割してから 3D フーリエ変換で画像を再構成します．3D 法の利点は，スライス厚をずっと薄くすることができること (通常 0.7 mm 程度)，分解能が向上し，部分容積効果の少ない明瞭な血管像が得られます．スラブ厚 Δz が小さいので，TOF 効果で血液が高信号となる

261

速度 $v=\Delta z/\mathrm{TR}$ (→15.2.1) は非常に大きくなります．したがって，3D TOF 法は血流速度が大きい頭蓋内血管に適しています．頭蓋内の静脈はずっと遅いので，3D TOF では空間飽和パルスを使わなくても，内在的な飽和効果によって描出されません．図15.7 に 3D TOF 法による頭蓋内血管像を示します．

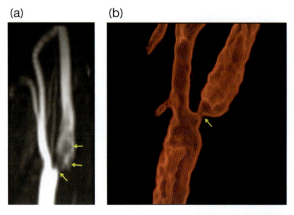

図 15.6 2D TOF による狭窄の過大評価 (a) 内頸動脈 70% 狭窄例の 2D TOF MIP 再構成画像．信号の低下により狭窄が過大評価されている (→)．(b) 非常に短い TE を使用し，信号のディフェーズを最小限に抑えた 3D CE-MRA．実際の狭窄部位は，2D TOF 法より狭い範囲であることがわかる (→)．

> **3D TOF 法の実際**
>
> 3D TOF 法では，撮像ボリューム内に深く進入するフローができるだけ飽和しないようにする必要があります．このため，3D TOF に比べてフリップ角を小さく設定します (30°程度)．3D 法では，2D 法に比べて個々の画像の SN 比はかなり良好です．しかしこの SN 比の向上は静止している背景組織についても当てはまるので，遠位部の細い血管のコントラストは制約を受けることになります．**磁化移動** (Magnetization Transfer：MT) (→9.6.4) を利用すると，磁化移動がほとんどない血管に対して背景の静止組織の輝度を低下させることができますが，脳実質の輝度も低下します．単にフリップ角を小さくするだけでは撮像スラブ深部の輝度低下を避けることができないため，特殊な励起 RF パルスである

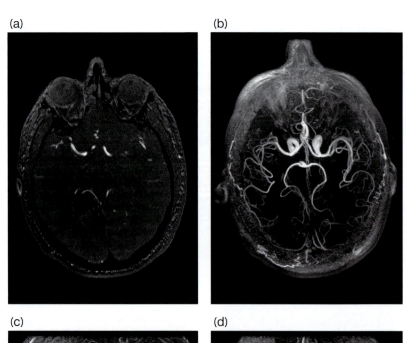

図 15.7 3D TOF 法 (a) 頭蓋底レベル，1 mm 厚の 3D 横断 (水平断) 像，(b) 全 172 スライスの上下方向 MIP 像．(c) 矢状断再構成像．(d) 冠状断再構成像．2D TOF 法に比較して，静止している背景組織の輝度がやや高い．

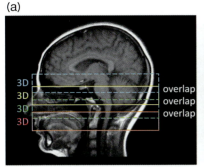
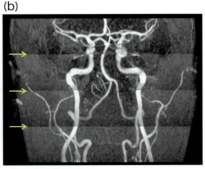

図 15.8 MOTSA 法　厚い 3D スラブでは深部ほど信号が飽和して低下するため，複数の薄い 3D スラブに分割して撮像する．各スラブは，スラブの連結部のアーチファクトを避けるために少しずつオーバーラップさせる (a) が，それでも多少のアーチファクトが残っている．これはベネチアンブラインド (Venetian blind) アーチファクトといわれることがある (b, →).

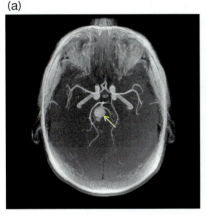
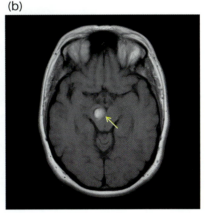

図 15.9 T1 値が短い組織と TOF MRA　海綿状血管奇形の例．(a) 3D TOF の MIP 画像．海綿状血管奇形が高信号にみえており (→)，動脈瘤の血流と誤認する可能性がある．(b) T1 強調像．大脳脚の海綿状血管奇形が，T1 値が短いメトヘモグロビンのために高信号に認められる．

ランプパルス (ramped pulse) を利用する方法として TONE (Tilted Optimized Non-saturating Excitation) 法があります．これはスラブ深部ほどフリップ角を大きくする方法です．このほかの方法として，3D スラブを複数に分割する方法があります．これは MOTSA (Multiple Overlapping Thin Slab Acquisition) 法とよばれ，スラブの連結部のアーチファクトを防ぐために各スラブを少しずつオーバーラップさせて撮像します（図 15.8）．

TOF MRA は血流の縦磁化の変化を利用してコントラストを作る方法ですから，T1 値が短縮する組織はすべて高信号となります．これは特に血腫内のメトヘモグロビンのように T1 が非常に短い組織が存在する場合に問題となります．このような組織は TOF MRA で高信号となり，血流と誤認される可能性があります．図 15.9 に海綿状血管奇形の例を示します．

15.3.2 位相コントラスト (PC) MRA

位相コントラスト MRA（Phase Contrast MRA：PC MRA）は，傾斜磁場内を移動するスピンの横磁化の位相変化を利用する方法です．すでに双極性傾斜磁場によって，静止しているスピンの位相シフトはゼロになること，移動するスピンの位相シフトはゼロにならないことを見ました（→15.2.2）．PC MRA のパルス系列では，双極性の**速度エンコード傾斜磁場**（velocity encoding gradient）を各軸に追加して，血流速度に比例した位相シフト作ります．この比例関係は，ユーザーが入力する venc 値（velocity encoding value）で設定できます．1 方向につき使える位相変化は 360° ですから，0°〜＋180° を 1 方向に，0°〜−180° を反対方向に割り当てます．venc は各方向の最大速度，すなわち位相変化が 180° となる速度です．MR 信号はクアドラチャ検波（直交検波）された複素数データですから（→10.5.4），この位相シフトから流速を求めることができます．

PC MRA 法には，TR が短いことから GE 法が適しています．しかし，静磁場強度の不均一の結果，背景の静止組織にも位相シフトが発生します．これ

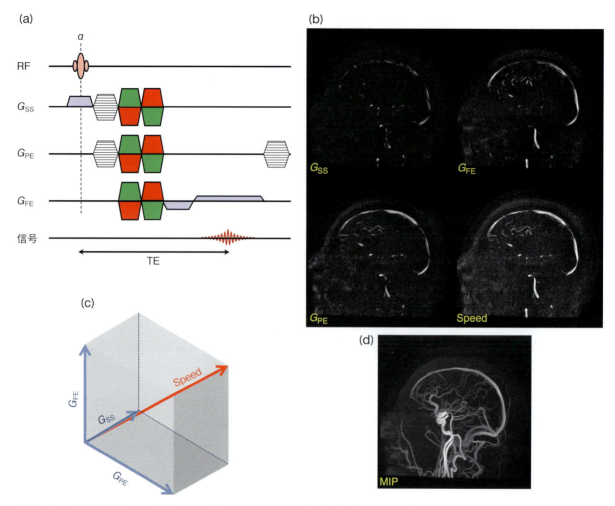

図15.10 3D PC MRA法の原理 (a) 双極性速度エンコード傾斜磁場(緑, 赤)を各軸に加え, それぞれから得られる位相画像を各軸ごとにサブトラクションする. (b) 正中矢状断像. 各軸の速度成分を表す画像と, これを合成したスピード (speed) 画像 (マグニチュード画像) (右下) を示す. (c) 各軸の速度成分のベクトルを合成してスピード画像を合成する方法. (d) 3Dスピード画像のMIP像. 位相シフトは流速に比例するので, 流速の大きい血管ほど明るく表示される.

を除くために各軸について2回ずつ, 双極性速度エンコード傾斜磁場の極性を反転して撮像します. それぞれから得られる位相画像をサブトラクションすることにより, 静止組織の位相シフトが相殺され, 血流の方向に応じた正あるいは負の位相変化が残ります. 最後に, 空気のように位相がランダムなために残った背景組織のピクセルを消すために, サブトラクション画像を通常のマグニチュード画像とピクセル単位で乗算して最終的に**速度画像**(velocity image)とします.

PC MRAには方向性があります. すなわち, 速度エンコード傾斜磁場を加えた方向の血流のみ画像化されます. 一般に血管は蛇行していますから, 3方向に傾斜磁場を加える必要があります. このため, 極性が反対の一対の速度エンコード傾斜磁場を各軸に加えるので6回のデータ収集が必要となります (図15.10). しかし実際には, 各軸それぞれに速度エンコード傾斜磁場を加えたものを1回撮像し, その後いずれの軸にも速度エンコードを加えない(1次GMNのみの)撮像を1回, 計4回の撮像で済ませることができます. この場合, 速度エンコードした各位相画像を同じリファレンス画像からサブトラクションして使う必要があり, 計6回撮像する場合に比べてSN比は低下します. 実際のパルス系列に

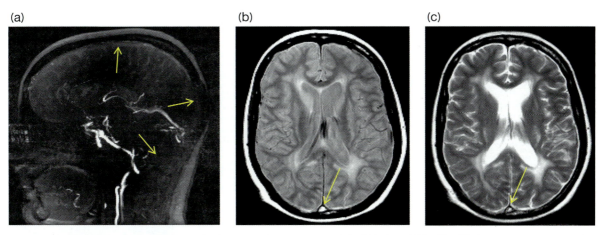

図 15.11　**3D PC MRA（上矢状静脈洞血栓症）**　3D PC MRA (a) で，上矢状静脈洞〜横静脈洞が描出されていない（→）．プロトン密度強調像 (b)，T2 強調像 (c) では，血栓による上矢状静脈洞内のフローボイド欠損が認められる（→）．

は，アダマール（Hadamard）エンコード法（→14.5）のように 2 方向同時にエンコードする方法などが採用されていますが，3 方向に速度エンコードを行う PC MRA 法は，TOF 法に比べて少なくとも 4 倍の時間がかかります．

通常は，x, y, z 各軸（スライス選択，位相エンコード，周波数エンコード）の位相画像から次の式でマグニチュード画像 $|\mathbf{v}|$ をピクセルごとに計算し，1 枚の 3D 画像を合成します．

$$|\mathbf{v}|=\sqrt{v_x^2+v_y^2+v_z^2}$$

このマグニチュード画像（magnitude image）は血流の方向に関する情報はなく，スピード画像（speed image）ともいいます．計算の過程で流速値は 2 乗されていますからピクセル値の符号も失われていますが，それでもグレイスケールの輝度はスピードに比例しています．

3D PC 法の実際

3D PC MRA では，スラブの励起に際して，各スライスエンコードごとに速度エンコード傾斜磁場が，通常は 3 軸方向に必要となります．このためスキャン時間が長くなり，臨床的な時間内におさめるためには，位相エンコード方向の分解能を犠牲にしたり，パラレルイメージングを併用したりする必要があります．TOF MRA と同様に，それぞれの 3D スピード画像は MIP 法によって通常の MRA とし

て表示します．

PC MRA では，venc 値を設定する必要があります．撮像する血管の流速がわかっている場合は，venc 値をピーク速度の 1/2 程度にします．可能であれば，事前に 2D PC MRA を使って血管全体を含む厚いスライスを 1 枚撮像します．これによって撮像範囲の厚い投影画像が得られます．1 枚だけでスキャン時間は短いので，異なる venc 値で何枚か撮像することにより，時間のかかる 3D PC 撮像の前に最適な venc 値を知ることができます．この 2D 撮像は venc ロカライザーとよばれることがあります．

最後に，PC MRA 法では移動するスピンだけが信号を発生しますから，TOF MRA のような T1 が短い組織が血管と紛らわしくみえる問題は発生しません（→**BOX**：3D TOF 法の実際）．このため，硬膜静脈洞血栓症の診断には適した方法です（図 15.11）．

15.3.3　3D 心電トリガー TSE による NC-MRA

NC-MRA である TOF 法，PC 法はいずれも頭頸部以外の領域ではあまりよい方法とはいえません．このため体部，末梢血管の MRA では，ガドリニウム造影剤を使う CE-MRA が長年にわたって一般的な方法でした．しかし近年，特に腎性全身性線維症（NSF）を巡る造影剤の安全性の問題もあって，体部における NC-MRA への関心が高まっています．東

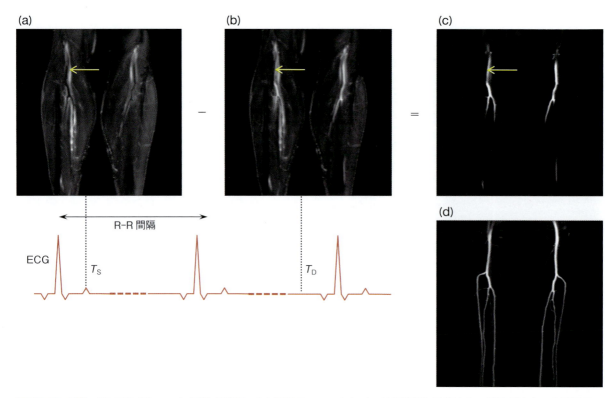

図 15.12　**FBI**　3D マルチショット TSE を利用．(a) 最初のエコートレインは収縮期に同期され，流速が大きい血流はディフェーズされる（→）．(b) 2 つ目のエコートレインは，1〜3 RR 間隔後の拡張期に同期され，流速が遅いためディフェーズが少ない．(c) 静脈，静止組織はいずれの画像でも同じ輝度なので，2 つの画像をサブトラクションすると消失して動脈の信号だけが残る．(d) サブトラクション画像の冠状断 MIP 像．

芝が開発した **FBI**（**F**resh **B**lood **I**maging）は，心電トリガーを用いた 3D TSE による MRA で，大きな FOV をさまざまな部位に設定できますが，おもに末梢血管に利用されています．この方法は，2 つの 3D TSE のデータ収集をインターリーブして使用します．最初のエコートレインは収縮期，2 つ目のエコートレインは拡張期に同期します．**収縮期**の画像では，高速な動脈のフローが MR 信号をディフェーズするので血管は黒くなります．**拡張期**の画像では，ディフェーズが少ないので血管は高信号になります．静脈のフローは遅く，収縮期，拡張期ともにあまり変化しないので，いずれの画像でも高信号にみえます．同様に静止した背景組織も，いずれの画像でも同じようにみえます．この結果，拡張期画像から収縮期画像を単純にサブトラクションすると，背景組織と静脈が消えて，動脈の信号だけが残ります（図 15.12）．プレパルスを使った STIR を組み合わせると，背景の脂肪組織をさらに抑制できます．

NATIVE（**N**on-contrast MR of **A**r**T**er**I**es and **VE**ins，シーメンス），TRANCE（**TR**iggered **A**ngiography **N**on-**C**ontrast **E**nhanced，フィリップス），Inhance 3D Deltaflow（GE ヘルスケア）も同様な方法です．

この方法の問題は，各心周期内では 3D データの一部しか収集できないために撮像間のミスレジストレーションが発生すること，および TSE による T2 ブラーリング（ボケ）です．これはいずれも，パラレルイメージングを併用してエコートレインを短縮することにより軽減できます．また，撮像部位に応じて，収縮期，拡張期それぞれに適切な心電トリガーディレイを設定することも重要です．ECG-prep は，シングルスライス，マルチフェーズのシングルショット TSE を，トリガーディレイを少しずつ変えながら撮像することにより，目視的に最適な収縮期ディレイ（血管内が最も黒くなるタイミング），最適な拡張期ディレイ（血管内が最も白くなるタイミング）を知ることができる方法です．

スキャン時間は，1つの位置につき約4分で，複数の領域を撮像する場合は，テーブル位置を移動して撮像を繰り返します．フロープロファイルは部位によって異なるので，ECG-prepをその都度行う必要がある場合もあります．この方法は収縮期，拡張期のフローに明瞭な差があることを前提としていることから，末梢血管に最適な方法といえます．

15.3.4 バランス型 SSFP 法

bSSFP（balanced Steady-State Free Precession）法は，3軸いずれについてもリワインドされている（fully rewound, balanced）GE法，すなわちバランス型GE法（→13.3.2）の一般名としてMRAで用いられる言葉です．このパルス系列は，フローとあまり関係なく血液が高信号となります．心電図トリガーあるいは呼吸トリガーを併用したbSSFP法は，冠動脈，胸部大動脈を含め幅広い部位に利用できます．bSSFPでは動脈，静脈ともに背景よりも高信号となり，プレパルスに反転パルスを利用することにより背景を無信号にすることもできます．NATIVE-TrueFISP（シーメンス），b-TRANCE（フィリップス），IFIR（Inhance inFlow Inversion Recovery, GEヘルスケア），time-SLIP（time-Spatial Labelling Inversion Pulse, 東芝）などがこれに該当します．

腎動脈の NC-MRA

bSSFPは腎動脈のMRAに，特に腎機能が低下していてガドリニウム造影剤が禁忌の場合に用いられます．この場合，腎周囲の広い範囲の軟部組織，下大静脈などの信号を抑制するために，プレパルスとして反転パルスを使用します．反転パルス後，軟部，下大静脈の縦磁化はT1値に従って緩和し，TI＝1秒程度でゼロになります．この間に反転領域外からの血液が撮像面内に流入します．さらにbSSFPのリードアウト直前に周波数選択的反転パルスを追加することにより，脂肪の信号を抑制します．撮像領域は腎臓と腎動脈がちょうどおさまるような範囲に設定します．呼吸トリガーを併用して各呼吸周期に合わせて3D撮像を行い，ミスレジストレーション（misregistration）を最小限とします．スキャン時間は，患者の状態や分解能にもよります

が，2〜4分程度です．静脈や軟部組織の信号は抑制されているのでサブトラクションも不要です．反転領域と撮像領域は，目的とする血管に応じて独立に決めることができます．ほかのMRAと同じく，最終的にはMIP法で表示します．図15.13に撮像法を示しました．

15.4 造影 MRA（CE-MRA）

CE-MRAは，ガドリニウム造影剤を急速なボーラスとして血管内に投与する方法です．血液のコントラストを得るために縦磁化の大きさを利用するという点は，TOF MRAと同じです．しかしTOF効果ではなく，造影剤を使ってT1値を短縮します．CE-MRAは，スピンの飽和を気にする必要がないので，冠状断，矢状断など広いFOVを設定して3D MRAを撮像するのが一般的です．TR，TEを非常に短くしたT1強調高速3D GE法を利用して，造影剤のボーラスが目的とする部位を最初に通過するタイミングをとらえて撮像します．TEはできる限り短くする必要があり，GMNは使用せず，部分エコー（→8.7.2）を利用することもあります．

15.4.1 撮像タイミング

CE-MRAの基本は，ガドリニウム造影剤のボーラスを投与して一時的に血液のT1を短縮し，このボーラスが目的とする部位を最初に通過する時点（ファーストパス）で撮像することです（→BOX：血液のT1短縮）．造影剤によって血液の輝度は上昇しますが，目的とする部位の輝度が最大となり，かつ静脈還流の影響を受けない最適なタイミングを見きわめる必要があります．一般にスキャン時間は，この動脈だけが高信号である**動脈ウィンドウ**（arterial window）よりも長いので，画像のコントラストを決定するk空間の中心部の撮像タイミングを，造影剤濃度のピークに合わせます．このためには通常，k空間の中心部からデータ収集を開始します（**セントリック・オーダリング**→13.4.1）．図15.14に，循環時間，造影剤濃度，3Dデータ収集タイミングの関係を示しました．造影剤投与に対してデータ収集が早すぎると，動脈の造影効果が弱くなるととも

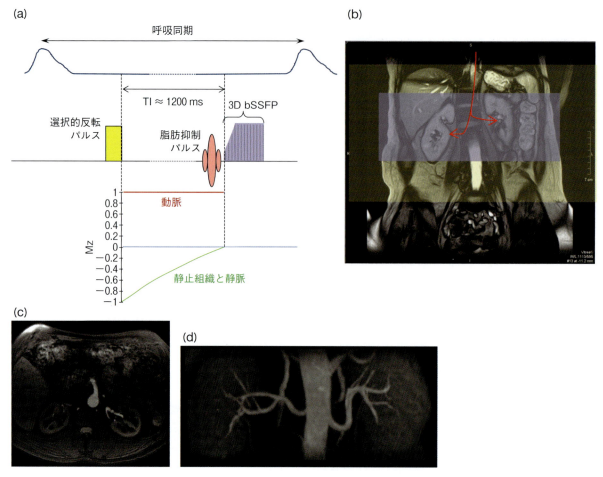

図15.13 腎動脈のNC-MRA (a) パルス系列．厚いスラブに選択的反転パルスを加え(黄)，両側腎と下大静脈を含む領域を反転する．(b) 反転時間(TI)に血液が腎臓に流入する(赤矢印)と同時にT1値に応じて縦磁化が回復する．TIの時点で，静止背景組織と静脈の信号はほとんどゼロとなる．k空間分割(segmentation)を利用したbSSFPにより血液は高信号となる．3D bSSFPスラブ(青)を腎臓と腎動脈に合わせて設定し，周波数選択的反転パルスをbSSFPのリードアウト直前に加えて脂肪信号を抑制する．(c) 3D bSSFPスラブの1断面．血液が高信号となっている．(d) 冠状断MIP像．

に，エッジ増強アーチファクトが発生します．逆にデータ収集が遅すぎると動脈の造影効果が弱いと同時に静脈が描出されてしまいます．撮像タイミングの最適化には，少量のテストボーラスを投与する方法から，血管内に小さな「トラッカー(tracker)」領域を設定してその部分の1Dデータを利用する方法，リアルタイムのフルオロスコピック画像を使ってトリガーする方法などさまざまな方法がこれまでに提案されています．一部のメーカーが提供するリアルタイムの**フルオロスコピック・トリガー法**(fluoroscopic triggering)は，造影剤が到達する様子をオペレータが目視で確認して，手動で撮像を開始できます．

血液のT1短縮

常磁性体造影剤によるT1短縮の程度は，

$$\frac{1}{T_{1,post}} = \frac{1}{T_{1,pre}} + r_1 \cdot [C_A]$$

で表されます．ここで$T_{1,pre}$は造影剤投与前のT1値(1200 ms程度)，$T_{1,post}$は投与後のT1値，造影剤のr_1は縦緩和能(→9.7)，$[C_A]$は血中の造影剤濃度です．一般的なGd-DTPA造影剤の濃度は0.5 mol/L，r_1は4.5/mM/s(1.5T)程度です．ダイナミック造影のファーストパスにおける$[C_A]$は，

$$[C_A] = \frac{造影剤注入速度(mL/秒)}{心拍出量(L/秒)}$$

15章 フローとMRA

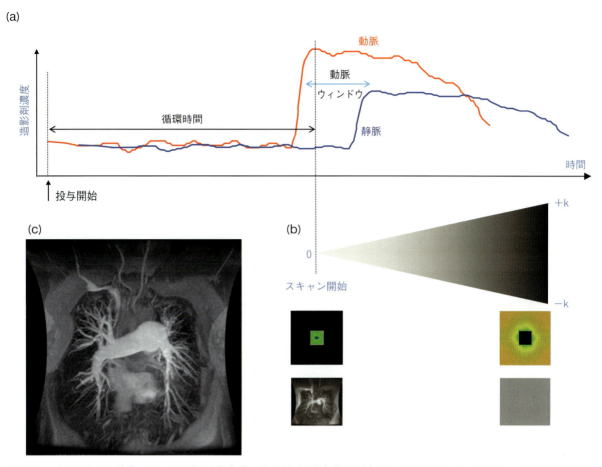

図15.14 CE-MRAの基本原理 (a) 造影剤投与後，造影剤が目的部位に到達するまでにはディレイがある．これを循環時間という．その後，造影剤がおもに動脈内にあって静脈に達していない，短時間の動脈ウィンドウ (arterial window) がある．(b) 一般に動脈ウィンドウは撮像時間よりも短いので，k空間の中心部からデータ収集を開始するのが普通である．これによってコントラストを決定するデータを動脈ウィンドウの中で収集することができる．k空間の周辺部は，静脈が混在する遅い時期に収集することになるが，おもに輪郭の情報をもつデータなのであまり問題にならない．(c) 至適なタイミングで撮像することにより，良好な動脈相の画像が得られる．一般に息止め下で撮像する．

で与えられます．図15.15にガドリニウム造影剤によるT1短縮の程度を示しました．

ムービングテーブル MRA

CE-MRAは，スピンの飽和を気にする必要がないので，冠状断，矢状断など大きなFOVの撮像に向いています．しかし末梢血管のように，必要な撮像範囲がスキャナの最大FOVよりも広い場合もあります．このようなFOVの制約を克服するために，**ムービングテーブル法** (moving table) あるいは**ボーラスチェイス法** (bolus chase) が利用されます．これは，被検者の位置を自動的に一定の距離移動しながら撮像を繰り返す方法です．下肢末梢血管の場合，通常は少しずつオーバーラップさせた3～4回の位置移動で全範囲をカバーできます (図15.16)．このとき，テーブルの各位置を**ステーション** (station) ということがあります．

最初に造影剤を使用せずにサブトラクション用の背景画像を撮像することにより，CN比を最大化できます．ムービングテーブル法では，大きな造影剤ボーラスが軀幹から下肢に移動する過程を繰り返し撮像するので高いSN比が得られます．しかしテーブル移動と造影剤の移動が概ね一致する必要があるので，タイミングは複雑です．撮像とテーブル移動が，造影剤に完全に追いつくことは実際には困難ですが，テーブルのステーション間の移動はでき

269

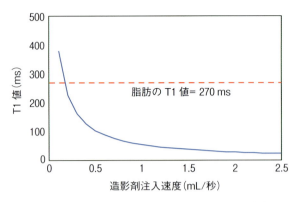

図15.15 **造影剤によるT1短縮** Gd-DTPA濃度0.5 mol/L，心拍出量5 L/分の場合．横軸は注入速度．T1強調像で高信号となる脂肪のT1値をあわせて示した（1.5Tの場合約270 ms）．

る限り短い必要があり，通常は3秒以下とします．

15.4.2 4D（ダイナミック）CE-MRA

4D MRAは，3D CE-MRAをダイナミック撮像する方法です．この場合は，造影剤投与前，投与中，投与後にわたって連続的に撮像しているのでタイミングをはかる必要がなく，造影剤の経時的な循環動態を画像化することができます．前述の通り，完全な3Dデータセットを収集するために必要な時間は，造影剤の循環時間より一般にずっと長いので，実質的なデータ収集時間を短縮するために**k空間のシェアリング**（ビューシェアリング view sharing）が必要になります（→16.4.4）．最も簡単なシェアリングの方法は，ダイナミック撮像の最初あるいは最後だけ完全なデータを収集し，それ以外はk空間の中心部のみ収集する方法で，**キーホールイメージング**（keyhole imaging）とよばれるものです．その後各時相について，完全な収集データから得られる周辺部のデータを共通に利用して画像を再構成します．図15.17に示すように，各時相のk空間は中心部のみ変化し，周辺部は同じであることがわかります．

もう少し複雑なk空間のシェアリング方法として，k空間の周辺部を中心部より低頻度に収集する方法があります．たとえばGEヘルスケアの

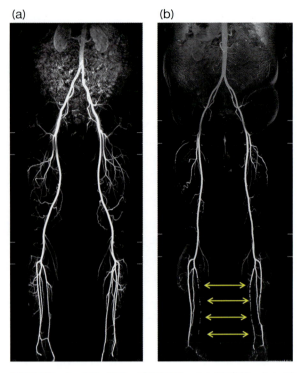

図15.16 **ムービングテーブル MRA** （a）3T装置，シングルボーラス投与後，3ステーションのムービングテーブル法で撮像したMRA．正常例．（b）同様の方法で撮像した，下腿動脈の狭窄例（→）．（Dr. Paul Malcolm, Norwich, UK 提供）

TRICKS（Time-Resolved Imaging of Contrast KineticS）は，k_z-k_y空間を中心部（A）から同心円状にB，C，Dの領域に区分します．まず最初に4つすべての領域，A_1, B_1, C_1, D_1を収集します．それ以降は毎回中心部Aおよび外側B〜Dのどれか1つを収集します．つまりA_2, B_2, A_3, C_2, A_4, D_2, A_5, B_3, …のようになります．各時相ϕ_nのデータは，それぞれ直近のデータをシェアして再構築します．つまり$\phi_1 = [A_2\ B_1\ C_1\ D_1]$, $\phi_2 = [A_3\ B_2\ C_1\ D_1]$, $\phi_3 = [A_4\ B_2\ C_2\ D_1]$, …となります．シーメンスの**TWIST**（Time-resolved angiography With Interleaved Stochastic Trajectories）は，中心部Aについては同様ですが，周辺部はランダムにB_1, B_2, B_3の3つのグループに割り振られ，Aは毎回，B_1〜B_3は3回に1回に収集され，最終的にシェアして画像を再構成します（図15.18）．いずれのBグループについてもデータ収集の順序は各データポイントの極座標（角度θ，半径k_r）に応じてスムーズに

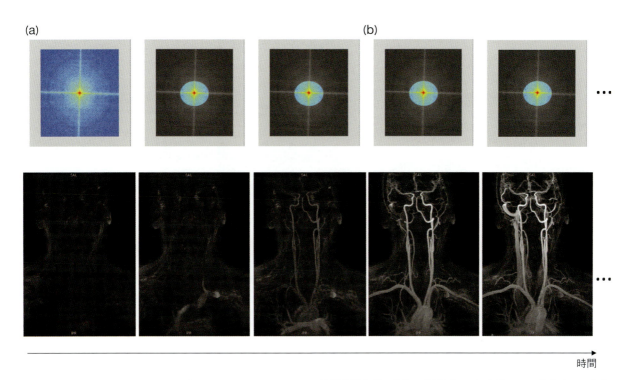

図15.17 キーホールイメージングによる 4D CE-MRA　(a) 造影剤投与前の最初の撮像時に，k 空間のデータをすべて収集する（カラーの部分）．(b) 造影後は，k 空間の中心部（カラーの部分）のみ収集することにより撮像時間を短縮する．すべての撮像終了後，k 空間の周辺部は最初のk 空間からコピーして各時相の画像を再構成する．下段はその MIP 表示．

連続しており，奇数ポイントは中心から外側に向かって収集し，偶数ポイントは逆方向に向かって収集します．これらの方法はパラレルイメージングとも併用可能で，さらに時間分解能を向上することができます．

15.4.3 血液プール造影剤

市販の造影剤のほとんどは，ガドリニウムのキレート製剤です．製品によってリガンドが異なり，それぞれ緩和能（r_1）（→9.7）も異なります．多くの製剤の r_1 は 4.3～6.7/mM/s 程度です．**ガドベン酸メグルミン**（gadobenate dimeglumine，本邦未承認）は，ヒト血清アルブミン（HSA）に弱く可逆性に結合することによって r_1 が 11/mM/s まで増大していますが，HSA にさらに強く結合する**ガドホスベセット**（gadofosveset，本邦未承認）の r_1 は 30/mM/s で，血管内プール造影剤として機能します．ただし r_1 は溶媒に依存して血液と生理的食塩水では異なること，測定時のラーモア周波数によっても異なることに注意する必要があります．USPIO（Ultra-small SuperParamagetic Iron Oxide　微小超常磁性酸化鉄）も血液プール製剤として評価されていますが，まだ商品化されていません［訳注：2018 年 1 月現在，欧米ではすでに承認済］．

15.5 磁化率強調画像

磁化率強調画像（Susceptibility-Weighted Imaging：SWI）は，組織の磁化率の違いを特に強調する撮像法です．その基本は，TE の長い 3D GE 法で 3軸すべてに GMN を加えたパルス系列を使って，振幅（マグニチュード）データ，位相データを収集します．まず位相データにハイパスフィルターをかけて，シミング不良や空気/組織境界による FOV 全体にわたる低周波数の位相変化を除去します．次に位相マスクを作って位相シフトを強調し，これを振幅画像と掛け合わたものが SWI です．SWI は BOLD 法（→18 章）と同じように，静脈のデオキシヘモグロビン濃度に鋭敏です．SWI では負の位相マスクによって静脈のコントラストが強調されるため，**磁化率強調血管撮像法**（Susceptibility-Weighted Angio-

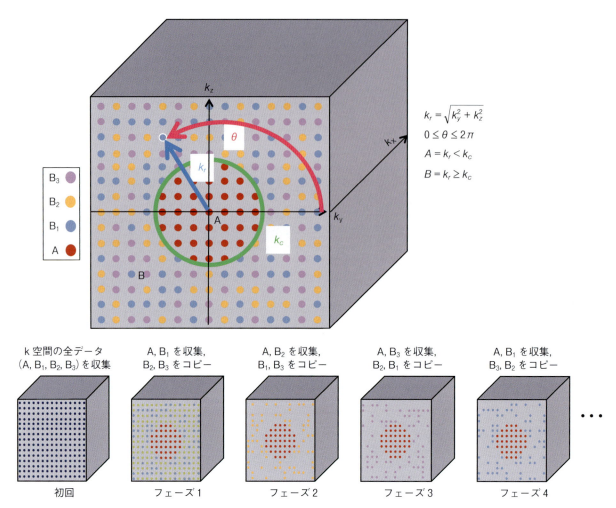

図15.18 **TWISTのk空間軌跡** k_y-k_z空間を半径k_cの円を境界として2つの領域A,Bに分割する.B領域のデータポイントはランダムにB_1,B_2,B_3のいずれかに割り当てられる.まず最初にk空間のすべてのデータを収集し(左端),以降はA-B_1-A-B_2-A-B_3の順に収集する.フェーズ1では,A(赤),B_1(青)のみ収集し,最初の完全スキャンのデータからB_2,B_3をコピーして(黄),すべてのk空間を埋めることにより画像を再構成する.フェーズ2では,A(赤),B_2(橙)を収集し,B_1は直前のフェーズ1のデータから,B_3は最初のデータからコピーする.フェーズ3は,A(赤),B_3(紫)を収集し,B_2はフェーズ2,B_1はフェーズ1からコピーする.以下同様に繰り返す.

graphy:SWA)とよばれることがあります.SWAの画像は最小値投影法(minimum Intensity Projection:mIP)を使って表示します.このほかのSWI撮像法として,位相データは使わずにマルチエコーGE法を撮像して各TEの画像に重み付けをする方法があります[訳注3].図15.19にSWIの例を示します.

[訳注3] SWAN(3D T2-Star-Weighted ANgiography,GEヘルスケア)はその例.

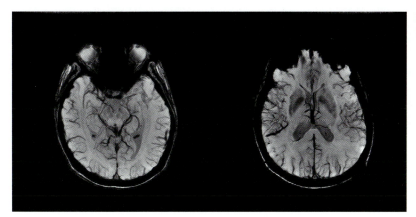

図15.19 磁化率強調画像(SWI) 静脈が強調されて低信号にみえる．

参考文献

Carr JC and Carroll TJ (eds) (2012) Magnetic Resonance Angiography: Principles and Applications. New York: Springer.

Haacke EM, Mittal S, Wu Z, Neelavalli J and Chenga Y-CN (2009) 'Susceptibility-weighted imaging: technical aspects and clinical applications, part 1'. Am J Neuroradiol 30: 19–30.

Hartung MP, Grist TM and Francois CJ (2011) 'Magnetic resonance angiography: current status and future directions'. J Cardiov Magn Reson 13: 19. www.jcmr-online.com/content/13/1/19 [accessed 8 May 2015].

Hashemi RH and Bradley WG Jr (2010) MRI The Basics, 3rd edition. Baltimore, MD: Lippincott, Williams & Wilkins.

Wheaton AJ and Miyazaki M (2012) 'Non-contrast enhanced MR angiography: physical principles'. J Magn Reson Imaging 36: 286–304.

16章

心臓 MRI

A Heart to Heart Discussion†: Cardiac MRI

16.1 はじめに

　心臓 MRI は，常に最も難しいアプリケーションのひとつでした．心拍，呼吸運動，血流の存在下で，不整脈があったり，息止めのできない患者でもきれいな画像を得るためには優れて安定した撮像法が必要です．幸いなことに，ハードウェア，パルス系列，画像再構成アルゴリズムのたゆまない発展により，MRI 全般の信頼性が向上し，さらに心筋を評価するための特殊な方法も開発されてきました．このような技術的進歩を背景として，ユーザーには撮像法を理解して最適化することが求められるようになっています．この章では以下のことを勉強します．

- よい心臓 MRI を撮像するためには，患者の準備が重要である．
- ダークブラッド法により，心臓の形態学的な情報が得られる．
- ブライトブラッド法により，心室の全般的，局所的な機能を評価できる．
- 造影 MRI により，心筋虚血，バイアビリティを評価できる．

16.2 患者の準備

　歴史的に，心臓 MRI は「難しい」とされてきました．しかし，最近の MR スキャナではこのような概念は払拭されています．技術的に最も難しいのは動きです．心臓そのものはもちろん，拍動流，呼吸運動などもあります．これらによる経時的な信号強度，位相の変化からゴーストをはじめとするさまざまなアーチファクトが発生します．

　最も効果的な対策は，生理的な現象に応じたトリガー法(triggering)あるいはゲート法(gating)です．一般にトリガーは，特定の生理的現象によってパルス系列をスタートする方法をさします．心電トリガーはその例です．ゲートは特定の時相のみデータを収集する方法です．たとえば，呼吸変動が少ない場合のみ撮像するような方法です．しかしトリガーとゲートはしばしば混同して使われています．

　心電トリガー法(ECG triggering)は，心周期の常に同じ時期にデータを収集するために使われます．したがって，心臓が空間的に同じ位置にあることが理想的です．トリガー法は R 波を検出してパルス系列をスタートするので，良質な心電波形が得られることが前提となります(→BOX：ゲート法の準備)．MR スキャナの中でよい心電波形をとることは容易なことではありません．これには 2 つの理由があります．ひとつは，傾斜磁場によってケーブルに大きな電位差が誘導されないように電極を十分接近させる必要があることです．もう一つは，磁気流体力学的効果(magneto-hyrdrodynamic effect) (→20.4.1)によって，波形そのものが変形することです．これは導電流体である血液が磁場の中で移動することによって誘導される電位が加わるためです．大動脈内の流速は左心室からの駆出期に最大となりますから，この電位は T 波に重なります．この結果 T 波が R 波より大きくなることがあり，トリガーを不正確にする一因となります．

　幸い，VCG(Vector Cardiac Gating　ベクトル心電ゲート法)［訳注 2］の普及により，心電トリガー法の信頼性は大きく向上しました(図 16.1)．VCG では，4 つの電極を直交するように配置し，左右成分(x)と上下成分(y)に分けて考えます．両者を同時に

---

† 訳注 1　heart to heart discussion：「胸襟を開いた率直な話」という一般表現にかけたタイトル．心臓 MRI のすべて，といったところ．

［訳注 2］　VCG：厳密にはゲート法ではなくトリガー法だが，本文中にも記載があるように，ゲートとトリガーはしばしば同意に用いられ，この場合も一般にゲート法と記載される．

16章 心臓MRI

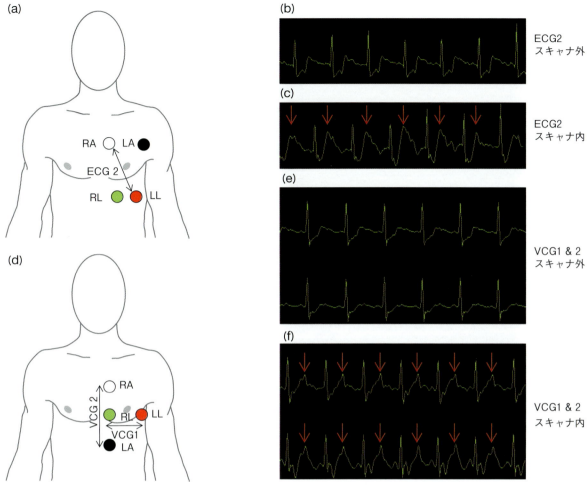

図16.1 心電ゲート法　(a) 標準的な第Ⅱ誘導の電極配置 (ECG2).　(b) スキャナ外では良好な波形が得られる.　(c) しかしスキャナ内では磁気流体力学的効果によってT波が増高する(→).　(d) VCG法の電極配置.電極が直交するように配置し,信号の左右成分 (x–VCG1) と上下成分 (y–VCG2) を計測する.　(e) スキャナ外ではやはり良好な波形が得られる.　(f) スキャナ内ではT波がまだ大きいが(→),VCG1,VCG2の波形を信号処理することによりトリガーのミスを低減できる.

計測することにより,心周期に伴って変化するR波の方向を知ることができます.心電図のベクトルは,磁気流体力学的アーチファクトと異なる軌跡を描くことが知られています.したがって,これらの2Dベクトルの空間的,経時的変化を信号処理することにより,通常の標準心電図に比べてトリガーの信頼性を格段に向上させることができます.

呼吸運動については,最近は1回の息止め下に撮像することが多くなっています.しかし,3D撮像のように高速化が難しいパルス系列の場合には,**呼吸トリガー**が必要となります.これには,患者の胸部に巻くベローズを使う方法,ナビゲーターエコーを使う方法があります.ベローズを使う場合は,ベローズから得られる呼吸運動の信号により,胸壁の動きが比較的小さい時期,すなわち終末呼気時にデータを収集します.トリガーポイントと,呼吸の繰り返し回数を指定できるのが普通です.ベローズは呼吸運動の間接的なモニター法ですが,これに対してナビゲーターエコーは横隔膜の動きを直接追跡する方法です.

ナビゲーターエコー (navigator echo) は,通常,右横隔膜上に細長い小領域(カラム)を設定してこれを励起,計測し,1次元のデータを収集するミニパルス系列です(→BOX:ナビゲーターの撮像法).信号をフーリエ変換すると,肺(黒)と横隔膜/肝上縁(白)の境界部のコントラストが得られます.これに

275

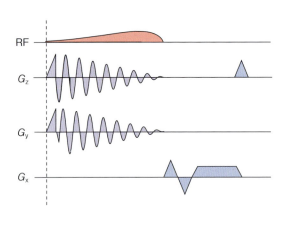
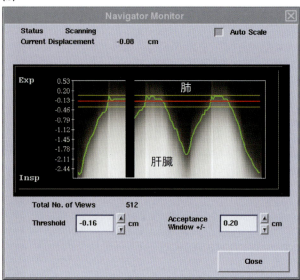

図 16.2　ナビゲーターエコー　(a) 2D ナビゲーター円筒状パルス系列．ナビゲーター領域は，右横隔膜のドーム上に設定する．(b) ナビゲーターの MR 信号．緑色の線の下の白い部分が肝臓，線上の黒い部分が肺．2 本の黄線は撮像する横隔膜位置の許容範囲，赤線は閾値を示す．

よって横隔膜の動きをモニターし，撮像する時相をユーザーが設定します．撮像を開始後，ナビゲーターは繰り返し横隔膜の位置を測定して，所定の範囲にある間だけデータを収集します（図 16.2）．さらに高度なシステムでは，撮像前後で横隔膜の位置をモニターし，撮像中に横隔膜が所定の範囲からはずれたと判断すると，収集したデータを棄却するものもあります．

マルチチャネルコイルを使用した**パラレルイメージング**（→14 章）の登場は，心臓 MRI に大きなインパクトを与えました．パラレルイメージングによって，スキャン時間の短縮，時間分解能の向上，撮像範囲の拡大などが実現できます．本章に述べるいずれの方法も，パラレルイメージングにより高速化できます．各施設でそれぞれのメーカーと最適な撮像法について検討することが必要です．

ゲート法の準備

トリガーに適した波形をとるためには，電極の位置決めに十分な時間をかけることが大切です．まず胸毛は剃ります．次に皮膚を適当なゲル剤で拭いて，皮膚の表層組織を剥離するとともに適当な湿り気を与えます．これによって皮膚のインピーダンス

が低下し導電性が向上します．必ず MRI 専用の電極を使用します．心臓 MRI に失敗する原因として最も多いのが VCG 信号の不良です．各メーカーがそれぞれアドバイスを用意していますから，十分時間をかけて電極の装着法を練習しましょう．

心電トリガーがうまくいかないときは，指趾につけたフォトプレチスモグラフセンサーを使う**末梢脈波ゲート**（Peripheral Gating：PG）によるトリガーも可能です．ただし，心電図の R 波と末梢脈波のピークの間には，150〜500 ms 程度の遅延があることに注意します．PG は指趾の血管内の血液量の変化を検出するだけですから，磁場の影響は受けません．しかし，PG トリガー直後の画像はすでに拡張期の場合があること，収縮期が PG の遅い部分に設けられている不整脈除去期にあたると収集されないことがあることに留意する必要があります．

ナビゲーターの撮像法

ナビゲーターエコーは特殊なパルス系列です．まず細長い領域（カラム）を励起する方法ですが，考えられるのは SE 法で 90°パルス，180°パルスのスライス選択傾斜磁場を直交させる方法です．これによって，励起された領域のうち，両者が交差する部分だけが信号を発生します．カラムは自由な位置，

角度に設定できますが，ナビゲーター領域が本来の画像と重なって黒い帯が入り，見たいところが見えなくなりうる点が問題です．

別の方法として，2D 励起を行う方法があります（図 16.2）．RF 励起パルスと同時に傾斜磁場を振動させて円柱状のカラム（ペンシルビーム）を励起します．GE 法なので，SE 法に比べて TR を短縮でき，SAR を低減できる利点もあります．

16.3 形態学的検査

心臓の形態学的撮像は，ほとんどが**心電トリガーによる息止め下の TSE/FSE** で撮像されます．TSE のエコートレインは比較的長いので，心臓の動きが最も少ない拡張期にデータを収集するのが普通です．あいにくなことに，心腔内の血液は拡張期にはあまり動かないので，心腔の高信号が読影の妨げとなります．この問題を回避するために，TSE の前にプレパルスとして **DIR**（Double Inversion Recovery）を加えて血液の信号を抑制する方法があります．これは**ブラックブラッド法**（black blood）ともいわれます（図 16.3）．DIR プレパルスは，まず非選択的 180°パルスで撮像領域全体のスピンを反転し，その後直ちにスライス選択的 180°パルスで撮像面スライス領域の反転スピンを元に戻します．この結果，撮像スライス外のスピンはすべて反転しますが，撮像スライス内のスピンは元に戻って何も変化していないことになります．

遅延時間 TI 後に TSE の撮像がスタートしますが，この時点で 2 つの条件が満たされている必要があります．ひとつは，撮像スライス内の血液はすべてスライス外に流れ去って反転したスピンで置換さ

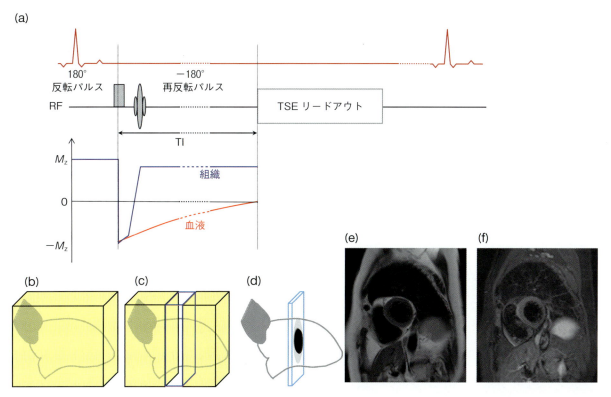

図 16.3 ブラックブラッド法（DIR）の原理 (a) 最初の非選択的 180°パルスによってすべてのスピンを反転する．(b) その後直ちにスライス選択的 180°パルスを加えて反転を元に戻す．(c) しかしスライス外の血液は反転したままの状態にある．TI 時間中にスライス内の元に戻った血液は流出し，スライス外から反転した血液が流入する．TI はリードアウト時に縦磁化が 0 になるように設定する．(d) リードアウトのスライスは，TI 時間中の心筋の動きの影響を受けないように 2 番目の 180°パルスよりも薄くする．(e) 心腔内の信号の抑制は良好で，無信号である．(f) さらにもう一つ脂肪抑制反転パルスを加えて脂肪，血液ともに無信号とすることもできる．

れていること，もう一つは反転した血液がT1値に応じて回復することです．当然のことながらTI値は撮像時にヌルポイントになって信号を発生しないように設定します．TI時間中にスライス内の血液が流入血液で置換されれば，心腔内は完全な「ブラックブラッド」になります．流速が非常に遅い血液，撮像面内で動く血液のようにTI時間中に置換されていない血液があれば，完全に真っ黒にはなりません．通常TIはT1の文献値から求めますが（1.5 Tで1400 ms，3 Tで1600 ms程度），エコートレインの長さ，TR（一般にR-R間隔の1～2倍）によっても変化します．したがって，ガドリニウム投与後はT1値が短縮して予想が難しいため，ブラックブラッド法の適用が困難になります．

DIRプレパルスは，シングルショットTSEやHASTEと併用することもできます．この場合は，1心拍ですべてのデータを収集できるので，1回の息止めで複数の画像を撮像できます．この方法は，位置決め画像に利用できます．

スライス選択的180°パルスをさらにもう1つ加えて，STIRとすることもできます．これによって血液のみならず脂肪も抑制された息止めTSEを撮像できます．T2強調STIRは，急性心筋梗塞における浮腫の評価に広く利用されており，T2延長の範囲がarea at risk（AAR，虚血状態にあるがまだ梗塞になっていない領域）と相関することが知られています．

16.4 機能的検査

機能的心臓MRIは，心周期を通して心臓の動きを画像化する方法です．一般にVCGトリガーのGE法を使用します．GE法はTRが非常に短く，同じ位置の画像を心周期の中で経時的に何回も撮像できます．この心周期内の時間的なデータポイントを**心位相**（cardiac phase）あるいは単に位相（フェーズ）といいます．MRIではスライスを自由に設定できるので，任意の断面でマルチフェーズのシネ画像を撮像できます（図16.4）．たとえば，四腔像（four-chamber view）では，左右の心室，心房，僧帽弁，三尖弁を1断面に収めることができます．この断面から，左心室全体を含む短軸（Short Axis：SA）シネ画像を作ることもできます．SA画像は，全体的あるいは局所的な心室機能の評価に有用です．もう一つよく使われる断面は，左室流出路像（Left Ventricu-

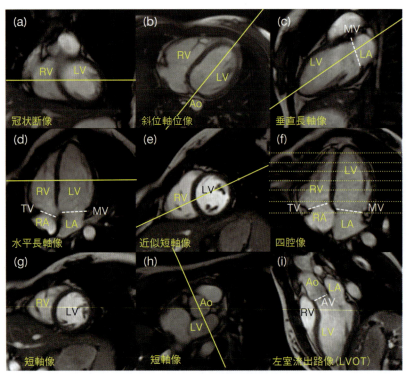

図16.4 心臓MRIの撮像断面 (a) 冠状断像．これからLV, RV, Aoを横断する斜位軸位像(b)を設定できる．(b) 斜位軸位像．LVの中心を通り中隔に平行な断面．これから垂直長軸像(VLA)(c)を設定できる．(c) 垂直長軸像．LV尖部，MVを通る断面．ここからRA, LA, MV, TVを通る水平長軸像(HLA)(d)を設定できる．(d) 水平長軸像．中隔に垂直な断面．これから近似短軸像(near short axis)(e)が得られる．(e) 近似短軸像．LVの中心，RVの下縁を通る断面．これから四腔像(4CH)(f)が得られる．(f) 四腔像．この上で中隔に垂直な基本的な短軸像(g, h)を指定できる(点線)．(g) 短軸像．LV, RVの中ほどを通る短軸像．(h) 短軸像．心基部の短軸像．Ao, LV上部が「雪だるま」状にみえる．(i) 左室流出路像(LVOT)．「雪だるま」の中ほどを通る斜位像．AVがみえる．

lar Outflow Tract：LVOT view）で，左心室に流入，流出する血流を描出できます．心臓のシネ MRI 撮像に必要な特別なテクニックについては後述します．

心臓 MRI の撮像断面

一般に心臓 MRI では，通常の横断（軸位断），矢状断，冠状断を使わず，ほとんどは心腔や弁に合わせた二重斜位像となります．これには，心臓の解剖を十分理解すると同時に練習も必要です．図 16.4 におもな断面を示しました．いずれも，20 フェーズのシネ撮像の中から拡張終末期の 1 枚を取りだしたものです．

16.4.1 バランス型 SSFP 法

心臓 MRI の初期には，シネ撮像はスポイル型 GE 法で撮像していました．この方法は，低信号の心筋に対して流入効果によって血液が高信号になることを利用するものなので，画質が不安定でした．その後技術の発達に伴い，3 軸ともに位相をリワインドする**バランス型 SSFP 法 (bSSFP)** が導入されました．MRA の場合と同じように（→15.3.4）心臓 MRI の領域では，bSSFP が一般的な呼称として広く使われていますから，ここでもそれに従います．bSSFP のコントラストはおもに T2/T1 比に依存しますから，この値が大きい血液と，これが小さい心筋のコントラストは良好です．bSSFP はメーカーによって FIESTA，bFFE，True-FISP などとよばれています．

16.4.2 k 空間分割イメージング (segmentation)

1 回の息止め下に，マルチフェーズのシネ画像をすべて撮像できることが理想です．しかし実際には，TSE におけるエコートレインと同じように，各フェーズごとに複数の位相エンコードステップに分けて撮像します．困ったことに，この方法の呼称はメーカーごとにばらばらで混乱のもとです．そこで本書では次のように定義します．それぞれの位相エンコードを**ビュー**（view）とよびます．それぞれの心位相を構成するビューの数を（TSE に例えて）**エ**

コートレイン長 (ETL) とします．この 1 つの R-R 間隔内に複数のビューを収集する方法を，**k 空間分割イメージング (segmentation)** といいます（図 16.5）．

k 空間分割イメージングの効果を実際の例で考えてみましょう．周波数方向マトリックス 256×位相方向マトリックス 128 のマルチフェーズのシネ画像を撮像することを考えます．1 回の心拍で，1 心位相あたり 1 ビューを収集する場合，スキャン時間は 128 心拍となります．心拍数が 60/分なら R-R 間隔は 1000 ms ですから，スキャン時間は 2 分以上となり息止め撮像はできません．しかし bSSFP の TR はせいぜい 3.5 秒程度なので，理論的には 1000/3.5≒285 位相を収集できます．位相の数はこんなにたくさん必要ありませんから，各 R-R 間隔で 1 心周期あたり複数のビューを収集するようにします．1 心周期あたり 1 ビューではなく，12 ビュー，すなわち ETL＝12 とします．スキャン時間は 128/12≒11 心拍となり，11 秒間の息止めなら可能です．各 ETL あたりのデータ収集時間，すなわち実効時間分解能は 3.5×12＝42 秒で，最大 1000÷42≒23 位相を撮像できます．

ここは TSE に例えましたが，シーメンスも各心位相の 42 ms を「TR」として，各ビューの時間（3.5 ms）をエコー間隔（ESP）とよんでいます．つまり TR＝ETL×ESP となります．ETL の選択は，息止め可能な長さ，各位相間の動きによるブラーリング（ボケ），ゴーストなどのアーチファクトの大きさに応じて異なります．

16.4.3 プロスペクティブ法とレトロスペクティブ法

ここまで，シネデータをすべて収集する間，心拍数は変化しないものと考えてきました．しかし実際にはスキャン中に心拍数は変動し，不整脈もあります．通常より拍動間隔が短くなると，データ収集が不十分になります．最も簡単な方法は，数心拍をモニターして，変動範囲を知ることです．ARP (Arrhythmia Rejection Period　不整脈拒絶期間) を設定することにより，その間はデータを収集しないようにすることができます（図 16.6）．ARP は通常

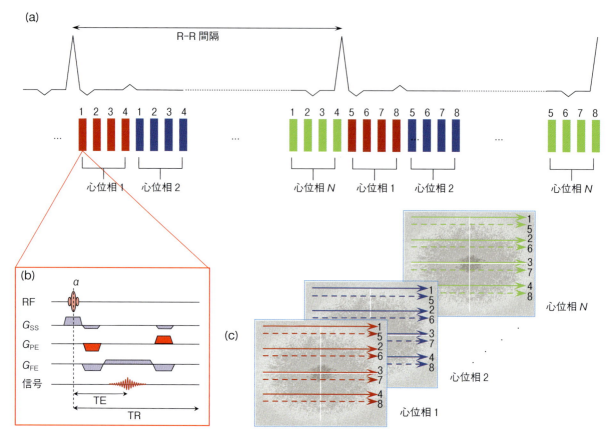

図 16.5　k 空間分割イメージング (segmentation) による心臓 MRI 撮像法　全体のスキャン時間を短縮するために，1 心拍中に複数の位相エンコードステップ (=ビュー) を収集する．(a) の縦線それぞれが 1 回の bSSFP パルス系列 (b) を示す．それぞれが異なる位相エンコードステップをもつ．この例では，各 R-R 間に各心位相画像の k 空間に 4 つのビューが埋められていく．

R-R 間隔の 10〜20％ とします．これによって，ARP の範囲で R-R 間隔が変動してもデータの収集漏れがなくなります．ARP の期間中は単にデータ収集が行われないだけで，磁化の定常状態を維持するためパルス系列は走っています．この場合，ARP の後，システムは次の R 波を待ってデータ収集を始めるので，**プロスペクティブ・トリガー法** (prospective triggering) とよばれます．また R-R 間隔が ARP ウィンドウ外にあるときに収集されたデータは棄却され，再収集されます．プロスペクティブ法の欠点は，ARP 内ではデータが収集されないために拡張終末期のデータが得られないことです．

もう一つの方法は**レトロスペクティブ・ゲート法** (retrospective gating) です．この場合は ARP と関係なく心周期を通じてデータを収集し，同時に各心拍間隔を記録します．ARP はもっと長く通常 50％

なので，棄却されるデータは少なくなります．R-R 間隔の変動はレトロスペクティブ処理に反映されます．スキャンがすべて終わった時点で，各心拍は標準心拍に合わせて延長あるいは短縮され，各ビューのデータポイントを再配置します (図 16.7)．データは，実際に収集された位相数に関わりなく，任意に設定した位相数にレトロスペクティブに再配置されます．最も簡単な再配置法は最近傍法 (nearest neighbor algorithm) です．収集される各ビューの心周期内の時間は同一ではないので，同じ位相のビューを隣接する 2 つの位相で共有して使用する必要がある場合もあります．しかし再構成の時点では，心周期全体のデータが収集されています．レトロスペクティブ・ゲート法でも ARP は使用しますが，プロスペクティブ法よりも広く，通常 R-R 間隔の 50％ です．したがって，心拍間隔が非常に短い場

16 章 心臓 MRI

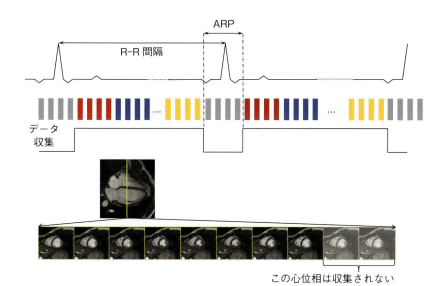

図 16.6 プロスペクティブ・トリガー法　R 波によってデータ収集が開始されるが，ARP の期間中はデータ収集を行わない．通常 ARP は R-R 間隔の 10～20% とする．このため，心周期終末の位相は失われる．磁化の定常状態を維持するために，ARP の間もパルス系列は走っている．R-R 間隔が ARP ウィンドウ外にあるときに収集されたデータは棄却され，再収集される．

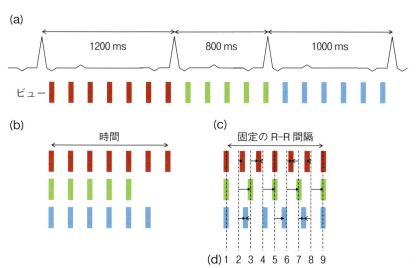

図 16.7 レトロスペクティブ・ゲート法　(a) 連続する 3 心拍はいずれも R-R 間隔が異なる．縦線はそれぞれ 1 つの位相エンコードステップ（＝ビュー）を示す．この例では 3 つの異なるビュー（赤，緑，青）を，各心拍ごとに収集する．(b) この結果，心拍ごとにビュー数が異なる．(c) レトロスペクティブ処理により，各 R-R 間隔を延長あるいは短縮して固定の長さに合わせる．(d) ユーザーが指定する任意の位相数（この場合は 9）に応じて，最も近いビューを割り当てる（→）．いずれの心位相にも 3 つのビューが存在するようにするために，場合によっては 1 つのビューを隣接する 2 つの心位相に割り当てる必要がある．

合，非常に長い場合のみ棄却されます．

16.4.4 ビューシェアリング

　スキャン時間を短縮するためには ETL を大きくする必要がありますが，これによって実効時間分解能が減少し，画像のボケ，シネの動きの滑らかさが失われるなどの問題が起こります．時間分解能を維持するためには，**ビューシェアリング**（view sharing あるいは echo sharing）が有効です（→15.4.2）．これは k 空間上で，隣接する心位相のラインから両者の間の心位相画像のラインを合成する方法です．たとえば，ETL＝8 とします．n 番目の心位相データの最後の 4 ビューを，$n+1$ 番目の心位相データの最初の 4 ビューと結合して，新しい心位相の 8 ビューとします．この新しい心位相は時間軸上で $1/2(t_n+t_{n+1})$ となります．この対称的ビューシェアリング（均等ビューシェアリング）によって，心位相を N 個から $2N-1$ に増やすことができます．もちろん非対称なビューシェアリング（**可変ビューシェアリング** variable view sharing）も可能です．たとえば，n 番目の心位相の最後の 2 ビューを $n+1$ 番目の心位相の最初の 6 ビューと合成して，$3/4(t_n+t_{n+1})$ の時点のデータとすることができます．ただしビューシェアリングは新しいデータを収集してい

281

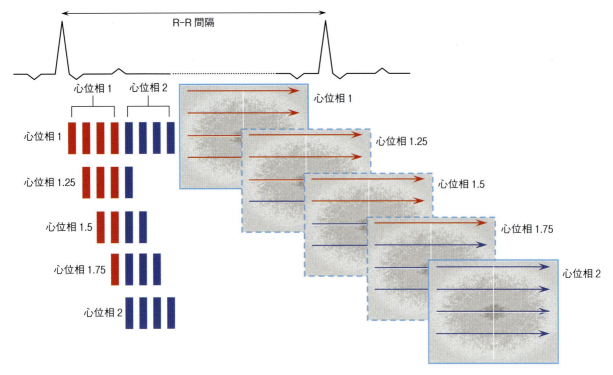

図16.8 可変ビューシェアリング　この例では，1つのR-R間隔内の各心位相について，4つの位相エンコードステップ（＝ビュー）を収集している．心位相1は4つの赤いビュー，心位相2は4つの青いビューからなる．その中間の心位相は，心位相1と心位相2をシェアすることにより合成する．図に示す通り，心位相1と心位相2のデータをシェアする比率がそれぞれ異なっている．中間の心位相は，実際にデータ収集は行わずにデータのシェアだけで作られている．

るわけでなく，実際に収集したデータを時間的に内挿して中間段階の位相を作り出しているだけであることに留意する必要があります．ビューシェアリングによって，シネ動画の動きは確実に滑らかになります（図16.8）．可変ビューシェアリングは，レトロスペクティブ・ゲート法において，ユーザーが設定した心位相数に合わせるためにビューを共有する必要がある場合には特に有用です．

リアルタイムシネMRI

シネ画像は1心周期中の機能画像を見ることができますが，実際には数多くの心拍のデータから得られたものであることに留意する必要があります．またよい画像を得るためには，心拍数が一定であることが必要です．心拍数が一定しない場合，たとえば心房細動などでは，心電トリガーやゲートを使わずにごく短時間に撮像する方法があります．これは**リアルタイムシネMRI**といわれるもので，心臓全体の画像をごく短時間に撮像することにより，毎秒8〜12フレームを撮像することが可能です．しかしこのような時間分解能を得るためには，一般に空間分解能を犠牲にせざるをえません．14章で述べた，パラレルイメージングにおける時間分解能と空間分解能の関係が，リアルタイムシネMRIの開発に役立ちます．

16.4.5　心機能解析

左心室全体をカバーする短軸断のシネ画像から，収縮終末期，拡張終末期の心腔容積を知ることができ，ここから心機能の評価に重要な駆出率を計算することができます．これには，心腔と心筋（心内膜縁）の境界を手動あるいは半自動的に検出する画像処理ソフトウェアを使います（図16.9）．拡張終末期のスライスすべてから左心室の体積（面積×スライス厚）を求めて足し合わせると，**拡張終末期容積**（end-diastolic volume：EDV）が求められます．同様に収縮終末期の画像を足し合わせて**収縮終末期容**

16章 心臓MRI

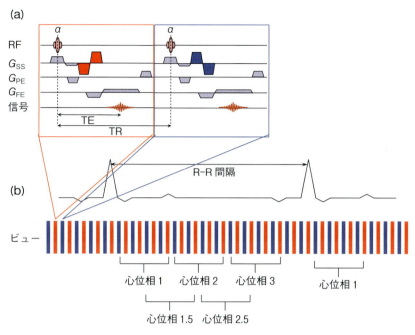

図 16.11 シネ位相コントラスト法 (CPC)　(a) スライス選択方向に速度エンコード傾斜磁場を加えた GE 法のパルス系列．2 つの速度エンコード傾斜磁場 (赤，青) は通常連続する TR にインターリーブする．(b) レトロスペクティブ・ゲート法，k 空間分割イメージング (segmentation) を併用する場合のデータ収集法．各 R-R 間隔で複数の位相エンコードステップ (= ビュー) を収集する．この例では 2 つのエンコードに対して 4 ビューを収集している．時間分解能は 8×TR であるが，対称性ビューシェアリングによって時間分解能をさらに向上させている．

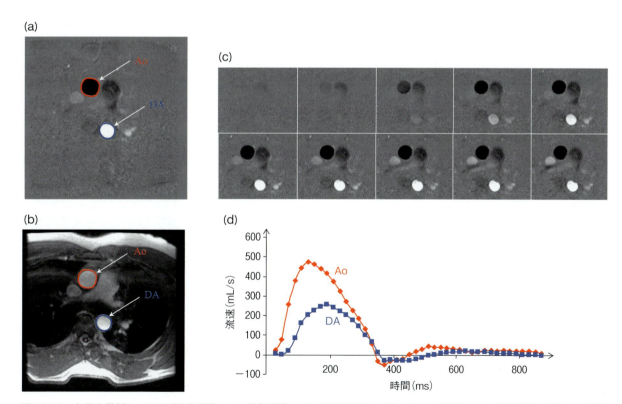

図 16.12 上行大動脈レベルの CPC 画像　(a) 位相画像．(b) 同じ時相のマグニチュード画像．(c) 位相画像の最初の 10 枚を示す．上行大動脈 (Ao) 位相は灰色～黒，反対方向に流れる下行大動脈 (DA) は灰色～白に表示されている．(d) 流速曲線．各時点の ROI (図 a，b の赤，青) の値 (mm/s) に ROI の面積 (mm^2) を掛ければ流速 (mL/s) を求めることができる．

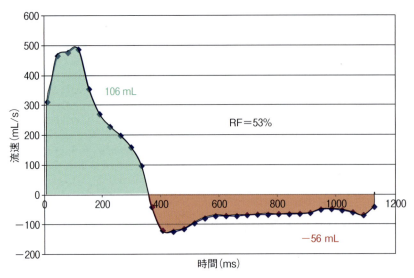

図 16.13　大動脈弁閉鎖不全例の CPC による流速計測　大動脈弁閉鎖不全例の上行大動脈（大動脈弁の直上）における流速計測．収縮期に 106 mL の順行性フロー（緑），拡張期に 56 mL の逆行性フロー（赤）がみられる．逆流率 56÷106＝53％．

の評価に広く用いられます．通常のシネ画像によって心内膜縁，心外膜縁の輪郭から得られる相対的な運動評価は容易ですが，心筋そのものの運動は観察できません．**心筋ストレイン**（myocardial strain），すなわち心筋内の歪みを画像化する撮像法がいろいろ知られています．最も一般的な方法は組織タギング（tissue tagging）です．これは各 R 波の直後に，二項パルス（たとえば 1：−2：1）（→12.4.1）と傾斜磁場を組み合わせた**タギングパルス**（タギングモジュール）を加え，その後通常のシネ撮像を行います．このタギングパルス系列は SPAMM (SPAtial Modulation of Magnetization) とよばれ，画像に一定の信号パターン（タグ）を一時的に付加します．これをタギング画像といいますが，タグは 1 次元的な線，あるいは 2 次元的な格子が一般的です（図 16.16）．心周期内で心筋が動いて歪むと，タグも歪むので目視的に収縮の状態を知ることができます．タグの移動を評価し，心筋ストレイン，心腔変形を評価するさまざまな方法が開発されています．

一例として HARP (HARmonic Phase) は，タギング画像を高速に解析して，心筋内の各点の動きを表すパラメータ画像を表示できるソフトウェアです．さらに，組織の変形を位相にエンコードして，そこからストレインを計算する DENSE (Displacement ENcoding with Stimulated Echoes)，組織ストレインを直接画像化する SENC (Strain ENCoding) などが開発されています．さらに，通常の CPC 法を使って 2D あるいは 3D の心筋壁運動の速度を解析することもできます．速度情報を時間で積分することにより組織の移動距離，ストレインを求めることができます．

16.5　心筋灌流画像

MRI による**心筋灌流画像**（myocardial perfusion）は，一般的な核医学検査に対して空間分解能が高い，他臓器が吸収に影響を及ぼさない，放射線被曝がないなど，数々の利点があります．MRI 灌流画像は，ガドリニウム造影剤をボーラスで投与し，造影剤が心筋を通過する際の一過性 T1 短縮による造影効果を観察します．灌流が低下している虚血部位には，造影効果の低下，遅延造影効果，あるいはその双方が認められます．執筆時点では，ガドリニウム造影剤の心臓 MRI への適用は FDA 認可外使用となっています［訳注3］．

心筋における造影剤のファーストパスは非常に速く通常 10 秒以下なので，撮像法に求められる条件も厳しいものとなります．理想的には 1 心拍で心臓全体を撮像したいところですが，実際には 1 心拍では 3〜4 スライスが限界です．基本的なパルス系列は TR の短い GE 法で，撮像時間は 200 ms 以下と

［訳注3］　日本では保険適用が認められている．

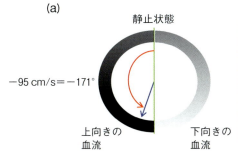
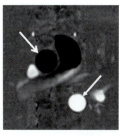
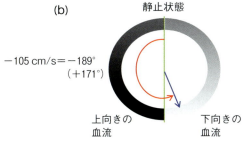
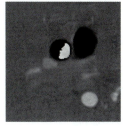

図 16.14 位相コントラストの速度折り返し
一方向の速度を位相シフト 0°〜＋180°, 反対方向の速度を 0°〜－180°に割り当てる. グレイスケールは－180°は白, 0°は灰色, ＋180°は黒とする. (a) 上行大動脈 (左上→) は灰色〜黒, 逆向きに流れる下行大動脈 (右下→) は灰色〜白に表示されている. venc 値は 100 cm/s に設定されており, たとえば流速－95 cm/s であれば位相シフト－171°となる. (b) しかし流速が venc を超えると速度折り返しが発生する. ここでは venc 値 100 cm/s であるが流速－105 cm/s は位相シフト－189°となり, 180°より大きいので画像再構成の際には＋171°と解釈される. 上行大動脈の流速の一部が 100 cm/s を超えているため, 血管内の色が突然黒から白に変化している.

します. T1 の変化に対する感度を向上させる目的で, プレパルスとして非選択的 90°飽和パルスを加えます. またこの飽和パルスは心拍数による信号変化の違いを吸収して, ある程度の不整脈にも対応できるようにする効果もあります. 図 16.17 には, インターリーブ GE-EPI 法によるマルチスライス撮像の 1 枚を示しました. 内膜下虚血病変が, 造影効果に乏しい部位として描出されています. ただし, 灌流画像の評価に際しては, 低信号の部位が, 心腔内の高濃度造影剤による磁化率効果や, リードアウト中の心筋運動によるアーチファクトによるものではないことを確認する必要があります.

負荷試験

虚血性心疾患では, 身体活動によって胸痛などの症状が起こりやすくなります. これは, 安静時には冠動脈が十分に血液を供給していても, 運動すると必要な血液量が増加するために血液灌流が不足するためです. 画像でも, 安静時の心筋灌流画像では異常が捉えられない場合があります. そこで心筋血流を増加させるような負荷をかけます. 運動させるのが最もよいのですが, MR スキャナの中では困難です. そこでアデノシンのように一時的に心筋血流を増加させる薬剤を使用します. 定量評価が必要な場合, あるいは負荷時の欠損像が Gibbs アーチファクトのような帯状低信号アーチファクト (dark-rim artifact) の疑いがある場合などは, 負荷検査に続いて安静時検査を行うこともできます.

定量的灌流画像

MRI 灌流画像は, 冠動脈支配の境界領域に数心拍以上にわたって持続する欠損像を見ることにより定性的に診断するのが一般的です. 核医学検査に比べると感度, 特異度ともに優れていますが, さらにこれを改善する半定量的な方法もあります. 最も一般的な方法は, 負荷時, 安静時の信号強度曲線の最大傾斜を比較することにより, **心筋血流予備能** (myocardial perfusion reserve index : MPRI) を求める方法です. ただし, 安静時と負荷時の全般的な心機能は大きく異なることが多いので, 左心室血液プールの輝度の傾斜を使って正規化します. DCE-MRI のようにさらに精密な定量解析法も行われています (→18.4).

心機能の定量解析に共通する問題は, すべての心位相が同じ空間位置にあることを保証することです. 20〜30 秒の息止めが可能であれば, 最大傾斜の解析は比較的容易ですが, そうでない場合は各心

16.6 心筋バイアビリティ

「心臓発作」すなわち心筋梗塞は，心筋の一部の血流が不十分となり，酸素不足による心筋組織障害が起こる状態です．障害は不可逆的な場合（＝心筋梗塞）と，可逆的な場合があり，後者の場合は適切な治療により**バイアビリティ**（viability）のある組織を復活できる可能性があります．したがって，異常な心筋にまだバイアビリティが残っているのか，すでに梗塞に陥っているのかを決定することは重要です．

心筋バイアビリティ（viability）の評価法のひとつに，ドブタミンのように心筋収縮性を増強する薬剤を徐々に増やしながらシネ画像を撮像する方法があります．安静時に壁運動異常があり，少量のドブタミン投与でこれが改善する場合は，バイアビリティありと判断できます．ドブタミンをさらに増量すると，心筋は虚血になり収縮不良となります．

もう一つ有用な撮像法として，心筋の**遅延造影効果**（Late Gadolinium Enhancement：LGE）を見ることにより，バイアビリティのない組織を直接画像化する方法があります．最近の知見によると，LGEは，心筋収縮能や罹病期間とは無関係に，不可逆的な心筋損傷を示唆する所見であるとされています．急性心筋梗塞，慢性心筋梗塞いずれにおいても細胞外腔の容積が増加し，ここにガドリニウム造影剤が貯留します．急性心筋梗塞の場合は，細胞膜機能の喪失によって造影剤が細胞外腔に蓄積し，慢性心筋梗塞では心筋細胞を置換する線維組織の細胞内腔が細胞外腔に比較して小さいことが原因と考えられています．造影剤投与 10～20 分後に T1 強調像を撮像すると，梗塞巣と正常心筋のコントラスト差が最大となります．

このコントラストを最大化するためには，反転プレパルス併用 T1 強調像 GE 法を使用し，反転時間 TI を正常心筋のヌルポイントに一致させます（図 16.18）．この TI の選択には難しい問題があり，いろいろな方法が提唱されています．ひとつは，まずいくつか異なる TI で，高速，低分解能の画像を撮像して，目視的に正常心筋が最も低信号となる TI を選ぶ方法です．2 つ目として，1 回の反転パルス後に，TI を少しずつ長くしながら複数の低分解能

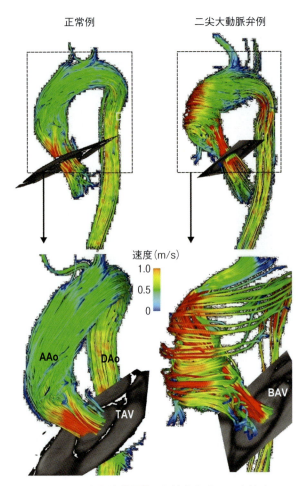

図 16.15　3D 速度流線画像　3 軸方向すべてを速度エンコードした 4D PC データから計算した 3D 速度流線画像．それぞれの線は収縮期の速度ベクトルをつないだもの．カラーは速度を表す．左は正常例．右は先天性二尖大動脈弁の症例．AAo：上行大動脈，DAo：下行大動脈，TAV：三尖大動脈弁，BAV：二尖大動脈弁．（Dr. Michael Markl, Northwestern University, Chicago 提供）

位相について位置を補正する必要があります．さらに特に薬物負荷時に多発する不整脈の問題があります．心筋血流量の絶対定量評価（mL/g/分）を行うにあたっては，通常の造影剤濃度（1.0 mmol/kg）では造影剤濃度と信号輝度が比例しないことも問題となります．これについては，濃度と輝度が比例するように低濃度（0.05～0.075 mmol/kg）の造影剤の使用を推奨する施設もあります．さらに現在利用可能な造影剤はすべて血管腔内のみならず細胞外腔にも分布するので造影効果に影響を及ぼし，血管腔と細胞外腔の相対的な容積比がわからないと絶対的定量評価は難しくなります．

16章 心臓MRI

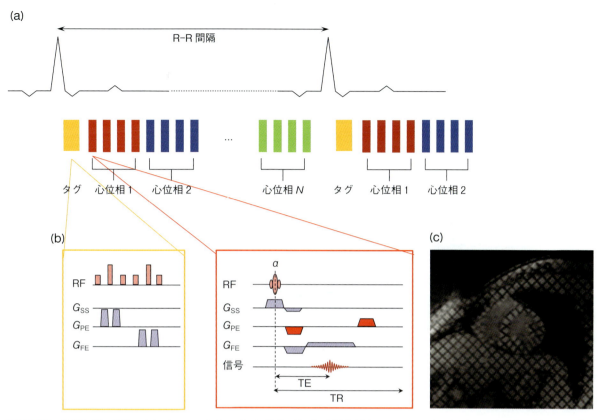

図 16.16　心筋タギング法　(a) プロスペクティブ・トリガー法，k 空間分割法 (segmentation) によるシネ撮像の前に，タギングモジュール (黄色) が付加されている．(b) 1：−2：1 の二項パルスをもつタギングモジュール．心周期の冒頭で格子状パターンの信号を付加する．心周期の間に心臓が変形すると，それに応じてタグの線も変形する．(c) タギングシネ画像の 1 枚．心筋壁の運動がわかる．タグの線は，心周期が進むにつれて T1 緩和によって次第に消えていく．

GE 画像を収集する「TI スカウト」パルス系列を利用する方法です．3 つ目に，信号の符号を保存した PSIR (Phase Sensitive Inversion Recorery) 法を使用する方法があります (→12.4)．PSIR 画像は，幅広い範囲の TI に対して，通常のマグニチュード表示 IR 法に比較して良好な正常心筋/梗塞心筋のコントラストが得られます．

> **心筋梗塞のイメージング**
>
> シネ撮像で心室壁の運動に異常があり，**遅延造影効果 (LGE)** があれば，再灌流後も心筋は回復しないと考えられます．逆に，運動が異常でも LGE がなければおそらくバイアビリティが残っていて，再灌流により機能を回復できると考えられます．LGE の範囲は梗塞巣の大きさと相関することから，このような撮像法は infact sizing (梗塞巣のサイズ評価) といわれ，機能予後の予測に利用されます．図 16.18 は，大きな遅延造影がみられた症例です．
>
> LGE は慢性梗塞巣の同定に有用ですが，造影剤投与約 2 分後の**早期造影効果** (early gadolinium enhancement：EGE) は，急性心筋梗塞の検出に用いられます．この場合の造影効果は，たとえ冠動脈が保たれていても心筋の毛細血管レベルでの血流障害を反映すると考えられます．この病態は**微小血管閉塞** (microvascular obstruction：MVO) といわれるもので，長期的な心血管イベントの予後因子として重要です．
>
> LGE は心筋の線維化を反映していますが，線維化は心筋梗塞以外にも多くの非虚血性心筋疾患 (心筋症) でも認められることに留意する必要があります．

Part II　エキスパート編

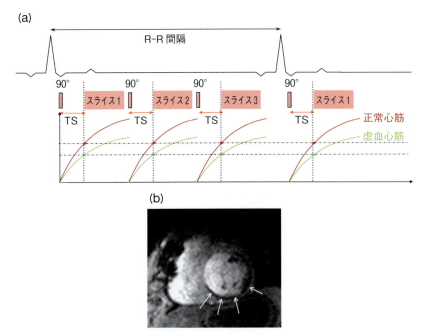

図 16.17　**心筋灌流画像**　(a) 非常に高速な心電トリガー T1 強調像により，R-R 間隔中に少数スライスを繰り返し撮像する．それぞれ撮像パルス系列の前にプレパルスとして 90° 飽和パルスを加える．飽和回復時間 (TS) 内に，T1 緩和によって縦磁化が回復する．撮像と同時に投与した造影剤が正常心筋に到達すると，信号がさらに回復する (赤)．虚血性病変は造影効果に乏しい (緑)．(b) 代表的な 1 スライス．内膜下虚血性病変が造影効果に乏しい部位として認められる (→)．90° プレパルスにより，縦磁化が必ずゼロになるため，不整脈による R-R 間隔の変動に起因する輝度変化の影響を受けにくくなる．

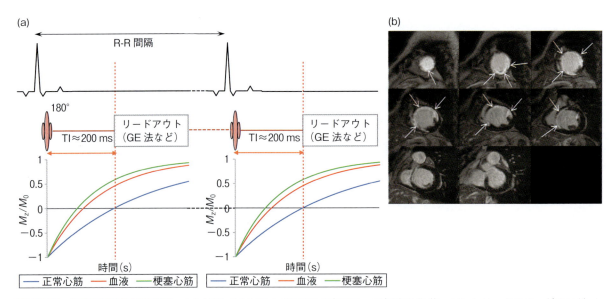

図 16.18　**心筋の遅延造影 (LGE)**　(a) 180° パルスにより磁化を反転する．反転時間 TI 後，セントリックリオーダリング，k 空間分割 (segmentation) による GE を撮像する．(b) TI を適当に選ぶと撮像時に正常心筋の信号はゼロ，梗塞組織は高信号となる (→)．

290

16.7 心筋組織の特性評価

心筋の緩和時間は，含水量，微視的分子環境を反映してさまざまな病態で変化します．多くの心疾患でT1延長が知られており，造影前後のT1値はびまん性心筋線維化の評価に利用されています．T2値の定量画像は，T2強調STIRに比較して浮腫の診断における精度，信頼性が高いと考えられてます．βタラセミアのような鉄沈着疾患では心筋にも鉄が増加します．組織の鉄含有量を幅広い範囲で定量できるT2*強調像が，キレート治療への反応性評価に役立つ可能性があります（→19章）．

16.8 冠動脈 MRI

MRIによる冠動脈撮像にはなお多くの困難があります．冠動脈は径が小さく，心外膜脂肪組織内を蛇行しており，心拍，呼吸運動によって大きく移動します．最も簡単な方法は，息止め下に拡張期の短時間で，k空間分割（segmentation）によるGE法を撮像することです．冠動脈の走行に平行な脂肪抑制2Dマルチスライスを設定するとよい画像が得られますが，心臓全体を撮像するには何回も息止めが必要で，空間分解能はスライス厚で制限されます．

血液が高信号となる心電ゲート併用3D bSSFP法を使うとさらによい画像が得られます．心筋および脂肪の信号を抑制するために，T2飽和プレパルス，脂肪抑制プレパルスを併用します．スキャン時間が長く息止めは不可能なので，呼吸ゲートが必要になります．呼吸ゲートはナビゲーターエコーが一般的です．ナビゲーターエコーは，データ収集前にプロスペクティブに収集する場合，データ収集後，画像再構成前にレトロスペクティブに利用する場合があります．

MR冠動脈撮像は，冠動脈近位の評価には使えますが，CT血管撮像の方がはるかに高速，確実に冠動脈全体を評価できます．

参考文献

Biglands JD, Radjenovic A and Ridgway JP (2012) 'Cardiovascular magnetic resonance physics for clinicians: part II'. J Cardiov Magn Reson 14:66. www.jcmr-online.com/content/14/1/66 [accessed 7 May 2015].

Coelho-Filho OR, Rickers C, Kwong RY and Jerosch-Herold M (2013)

'MR myocardial perfusion imaging'. Radiology 266: 701–715.

Doltra A, Amundsen BH, Gebker R, Fleck E and Kelle S (2013) 'Emerging concepts for myocardial late gadolinium enhancement MRI'. Current Cardiology Reviews 9: 185–190.

Kwong RY (ed.) (2008) Cardiovascular Magnetic Resonance Imaging. Totowa, NJ: Humana Press.

Ridgway JP (2010) 'Cardiovascular magnetic resonance physics for clinicians: part I'. J Cardiov Magn Reson 12:71. www.jcmr-online.com/content/12/1/71 [accessed 7 May 2015].

17章 MR スペクトロスコピー
It's Not Just Squiggles[†]: In Vivo Spectroscopy

17.1 はじめに

ここまで読まれた読者はすでに, アーチファクトの原因となる脂肪と水の**化学シフト** (chemical shift)についてはご承知のことと思います. これは異なる化学環境にあるプロトンは, 近傍の原子の電子雲による遮蔽のために, それぞれ経験する磁場強度が異なることに起因します(→7.3). 化学者は, 核磁気共鳴装置(NMR)でスペクトルのピークの測定を分子構造の決定に利用しています. 各ピークの下の面積は, その位置にあるプロトンの相対的な数に比例します. 人体には無数の化学物質がありますが, 水のプロトン, 脂肪組織のプロトンが, その他の分子に比べて圧倒的に多いので, その他の物質はほとんど区別できません. MR スペクトロスコピー(MR spectroscopy)では, 傾斜磁場を使って組織の一定体積を選択的に励起し, ここから発生する自由誘導減衰(FID)(→9.3)を計測し, これをフーリエ変換することによってボクセル内にある原子核のスペクトルを生成します. 長らく困難とされ, 診断的な有用性も大きなものではありませんでしたが, 現在ではずっと信頼性が向上し, 特に脳 MRI では必須の検査と見なされるようになってきました.

この章では以下のことを勉強します.

- 脳 MRS のおもなピークは NAA, クレアチン, コリンである.
- PRESS, STEAM はシングルボクセル MRS に利用される. PRESS の方が一般的である.
- MR スペクトロスコピーに位相エンコード傾斜磁場を組み合わせると, 2次元あるいは3次元の化学シフトマップが得られる.

[†] 訳注1　Not Just Squiggles：単なるグジャグジャの線ではない.

MR スペクトロスコピーの用語

MR スペクトロスコピーには独特の用語があり, MRI だけをやっていた人には馴染みがないものもあります. まず略称は **MRS** で, 普通の MRI と区別します.

スペクトルのピークは**レゾナンス** (resonance)ともよばれます. 化学物質によってはピークが1つではなく, J カップリング (→9.6.4)によって2つ (doublet ダブレット), 3つ (triplet トリプレット)に分かれていたり, さらに小さなサブピークがあったりします. 各物質のピークを明瞭にするために, 水抑制が必須です.

シミング (shimming)は, ボクセル内の磁場が均一になるように傾斜磁場を調整することで, 通常は自動的に行われます. ボクセル内の磁場の均一度は水ピークの**半値幅** (linewidth)で表され, 単位は Hz あるいは ppm で表示します. 均一性が低下すると, 半値幅が広くなります.

FID は**クアドラチャ検波** (quadrature detection)され, **実部** (real)と**虚部** (imaginary)に分けられます. 実部のスペクトルを位相補正したものを**吸収スペクトル** (absorption spectrum)といい, 必要な情報はすべてここに含まれています. 虚部は分散スペクトル (dispersion spectrum)とよびますが, 臨床 MRS では使用しません. FID の処理に際しては, スペクトル分解能向上のために**ゼロフィル** (zero-filling)が行われ, SN 比を改善するために**アポディゼーション** (apodization)が行われます (→17.4). **基線の揺れ** (baseline roll)を除去するために**位相補正** (phase correction)を行い, 特殊なアルゴリズムによって**残存水ピーク** (residual water peak)も除去します (→17.4).

17.2 化学的基礎知識

図 17.1a に, 脳組織を模した MRS 専用ファントムから得られたプロトンスペクトルを示します. 濃度が小さい化学物質のピークがみえるように水のピークは抑制されています. いずれのスペクトルで

17章　MRスペクトロスコピー

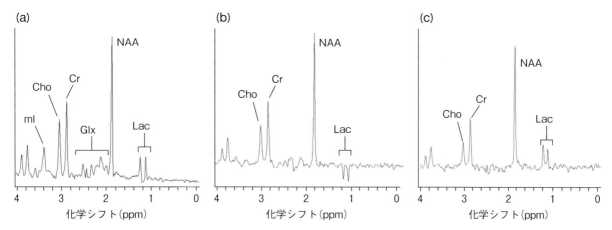

図17.1　ファントムのMRS　(a) TE＝30 ms．正常脳のおもな化学物質および乳酸のピークが認められる．いずれのピークも温度の影響で，人体の場合よりも0.1 ppm低く表示されている．TE＝135 ms (b)とTE＝270 ms (c)ではmI, Glxのピークはみえず，SN比も低下しているが，TE＝135 ms (b)ではLacピークが反転するのが特徴的．

も，周波数の基準(0 ppm)は標準物質テトラメチルシラン $Si-(CH_3)_4$ とします．これは完全に左右対称な分子なので単一のピークを示します．このとき，37℃の水のピークは4.65 ppmに現れます．人体には $Si-(CH_3)_4$ がないので水のピークを4.65 ppmとし，他の物質はすべてこれを基準とします．0 ppmが横軸の右端にあり，スペクトルは右から左へ見ることにも注意しましょう．その他の物質もそれぞれ固有の化学シフトをもち，それぞれのppmのピークの有無，大きさを知ることができます．4 ppm以上については信頼性が低下します．4.65 ppmの水ピークを抑制しているので，その近傍のピークも縮小しているからです．ファントムの温度は体温より低いので，各ピークが約－0.1 ppmずれる(右に移動する)ことに注意する必要があります．特に重要なピークをあげておきます．

- 1.3 ppm：乳酸(Lactate：Lac)：ダブレット．細胞死，組織壊死の非常に特異的なマーカー．ダブレットの2つのピークがみえれば，脂肪の混在ではなく乳酸のピークであることを示す所見です．脂肪のピークは非常に幅が広く0.9～1.4 ppmにわたるため，(このファントムにはうつっていませんが)実際のMRSでは脂肪と区別することが難しいことがしばしばあります．
- 2.0 ppm：N-アセチル-L-アスパラギン酸(N-AcetylAspartate：NAA：正常神経組織のマーカー．ニューロンが破壊されると減少します．
- 2.1～2.5 ppm：グルタミン-グルタミン酸複合体(Glutamine and Glutamate complex：Glx)：肝機能に応じて増加あるいは減少します．
- 3.0 ppm：クレアチン(Creatine：Cr)：クレアチンリン酸とクレアチンのピークが合わさったもので，脳に広く分布し，疾患でもあまり変化しないことから，しばしば基準ピークとして利用されます．ただし悪性腫瘍では変化することがあります．
- 3.2 ppm：コリン(Choline：Cho)：細胞膜のマーカーで，ミエリンが破壊されるとホスホコリンとして放出されます．悪性腫瘍でしばしば増加します．
- 3.6 ppm：ミオイノシトール(myoInositol：mI)：糖アルコールで，ミエリンの破壊に伴って生成されます．アルツハイマー病，悪性腫瘍などで増加します．

画像コントラストがパルス系列やパラメータによって変化するように，MRSのピークもパルス系列やTE, TRに依存します．いずれの物質も固有のT1, T2値をもっており，脳組織の場合，存在する組織にはあまり依存しません．MRSの場合，もっぱらスペクトルのピークのSN比を最大化することが目的なので，T1緩和，T2緩和による信号低下を防ぐことが重要です．TRは少なくとも2000 msとして，1500 ms以下にはしないことが必要です．TEは短い方がよく通常30 msですが，歴史的な理由により135～144 msおよび270～288 msも使わ

れます(→17.3.2)．図 17.1b, c に同じファントムにおけるこの長い TE のスペクトルを示しました．いずれも NAA，Cr，Cho のピークはみえていますが，SN 比は低下しています(0〜1 ppm の基線の位置に注目してください)．TE＝144 ms では，乳酸(Lac)と脂肪を区別できるので特に有用です．T2 の短い脂肪の信号が失われると同時に，乳酸のピークが反転するからです．

現在のところ，MRS のおもな用途は，脳梗塞，認知症，脳腫瘍，多発性硬化症です．てんかんではスペクトルが大きく変化しますが，側頭葉に病変があることが多いので，必ずしもきれいなスペクトルが得られません(→**BOX**：MRS の技術的問題点)．MRS の変化は非特異的なものが多く，感度は高くとも疾患特異的ではありません．このため，MRS の所見は個々の症例ごとに，MRI その他の検査と総合的に判断する必要があります．以下に最も一般的な臨床応用について解説します．

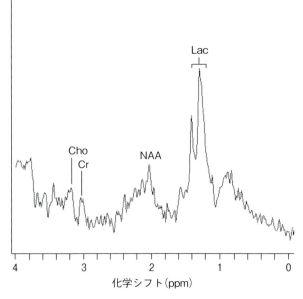

図 17.2　脳梗塞の MRS　0.9〜1.4 ppm の幅広い脂肪のピークに乳酸のダブレット(Lac)が重なっている．NAA，Cr の低下があるが，Cho の上昇は認められない．

MRS の臨床応用：脳梗塞

脳梗塞の診療ガイドラインでは，出血性病変を除外して速やかな血栓溶解治療をめざすために，迅速な画像評価が必要です．CT の方がずっと高速で，広く普及していることから，MRI，MRS は補助的な役割にとどまっています．虚血性梗塞では急速に細胞死が起こるので，MRS には特徴的な**乳酸**のピーク，幅広い**脂肪**のピークがみられます(図 17.2)．完全梗塞の周囲にあって速やかに再灌流が得られ梗塞に陥らない「ペナンブラ領域」にも少量の乳酸が検出されることがあります．亜急性期あるいは慢性期の脳梗塞では，NAA，Cr の減少，Cho の上昇が認められます．ペナンブラの物質評価には，後述の化学シフト画像(CSI)(→17.5)がおそらく最適と思われますが，スキャン時間が長いので脳梗塞急性期には撮像が難しいのが実際です．

MRS の技術的問題点

MRS のピークの分解能は，静磁場の強度と均一性に依存します．低磁場装置やシミングが不良な場合は，ピークがオーバーラップして判別や高さの計測が難しくなります．一般に MRS には静磁場強度 1.5T 以上が必要と考えられますが，高ければ高

ほどよいのか，まだ明らかではありません．3T 以上になると生体の磁化率効果が磁場不均一の主たる原因となり，高次シムコイルを使用するなど精密なシミングを行わないとスペクトルの質が低下する可能性があります．

使用するパルス系列に関わらず，確実な**水信号の抑制**と**磁場均一性**はよいスペクトルを得るための必須条件です．水のピークはその他の物質よりもはるかに大きいので，抑制しないと他の物質はみえません．これには，水のラーモア周波数に正確に一致するバンド幅が非常に狭い CHESS パルス(CHEm 選択的パルス)(→7.3.3)を低振幅 90°ガウス関数パルスとして照射し，その直後に横磁化を除くためのスポイラー傾斜磁場を加えるのが一般的です．振幅と中心周波数の最適化が重要で，CHESS パルスが不完全だと水のピークが残って周囲の物質のピークを抑制してしまいます(図 17.3)．

MRS の臨床応用には，スキャナによる自動シミングが確実に動作する必要があります．オペレータが FID の波形や水ピークの幅を見ながら線形シムコイル，高次シムコイルの電流を調整する手動シミングは技術的に難しく，時間もかかります．しかし研究目的の場合は，熟練したオペレータが自動シムの結果を確認し，必要に応じて手動で調整すること

17章 MRスペクトロスコピー

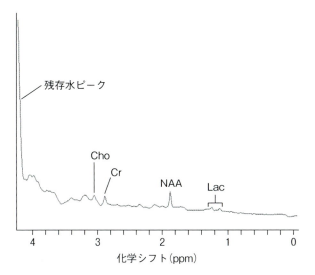

図17.3 水ピークの抑制が不十分な例　左側の大きな残存水ピークが信号の大部分を占め，その他の物質のピークが不明瞭になっている．

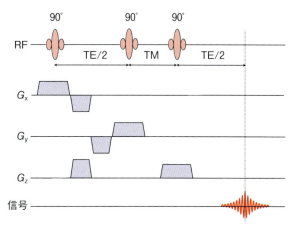

図17.4 STEAM　TM は mixing time（→BOX：誘発エコー）．

も必要です．

17.3 シングルボクセル MRS

17.3.1 STEAM

STEAM 法（STimulated Echo Acquisition Mode）は，3つの選択的90°パルスを連続して，直交する3軸に加えることにより，シングルボクセルを励起します（図17.4）．この一連のパルスから4つ（最初の2つが二番目，三番目より接近している場合は5つ）のエコーが生成されますが，このうちの1つ，**誘発エコー**（stimulated echo）（→13.3）を MRS に使います．長年にわたって，STEAM は Glx，mI のピークがみえる TE の短い MRS を撮像できる唯一のパルス系列として，多くの研究に利用されてきました．文献が非常に多いこともあって，特に長期にわたる研究では研究者に根強い人気があります．しかし PRESS（→17.3.2）に比べると SN 比が低く，TE＝144 ms でみられる Lac ピークの反転も観察できません．

17.3.2 PRESS

PRESS 法（Point-RESolved Spectroscopy）は，

SE 法をもとにしたパルス系列で，90°パルスに引き続いて，2つの180°パルスを加えます．このため最初のスピンエコーが3番目のパルスで再び収束します．各パルスと同時に，それぞれ異なる軸にスライス選択傾斜磁場を加え，最終的には3つの RF パルスすべてを経験したプロトンだけがそのボクセル内に存在することになります（図17.5a）．

信号強度はパルス間隔と緩和時間に依存しており，STEAM に比較して基本的に2倍あるので，比較的短時間に SN 比の高いスペクトルが得られます．PRESS が最初に臨床機に導入された当時，まだ最小 TE をあまり短くできなかったため，精度よく測定できたのは NAA，Cr，Cho だけでした．TE＝144 ms では，Lac が完全にアウトオブフェーズとなってピークが反転します（図17.1b）．このため TE が長い PRESS を使う限り，Lac の反転がわかる TE＝144 ms とするのが合理的でした．TE＝288 ms では，SN 比は低下しますが Lac の反転は消えるので，この2つを計測して Lac の存在を確認するために使用されてきました（図17.1c）．最近のスキャナは TE＝30 ms の PRESS も可能で，SN 比も2倍あるのでこの限りではなく，ほとんどの場合 STEAM は PRESS に置き換わっています（図17.5b）．

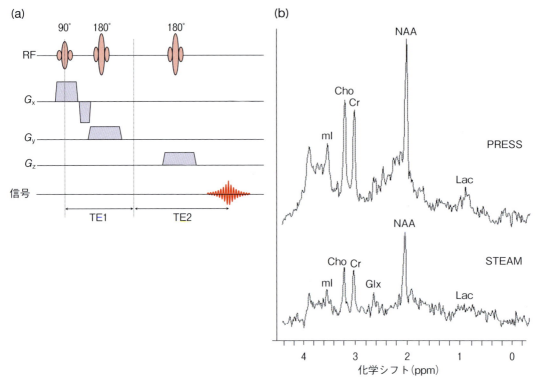

図 17.5　PRESS　(a) 90°パルスの後，2 つの 180°パルスが続く．(b) 同じパラメータで撮像した PRESS と STEAM の比較．おもに Glx 周辺の波形が異なる．

誘発エコー

誘発エコー (stimulated echo) は，ハーン (Hahn) の 1950 年の論文に初めて登場し，スピンエコーの理解に大きく貢献しました (→13.3)．そのメカニズムを理解するために，3 つの 90°パルスを不均等な間隔で配置します (図 17.6)．最初のパルスのあとディフェーズが起こり，扇型に広がったスピンが 2 番目のパルスで 90°回転しますが，横磁化平面に残った成分が再収束して最初のスピンエコーを形成します．残った縦磁化成分は T1 値に従って緩和し，ここにさらに 3 番目のパルスが加わります．縦磁化成分は再び横磁化平面に倒れ，これが再収束して誘発エコーとなります．誘発エコーの最大振幅は，次の式で求められます．

$$S \propto \frac{M_0}{2} \cdot \sin\alpha_1 \cdot \sin\alpha_2 \cdot \sin\alpha_3 \cdot \exp\left(\frac{-TE}{T_2}\right) \cdot \exp\left(\frac{-TM}{T_1}\right)$$

これからわかるように信号強度は，1 番目と 2 番目のパルス間の T2 緩和と，2 番目と 3 番目のパルス間 (mixing time：TM) の T1 緩和に依存しています．TE，TM がいずれも緩和時間に比して短く，か

つ各パルスが完璧な 90°パルスであるとすれば，誘発エコーの最大振幅は M_0 の 50% になります．誘発エコーを MRS に利用するには，各軸にスライス選択傾斜磁場を加えて所定のボクセルのプロトンだけが 3 つの RF パルスをすべて経験するようにするだけです．

任意フリップ角をもつ複数の RF パルスによるエコー形成を理解するには，コヒーレンス経路図を利用するとよいでしょう (→13.3)．TE/2>TM の場合，全部で 4 つのエコーが形成され，TE/2<TM の場合は，第 1，第 2 の RF パルスによるスピンエコーの 2 回目の再収束によるエコーも加わって 5 つのエコーが形成されます．

17.3.3　ボクセルの設定

診断に役立つよいスペクトルを得るには，ボクセルの設定が肝心です．もちろんまず目的とする病変が適切に含まれることが重要です．たとえば脳の限局性病変のなかには，壊死，腫瘍，浮腫が含まれて

17章 MRスペクトロスコピー

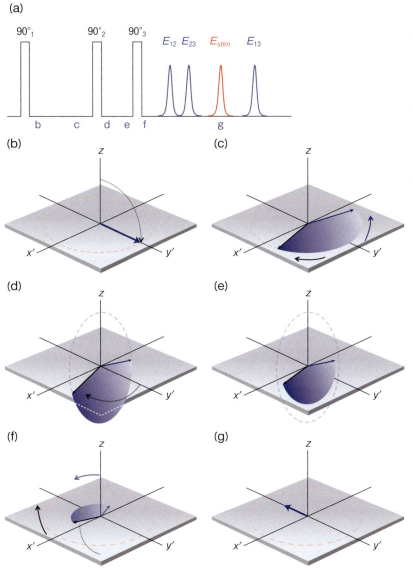

図 17.6 誘発エコー (a) 不均等な間隔の 3 つの 90° RF パルスから 3 つのスピンエコー (青), 1 つの誘発エコー (赤) が形成される. (b) 誘発エコーを形成する成分はまず横磁化平面に倒され, (c) T2 緩和によってディフェーズする. (d) 次の 90° パルスで縦磁化面に倒れ, (e) ディフェーズは止まって T1 緩和が起こる. (f) 3 番目の RF パルスで横磁化面に再び戻りリフェーズして, (g) 誘発エコーを形成する.

いる可能性があります. ボクセルの設定は, 適切なコントラストをもつ画像上で行うことが必要です. 腫瘍のグレードを評価する目的ならば, ボクセルに腫瘍組織が含まれている必要があります. しかしこれを通常の T1 強調像, T2 強調像で判断することは困難な場合もあります. **ガドリニウム造影剤の使用が MRS に及ぼす影響は小さく, 軽度のピーク拡大のみであることが知られているので**, このような場合はボクセル設定に造影 T1 強調像を使うことも有用です. しかしこれはボクセル内のガドリニウム濃度が低い場合のことで, 濃度が高い場合は T1, T2 短縮の影響を考慮する必要があります. MRS を ガドリニウム造影前後いずれに撮像するべきかについては議論があるところです.

MRS の臨床応用：認知症

認知症の診断はおもに臨床所見に基づいて行われますが, PET, MRI の役割も期待されます. MRI はおもに海馬や側頭葉の体積の測定に用いられ, MRS はアルツハイマー病と他の疾患の鑑別に有用です. **アルツハイマー病の MRS では, NAA の減少, mI, Cho の増加がみられますが**, Cho は加齢によって増加するので慎重な解釈が必要です. mI のピークを見るには短い TE 設定が必要です.

297

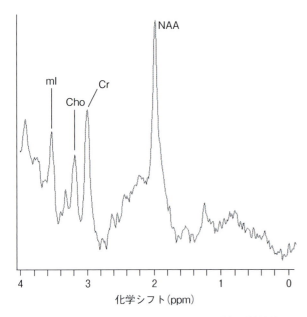

図 17.7　アルツハイマー病の MRS　mI の増加が特徴的.

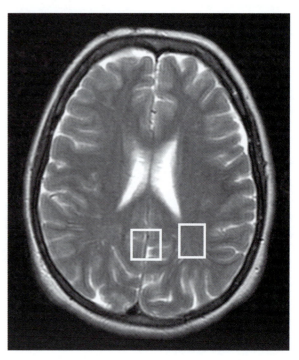

図 17.8　非限局性病変のボクセル設定　非限局性病変の場合は，後頭葉の皮質，頭頂葉の白質に設定するとよい．

> 図 17.7 にアルツハイマー病初期の症例の MRS を示しますが，おもな特徴は mI の増加です．脳の部位によっても物質の分布に差がありますから，将来的には認知症の診断には CSI が有望かも知れません．

　診断に役立つスペクトルを得るには十分な**シミング**が必須で，ピークの半値幅は **0.08 ppm 以下**（1.5T で 5 Hz 以下）であることが理想的です．特に側頭葉，脳底部，頭蓋直下の皮質など磁場不均一な部分のボクセルはシミングが困難です．非限局性病変の場合は，後頭葉の皮質や頭頂葉の白質を選びます（図 17.8）．病変が必ずしもシミングしやすい場所にあるとは限りませんから，その場合は妥協せざるをえません．プレスキャンで半値幅が大きいときは，プレスキャンを繰り返すと自動シミングシステムの開始地点が異なるのでさらに改善することがあります．半値幅 0.15 ppm（1.5T で 9 Hz）以上の場合は，診断に値するスペクトルが得られる可能性は小さくなります（図 17.9）．一般にボクセルは小さいほどシミングが容易ですが，SN 比はボクセルの大きさに依存しますから，実際には SN 比の観点から **1 辺 1 cm** までが限界と考えられます．シミングのためにボクセルをさらに小さくする場合は，平均加算回数（MRS では transient といいます）を大きくする必要があります．

　ボクセル設定の基準に関わらず，信頼できるデータを得るにはパラメータの一貫性が必要です．タイミングパラメータをやたらに変更すると，正常値との比較が難しくなります．変更してもよいのは，ボクセルが小さい場合に SN 比を向上させるために加算回数を増やすことだけです．SN 比が高く，ピークの数も多い短い TE での撮像が好まれますが，必要に応じて Lac の診断に有用な TE＝144 ms の撮像を追加します．あるいは対側で同じ条件で撮像して正常対照とすることもできますが，これは病変が本当に限局性である場合のみ有効です（脳梗塞でも対側に血流の変化が及ぶことがあります）．

化学シフトがボクセルプロファイルに及ぼす影響

　MRS ボクセルの励起における重要な問題に，ボクセルの輪郭の鮮明度があります．簡単な例として水と脂肪を考えてみます（図 17.10a）．水と脂肪には 3.5 ppm の化学シフトがあるため，周波数選択的パルスによって励起されるスライスはわずかに位

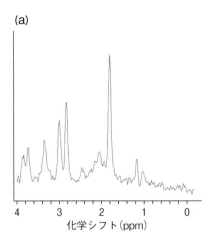
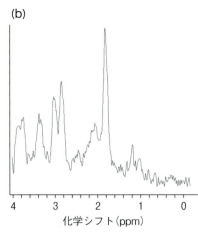

図 17.9 シミングの影響 ファントムによるスペクトル．(a) シミング良好．(b) シミング不良．ピークの半値幅が広い．

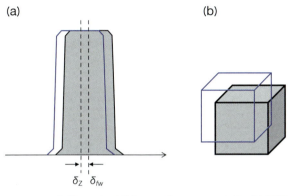

図 17.10 化学シフトがボクセルプロファイルに及ぼす影響 (a) 化学シフトによって脂肪 (δ_z) と水 (δ_{fw}) はスライス位置がわずかにずれる．(b) 3 次元的なボクセルについてもこれがいえる．

置がずれています．3 次元的なボクセルで考えると，脂肪のボクセルは水のボクセルに対してずれを生じます (図 17.10b)．さらに選択パルスの不完全さも加わって，ボクセルのプロファイルがぼやけます．これは **voxel bleed**（ボクセルのにじみ）といわれるもので，特にボクセルが頭皮に近い位置にある場合は，スペクトルに皮下脂肪が混入する原因となります．このような場合は，ボクセルの辺が頭皮と平行にならないようにボクセルを回転し，ボクセルの角が頭皮に接するようにすると効果的です．ボクセルの 6 面（左右，上下，前後）すべてに空間飽和パルスを追加することも，ボクセルのプロファイル改善に有効です．

脳室に接するボクセルは，脳脊髄液には水以外の化学物質がほとんど含まれていないので，SN 比低下の原因となります．MRS で部分容積効果を避けることは不可能ですが，経験と慎重なボクセル設定によりベストの結果が得られます．

MRS の臨床応用：脳腫瘍

MRS の最も多い用途は脳腫瘍の鑑別診断です．**低悪性度グリオーマ，髄膜腫**では NAA の減少，Cho の増加がみられます (図 17.11a)．グレードが高くなるにつれてこの傾向はさらに強くなり (図 17.11b)，Lac も出現します．NAA，Cho のレベルと腫瘍のグレードの相関に関する報告は多く，脂肪が壊死組織や囊胞性腫瘍に多いという報告もあります．**転移性腫瘍**は，造影効果のすぐ外側にボクセルを設定することにより**グリオーマ**と鑑別できます．グリオーマでは NAA の減少，Cho の増加がみられますが，転移性腫瘍では正常のスペクトルが得られます．1.5 ppm 付近に認められるアラニンのピークは**髄膜腫**に特徴的と考えられています．**脳膿瘍**にもアラニンが出現することがありますが，この場合は常に 1.1～1.4 ppm に Lac，脂肪のピークがあり，NAA は欠如しているので鑑別できます．

17.4 シングルボクセル MRS のデータ解析

収集された FID から高精度のスペクトルを得るには，何段階かの特別な処理が必要です．時間領域（フーリエ変換前），周波数領域（フーリエ変換後），いずれの処理もありますが，計算が容易なものが選

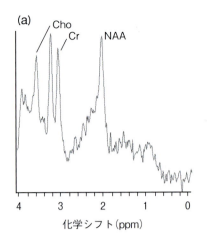
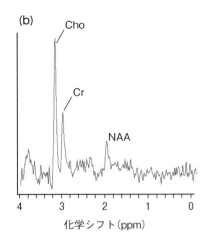

図17.11 脳腫瘍のMRS (a) 低悪性度グリオーマ. NAAの減少, コリンの上昇が認められる. (b) グレードⅢグリオーマ. NAAの減少, コリン(Cho)の上昇が著しい.

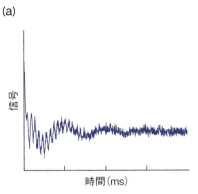
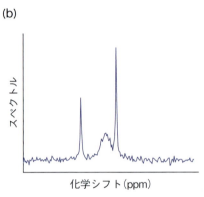

図17.12 FIDとスペクトル シミュレーション (PRESS, TE=30 ms) で作成した(a) FID, (b) それから得られるスペクトル.

ばれます. 以下に示す図はすべて, 細いピーク, 広いピーク各1本をもつシミュレーションによるスペクトル波形を扱います. もとになるFIDを図17.12に示します.

FIDを収集する時間は, 通常数十ms程度です. FIDは急速に減衰するので, 収集時間をこれ以上延長してもスペクトルの雑音が増加するだけです. この段階で**ゼロフィル**(zero-filling)を行い, データの後ろに追加するのが普通です(図17.13a, b). これは周波数領域では, データポイントを補間してスペクトルを滑らかにする操作に相当しますが, フーリエ変換前に行う方が容易です. さらにフーリエ変換前に, **アポディゼーション**(apodization)も行います. これはFIDに指数関数, ガウス関数などスムーズな関数をかける操作で, FIDの末尾にある雑音を抑制してSN比を向上する効果があります(図17.13c, d). しかし周波数領域ではピークがやや広くなります(line-broadening). 周波数領域では,

ローレンツ関数, ガウス関数によるコンボリューション(畳込み積分)に対応しますが, 時間領域におけるアポディゼーションに比べると計算上ははるかに複雑になります.

フーリエ変換後のスペクトルには, **位相補正**が必要です. 0次位相補正は, クアドラチャ受信チャネルと励起チャネルのミスマッチを補正して, 純粋な吸収スペクトルを作る操作です(図17.14a). これは通常, スペクトルのなかで依然として最も大きなピークである残存水ピーク(residual water peak)を使って行います. 局在決定のために傾斜磁場が使われているということは, 励起から受信系がオンになるまでに常に遅延があることを意味します. この遅延期間中に, プロトンはその周波数に比例してディフェーズするので, これを1次位相補正(スペクトル方向の線形位相シフト)によって補正します(図17.14b). しかし1次位相補正により, 基線の緩やかな揺れ(baseline roll)が発生します. そこで各

17章　MR スペクトロスコピー

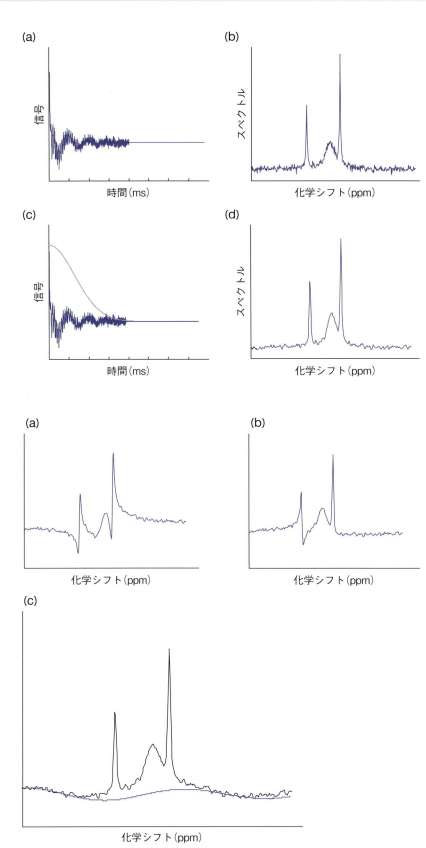

図 17.13　ゼロフィルとアポディゼーション　(a) FID のゼロフィルは，(b) 周波数領域における補間に相当する．(c) アポディゼーション (特殊な関数を FID にかける操作) により SN 比が改善するが，(d) 周波数領域ではピークの幅が広くなる (line-broadening)．

図 17.14　位相補正と基線補正　(a) フーリエ変換直後のスペクトルは，位相補正が必要である．(b) 0 次位相補正により右側のピークは補正されているが，ハードウェアの遅延を補正するためには 1 次位相補正が必要である．(c) スペクトルのノイズだけを含む部分にスプライン関数 (滑らかな多項式関数) をフィッティングすることにより基線を補正する．

301

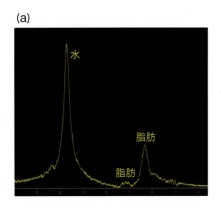
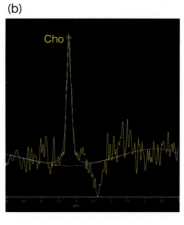

図 17.15 肝臓・乳腺の MRS (a) 脂肪肝．脂肪と水のピークの比を求めることができる．(b) 乳癌．大きな Cho のピークがある．

ピーク間の基線をスプライン関数(多項式関数)にフィッティングして，これをサブトラクションすることにより**基線補正**を行います(図 17.14c)．

これらの処理を経たスペクトルがユーザーに表示され，定性的な診断に供されます．定量的診断は，おもな物質について既知の ppm におけるスペクトル下の面積の比を計算して表示することもできます．さらに詳しい定量評価は，通常ローデータをオフラインで独立ワークステーションに転送して解析します．たとえば専用ソフトウェアを使って，モデルのピークをデータにフィッティングして物質の絶対量を定量することができます．他の処理と同じく，このフィッティングは時間領域，周波数領域いずれかで行われます．

ることがあり，MRS によって良性病変と悪性病変を鑑別できる可能性があります．正常乳腺，良性腫瘍は Cho をほとんど含みませんが，悪性腫瘍では Cho が上昇します(図 17.15b)．問題は呼吸の影響を受けやすいこと，大きな脂肪の信号があることです．TE を延長することにより T2 が短い脂肪の信号を低下させたり，脂肪抑制法を併用します．

17.5 化学シフトイメージング

化学シフトイメージング(Chemical Shift Imaging：CSI)は，位相エンコードを使ってボクセルのマトリックスからスペクトルを得る方法です．シングルボクセル法における各スライス選択傾斜磁場を位相エンコード傾斜磁場に置き換えて，3D 法のスラブ選択傾斜磁場のようにします(→8.8)．原理的には 3 方向いずれも可能ですが，実際には 1 方向は通常のスライス選択として，2D シングルスライス CSI を撮像するのが一般的です．

CSI は一般に PRESS 法を利用しますが，前述のように 1 つの小さなボクセルから信号を得るのではなく，厚さのあるスラブを撮像します．このスラブを，位相エンコード傾斜磁場によって適当な大きさのボクセルに格子状に分割します．1 番目の位相エンコード傾斜磁場は，2 番目の位相エンコードステップのそれぞれについてすべての位相エンコードステップを繰り返す必要がありますから，スキャン時間＝TR×N_{PE1}×N_{PE2}×NSA となります．頭部の FOV 24 cm について 15×15×15 mm^3 のボクセルが

MRS の臨床応用：肝臓・乳腺

肝臓の診断における MRS の主たる適応は，びまん性肝疾患における**脂肪含有量**の評価です．肥満に関連して非アルコール性脂肪肝にみられる脂肪変性(steatosis)は，肝硬変に進行しうる病態です．脂肪変性の診断には肝生検がゴールドスタンダードですが，MRS はこれに代わる非侵襲的診断法として期待されます．脂肪抑制，水抑制は不要で，大きなボクセルを設定して脂肪と水の比率を測定します．しかし，1 回の息止めで十分な SN 比のスペクトルを得ることは難しく，このため体動の影響を受けやすい問題があります(図 17.15a)．最近は，Dixon 法を利用した MRI が MRS にとって替わりつつあります．

乳癌の MRI では，疑わしい病変が複数認められ

17章　MRスペクトロスコピー

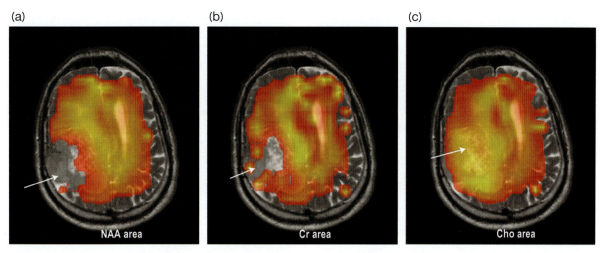

図 17.16　**CSI のマップ表示**　脳腫瘍の例．(a) NAA, (b) Cr, (c) Cho. 右頭頂葉の腫瘍 (→) で，NAA, Cr の低下がみられる．

必要なら，マトリックス数は 16×16 となります．T1 緩和がスペクトルに及ぼす影響を避けるために TR は少なくとも 1500 ms 必要ですから，最短スキャン時間は 6 分 24 秒とかなり長くなります．しかし，ボクセルサイズは比較的小さいものの，励起回数が多い（この場合 16×16＝256）ので，同サイズのシングルボクセル MRS と同程度の SN 比が得られます．2D マルチスライス法のように，スライス選択 RF パルスの周波数を変化させてインターリーブすることによって**マルチスライス CSI** も可能です(→8.4.3)．アダマールエンコード法(→14.5)を用いると，スライスプロファイル，SN 比がさらに改善します．

MRI のテクニックを応用することにより，CSI のスキャン時間短縮をはかることができます．最も簡単な例として，**長方形 FOV** を使って位相エンコード数を減らすことです(→8.7.3)．通常の脳の横断（軸位断）CSI では，これによって 20〜25％短縮できます．TSE/FSE のようにエコーごとに位相エンコードを変化させるエコートレインを使うことも可能で，これは **Turbo CSI** といわれます(→12.3)．PRESS の場合，エコー収集に必要な時間は通常の MRI よりかなり長く 200 ms 程度なので，T2 緩和によるボケ（ブラーリング）を避けるために，ETL はせいぜい 2〜4 程度となります．しかしそれでも，これによって臨床的な許容時間内にマトリックスサイズを増やすことができます．たとえば ETL 4, マトリックスサイズ 24×24, TR 2500 ms でも，スキャン時間 6 分でボクセル分解能 10 mm×10 mm が得られます．

パラレルイメージング（SENSE, GRAPPA など）は，マルチコイルのコイル感度分布を利用して位相エンコードステップ数を減らすことによりスキャン時間を短縮する方法で(→14章)，これを併用することもできます．ただし Turbo CSI, パラレルイメージングいずれもスペクトル分解能が低下し，パラレルイメージングでは SN 比が低下するという不利があります．

マトリックス状のボクセルに得られたスペクトルは，NAA, CR, Cho などおもな物質それぞれに対応するマップとして表示するのが一般的です（図 17.16）．マップ上では，ボクセルの輝度がピーク下の面積を表します．化学シフトの周波数を指定するとマップを生成するソフトウェアがあり，たとえば 1.2〜1.4 ppm を指定すると Lac マップが得られます．カラー表示が一般的ですが，ピークのわずかな違いでもカラーが大きく変化するので，慎重な解釈が必要です．

MRS の臨床応用：前立腺

MRI は前立腺癌の診断に広く利用されており，CSI の有用性も知られています．正常前立腺のスペクトルには Cr, Cho, および高濃度の**クエン酸**(citrate：Cit)が認められます．Cit ピークは複雑な

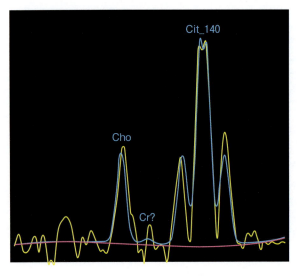

図 17.17　前立腺癌の MRS　Cit のダブレットが増加している．

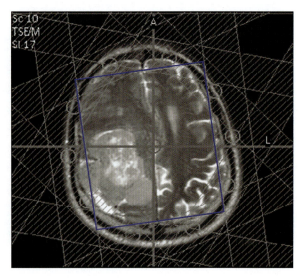

図 17.18　CSI の位置決め　CSI の測定にあたっては，シミングが行われる領域は FOV の一部である（青い四角）．頭皮，頭蓋骨の骨髄に重なるように複数の飽和帯（サチュレーションバンド）（斜線の部分）を設定して脂肪の混入を防ぐ．

J カップリング（→9.6.4）をもち，乳酸 (Lac) のように TE によって波形が変化します（→17.3.2）．最適 TE は，1.5 T で 120 ms，3 T で 100 ms とされており，このとき Cit の 2 つの外側のピークがほとんど消失して，1.5 T では上向き，3 T では下向きの 1 本のダブレットとなります（図 17.17）．前立腺癌では Cho が増加，Cit が減少します．したがって，Cho/Cit 比が 1 未満は正常，1 以上は前立腺癌を疑います．脂肪のピークが干渉することがあるので，水抑制とともに脂肪抑制も併用します．生検後は出血性変化が数日ないし数週間にわたって残存してスペクトルの解釈が困難になるため，この時期は避ける方がよいでしょう．

CSI の技術的問題点

CSI にはシングルボクセル MRS にみられる技術的問題（→BOX：MRS の技術的問題点）に加えて，CSI 独自の問題があります．大きな問題は，全スライスの全ボクセルに対して十分な**シミング**を行うことが難しいことです．実際にこれは非常に難しいため，部分的な領域を定めてそこに対してシミングを行うのが普通です（図 17.18）．この領域外についてはシミングが不十分となり，スペクトルの質も低下せざるをえません．CSI の範囲設定に際しては，頭蓋の磁化率効果を避けるために，ROI の辺縁が頭蓋内におさまるようにします．

また，マトリックス数が通常 16×16 程度と非常に小さいことから，フーリエ変換によって FOV 内に大きな **Gibbs アーチファクト**が発生します．これを低減するために，スムージングが行われるのが一般的ですが，これによってボクセル辺縁の輪郭のボケ (voxel bleed) が起こり（→17.3.3），シングルボクセル MRS に比べてボクセルプロファイルはずっと不良になります．したがって，CSI の空間分解能は通常の MRI のようにボクセルの大きさで決まるわけではなく，それより常に低くなります．k 空間のサイズとフィルタがわかれば点広がり関数 (point spread function) を求めることもできます．化学物質の絶対的な定量は難しく，特に多くのボクセルがある CSI では相対的定量の方が有用です．

FOV 内の磁場不均一があると，水抑制パルスが正確にかからず，水抑制が不十分になります．CSI は FOV が大きいので選択的 RF パルスの位相エラーも大きく，ボクセルごとに差があります．基線補正も不完全で，シングルボクセル MRS に比べてスペクトルの質は劣ります．特に TE が短い場合，基線も T2 が短い大分子の影響を受けるため補正が不正確になります．CSI マップの解釈に当たっては，個々のスペクトルもよく見て，化学物質が本当に減少，増加しているのかを確認することが必要です．

リン(^{31}P)のMRS

リン(^{31}P)は，プロトン（水素）に次いでMRSの対象とされる核種です．ほとんどのメーカーが，特に3T装置上のリンMRSのソフトウェアを用意しています．^{31}Pは水素よりラーモア周波数が低く，したがって良好なスペクトル分解能を得るには静磁場が大きい必要があります．またリンは水素よりはるかに少なく，全身では1/1000程度なのでSN比は低下します．リンはブドウ糖をエネルギーに変換する過程で重要な役割をはたすATP（アデノシン三リン酸）のおもな成分であることから，筋代謝の研究に多く用いられます．^{31}Pは水素に比べて非常に短いT2，比較的長いT1を示します．PRESSのようなSE法をもとにするパルス系列は，たとえTEを短く設定しても不適なので，励起後のFIDを直接収集するものを使います．ISIS (Image Selective In vivo Spectroscopy) は，3軸すべてに選択的±180°パルスのすべての組み合わせを加えて，最終的に目的とするボクセルだけから信号が得られるようにする方法です．ボクセル選択性は良好ですが，1つの信号を収集するために8TRが必要となります．図17.19に正常筋の^{31}Pスペクトルを示します．ピークの幅は，プロトンでは5 ppm程度ですが，^{31}Pでは20 ppm近くあります．右から左に見ていくと，ATPのピークは−15 ppm，−8 ppm，−4 ppmにあって，それぞれβ-ATP，α-ATP，γ-ATPとされていますが，各分子内の1つのP原子に相当します．クレアチンリン酸(PCr)の化学シフトを0 ppmとして基準としています．その他のおもなピークには，3 ppmのリン酸ジエステル(PDE)，5 ppmの無機リン(Pi)があります．

運動中，運動後の^{31}Pスペクトルを測定すると，初期にはATPが減少し，有酸素運動になると回復します．有酸素運動中のおもな変化はPCrの減少，Piの増加で，運動を終了すると徐々に元に戻ります．筋ジストロフィのような病態では，安静時のPi/PCr比が上昇し，運動中のパターンに異常がみられます．^{31}P-MRSは肝臓にも応用されますが，おもな違いはPCrが存在しないことで，PCrが見えるときは体表の筋のスペクトルの混入と考えます．肝臓の^{31}P-MRSは，正常肝，肝炎，肝硬変などで繰り返し計測可能で，悪性腫瘍の治療反応性の評価にも用いられます．

その他の核種のMRS

その他の核種のMRSも研究目的で測定されていますが，まだ臨床応用には至っていません．

人体には多くの炭素がありますが，残念ながらMRでみえるのは^{13}Cのみで，自然界には約1％しか存在しません．ほとんどの研究は，^{13}Cでラベルした化合物を血中投与あるいは内服するものです．たとえば^{13}C-グルコースを使った脳の糖代謝の研究では，脳梗塞のペナンブラではコアに比較して乳酸の回転が速いことが示されています．

フッ素も骨や歯に多く含まれる元素ですが，T2が非常に短いためMRではみえません．しかし炭素の場合と同じように，MRで検出可能な^{19}Fで化学物質をラベルして薬物動態の解析に応用されています．たとえば，^{19}Fでラベルしたデオキシグルコース(^{19}F-DG) は，グルコースと同じ経路で血液から組織に取り込まれるので，脳の^{19}F-CSIが可能です．より一般的な^{18}F-DGは，すでにPETで脳循環の測定に利用されていますが，MRによる^{19}F-DGの研究が進めばPETのような放射線被曝なしに生体情報を提供できる可能性があります．

最後に^{23}NaもMRで検出可能ですが，生体内では非常に低濃度です．また^{19}F，^{31}Pと同じくT2がきわめて短いので，FIDで計測する必要があります．^{23}Naの画像は，脳梗塞におけるNaイオンの細胞内液，細胞外液における濃度変化を捉えることが期待されています．

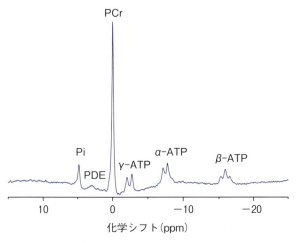

図17.19 リン(^{31}P)のMRS 正常筋のMRS．PDE：リン酸ジエステル，Pi：無機リン，PCr：クレアチンリン酸．(Dr. F. Howe, St. George's Hospital Medical School, London 提供)

Part II エキスパート編

本章で解説したことについては，さらに以下の章も参照してください．

- スライス選択的 RF パルス（→8.4.1）
- 3D 位相エンコード（→8.8）

参考文献

Abragam A (1983) The Principles of Nuclear Magnetism. Oxford: Clarendon Press, chapters I, II and III.

Danielsen EB and Ross B (2010) Magnetic Resonance Spectroscopy Diagnosis of Neurological Diseases, 2nd edn. New York: CRC Press.

Hahn EL (1950) 'Spin echoes'. Phys Rev 80(4): 580–594.

Salibi N and Brown MA (1998) Clinical MR Spectroscopy First Principles. New York: Wiley-Liss.

Van Hecke P and Van Huffel S (eds) (2001) 'Special issue: NMR spectroscopy quantitation'. NMR Biomed 14 (4): 223–283.

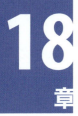

18章 拡散強調画像，灌流強調画像，fMRI
To BOLDly Go†: fMRI, Perfusion and Diffusion

18.1 はじめに

本章では，MRIのさらに進んだ領域，臨床と研究の境界にあるような領域にまで足を踏み入れます．ここに述べる技術は「微小コントラストメカニズム」（micro-contrast mechanism）とよばれることもあります．とは言え，そもそもT1緩和，T2緩和などMRIのコントラストメカニズムは分子レベルの微小なスピンの相互作用によるものなので，あまりよい言葉ではありません．しかしこのような技術は，通常のコントラストメカニズムでは得られない組織の情報を提供してくれます．この章では以下のことを勉強します．

- 拡散強調画像は，水分子の運動性を反映し，白質のように特定の方向にのみ運動性が制限される場合がある．
- 灌流強調画像は，血液の組織への灌流を反映し，血液の相対量，絶対量，平均通過時間などが得られる．
- 灌流強調画像には，外因性コントラスト（造影剤）を利用するもの，内因性コントラスト（スピンラベリング法）を利用するものがある．
- ダイナミックコントラストMRI（透過性画像）は，血管の透過性を反映する．
- BOLD（Blood Oxygenation Level Dependent）法は，fMRI（functional MRI）による局所脳賦活（簡単にいえば脳の働き）の研究に用いられる．

ここに述べる方法はいずれも究極のスピードが要求されるため，エコープラナー（EPI）法（→4章，9章）が第一選択の撮像法となります．EPIではスピードと引き換えに，磁化率効果による画像の歪み，さまざまなアーチファクトが問題となります．

18.2 拡散強調画像

MR信号が分子のランダムな運動，すなわち自己拡散運動に鋭敏であることは，半世紀も前，ハーン，カー，パーセルの時代から知られていました（→1章）．拡散強調画像（Diffusion-Weighted Imaging：DWI）は，急性期脳梗塞において発症1時間以内に顕著な信号変化をきたすことから，重要な検査法となっています．

(a)　　　　　　　(b)　　　　　　　(c)

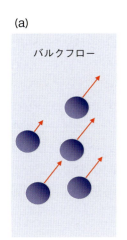
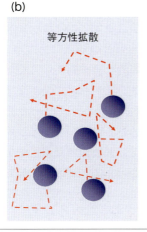
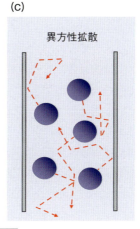

図18.1　組織内の分子運動の分類
(a) バルクフロー．血流のような大きな動き，(b) 等方性拡散．いずれの方向にも等しくランダムに動く状態，(c) 異方性拡散．細胞膜のような物理的障壁によって運動が制限される状態．

†訳注1　To Boldly Go：果敢に進む，の意．BOLD法にかけた言葉遊び．

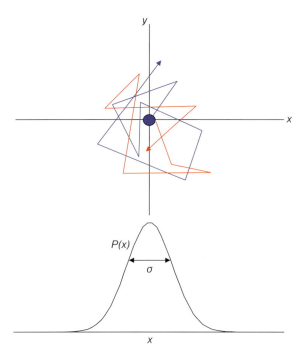

図 18.2 分子のランダムな動き (ブラウン運動)　拡散運動では，分子は広い範囲を移動するが，全体としての平均位置は一定である．位置の確率分布 $P(x)$ はベル型のガウス分布 (正規分布) で表される (標準偏差 σ)．

18.2.1 細胞内の分子の動き

図 18.1 (前頁) に，組織内の分子運動の分類を示します．**バルクフロー** (bulk flow, 例：血管内の血流)，**等方性拡散** (運動に制限がない液体)，**異方性拡散** (細胞膜により 1 方向あるいは複数方向への運動が制限される状態) の 3 つです．拡散はフロー (流れ) とは違います．(バルク) フローでは，ある場所から他の場所へ，分子全体が移動します．車がハイウェイの上を町から町へ走って行くようなものです．しかし拡散では，分子全体の平均位置は変化しません．これはショッピングモール内の人の動きに例えることができます．人はみなモール内に居てどこかに行ってしまうというわけではありませんが，数多くの人が一見ランダムに動き回っています．図 18.2 に，拡散運動における分子のランダムな動きを示しました．

18.2.2 パルス傾斜磁場スピンエコー (PGSE) 法

拡散強調画像の撮像法として最も一般的なのは，Pulsed Gradient Spin Echo (PGSE　パルス傾斜磁場スピンエコー) 法で，発明者の名前をとって **Stejskal-Tanner 法** ともいわれます．これは 90°-180° RF パルスと，180° パルスの両側に大きな対称性の傾斜磁場 [訳注2] を加える方法です (図 18.3)．この傾斜磁場を操作することにより，拡散強調の程度を決める **b 値**を調節できます．これは実際には，拡散強調傾斜磁場の大きさを変更して調節します (→BOX：b 値)．

拡散強調画像のコントラストは，T2 強調像の反対で，分子の動きが自由で水分が豊富な組織は低信号，動きの少ない組織は高信号となります．数式では，

$$S(b) = S_0 \exp(-bD)$$

と表せます．ここで $S(b)$ は特定の b 値における信号強度，D は拡散係数です (→BOX：b 値)．MRI では**見かけの拡散係数** (Apparent Diffusion Coefficient：ADC) を使います (→BOX：見かけの拡散係数)．これは 2 つ以上の異なる b 値から計算することができ，ADC マップとして表示します．拡散係数 D の単位は mm^2/s で，室温における純水ではおよそ 2.2×10^{-3} mm^2/s です．$b = 1000$ のとき，拡散強調によって水の信号は 11% 低下します．悪性腫瘍では細胞密度が上昇し，細胞間質の容積が減少する結果，細胞外液の自由拡散成分が減少して ADC が減少します．このため ADC は，悪性腫瘍の検出，良性腫瘍との鑑別に役立つことがあります．ADC の代表的な値を表 18.1 に示します．

ADC マップが有用性を発揮する理由のひとつは，**T2 シャインスルー** (T2 shine-through) を評価できることです．拡散強調画像は必然的に TE が長いので，拡散強調に加えて T2 強調が加わっています．このため，輝度が上昇している場合，T2 が延長しているためなのか，拡散が低下しているためな

[訳注2] この傾斜磁場を一般に Motion Probing Gradient (MPG　運動検出傾斜磁場) とよぶ．

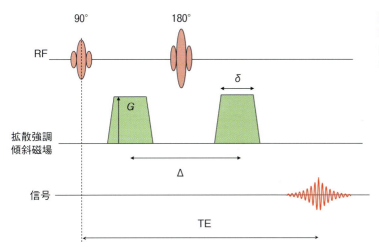

図 18.3 拡散強調画像の基本的パルス系列 PGSE 法　このパルス系列の後に SE-EPI で撮像する．δ：拡散強調傾斜磁場の幅，Δ：傾斜磁場の間隔，G：傾斜磁場の振幅．

表 18.1　人体組織の代表的 ADC

	ADC (×10⁻³ mm²/s)	相対輝度 (b=1000)
脳脊髄液	2.94	0.05
灰白質	0.76	0.47
白質	0.45	0.63
白質 (線維に平行)	0.95	0.39
肝臓	1.8	0.17
良性肝腫瘍 (嚢胞, 血管腫)	2.5	0.08
悪性肝腫瘍 (転移, 肝細胞癌)	1.1	0.33

です．一般的には $b=1000$ s/mm² を使います．傾斜磁場の振幅は大きいほど（～50 mT/m）タイミングパラメータを小さくすることができ，TE も短縮できます．しかしそれでも，DWI では T2 強調を避けることができず，T2 シャインスルーが発生します．

$\Delta - \delta/3$ は拡散時間 τ といわれる値で，分子運動を示すアインシュタインの公式

$$\langle R^2 \rangle = 6D\tau$$

の τ に相当します [訳注3]．ここで $\langle R^2 \rangle$ は一群の分子の平均二乗変位です．

のかを区別できません（図 18.4）．拡散低下がないにもかかわらず T2 延長によって拡散強調画像で高信号となる状態が，T2 シャインスルーです．このような場合は，ADC マップで判別できます．

b 値

PGSE における b 値は

$$b = \gamma^2 G^2 \delta^2 \left(\Delta - \frac{\delta}{3} \right)$$

ここで G，δ はそれぞれ傾斜磁場の振幅と持続時間，Δ は傾斜磁場の中央の時間間隔で，$\Delta - \delta$ は 1 番目の傾斜磁場の後縁から 2 番目の傾斜磁場の頂部までの時間間隔となります．b の単位は s/mm²

PGSE の傾斜磁場は，ちょうど PC-MRA における速度エンコード傾斜磁場（→15.3.2）のように働きます．バルクフローはその速度方向に沿って位相が変化しますが，その変化は 2π の何倍にもなります．拡散運動する分子は何度も方向を変えながらランダムに動き回ります．拡散強調画像（DWI）は，スピンが傾斜磁場の下で動き回ることによってランダムな位相変化を起こすことを利用しており，これによっ

[訳注 3]　時間 τ における粒子の位置 $R(\tau)$ の関係を表す．拡散係数 $D = kT/6\pi r\eta$（k：ボルツマン定数，T：温度，r：粒子径，η：液体の粘性率）．係数の 6 は 3 次元で考える場合で，1 軸のみであれば 2 となる．これから粒子の平均移動距離は時間の平方根に比例すること，すなわち 2 倍の距離を動くには平均 4 倍の時間がかかることがわかる．

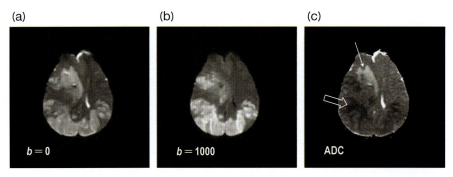

図 18.4 **脳梗塞の拡散強調画像** 脳梗塞の症例. (a) EPI, $b=0$, (b) 拡散強調画像 ($b=1000$), (c) ADC マップ. 急性期脳梗塞は, 拡散強調画像で高信号, ADC マップでは低輝度 (大矢印)を示す. 陳旧性脳梗塞は, 拡散強調画像では等信号, ADC マップで高輝度となる(小矢印). 拡散強調画像で高信号, ADC マップで等輝度の部分は T2 シャインスルーである.

てボクセル内の信号は低下します. 異方性拡散では, 細胞壁のような物理的障壁によってこの動きが制限されます. D(あるいは ADC)が大きいほど DWI の信号は低く, ADC マップ上では高輝度に表示されます.

見かけの拡散係数 (ADC)

拡散は, 拡散運動によってスピンがディフェーズして信号が低下することを利用して間接的に計測しますが, 拡散以外の動き, たとえば脳脊髄液や血流もディフェーズの原因となります. 通常の拡散強調画像 (DWI) ではこれを区別することができません. そこで**見かけの拡散係数** (Apparent Diffusion Coefficient : ADC) を次のように求めます.

$$\text{ADC image} = -\frac{1}{b}\ln\left(\frac{\text{DW}}{\text{T}_2\text{w}}\right)$$

ここで DW, T2W はそれぞれ拡散強調画像, T2 強調像の信号強度です. ただし DWI と T2 強調像で TE は共通であるとします. SE-EPI 法は歪みが大きいため, T2 強調像 ($b=0$) も撮像するのが一般的です. どのメーカーのスキャナでも, 1 つ以上の b 値をもつ DWI と同時に $b=0$ の画像が撮像されます. 脳の DWI では, $b=500〜1000$ s/mm^2 が一般的で, 前立腺のような体部の MRI ではもう少し低い b 値が使われます.

2 つといわずもっと多くの b 値を撮像して最小二乗法で曲線を当てはめると, b 値に対して $\ln(S_b)$ をプロットできます. この傾きからより正確な ADC を求めることができます (→19.3).

拡散強調画像の臨床応用:脳

DWI の臨床応用として, 脳 MRI は最も一般的です. DWI は**急性期脳梗塞**や脳腫瘍の診断に役立ちます. 脳動脈の血栓症, 塞栓症による虚血性疾患では, 細胞毒性浮腫が発生して ADC が低下し, DWI では高信号となります (図 18.4). この所見は, 発症 1 時間以下でも認められることがあります (CT, T2 強調像では通常 6 時間以上経たないとみえません). また急性期脳梗塞と, 一過性脳虚血発作, 非定型的偏頭痛などその他の急性病変との鑑別にも有用です. また, 脳腫瘍の鑑別, 外傷, 出血, 膿瘍などの診断にも用いられます.

18.2.3 異方性拡散と拡散テンソル画像 (DTI)

純粋な水では, 水分子はいずれの方向にも等しい確率で移動することができ, これを**等方性拡散** (isotropic diffusion)といいます. この場合, 拡散傾斜磁場をいずれの方向に加えても, 同じ結果が得られます. しかし多くの生体組織, 特に脳白質では, 細胞膜その他の構造によって拡散が制限され, 特に拡散しやすい方向(たとえば神経線維の方向)があります.

このような拡散を**異方性拡散** (anisotropic diffusion)といいます. 拡散異方性を計測することにより, たとえば髄鞘形成のような組織の微細構造に関する情報を得ることができます. 拡散異方性の計測には, いくつもの異なる方向に拡散傾斜磁場を加え

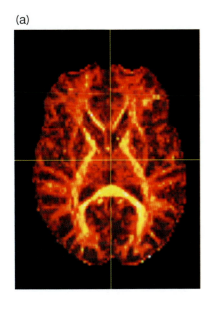 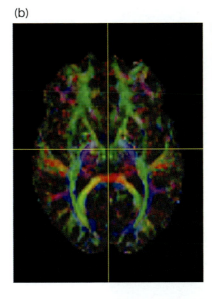

図 18.5 FA マップ　(a) 輝度の分布は T1 強調像に類似している．(b) 色は異方性の向きを示す．緑：前後方向，赤：左右方向，青：上下方向．

る必要があり，これを**拡散テンソル画像**（Diffusion Tensor Imaging：DTI）といいます．ここで新しいパラメータ，Fractional Anisotropy（FA 異方性比率）を考えます．FA は 0〜1 の値をとり，完全な等方性拡散では FA＝0，高度の異方性があって 1 方向にしか移動できな状態は FA＝1 となります．図 18.5a に脳の FA マップを示しました．多くの疾患において，FA の減少は（非特異的だが）鋭敏であると報告されています．FA のカラーマップ（図 18.5）では，2 種類の情報を同時に知ることができます．すなわち，色は異方性の向きを，輝度は異方性の強さを示しています．

拡散異方性のある組織では，神経線維など組織の物理的な方向性と，加える傾斜磁場の関係が信号強度を決定します．両者の向きがたまたま一致すればその方向の拡散係数を正確に知ることができますが，実際にはそのようなことは考えにくいので，テンソルを使って一般化する必要があります．拡散テンソルは，2 次元のベクトルのようなもので，9 個の要素をもち，それぞれが傾斜磁場の方向と組織の方向の組み合わせに対応しています（→**BOX**：拡散テンソルの数学）．実際には，スキャン前に組織の方向性を知ることはできませんから，いろいろな方向に傾斜磁場を加えます．通常でも 30〜60 方向，研究目的ではさらに多く加えることもあります（図 18.6）．

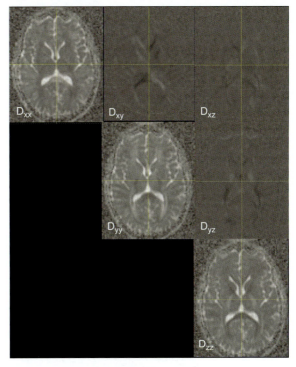

図 18.6 拡散テンソル画像（DTI）　多方向の傾斜磁場による拡散テンソルの各要素画像．

拡散テンソルが得られると，いくつかの新しい拡散パラメータを計算することができます．**トレース ADC** は異方性にかかわらず同じ数値となるので，特に梗塞や腫瘍の診断には有用です．これから平均 ADC を計算することができます．

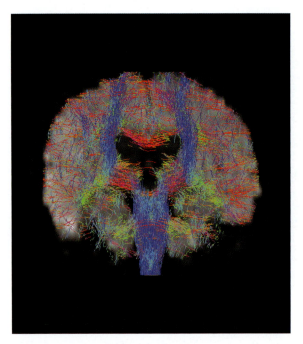

図 18.7　トラクトグラフィ　CSD 法によるトラクトグラフィ．色はトラクトの方向性を示す．緑：前後方向，赤：左右方向，青：上下方向．

すべてのボクセルについて拡散テンソルが得られると，これを使って水分子の拡散経路を表す**トラクトグラフィ**（tractography）を作ることができます．異方性のおもな原因は白質線維なので，この経路は神経線維の走行を反映しています．得られる画像は，神経線維束の解剖図にとてもよく似ています（**図 18.7**）．トラクトグラフィの解釈にはいろいろ注意すべき点がありますが（→**BOX**：トラクトグラフィの画像処理），病変と周囲の正常構造の関係がよくわかるので，神経内科医，脳外科医には非常に好まれる画像です．

拡散テンソルの数学

拡散テンソルは次のように表されます．

$$DT = \begin{bmatrix} D_{xx} & D_{xy} & D_{xz} \\ D_{yx} & D_{yy} & D_{yz} \\ D_{zx} & D_{zy} & D_{zz} \end{bmatrix}$$

添字の 1 桁目（x, y, z）は組織固有の方向性，2 桁目は傾斜磁場の方向を表します．対角要素 D_{xx}, D_{yy}, D_{zz} は通常における DWI の各軸方向の拡散強調に相当します．異方性組織の拡散を完全に計測するには，すべての要素に加えて $b=0$，つまり拡散強調を行わない撮像も必要です．実際には，たとえば D_{xy} と D_{yx} は等しいので冗長性を利用して 7 回の計測（拡散強調撮像 6 回＋$b=0$ の撮像 1 回）で済みます（図 18.6）．

拡散トレースはスカラー量で，

$$\mathrm{Trace}(D) = D_{xx} + D_{yy} + D_{zz}$$

で表され，これから平均 ADC は，

$$D_{\mathrm{ave}} = \frac{1}{3}\mathrm{Trace}(D)$$

さらに **FA**（Fractional Anisotropy）は，拡散テンソルの主軸の固有値を λ とすると，

$$\mathrm{FA} = \sqrt{\frac{3}{2}} \cdot \sqrt{\frac{(\lambda_1 - \bar{\lambda})^2 + (\lambda_2 - \bar{\lambda})^2 + (\lambda_3 - \bar{\lambda})^2}{\lambda_1^2 + \lambda_2^2 + \lambda_3^2}}$$

で定義されます．

トラクトグラフィの画像処理

一般にトラクトグラフィを描くには，シード（seed）といわれるトラクトを描画する始点を定めます．このシードを解剖学的に意味のある場所に設定することが重要で，読影医はさらにその臨床的意義を判断してアーチファクトがないかどうかを判断する必要があります．問題となるのは，1 つのボクセル内で複数の神経線維が交差している場合で，これには high b-value（大きな b 値を使う），Q-ball イメージング，q-space イメージングなどいくつかの方法が考えられます．

Constrained Spherical Deconvolution（CSD：制約付き球面逆畳込み）法は，このような線維の交差に対応できると同時に，シードを設定する必要がありません．CSD は線維の応答関数を推定しますが，このためには少なくとも 30 方向の撮像が必要です．これからテンソル画像を作成し（図 18.6），FA マップを作成します．この FA マップから（脳梁のように）1 方向の線維だけを含むボクセルを抽出します（図 18.8a）．これから線維の方向性応答関数（direction responce function）を計算し（図 18.8b），テンソル画像をデコンボリューション（逆畳込み）すると，交差線維も明瞭に表示されたオリエンテーションマップが得られます（図 18.8c）．さらにこれから流線をプロットすることでトラクトグラフィを作製します（図 18.7）．

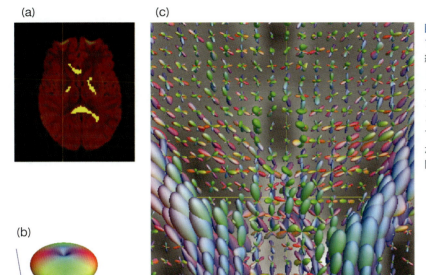

図18.8 CSD法によるトラクトグラフィ (a) FAマップから，1方向の線維だけを含むボクセルを抽出する．(b) これから方向性応答関数を求める．(c) 拡散テンソルと応答関数でデコンボリューション(逆畳込み)することで交差線維の問題を解決した楕円体マップが得られる．各楕円体の大きさがADCに相当する．色は図18.5と同じ方向性を表す．

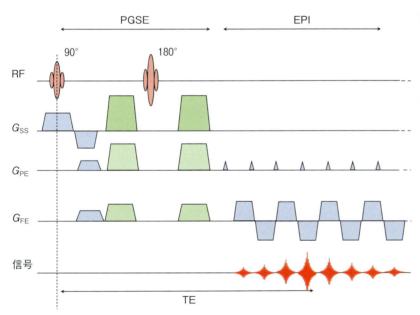

図18.9 拡散強調画像のパルス系列 (SE-EPI) 前半はPGSE (→18.2.2) で，緑の部分が拡散傾斜磁場．ここでは斜位方向の拡散強調を行うために軸ごとに振幅が異なっている．後半は通常のEPIのパルス系列．

18.2.4 拡散強調画像の撮像法

DWIの撮像にはSE-EPI法(→12.5.2)が適しています(図18.9)．非常に高速に撮像できるので，動きによるアーチファクトを避けることができます．この前にPGSE(→18.2.2)をプレパルスとして加えます．異なる拡散方向，b値について同時に複数の撮像を行ったり，ADCマップの計算まで行うこともあります．PGSEの部分では，分子が拡散する時間だけある程度待つ必要があるので，必然的にTEが長くなり通常100 ms程度です．しかしパラレルイメージングを併用すると，EPIのトレイン長を短くすることができ，TEを60〜70 ms程度にできるだけでなく，画像の歪みを減らし，T2シャインスルーの影響も小さくできます．SE-EPIはマルチスライス撮像が可能で，通常5 mm厚のスライス

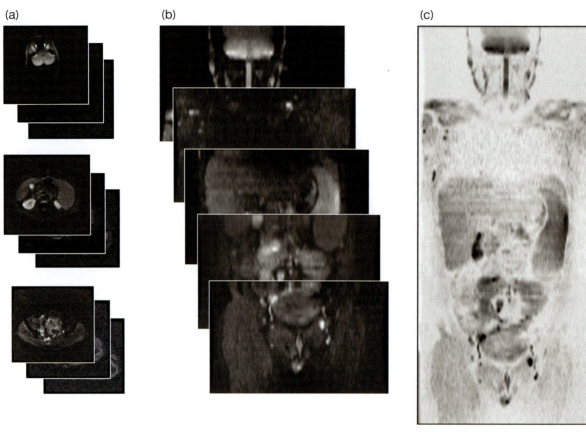

図18.10 全身拡散強調画像（DWIBS） (a) 横断（軸位断）の全身像を撮像し，(b) 再構成して，(c) つなぎ合わせ，白黒反転して表示したもの．

を撮像します．拡散テンソル画像（DTI）には，等方性ピクセルが望ましいので，スライス厚2〜3mmとし，スライス数80〜100枚程度とします．

EPI以外にTSE/FSEでも撮像することができますが，撮像時間が長いので動きの影響を受けやすくなります．DW-TSEは，内耳，頭頸部など，長時間撮像が可能で，歪みが少ない，脳以外の部位に利用されますが，多くの場合はSE-EPIが第一選択となります．

磁場不均一の影響を受けやすいために画像の歪みが大きいことです．これが原因で解剖学的な診断が難しくなるだけでなく，信号の重なりによって病変が誤診されることもあります．歪みを避ける方法としては，EPIのかわりにTSEを使う，マルチショットEPIを使うなどの方法がありますが，いずれも体動の影響を受けやすくなります．

脳以外の領域で，拡散の定量を行う場合は，毛細血管の灌流との区別がより重要になります．このためには複数のb値で撮像し，信号強度を二重指数関数（biexponential）モデルにフィッティングします［訳注4］．この場合，短い指数関数が灌流に，長い指数関数が真の拡散係数に対応します．

拡散強調画像の臨床応用：脳以外の領域

脳以外の領域でも，DWIは非常に重要で必須の検査となっています．おもな目的は腫瘍の診断で，**乳腺**，**前立腺**，**肝臓**，**骨**などに利用されています．いずれの場合も腫瘍は拡散係数が低下し，DWIで高信号になります．

脳以外のDWIで問題となるのは，SE-EPIが静

［訳注4］ biexponential function．2つの指数関数の和で示される関数．たとえば，$y = x_1 \exp(-b_1 t) + x_2 \exp(-b_2 t)$．

全身拡散強調画像 (DWIBS)

DWIBS (Diffusion-weighted Whole-body Imaging with Background Suppression) は，全身の拡散強調画像を撮像する方法で，PET のような画像が得られ，全身の転移検索に有用です．DWIBS では，大きな b 値 (通常 1000) の DW-EPI と STIR 法に基づく脂肪抑制を組み合わせます．自由呼吸下に撮像し，NSA を大きくして体動アーチファクトを低減させます．通常は横断 (軸位断) (図 18.10a) でテーブルを何回か動かして (マルチステーション) 全身を撮像し (図 18.10b)，再構成した画像をつなぎ合わせて全身像として (通常は白黒反転して) 表示します (図 18.10c)．この結果，PET によく似た画像が得られますが，もちろん DWIBS は分子の拡散運動を，PET はグルコース代謝を反映するまったく異なる画像です．

18.3 灌流強調画像

灌流 (perfusion) という言葉は，専門領域によって意味するところが異なります．医用工学技師は溶液内で組織を保存する方法を指しますが，MRI ではもっと狭い意味で，**組織の毛細血管血流** (mL/分/g) を指します．脳では，**脳血流量** (cerebral blood flow：CBF) といい，単に f で表すこともあります．この他のパラメータとしては，**脳血液量** (cerebral blood volume：CBV)，**平均通過時間** (mean transit time：MTT) があります．これらいずれも冒頭に r をつけて，rCBF，rCBV，rMTT と表示することがありますが，これは relative (相対的) を意味します．絶対値の測定が難しいので，対側との比で表示するのが一般的なのでこの表示を使います [訳注 5]．

灌流を検査する MRI 撮像法としては，2 つの方法が開発されており，おもに脳領域で利用されています (→心臓の灌流 MRI については 16 章)．最も速い方法は，ガドリニウム造影剤のボーラスを投与して，繰り返し撮像する方法で，DSC-MRI (Dynamic Susceptibility Contrast MRI ダイナミック磁化率コントラスト法) といわれます．もう一つは流入動

脈血のプロトンを磁気的なタグによってラベルしてから撮像し，ラベルの有無を調べる方法です．この方法はスキャン時間が長く，SN 比も低下しますが，完全に非侵襲的で，造影剤の排泄を待つことなく何回でも繰り返すことができる利点があります．**動脈スピンラベル法** (Arterial Spin Labelling：ASL) あるいは動脈スピンタギング法 (arterial spin tagging) といわれるこの方法にはいくつものバリエーション (とそれに伴う略語) があります．まず，現在最も広く行われている DSC-MRI から見ていくことにします．

18.3.1 ダイナミック磁化率コントラスト法 (DSC-MRI)

DSC-MRI は，関心領域を EPI で繰り返し撮像します．まず何回か撮像してベースラインの信号を収集した後，ガドリニウム造影剤のボーラスをできるだけ短時間に投与します．頭蓋内のファーストパスで，血管内の造影剤によって T2，T2* が短縮し，T2 強調像あるいは T2* 強調像で明瞭な信号低下が認められます (図 18.11)．信号強度がベースラインに戻る前に，前回より振幅の小さなセカンドパスが認められます．スキャン時間は 2〜3 分です．

以前は，T2* に最も鋭敏な GE-EPI が使われていましたが，SE-EPI は T2 の変化を反映するため，大きな動静脈の影響を排除して毛細血管の変化のみを捉えることができるのでより適しています．TE は T2 を反映するように 35〜60 ms，TR は時間分解能を維持するために 1500 ms 以下とします．TR が比較的短いので，たとえ傾斜磁場の大きなスキャナでも撮像枚数が限られたり，スライスを厚くする必要がある場合もあります．例外的に，フィリップスの **PRESTO** という 3D 灌流撮像法は，タイムリバース型 GE 法 (→13.3.3) によってハーンエコーを収集する方法です．一般に造影剤投与前に少なくとも 5 枚のベースライン撮像が必要です．肘静脈から注入した造影剤ボーラスが脳に到達するには 8〜10 秒かかるので，撮像開始後すぐに静注を開始する必要があります．

良好な造影剤ボーラスを得るためには 3〜5 mL/秒の注入速度が必要なので，多くの報告は機械

[訳注 5]　r は regional，局所の意味で使われることもある (例：rCBF　局所脳血流量)．

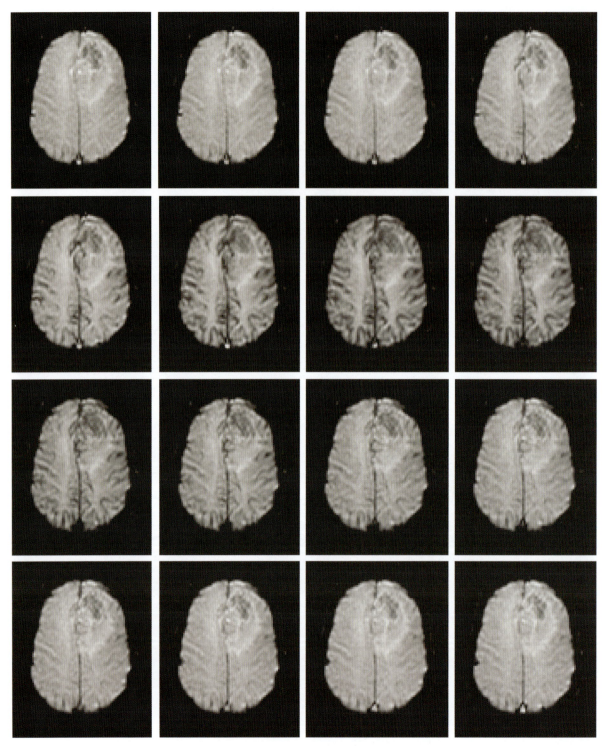

図 18.11　DSC-MRI　低悪性度グリオーマ症例．左上から右下に向けて造影剤投与後の経時的変化を示す．時間分解能は1.2秒．造影剤ボーラスが血管を通過すると，$T2^*$の減少によって信号強度が低下する．

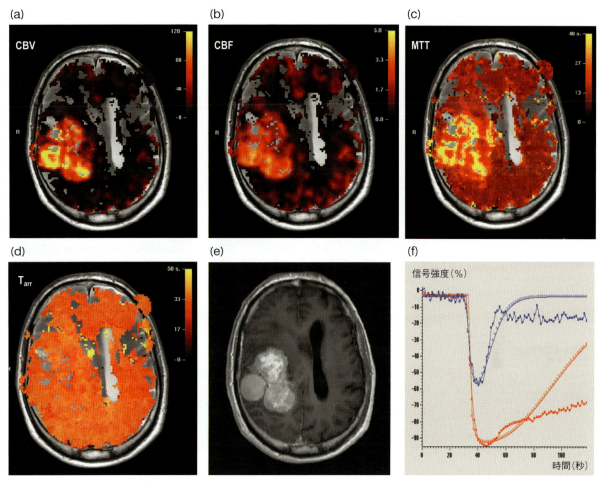

図 18.12　DSC-MRI のパラメータマップ　グリオーマの症例．腫瘍では CBV，CBF の増加，MTT の短縮がみられる．(a) CBV，(b) CBF，(c) MTT，(d) 到達時間 (t_{arr})，(e) 造影 T1 強調像，(f) 信号強度曲線．青：正常組織，赤：腫瘍．造影剤が急速に腫瘍内に漏出するため，実測値とガンマ分布にフィッティングした曲線が大きくずれている．

式インジェクターを必須としています．造影 MRA と比較すると，MRA の場合は注入のタイミングはより厳密である必要がありますが，注入時間はもっと長くなります．手動で造影する場合は，太い針を使い，コネクターはできるだけ少なくして，注入後ただちに生理食塩水でフラッシュできるようにしておく必要があります．また造影剤を体温にまで加温しておくと，粘稠度が半減して注入しやすくなります．造影剤投与後は，2～3 分撮像します．

データ解析は，臨床的にはワークステーション上の専用のソフトウェアを使いますが，研究目的の場合は細かいところまで設定できる自作ソフトウェアがよいでしょう．大部分のソフトウェアは，PET によく似た各パラメータのカラーマップを出力します（図 18.12）．最も簡単なものは，信号強度曲線から得られる基本パラメータで，曲線下の面積，到達時間 (t_{arr}) とピーク時間 (t_p)，ピーク濃度 (C_p) などがあり，それぞれ CBV，rMTT，rCBF に概ね相当しますが，これらはボーラスの形に強く依存します．

より完全な定量解析には，AIF (arterial input function 動脈入力関数) を計測して**デコンボリューション法** (deconvolution 逆畳込み) で解析します．AIF は中大脳動脈などわかりやすい動脈を選んで測定しますが，脳血管障害では正常な動脈がない場合もあるので注意が必要です．デコンボリューション法には SN 比が高いことが重要で，雑音を軽減するために平滑フィルターを使うのが普通です．

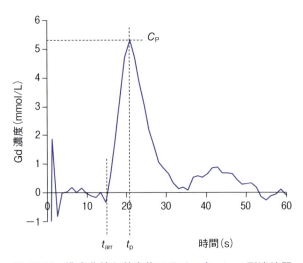

図 18.13　濃度曲線と基本的パラメータ　t_{arr}：到達時間 (time of arrival)，t_p：ピーク時間 (time to peak)，C_p：ピーク濃度 (maximum concentration)．

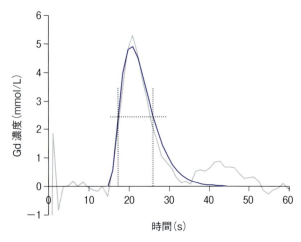

図 18.14　濃度曲線のガンマ分布へのフィッティング　カーブのピークと半値幅 (点線) を初期値としてフィッティングする．

MR 灌流画像の定量解析

MR 灌流画像の定量解析，パラメータマップ作成の第一歩は，各ボクセルについてガドリニウム濃度の経時的変化を示す関数 $C_{tissue}(t)$ を知ることです．これは，$T2^*$ と $C_{tissue}(t)$ に反比例関係があると仮定して得ることができます．

$$C_{tissue}(t) \propto \frac{1}{\Delta T_2^*} = -\frac{1}{TE} \cdot \ln\left[\frac{S_{tissue}(t)}{S_{tissue}(0)}\right]$$

ここで $S_{tissue}(t)$ は時間 t における信号強度，$S_{tissue}(0)$ は造影剤投与前のベースラインの信号強度です．こうして得られた時間濃度曲線 (図 18.13) から，いくつかの基本パラメータ，すなわち到達時間 (t_{arr}：time of arrival)，ピーク時間 (t_p：time to peak)，ピーク濃度 (C_p：maximum concentration) が得られます．これらのパラメータマップは特に脳梗塞の診断に有用で，t_{arr} の延長は血管狭窄による側副血行路を示す所見です．しかしこのような基本パラメータは造影剤の注入状態によって大きく変化するので，その意味でも機械式インジェクタの使用が推奨されます．

さらに詳しい定量解析には，標識物質稀釈理論 (indicator dilution theory) を使います (→参考文献)．これは造影後に，標識 (ガドリニウム造影剤) が稀釈され (血中に分布する) 状態を解析する方法です．血液脳関門が保たれている理想的な状態では，時間濃度曲線はガンマ分布の形で，

$$C_{ideal}(t) = C_p \cdot \left(\frac{e}{rs}\right)^r \cdot (t - t_{arr})^r \cdot \exp\left(-\frac{(t - t_{arr})}{s}\right)$$

ここで，e は $\exp(1) \fallingdotseq 2.718$，$r$，$s$ は曲線の形状，スケールを表す項です．もちろん造影剤ボーラスは理想的な形ではないので，流入する造影剤濃度を表す AIF (t) に依存します．これは数学的にはコンボリューション (畳込み) で表されます．

$$C_{tissue}(t) = C_{ideal}(t) \otimes AIF(t)$$

ここから，AIF を測れば理想的な濃度曲線をデコンボリューション (逆畳込み) によって得られることがわかります．このためには，$C_{tissue}(t)$ のフーリエ変換を AIF (t) のフーリエ変換で割って，逆フーリエ変換します．

$$C_{ideal}(t) = FT^{-1}\left\{\frac{FT(C_{tissue}(t))}{FT(AIF(t))}\right\}$$

一般に，$r=s=$半値幅を初期値として，ガンマ曲線を計測された $C_{ideal}(t)$ に当てはめます (フィッティングします) (図 18.14)．フィッティング後の曲線 $C_{fit}(t)$ を積分すると，CBV，MTT，CBF が得られます．

$$CBV = \frac{\kappa}{\rho} \int C_{fit}(t) \cdot dt$$

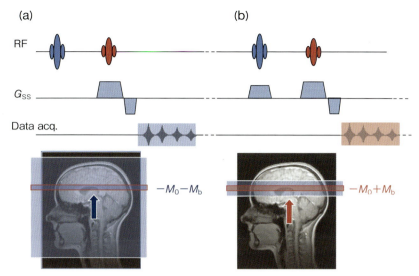

図 18.15 **FAIR 法の原理** (a) 全脳に非選択的反転パルスを加えてラベルしてから(青)，1 枚のスライスを撮像する(赤)．静止組織の磁化(M_0)，血液の磁化(M_b)ともに反転して，$-M_0$, $-M_b$ が得られる．これを対照画像とする．(b) 撮像スライスよりやや広い範囲に選択的反転パルスを加えて(青)，同じスライスを撮像する(赤)．外部から流入する血液の磁化は反転せず($+M_b$)，脳実質の磁化のみ反転する($-M_0$)ので，両者の差分を取ると血液の磁化 M_b のみ得られる．

$$\mathrm{MTT} = \frac{\int t \cdot C_{\mathrm{fit}}(t) \cdot dt}{\int C_{\mathrm{fit}}(t) \cdot dt}$$

$$\mathrm{CBF} = \frac{\mathrm{CBV}}{\mathrm{MTT}}$$

ここで ρ は脳組織の密度，κ は大血管と小血管のヘマトクリットの差を表す定数です．DSC-MRI による灌流定量については，特にデコンボリューション，フィッティングに必要な SN 比の確保という点で多くの問題がありますが，慎重な解析を行えば信頼性のある結果が得られます．

18.3.2 動脈スピンラベル法 (ASL)

動脈スピンラベル法(Arterial Spin Labelling：ASL)は，動脈血のプロトンに磁気的にラベルを付ける方法です．ラベルには通常は反転パルスを使います．その後，脳を撮像すると，ラベルを付けない場合に比べて非常にわずかな信号低下がみられます．これは毛細血管にも流入効果があるためです．ラベルは T1 緩和のために 4～5 秒で消失してしまいますから，高速に撮像できる EPI を使います．ASL にはラベルの付け方によっていくつかの方法があります．ここでは原理を示すために，FAIR (Flow-sensitive Alternating Inversion Recovery) 法に限って説明します．その他の方法については参考文献を参照してください．

FAIR 法では，まず全脳に反転パルスを加えてラベルし，その後 EPI で 1 枚のスライスを撮像します(図 18.15)．反転したプロトンが撮像スライス内の毛細血管床に到達すると，そこで組織のプロトンと交換が起こります．反転してから撮像までの遅延時間 TI に応じて，毛細血管内のプロトンの信号強度は低下します．次に対照画像として，撮像スライスだけに選択的反転パルスを加えた画像を撮像します．スライス外のラベルされていない血液が TI 時間内に撮像スライス内に流入するので，ラベルした場合に比べて信号強度がやや大きくなります．大きな双極性クラッシャー傾斜磁場を加えて大きな血管内の信号を抑制します．このため ASL が DSC-MRI に対して優れている点として，毛細血管床の灌流のみを測定できることがあげられます．

ASL に使うプレパルスには 2 種類あります．パルス波および連続波です．パルス波を用いる ASL (Pulsed ASL：PASL) には，STAR，FAIR，MPICORE があり，理解は容易です．いずれも上流の動脈を磁化でラベルし，これが撮像領域に移動するところを観察します．PASL は時間分解能をもち，磁化したラベルが血管を通って脳内に移動する様子を追跡できます．連続波による ASL (Continuous ASL：CASL) は，もっと長い RF パルスを使います．実際には Pseudo-Continuous ASL

(PCASL)といって，小さな RF パルスを連続した
パルストレインとして加えます．このパルストレイ
ンは灌流組織が定常状態になるまで，通常は 1800
ms 連続して加え，ラベルされたプロトンが撮像領
域内に到達するまで，また 1800 ms の遅延時間を置
いてから撮像します．PCASL は PASL に比べて
SN 比が高い利点があり，特に 3D 法と組み合わせ
ると，スキャン時間 3〜4 分で診断に十分な画像が
得られるため，ASL のゴールドスタンダードとし
て臨床，研究に利用されています．

ASL の臨床応用

ここ数年，PCASL は臨床機に広く搭載されるよ
うになりました．2D SE-EPI あるいは 3D GRASE
と組み合わせることにより，比較的安定した SN 比
に優れた画像が 4 分前後で得られます．臨床に十
分利用できる範囲ですが，ASL はまだルチーン検
査になってはいません．その理由のひとつは，体動
の影響を受けやすく，特別な後処理による画像補正
が必要な点があげられます．また市販のソフトウェ
アの多くは灌流マップだけを出力し，ラベルしたプ
ロトンの到達時間は計算できません．この点も，到
達時間がわかる DSC-MRI や CT 灌流画像に対し
て不利なところです．

脳梗塞急性期の診断では，短時間に検査でき，か
つ広く普及している CT がなお第一選択です．脳梗
塞亜急性期，あるいはその他の神経疾患では，特に
定量性がさらに確立されれば ASL の有用性が大き
いと考えられます．たとえば，PET では認知症の
脳灌流に特徴的なパターンが知られていますが，将
来はこれを ASL によって簡単に，無侵襲に診断で
きるようになるかもしれません．

脳以外の領域でも，ASL は腎臓，肝臓の灌流検査
に利用されています．複雑な呼吸補正が必要なこと
もありまだ研究段階にとどまっていますが，今後の
進展が期待されます．

ASL の解析方法

ASL のコントラストは，縦磁化 M_0，T1，組織灌
流に依存します．ガドリニウムが血管内だけを移動
する DSC-MRI は稀釈理論で解析できましたが，
ASL のトレーサーである (ラベルした) 水分子は自
由拡散するので稀釈理論ではなく，血中と組織中の

水からなる 2 コンパートメント交換モデルを使っ
た Bloch 方程式を使って解析します．FAIR の場合
は，

$$\Delta M = 2M_0 \frac{f}{\lambda} \left[\frac{\exp(-TI \cdot R_{1a}) - \exp(-TI \cdot R_1)}{R_1 - R_{1a}} \right]$$

ここで，f は組織灌流 (脳血流量)，TI は反転時間，
R_1 は組織の T1 緩和率 (1/T1)，R_{1a} は動脈の緩和
率です．λ は血液-脳水分配係数 (blood-brain
water partition coefficient) といわれるもので，通
常 0.9 とします．これは水の 90% が脳に，10% が
脳内血管にあると仮定することを意味します．M_0，
T1 は文献値を使えますが，異なる TI の画像から
M_0 マップ，T1 マップを作り，上記の式に当てはめ
て灌流マップを作るのが普通です (図 18.16)．

18.4 ダイナミックコントラスト造影法 (DCE-MRI)による透過性画像

DCE-MRI (Dynamic Contrast Enhancement
MRI　ダイナミックコントラスト造影法)は，外因
性造影剤(ガドリニウム)が組織を通過する状態を連
続的に撮像する方法ですが，DSC-MRI が組織の
T2* の違いを利用するのに対して(→18.3.1)，DCE
は T1 の違いを利用します．対象とする構造によっ
て，造影剤が流入してから流出するまで連続的に撮
像する場合と，特定の時相のみ撮像する場合があり
ます．たとえば肝臓の場合，3D T1 強調像を造影前，
動脈相(動脈の造影効果のピーク時)，門脈相(静脈
の造影効果のピーク時)に撮像し，その後遅延相も
撮像します．病変によって造影効果の経時的変化が
異なるので，複数の時相で撮像することが必須とな
ります．時間分解能が十分高ければ，造影剤の流入，
流出動態を解析して，定量的あるいは半定量的な組
織固有の係数である**腫瘍透過性**(tumor permeabi-
lity)を求めることができます．腫瘍の血管床は，内
皮の透過性が高い非常に複雑，未熟な血管からなる
のが普通です．造影剤のボーラスが投与されると，
血管内腔から腫瘍内に透過して，T1 強調像で一過
性の信号増加をきたします．連続して撮像すると，
造影剤が腫瘍から排泄されるにつれて信号強度は低
下していきます．

このような造影剤の腫瘍への取り込みを定量化す

18章 拡散強調画像，灌流強調画像，fMRI

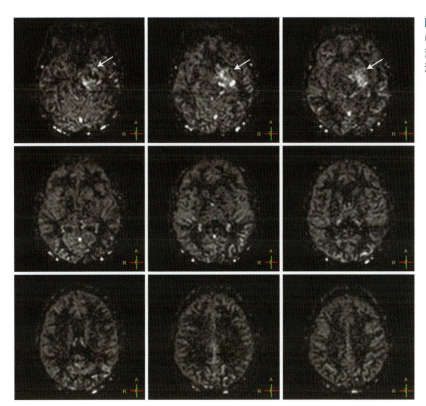

図 18.16 ASL 灌流が大きいところほど高信号になる．左大脳基底核の病変(→)は，正常白質，灰白質よりも灌流が増加している．

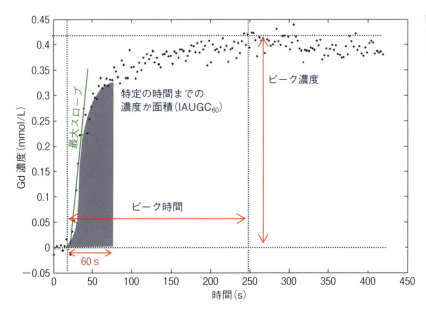

図 18.17 DCE-MRI モデルを使用しない DCE 解析法．4 種類のパラメータを示す．

る方法には，モデルに基づく方法，モデルによらない方法があります．モデルによらない方法は，造影剤取り込みの動態モデルを仮定せずに半定量的なパラメータを使用します(図 18.17)．たとえば，ピーク時間，最大スロープ，ピーク濃度，造影剤取り込みから特定の時点までの濃度曲線下面積などを計測します．信号強度を造影剤濃度[Gd(t)]に変換すれば，濃度曲線下面積は IAUGC (Initial Area Under the Gadolinium Curve) とよばれ，IAUGC$_{60}$，IAUGC$_{90}$ のように面積の範囲を示す添字を付けて

321

Part II エキスパート編

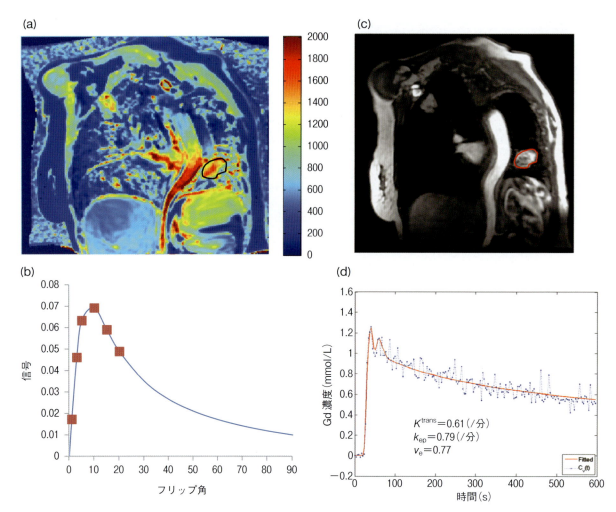

図18.18 トフツモデルによるDCE-MRIの解析 (a) スポイル型GE法により異なる6つのフリップ角で撮像した脳梗塞画像から得られたT1マップ．ROIで囲った部分が腫瘍．(b) 腫瘍のROIの信号強度とフリップ角の関係を示す．赤いマーカーが測定したフリップ角．(c) DCEのなかの1枚．造影効果が最も強い画像．(d) 造影剤濃度曲線(青)にトフツモデル(赤)をフィッティングしたもの．(Dr. Andrew Gill, University of Cambridge, UK 提供)．

表します．

　モデルに基づいて定量する方法は，多くの未知のパラメータを含む数式を使って，計測データをこれに当てはめます．DCE-MRIに使う最も標準的なモデルは**トフツモデル**(Tofts' model)です．これは，生体内の状態を2コンパートメントに単純化します．すなわち血管腔(正確には血漿)，および造影剤が漏出する組織(正確には血管外細胞外腔)に分けます．トフツモデルの数学的解析はかなり複雑で(→BOX：トフツモデル)，K^{trans}, k_{ep}, ν_e などの定量パラメータを算出します(図18.18)．多くの研究から，これらのパラメータは，RECIST(Response Evaluation Criteria In Solid Tumours「固形がんの治療効果判定のためのガイドライン」)に定められているような，たとえば最大腫瘍径といった一般的な計測値よりも，腫瘍のマーカーとして優れていることが示されています．

トフツモデル

標準的なトフツモデル(Tofts' model)において，関心領域内に取り込まれる造影剤の濃度は，

$$C_{tissue}(t) = \frac{K^{trans}}{1-Hct} \cdot C_{art}(t) \otimes \exp(-k_{ep}(t-\tau))$$

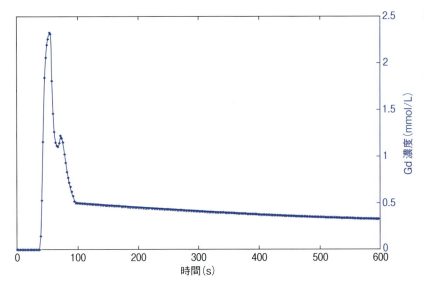

図 18.19　AIF のモデル　図 18.18 のトフツモデルによる解析に使用した AIF (動脈入力関数). (Dr. Andrew Gill, University of Cambridge, UK 提供)

ここで $C_{tissue}(t)$, $C_{art}(t)$ はそれぞれ時間 t における組織,動脈血中の造影剤濃度,Hct はヘマトクリット,K^{trans} は血漿から血管外細胞外液腔 (extravascular extracellular space : EES) への伝達定数,k_{ep} は逆に EES から血漿への伝達定数,τ は造影剤取り込みの開始時間,ν_e は EES の容積です.$\otimes$ はコンボリューション (畳込み積分) を表します.K^{trans}, k_{ep}, ν_e の間には,

$$v_e = \frac{K^{trans}}{k_{ep}}$$

の関係があります.これを見ると,2 つの伝達定数 K^{trans}, k_{ep} は同じ単位をもつように思えるかもしれませんが,違います.単位はそれぞれ,K^{trans} [mL/g/s],k_{ep} [1/s],ν_e [mL/g] です.

　MRI の信号強度の単位は任意なので,まず実際のガドリニウム濃度と信号強度の関係を,[Gd(t)] から求める必要があります.信号強度 S と造影剤濃度 [Gd] の間に線形関係があると仮定すれば,

$$[Gd(t)] = \frac{S(t) - S(0)}{S(0) \cdot T_{1,0} \cdot r_1}$$

ここで $S(t)$ は時間 t における信号強度,$S(0)$ は $t=0$,すなわち造影前の信号強度,$T_{1,0}$ は造影前の T1 値,r_1 は既知の造影剤緩和能です.しかしこの線形関係は,パルス系列の TR が $T_{1,0}$ とほぼ等しいこと,また T1 が時間に依存しないことを前提としています.したがって,T1 強調スポイル型 GE 法に基づく非線形モデルを使えば,

$$S = S_0 \frac{\sin\alpha(1 - E_1)}{1 - \cos\alpha E_1}$$

ここで α はフリップ角,$E_1 = \exp(-TR/T1)$ です.これを変形すると,

$$\frac{1}{T_1(t)} = \frac{1}{TR} \cdot \ln\left(\frac{S_0 \sin\alpha - S_0 \cos\alpha}{S_0 \sin\alpha - S(t)}\right)$$

これを使うと,

$$[Gd(t)] = \frac{1}{R_1}\left[\frac{1}{T_1(t)} - \frac{1}{T_{1,0}}\right]$$

したがって,すべてのボクセルについて $T_{1,0}$ を知る必要があります.$T_{1,0}$ を求める方法はいくつかありますが (→19.2),DCE 法では,同じ 2D あるいは 3D スポイル型 GE 法が使えることから,マルチプルフリップ角法が一般的です.

　$C_{tissue}(t)$ は比較的簡単に求められますが,動脈入力関数 (arterial input function : AIF) あるいは血管入力関数 (vascular input function : VIF) ともいわれる $C_{art}(t)$ はもっと面倒です.まず,腫瘍のおもな支配動脈を決定することがしばしば困難です.さらに,$C_{art}(t)$ は非常に変化が速いので,正確な AIF を知るには大きな時間分解能が必要とされます.このため,数々の AIF のモデルが発表されています (図 18.19).その多くは,実際に血中濃度を測定したり,あるいは多数の被検者の測定値の平均値を利用する方法です.AIF の選択は常に議論のある

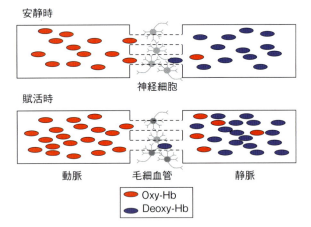

図 18.20 BOLD 効果 安静時（上段）に比較して，賦活時（下段）には完全にオキシヘモグロビン（赤）を含む血液が過剰に供給され，デオキシヘモグロビン（青）濃度が低下して，静脈側の $T2^*$ が延長する．

亢進すると MR 信号が強くなり「脳が光る」のです（図 18.20）．その後の研究により，賦活化された神経線維による酸素消費の亢進に伴って，それを上回って血流が増加してオキシヘモグロビンを多く含む完全に酸素化された血液が過剰に流入する結果，賦活部位の下流ではデオキシヘモグロビン濃度が低下，$T2^*$ が延長して，MR 信号が増強すると考えられています．したがって，fMRI には $T2^*$ 強調度が大きい GE-EPI が最も適しています．

BOLD 効果と静脈

fMRI では，賦活部位の下流の静脈における血液酸素濃度の変化を検出します（図 18.20）．完全に酸素化された血液と，脱酸素化された血液の磁化率の差は 9.5×10^{-7} ですが，完全に酸素化された血液は，灰白質の血管外腔と同程度の磁化率 χ をもつので，血液の酸素化状態の変化が局所磁場均一性に影響して $T2^*$ が変化します．

図 18.20 に示す通り，神経線維の賦活後，デオキシヘモグロビンを含む赤血球が増加しますが，新鮮な酸素化されたオキシヘモグロビンを含む赤血球の流入が増加するので，結果的にデオキシヘモグロビン濃度は低下し，$T2^*$ が延長，MR 信号が上昇します．

MR 灌流画像も，毛細血管内の血流増加から神経線維の活動を捉えることができます．灌流 fMRI は，賦活部位を BOLD fMRI よりもピンポイントに指摘できると考えられていますが，感度については BOLD の方が優れています．局所血流の変化は，スポイル型 GE 法など EPI 以外の方法でも検出できますが，血流の変化により鋭敏なので，脳表の血管を賦活部位と見誤る可能性があります．

ところで，症例によっても異なります．このように，DCE のモデルにはいろいろなものがあり，トフツモデルが必ずしもベストとはいえません．

18.5 BOLD 効果による脳賦活マップ

近年，機能的 MRI（functional MRI：fMRI）という言葉は，BOLD 効果を利用した脳賦活画像の同義語のように用いられるようになりましたが，これはある意味で T1 ではなく $T2^*$ を利用していることを除けば ASL による灌流画像と同じようなものといえます．BOLD による fMRI は，「脳の活動状態」を知る方法です．

18.5.1 BOLD 効果

BOLD（Blood Oxygenation Level Dependent）効果は，1990 年初頭に動物実験で発見されました．オキシヘモグロビンは反磁性（つまり事実上は無磁性），デオキシヘモグロビンは常磁性であることはすでに知られていました．このことは，**デオキシヘモグロビンを多く含む血液は $T2^*$ が短く，完全に酸素化された血液に比べて MR 信号が低下する**ことを意味しています．感覚刺激を与えると，脳皮質でこれと逆の現象が観察されることは，当初は驚きの目でみられました．神経活動によって酸素消費が

18.5.2 fMRI の実際

賦活により「脳が光る」という表現は，実際の信号強度変化はせいぜい数％なのでやや大げさですが，fMRI は賦活部位における酸素濃度を変化させ，刺激との相関を計測します．被検者がさまざまなパラダイムに基づいてタスクを実行する間，通常 EPI を使用して高速スキャンを連続的に行います．一般的な**ブロックデザイン fMRI**（block design fMRI）といわれる方法では，活動期間と安静期間を交互に設定

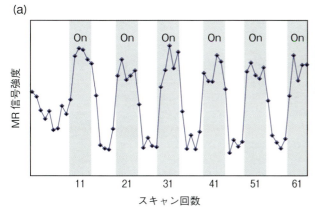
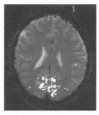
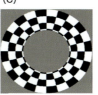
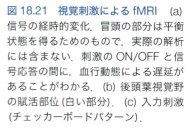

図 18.21　視覚刺激による fMRI　(a) 信号の経時的変化．冒頭の部分は平衡状態を得るためのもので，実際の解析には含まない．刺激の ON/OFF と信号応答の間に，血行動態による遅延があることがわかる．(b) 後頭葉視覚野の賦活部位（白い部分）．(c) 入力刺激（チェッカーボードパターン）．

します．活動の種類には，運動，感覚刺激，認知活動（単語想起，暗算など）などさまざまなものがあります．各ブロックの長さは約 30 秒で，活動期/安静期のセットを 3〜4 回繰り返します（図 18.21）．

ブロックデザインよるパラダイムは信頼性が高く，計画も容易です．しかし，精神的なタスクの場合は，ある程度の時間これを続けることが難しいこともあります．たとえば精神疾患における幻覚などは，一過性で予測できない現象です．このような問題に対しては **事象関連fMRI**（Event-Related fMRI：ER-fMRI）を行います．ER-fMRI は，撮像を高速に繰り返し（たとえば毎秒 1 回），現象が発生するのを待ち，発生したらそのときの血流応答を解析する方法です（→**BOX**：血行動態遅延とコンボリューション）．

スキャン終了後は，多くの後処理が必要で，これは通常オフラインで別のコンピュータを使って行います．最終的に，パラダイムに対応して統計学的に有意な信号変化のある部分をマップに表示します．

18.5.3　fMRI のデータ処理

fMRI のデータ処理の一般的な流れを図 18.22 に示します．まず，各画像の**位置補正**を行います（co-registration）．ボクセルの位置のわずかなズレでも信号変化に影響するので，これは必ず必要です．この補正を行わないと，刺激に関連する動きを賦活部位と見誤る「偽陽性」の原因となります．通常，位置補正のアルゴリズムが正確に動作するように，磁化が定常状態になるまでの最初の数回のデータは棄却します．ナビゲーターエコーを使って撮像する場合も，撮像後の位置補正処理は必須です．

> **fMRI のデータ量**
>
> 標準的な MRI では，脳を分解能 128×128 で 24 スライス撮像します．100 回程度繰り返し 1 セットとして，1 人の被検者に対して数セット行います．さらに後処理を加えると，データ量は 3〜4 倍になります．たとえば
>
> 1 セットのデータ量 = 24×128×128×100
> = 39,321,600 ボクセル
> = 80 MB
>
> これは 5 分間の撮像，1 回分です．1 日に数 GB のデータが発生することもあります．

第 2 段階として，標準脳画像〔多くの場合 Talairach Brain Atlas（タライラッハ・ブレイン・アトラス）〕に対して画像を空間的に**正規化**します．これによって神経学的な診断が容易になると同時に，異なる被検者の比較が可能となります．ただし脳に解剖学的な異常がある場合，腫瘍がある場合はこの処理は飛ばします．

第 3 段階は，データの**平滑化**です．これによって SN 比が向上しますが，空間分解能が失われないように慎重な処理が必要です．第 4 段階では，**トレンド除去**（de-trend），すなわち全体的な平均値に合わ

Part II エキスパート編

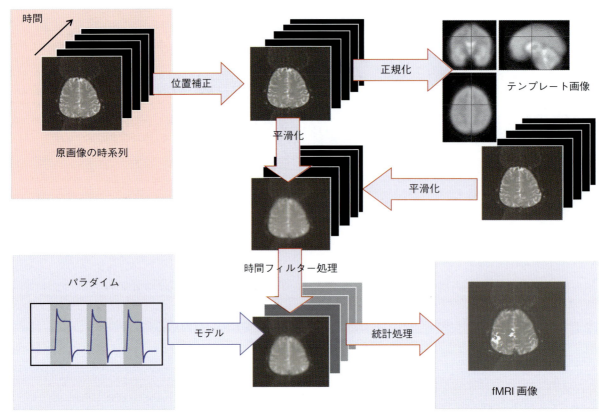

図18.22 fMRIのデータ処理 EPIデータの入力から始まる一連のデータ処理を示す．最終的な画像は，原画像に統計パラメータマップを重ねて表示する．

せて時系列データを補正したり，ハイパス時間フィルターをかけたりします．これは，スキャン中のハードウェアの変動による変化を除去するためです．

第5段階として，**統計量**を計算します．これについてはさまざまな高度な方法が開発されていますが，最も簡単には賦活画像から安静画像をサブトラクションして，有意な信号増加があるか，Zスコアを計算します．

$$Z = \frac{賦活時と安静時の平均信号強度差}{標準偏差}$$

実際には，Zは3以上であることが必要です．Zスコアは，正規分布についてt検定を行って得られるp値に基づく値です．最終的な画像には，統計パラメータ(Zスコアあるいはp値)が，一定の値以上のボクセルを表示します．さらに孤立したボクセルや小さなボクセル群を除去するために，空間フィルターを使用することもあります．賦活ボクセルの統

計的有意性の評価には，より高度な解析を追加することもあります．t検定以外にも相関解析，フーリエウェーブレット解析，独立成分分析などが利用されており，学会やメーカーからさまざまなソフトウェアパッケージが提供されています．fMRIの統計ソフトウェアは，固定あるいは可変ディレイを設定したり，あるいは時系列データと血流応答関数のコンボリューションを利用するなどさらに高度な方法で，血行動態をモデル化しています．

最後に，得られた統計マップを解剖学的構造に重ねて表示しますが，EPI BOLD画像と解剖画像は，双方に同じEPIを使用しない限り，これはEPI固有の画質の制約から完全には一致しないことに留意する必要があります．

血行動態遅延とコンボリューション

数学的には，fMRIの信号は矩形波列あるいはイ

18章 拡散強調画像，灌流強調画像，fMRI

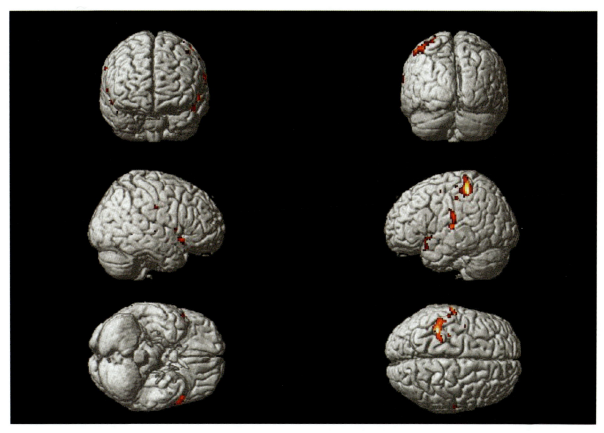

図 18.23　fMRI カラーマップ　統計マップを標準脳アトラスに合わせて正規化し，賦活された部分をカラー表示する．

ンパルス列からなる入力波形と**血行動態応答関数** (hemodynamic response function：HRF) のコンボリューションとして表されます．信号波形をデコンボリューションすることによりHRFが得られます．インパルス入力 (デルタ関数) の場合，MR信号はHRFそのものです．ただし刺激に対する撮像タイミングの補正が必要です [訳注6]．

BOLD効果の難しい点は，目的とする画像上のBOLD効果が，実際の神経活動に対して6秒も遅れることです．これは**血行動態遅延** (hemodynamic delay) といわれるもので，データ解析に際して考慮する必要があります．同様に画像上のBOLD効果は，神経活動の終了後も同程度持続します．このため，fMRIの時間分解能には制約があります．さらに，賦活後の**アンダーシュート** (undershoot) も

考慮する必要があります．この関係を図18.21, 図18.22 に示します．

HRFのもう一つの特徴は，BOLD信号を発生する血流増加に先立って，初期の酸素消費亢進に起因すると考えられる一過性の信号低下 (dip) がみられることです．しかしこれは非常に短いため，一般的なEPIでは観察されないのが普通です．

18.5.4 fMRIの評価

fMRIの画像は何を意味しているのでしょうか？ fMRIの賦活マップは，解剖学的なグレイスケールのスライス画像あるいは3D画像に重ねて，カラーの小領域 (blob) として表示するのが一般的です (図18.23)．

カラーで表示される領域は，統計学的に有意な信号変化があった部位を表しており，必ずしも脳の賦活化領域を表すわけではないことに留意する必要が

[訳注6]　血行動態応答関数 (HRF)．タスクによる刺激が加わった後の血行動態の変化を表わす波形．

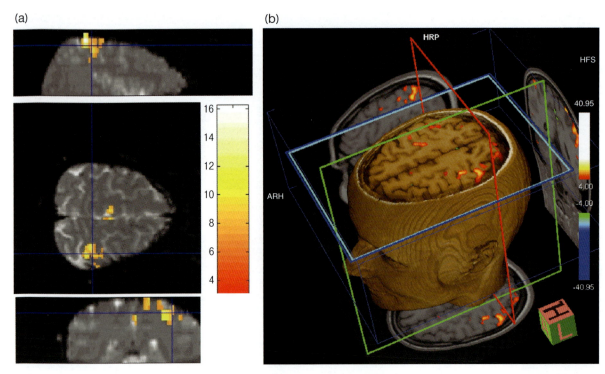

図 18.24 fMRI の臨床応用　(a) 3 方向の断面に賦活部位をカラーで表示したもの．(b) 撮像中のリアルタイム 3D 表示．

あります．カラーの輝度は，パラダイムに応じたボクセルの統計的信頼度を表します．実際の信号変化は非常に小さいものです．このほかさまざまな理由により，fMRI の臨床的評価には困難を伴います．BOLD 信号は上昇するだけでなく，逆に低下することがあります．これは**ディアクティベーション**（de-activation）とよばれる現象で，その原因としてはアーチファクト，脳の抑制反応，被検者の注意散漫などの精神状態その他が考えられます．

fMRI の臨床応用

fMRI は臨床的に，てんかんや脳腫瘍の患者選択，術前計画，外傷後の脳可塑性の評価などに利用されています．低悪性度グリオーマ，動静脈奇形などで，神経症状が軽度の場合の臨床判断にも有用です．緩徐に増大する腫瘍や先天性疾患では，繰り返し撮像してフォローアップできます．最も多いのは，手足，顔面の運動機能の検査です（図 18.24a）．言語優位側の決定については，侵襲性の高い和田テスト［訳注 7］に代わる方法と期待されます．

fMRI の臨床適応として多いのは，手術に際して「脳の重要な局在領域をどこまで切除できるか」とい

う問題の答えを求めるためです．しかし確実な答えを得ることは，いくつかの理由で難しいといえます．ひとつは，動静脈奇形，腫瘍など脳の異常がある場合，標準脳アトラスに対する空間的な正規化が不可能な場合があることです．また，運動機能障害があったり，タスク中に安静を保てないなど，検査に十分協力できない場合もあります．このため偽陽性反応，偽陰性反応による大きなエラーの余地があります．手術時に開頭下で直接電気刺激を与えて検査して，fMRI の所見を確認する方法もあります．精神疾患における fMRI の役割についてはなお検討が必要です．

臨床に用いられる fMRI は，研究用ほど長時間の検査ではありません．典型的な手順としては，まず位置決め撮像（3 方向），解剖学的情報を得るための3D 撮像（例：MP-RAGE，256×256×120 マトリックス，スキャン時間 8 分）を撮像します．続いて，EPI による fMRI を撮像しますが，AC-PC ラインに平行に 5 mm 厚，24 スライス，96×96 あるいは128×128 マトリックス，FOV 220 mm，1 回の撮

［訳注 7］　和田テスト：内頸動脈に挿入して少量の麻酔薬を注入し，運動機能，発語機能などの神経症状を観察する検査．

像時間 3〜6 秒，これを 35〜50 回繰り返し，全体で 5 分程度です．ブロックパラダイムで，賦活 30 秒，安静 30 秒のパターンを繰り返します．運動野の同定には 2 つのタスクが必要で，1 回目は左側，2 回目は右側の手指の運動/安静を行います．検査時間は正味約 20 分，これに準備の時間がかかります．

18.5.5 fMRI の問題点と有用性

fMRI の撮像には幾多の困難があります．まず被検者の協力が必須で，わずかな頭部の動きも許されず，その後は大量，複雑なデータ処理も必要です．しかしさらに根本的な問題として，パラダイムそのものに問題がある場合もあります．単純な運動刺激，感覚刺激による fMRI は別として，被検者がタスクを適切に実行しているかどうかを知ることは非常に困難です．声に出す言語生成では頭の動きが発生します．微妙な認知作用の場合は，心理学的に有効な刺激をスキャナ内に提示する必要がありますが，騒音がある閉鎖的空間内では提示方法に限界があります．視覚刺激，聴覚刺激の場合は，特別な装置が必要です．このような数々の困難がありますが，fMRI は認知科学，精神疾患，神経病理学などの領域で，普及台数や放射線被曝の問題から PET では叶わない，新しい研究の道を切り拓いています．

T2* と静磁場強度の問題

BOLD 効果は磁化率効果に依存していますから，静磁場強度は強い方がよいと考えられます．静磁場が強いほど SN 比も向上しますから，磁場強度に応じて BOLD の感度は劇的に上昇します．単純な感覚，運動タスクの BOLD コントラストは，3T では 1.5T に比べて 30〜40％上昇し，7T ではさらに上昇するという報告もあります．しかし，磁場強度が上昇すると T2* が短縮するので話は複雑です（T2* は磁場不均一の絶対値（μT）に依存します）．さらに解剖学的位置によっては，たとえば前頭葉底部や側頭葉では，磁化率による歪みや信号低下が大きくなります．高磁場 MRI による fMRI では，この問題の解決が研究課題となっています．

本章で解説したことについては，さらに以下の章も参照してください．
- GRASE（→12.5）
- GE-EPI（→13.4.4）

参考文献

Alsop DC, Detre JA, Golay X, et al. (2015) 'Recommended implementation of arterial spin- labelled perfusion MRI for clinical applications: a consensus of the ISMRM perfusion study group and the European consortium for ASL in dementia'. Mag Res Med 73: 102–115.

Buxton RB (2009) Introduction to Functional Magnetic Resonance Imaging: Principles and Technique, 2nd edn. Cambridge: Cambridge University Press.

Calamante F, Thomas DL, Pell GS, Wiersma J and Turner R (1999) 'Measuring cerebral blood flow using magnetic resonance imaging techniques'. J Cereb Blood Flow Metab 19: 701–735.

Jezzard P, Matthews PM, and Smith SM (eds) (2002) Functional MRI: an introduction to methods. Oxford: Oxford University Press.

Koh D-M and Collins DJ (2007) 'Diffusion-weighted MRI in the body: applications and challenges in oncology'. Am J Roentgenol 188: 1622-1635.

Moonen CTW and Bandettini PA (eds) (2000) Functional MRI. Berlin: Springer-Verlag.

Schmitt R, Stehling MK and Turner R (2012) Echo-Planar Imaging: Theory, Technique and Application. Berlin: Springer-Verlag.

Takahara T, Imai Y, Yamashita T, Yasuda S, Nasu S and Van Cauteren M (2004) 'Diffusion weighted whole body imaging with background suppression (DWIBS): technical improvement using free breathing, STIR and high resolution 3D display'. Radiat Med 22: 275–282.

Tofts PS (ed.) (2003) Quantitative MRI of the brain: measuring changes caused by disease. Chichester: John Wiley.

Tournier JD, Calamante F and Connelly A (2007) 'Robust determination of the fibre orientation distribution in diffusion MRI: non-negativity constrained super-resolved spherical deconvolution'. NeuroImage 35: 1459–1472.

19 章

定量的 MRI
Making it Count[†]: Quantitative MRI

19.1 はじめに

　NMR，MRI が導入されて以来，パラメータの定量による組織特性の評価，病変診断の可能性が提唱されてきました．T1，T2 のような自明なもの以外にも，血液量，血流量，拡散定数，灌流，脂肪含有量，腫瘍透過性などさまざまなパラメータの定量に多くの努力が注がれています．さらに MRI は，T2，T2* によって鉄含有量を測定したり，心臓 MRI の容積測定から駆出率を求めるなど，間接的な方法でもさまざまなパラメータを知ることができます．残念ながら，その多くは研究の域にとどまっており日常的な臨床検査に利用されるに至っていませんが，そのおもな理由としては，病態と正常の差がわずかであったり，あるいは疾患特異性に乏しいことがあげられます．この章では以下のことを勉強します．

- 生体組織の緩和時間は，適切な方法を用いればかなり正確に測定できる．
- 拡散係数は容易に測定できるが，よい精度を得るにはさらに高度なモデルが必要である．
- 脳灌流の測定法には 2 つあり，その一つは臨床に十分な精度がある．
- 肝臓の脂肪含有量は，重要なアプリケーションとなりつつある．
- いずれの定量法も，画像化に伴うエラーを避けることができない．
- 正常と病態における統計的有意差を見いだすだけでは不十分であり，真に新たな領域を開拓するには十分な統計学的知識が必要である．

19.2 緩和時間

19.2.1 T1 緩和時間

　T1 緩和を正確に測定するためのゴールドスタンダードは，かなり時間のかかる方法です．すなわち

反転回復法（IR 法）を，反転時間 TI を変えて繰り返し撮像します．反転パルス後 TI 時間の間に T1 緩和が起こり，この途中に 90° パルスを加えますが，一部の縦磁化はまだマイナスの状態です（図 19.1b）．通常の MRI では，絶対値をとってマグニチュード画像を作りますが（図 3.11 参照），T1 測定の場合は符号を保存した real IR 法を使用する方が後処理が容易です．このとき，TI における信号強度は，

$$S(\mathrm{TI}) = M_0\left[1 - 2\exp\left(-\frac{\mathrm{TI}}{\mathrm{T_1}}\right) + \exp\left(-\frac{\mathrm{TR-TI}}{\mathrm{T_1}}\right)\right]$$

$(\mathrm{TR-TI}) > 5 \times \mathrm{T1}$ ならば，指数関数の 2 項目は無視できるので，これから $\ln(S_\infty - S(\mathrm{TI}))$ を TI に対してプロットして得られる直線の傾きが T1 になります．より簡単に，単に $S(\mathrm{TI})$ を TI に対してプロットし，$S(\mathrm{TI}) = 0$ となる TI から，$\mathrm{T1} = \ln 2 \times \mathrm{TI}$ で求めることもできます．

　最も時間がかかるのは 90° パルスと次の 180° パルスの間隔で，縦磁化が完全に回復するためには最も長い T1 の 5 倍以上必要です（図 19.1d）．しかしこれはニワトリが先か，タマゴが先かの問題で，測ってみるまで T1 はわからず，TR が短すぎると正確な T1 がわからないというジレンマがあります．したがってこのような TR の決め方は実際的ではありません．一般的には 2 つの方法があります．Look-Locker 法（LL 法）[訳注 2]，および異なるフリップ角の GE 法を 2 回撮像する DESPOT₁ 法（**D**riven **E**quilibrium **S**ingle **P**ulse **O**bservation of **T**1）です．

　LL 法は，反転パルス後，小さなフリップ角 α の

[†]訳注 1　make it count：ものごとを大切に行う，という意味の一般表現を定量(count)にかけたシャレ．
[訳注 2]　提唱者の名前に由来する（Look DC, Locker DR. Time saving in measurement of NMR and EPR relaxation times. Rev. Sci. Instrum. 1970; 41: 250–1)．

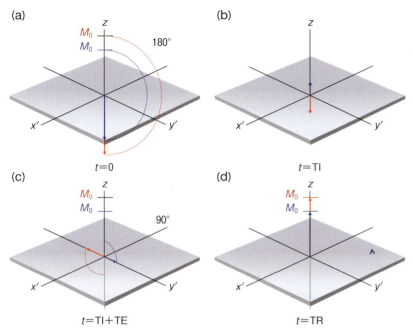

図 19.1 反転回復法（IR法） (a) 最初の 180°パルスで縦磁化が反転し，T1 緩和が始まる．(b) 90°パルスが加わる時点で，組織によっては縦磁化がまだマイナスのものもある．(c) プラス方向，マイナス方向のエコーが発生する．(d) 完全に回復するには，TR は最も長い T1 の 5 倍以上必要である．

パルス列を加えます（図 19.2）．それぞれの α のパルスが縦磁化 M_z をわずかに傾けて $M_z \sin\alpha$ の横磁化を作り，M_z が $-M_0$ から平衡状態に戻っていきながら，α パルスによって磁化の異なる一連の画像が得られます．このときの見かけの縦緩和時定数を T1* と表します．この方法のおもな問題点は，α の選択にあります．α が小さすぎると，背景雑音が大きく SN 比が不足して正確な計測ができません．α が大きすぎると，実際の緩和曲線に影響を及ぼして $+M_0$ への回復を促進して T1 を過小評価することになります．LL 法はそれ自体が低分解能高速撮像法であり，心臓 MRI で息止め下の T1 マッピングに利用されます（→BOX：心臓 MRI と T1 緩和測定）．

速度よりも空間分解能を重視する場合は，**DESPOT₁ 法**が適しています．DESPOT₁ はフリップ角が異なる 2 つ（以上）の 3D スポイル型 GE 法を使います．このとき，TR，TE など他のパラメータは同一とします．スポイル型 GE 法の信号強度の式から得られるグラフは線形なので，データを直線に当てはめることにより T1 を求められます（→BOX：LL 法と DESPOT₁ 法の数学）．実際にはフリップ角の選択が重要で，TR によっても変化します．商用機のソフトウェアでは，目標とする T1 値を入力をするようになっているのが普通です．DESPOT₁ は一般に，定量的ダイナミックコントラスト造影 MRI（DCE-MRI）（→19.4）に使用されています．

他の撮像法と同じく，T1 計測についても誤差は不可避で，決して完璧とはいえません．たとえば，スライスプロファイルは不完全で，スライス内のフリップ角にばらつきがあり，B_1，B_0 の不均一が測定結果に影響します．部分容積効果のため，単一の組織を分離することが難しいこともあります．このような問題があるものの，これを認識してそれぞれ影響を最小限にするように考えれば，T1 緩和はかなりよい精度で計測可能です．

LL 法と DESPOT₁ 法の数学

LL 法では，見かけの T1（T1* と書きます）を，計測データを指数関数曲線に当てはめて求めます．ここから以下の関係を使って T1* を補正し，真の T1 を求めます．

$$T_1 = TI \Big/ \left[\frac{TI}{T_1^*} + \ln(\cos\alpha)\right]$$

DESPOT₁ では，線形関係をみるためにもう少し複雑な数学が必要になります．スポイル型 GE 法の信号強度は，

$$S(\alpha) = \frac{M_0(1 - E_1)\sin\alpha}{1 - E_1\cos\alpha}$$

Part II　エキスパート編

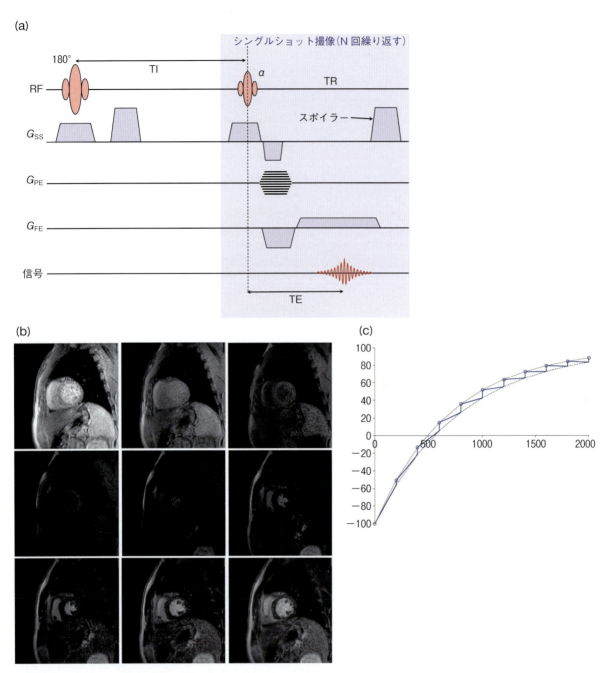

図 19.2　Look-Locker (LL) 法　(a) LL 法のパルス系列．(b) 各 α パルスから得られる一連の心臓断面像．(c) LL 法における M_z の回復曲線（青）．青○は，各フリップ角 α の RF パルスに対する測定値．これから得られる見かけの緩和定数の $T1^*$（実線）は，真の T1（破線）より短いことがわかる．

ここで，$E_1 = \exp(-TR/T1)$ で，$TE \ll T2^*$ と仮定します．すると

$$\frac{S(\alpha)}{\sin \alpha} = E_1 \frac{S(\alpha)}{\tan \alpha} + M_0(1 - E_1)$$

のように表すことができます．これは $y = mx + c$ の形の直線です．$S(\alpha)/\sin \alpha$ を $S(\alpha)/\tan \alpha$ に対してプロットした直線に，データを当てはめます．直線の傾き m が E_1 ですから，ここから，

19章 定量的MRI

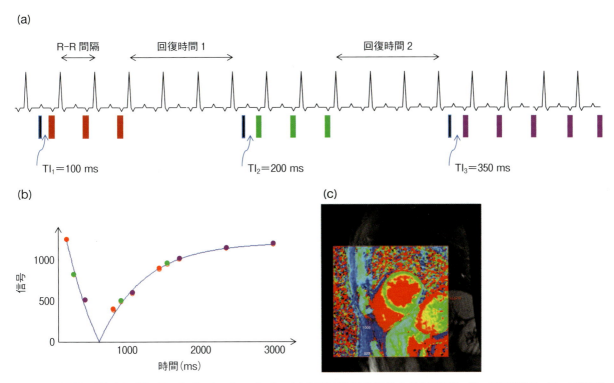

図19.3 MOLLI法（Modified Look-Locker Imaging） (a) MOLLI3(3)3(3)5のパルス系列．青：反転パルス，赤：bSSFPデータ収集．詳細は本文参照．(b) bSSFPデータ収集とT1緩和曲線の関係．紫，緑，橙のデータポイントはそれぞれ第1，第2，第3の反転パルス後のデータ．マグニチュード表示のIR法のモデルにデータポイントを当てはめ，T1を求める．(c) T1マップ表示．

$$T_1 = -\frac{TR}{\ln(m)}$$

が得られます．

心臓MRIとT1緩和測定

一般的な心臓MRIの撮像法は，局所的な病変についてはよい画像が得られますが，びまん性心筋病変については検出が困難です．そこでT1緩和測定が，びまん性心筋線維症，心筋炎などのマーカーとして提唱されています．単に（造影前の）心筋のT1を直接計測する（native T1 mapping）だけでなく，後述のようにT1値は心筋の**細胞外液腔容積**（extracellular volume：ECV）の推定にも応用できます．現時点では，native T1とECVのいずれが心筋症の診断に有用かという点については結論が得られていません．

心筋のT1計測の基本はLook-Locker法ですが，ここでは心電トリガー法を併用した**MOLLI法**

（MOdified Look-Locker Imaging）を利用します．MOLLI法は，前述のような小さなフリップ角 α のRFパルス列の後，シングルショットbSSFPでデータを収集します．もちろん1回の息止めで撮像できる程度に高速です．T1回復曲線を正しく計測できるように心拍間にbSSFPを配置する方法にはいくつかあります．MOLLI法のオリジナル版は，17心拍の間に3回の反転パルスを加え，11回のデータ収集を行うものです（図19.3a）．最初の反転パルス後，3心拍中にそれぞれ TI_1，TI_1+RR，$TI_1+2\times RR$ のタイミングで3回のbSSFPを収集します．次の3心拍は何もせずに緩和を待ちます．そして2番目の反転パルスを加え，同じように TI_2，TI_2+RR，$TI_2+2\times RR$ のタイミングで3回のbSSFPを収集します．また3心拍待ってから，最後の反転パルスを加え，5回のbSSFPを収集して，計11回とします．この方法はMOLLI3-3-5，あるいはMOLLI3(3)3(3)5と表示されることがあります．11枚の画像をTIに沿って並べると，見かけのT1*，真のT1をピクセル単位で求めることができ

333

ます．
　さらに短い MOLLI も発表されており，最も一般的な ShMOLLI (Shortened MOLLI) は，5 (1) 1 (1) 1 とします．しかしデータ処理はより複雑で，心拍数による制限を受けます．心臓の T1 計測法はいずれも，精度を高めるために体動補正，レジストレーションが必要です．

　Native T1 の計測から ECV を推測するには，造影前，造影 15 分後の T1 マップを求めます．心筋と血管腔の緩和率から，ECV を次のように推定できます．

$$ECV = (1 - Hct) \cdot \frac{\Delta R_{1,myo}}{\Delta R_{1,blood}}$$

ここで Hct はヘマトクリット，$R_1 = 1/T1$，ΔR_1 は造影前後の R_1 の差です．Hct は文献値（男性 0.45，女性 0.40）が使えますが，疾患によって変化するので実測が望まれます．血管腔の T1 による正規化は，造影剤の排泄率の影響を排除するために必要です．正常心筋の ECV は 20～30% とされています．

19.2.2　T2 緩和時間・T2* 緩和時間

　T2 を測定するには，マルチエコー SE 法のパルス系列で，各 TE における信号強度を測ればよいことは直観的にわかると思います．信号強度を TE に対してプロットすれば信号曲線となり，ここから T2 を求めることができます．1950 年代に，等間隔の 180° パルスを $+x'$ 軸に加えることにより，符号が交互な一連のスピンエコーが発生することが示されました．これは Carr-Purcell (CP) 法（→12.2）といわれ，時間 t における信号強度 $S(t)$ は，

$$S(t) = M_0 \left[\exp\left(\frac{-t}{T_2}\right) \cdot \exp\left(\frac{-2\gamma^2 \Delta B^2 D \tau^2 t}{3}\right) \right]$$

ここで，ΔB は静磁場不均一，2τ はエコー間隔，D は拡散係数，t は励起からの各エコーまでの時間です．エコー間隔が狭ければ 2 項目はほぼ 1 と見なすことができ，1 項目の T2 による指数関数的減衰のみが残ります．さらに Carr-Purcell-Meiboom-Gill (CPMG) 法（→12.2）は，180° パルスを $+y'$ 軸に加えてすべてのエコーがプラス側に発生するもので，CP 法における 180° パルスの不完全性によるエラーの蓄積を補正することができます（図 19.4）．180° パルスが不完全な場合，最初のエコー，およびこれに続く奇数番目のエコーはやや小さくなりますが，偶数番目のエコーは正しい大きさになりエラーは蓄積しません．したがって T2 を計測する場合は，偶数番目のエコーの大きさのみ計測します．計測時間は T2 の約 3 倍とし，少なくとも 5 つ（偶数番目だけなので実際には 10 個）のエコーの大きさを

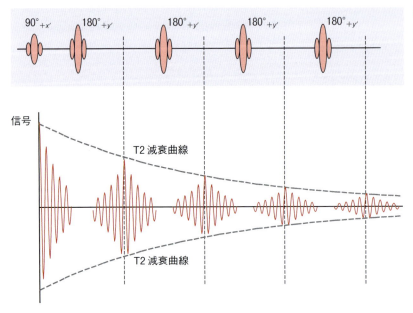

図 19.4　Carr-Purcell-Meiboom-Gill (CPMG) 法　初めの 4 エコーを示す．180° パルスは $+y'$ 軸に加える．

測定する必要があります.

T2緩和を測定する場合,各90°パルス間で完全に縦緩和するように TR は十分長くする必要があります.パルス系列は古典的な SE 法を使い,TSE/FSE 法は使いません.マルチエコーがあまり多いと,スライス枚数に制限が発生します.スキャン時間は通常8〜10分で,臨床応用可能な範囲です.T2緩和測定の別の方法として,DESPOT$_2$ (Driven Equilibrium Single Pulse Observation of T2) があります.これは異なるフリップ角 α による一連の 3D バランス型 GE 法を利用する方法です(→BOX:DESPOT$_2$法)

T2* の測定は,SE 法ではなく GE 法のマルチエコーを使用することを除けば,T2の場合とほとんど同じです.単にマルチエコーの信号強度曲線を指数関数に当てはめるだけです.

$$S(t) = M_0 \exp\left(\frac{-t}{\mathrm{T}_2^*}\right)$$

しかし,T2* 測定に関しては静磁場不均一による重要な問題があります.最新のスキャナはすべて患者ごとに自動シミングが行われ,ユーザーはこれを設定することができません.したがって,T2* の変化が組織の変化によるものなのか,静磁場不均一 ΔB_0 の変化によるものかを判断できません.特に異なる静磁場強度で比較する場合,測定の精度は ΔB_0 に依存します.結局のところ,基準となる「ゴールドスタンダード」は存在しません.

T1緩和測定と同じく T2,T2* 緩和測定についても撮像法による影響,特にスライスプロファイル内のフリップ角の不均一の影響,B_1 不均一の影響は避けられません.

DESPOT$_2$法

DESPOT$_2$ は3軸ともに位相をリワインドするバランス型 GE 法(→15.3.4)を利用するもので,その信号強度は,

$$S(\alpha) = \frac{M_0(1 - E_1)\sin\alpha}{1 - E_1 E_2 - (E_1 - E_2)\cos\alpha}$$

ここで,$E_1 = \exp(-TR/T1)$ で,$E_2 = \exp(-TR/T2)$.前述のように(→BOX:LL 法と DESPOT$_1$ 法の数

学)これは線形に変形することができて,

$$\frac{S(\alpha)}{\sin\alpha} = \frac{E_1 - E_2}{E_1 E_2} \cdot \frac{S(\alpha)}{\tan\alpha} + \frac{M_0(1 - E_1)}{E_1 E_2}$$

これから $S(\alpha)/\tan\alpha$ に対する $S(\alpha)/\sin\alpha$ をプロットした直線の傾き m から T2を求めることができます.

$$T_2 = -TR \bigg/ \ln\left(\frac{m - E_1}{mE_1 - 1}\right)$$

ここで T2を求めるためには T1を知る必要があることに注意してください.このため,DESPOT$_2$ は単独では利用できず,DESPOT$_1$ と組み合わせて使用されるのが普通です.

組織の T1,T2がわかれば,理論的にはどんなコントラストの画像も計算して作り出すことができます.この合成画像については,過去にも何回か関心が高まった時期がありますが,フロー,拡散を反映できない,造影剤の影響を予測できないなどの制約がありました.最近になって,B_1 不均一を補正するプレパルスを併用した SE 法 (magnetization prepared SE) に基づく方法が登場し,また話題となっています.これは GE ヘルスケアから MAGIC (MAGnetic resonance Image Compilation) として提供されているものですが,フィリップスでも同様のものがあります.

鉄含有量の測定

体内の過剰鉄は,フェリチン,ヘモシデリンなどの形で肝臓や心筋に蓄積します.このような病態は,先天性あるいは特発性ヘモクロマトーシス,タラセミアなど慢性貧血に対する頻回の輸血後にみられます.鉄の過剰沈着は肝線維症,肝硬変,肝細胞癌,肝不全,心不全などの原因となります.

肝臓の鉄含有量測定には,T2あるいは T2* の測定を利用します.経験的に,肝臓の鉄量は緩和時間の逆数,すなわち緩和率 R2あるいは R2* に比例することが知られています.FerriScan は,FDA が認可した市販の肝鉄含有量測定方法です.これは,一連のシングル SE 法の画像から求めた体動補正 R2マップをもとにするものですが,データ解析は FerriScan 本部でオフライン処理されます(図19.5).撮像にあたっては標準ファントムによる慎重なキャリブレーションが必要です.このほかの方法としては,マルチエコー GE 法による R2* 計測

Part II　エキスパート編

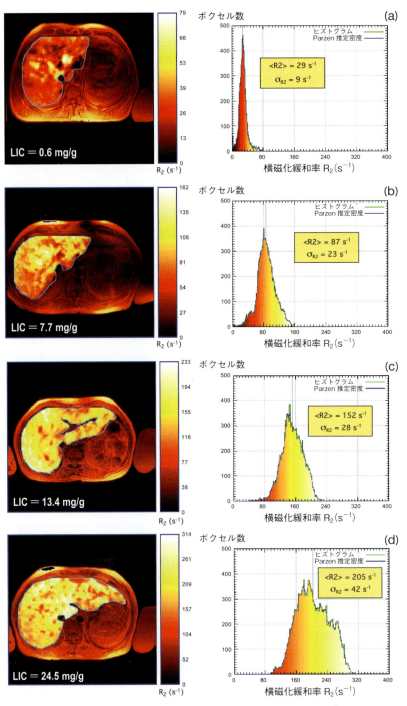

図 19.5　肝鉄沈着の評価　肝臓の鉄含有量を示す R2 マップおよびヒストグラム．(a) 正常，(b) 軽度沈着，(c) 中等度沈着，(d) 高度沈着．

があります．しかし，静磁場不均一（ΔB_0）によるスキャナ固有のエラーがあり，SN 比が非常に低いために R2* が大きく（T2* が短く）測定される傾向があります．慎重に計測すれば R2* と肝生検の間には，相関関係があることが報告されています．
　心臓では，鉄沈着の経過をモニターするために

T2* 計測の有用性が提唱されています．心電ゲート，息止め下のマルチエコー GE 法を撮像し，ピクセルごとに T2* を求めます．TE の選択がとても重要で，特に鉄沈着が高度な場合は T2* が非常に短いため最初のエコーの前に信号が失われてしまうこともあります．逆に鉄沈着が少ない場合は，TE

336

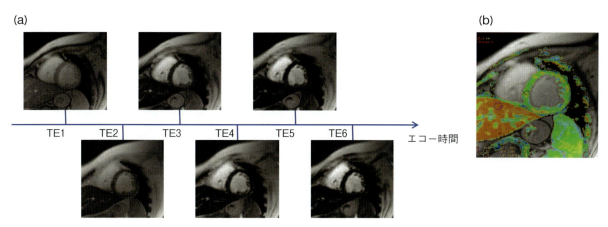

図 19.6　心筋鉄沈着の評価　(a) 異なる TE で撮像した一連の画像，(b) 定量 T2* マップを解剖学的画像に重ねたもの．心筋 ROI の T2* は 8 ms，肝 ROI は 3 ms．いずれも鉄沈着により低下している．

が短すぎると減衰曲線の初めの部分しか収集できず，精度が低下します．実際的には，最短 TE を設定して，少なくとも 5 エコー収集するようにします．多くの報告から，T2* が 20 ms 以上は正常，これより低いと鉄沈着と考えられます(図 19.6)．

19.2.3　緩和時間測定誤差の原因

前述のような原因に加えて，生体の緩和時間測定にはさまざまな誤差の原因があります．これには不適切な撮像パラメータ(特にプロトン密度強調像においてTR が短すぎる場合)，RF パルスの不均一，マルチスライスにおける選択パルスによる磁化移動効果，スライスプロファイルの歪みなどがあげられます．特に異なるスキャナ，異なる施設で結果を比較する場合は，このような誤差をよく理解しておく必要があります．

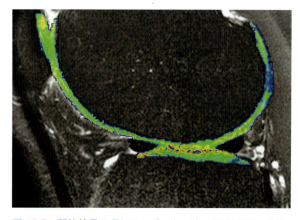

図 19.7　関節軟骨の T2 マップ　赤～黄の部分は T2 が延長しており，軟骨変性があると考えられる．

関節軟骨の緩和時間測定

変形性関節症は，慢性的な関節の変性をきたす状態で，高齢者の関節痛，関節機能障害の大きな原因ですが，関節軟骨の **T2 緩和測定**が，変性のマーカーとなるとされています．T2 は膠原線維基質の変化に鋭敏で，変形性関節症では限局性あるいはびまん性に T2 が延長します．軟骨細胞移植術後には，軟骨修復の状態を T2 によってモニターできます(図 19.7)．関節軟骨の T2 緩和測定は，低 SN 比に加え，マグニチュード画像を使用するため雑音の分布が非ガウス分布となることに起因する背景雑音の大きさ，部分容積効果などが精度を低下させるという問題を抱えています．

関節軟骨の評価には **T1 緩和測定**も有用です．変形性関節症の前段階として，グリコサミノグリカン(glycosaminoglycan：GAG) 分子の変質が起こります．GAG はガドリニウムと同じく負の電荷をもつため，ガドリニウムの関節軟骨内への浸透は，局所 GAG 濃度に反比例します．そこで，造影剤投与後の T1 計測が有用になります．静注後 30～90 分運動すると，ガドリニウム (Gd) が軟骨内に浸透します．ここで T1 を測定すれば，GAG の濃度から軟骨の状態を知ることができます．GAG が減少す

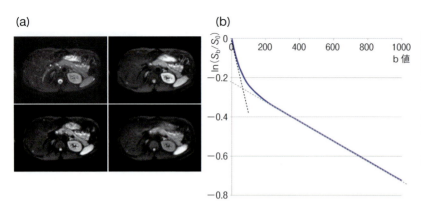

図 19.8　拡散強調画像の二重指数関数減衰曲線　(a) 複数のb値による拡散強調画像，(b) b値に対する $\ln(S_b/S_0)$ をプロットすると，二重指数関数(biexponetial)となり，真の拡散コンパートメント(灰色破線)と疑似拡散コンパートメント(灌流コンパートメント)(黒破線)からなる2コンパートメントモデルが想定される．

ると Gd 濃度が増加し，T1 は短縮します．つまり T1 が短いほど変性が進んでいると考えられます．これは dGEMRIC (delayed Gadolinium-Enhanced MRI of Cartilage) とよばれる方法です．

このほかそれほど一般的ではありませんが，軟骨の評価法として T1ρ 測定，ナトリウム (^{23}Na) イメージングがあります．T1ρ は回転座標系におけるスピン格子緩和で，特別なパルス系列を必要とします [訳注3]．ナトリウムの T2 は著しく短いため，ウルトラショート TE 撮像法(→14.8.1)が必要となります．また ^{23}Na の磁気回転比は 11.27 MHz/T なので，特別な送受信ハードウェアが必要です．

19.3　拡散パラメータ

臨床では，拡散の低下と T2 シャインスルーを鑑別するために，ADC (Apparent Diffusion Coefficient 見かけの拡散係数)マップは日常的に利用されています(→18.2.2)．一般に悪性腫瘍は正常組織に比較して ADC が低下しており，拡散強調画像(DWI)では明瞭な高信号となります．ADC マップに ROI を設定すれば，さまざまな組織の ADC を容易に知ることができます．乳腺，肝臓，前立腺癌，脳などさまざまな悪性腫瘍の ADC が報告されていますが，結果にはばらつきがあり，より高精度な拡散モデルが必要です．

実際に DWI で計測される拡散係数は，拡散以外の組織の運動を反映しています．毛細血管内の微小循環は IVIM (IntraVoxel Incoherent Motion ボクセル内インコヒーレント運動)とよばれます．血管内のバルクフローや体動は，計測結果を大きく左右し，アーチファクトの原因にもなります．

単純に ADC を求める場合，拡散係数は1つという暗黙の前提に立っています．しかし複数のb値で DWI を撮像すると，信号減衰は mono-exponential(単一指数関数)ではないことがわかります．実際に多くの臓器では**二重指数関数 (biexponential)** で表されます(図 19.8)．複数のb値で得られたデータを2コンパートメントモデルに当てはめると，数学的には，

$$S(b) = S_0 \cdot [f_{\text{perf}} \cdot \exp(-b D^*) + (1-f_{\text{perf}}) \cdot \exp(-bD)]$$

となります．ここで f_{perf} は灌流コンパートメントの容積比率，D^* は灌流による疑似拡散係数(pseudo-diffusion coefficient)です．

これは IVIM モデルといわれるもので，小さな拡散係数は実際には毛細血管内の灌流によるもので，大きな拡散係数が真の拡散に対応すると考えます．2つのコンパートメントの大きさは臓器や病態によって異なります．

特にコンパートメントの大きさの比が未知の場合，biexponential 曲線の当てはめは非常に困難で，IVIM モデルを使っても高精度，再現性のある拡散定量は難しい面があります．次善の策として，mono-exponential として，$b=0$ の替わりに小さな

[訳注3]　T1ρ画像：共鳴周波数のパルスを長時間加えることにより(スピンロックパルス)，軟骨基質内の水分子のように動きが高度に制限され，相関時間が非常に長い水分子の信号を反映する画像．

b 値（50～100）を使う方法もあります.

$$D = \frac{\ln S(b_2) - \ln S(b_1)}{b_1 - b_2}$$

19.4 組織灌流と透過性

特に脳における**組織灌流**（perfusion）は，脳梗塞や血管性認知症などの診断に重要です. 灌流は脳血流量（/100g）として表され，脳細胞に酸素やグルコースを運搬するうえで重要です. PET による全脳の平均値は 50～55 mL/分/100g です. 灌流量が 20 mL/分/100g 以下になると，虚血による細胞障害が発生し，10 mL/分/100g 以下では細胞死に至ると考えられています. このような閾値は確立されており，脳虚血性疾患の初回検査でこれを定量することが重要になります. 脳以外の領域では，特に悪性腫瘍の診断に有用です. 多くの悪性腫瘍では，内皮細胞の透過性が亢進すると同時に，毛細血管床が増加しています. このため多くの腫瘍は造影剤のファーストパスで造影効果を示します.

すでに見たように（→18.3），灌流測定法には 2 つの方法があります. 造影剤のファーストパスを利用する DSC 法（→18.3.1）と，ASL 法（動脈ラベル法）です（→18.3.2）. DCE 法による透過性の計測についてもすでに述べました（→18.4）. このような方法は比較的簡単ですが，なぜこれが臨床のルチーン検査として普及しないのでしょうか.

DSC 法の場合，AIF（動脈入力関数）の計測が問題となります. 動脈血流は非常に速いので，造影剤ボーラスの形状を正しく捉えるには，通常よりはるかに大きな時間分解能が必要です. また造影剤濃度と信号強度は比例することを前提としていますが，ボーラスのピーク時にはこれは成り立ちません. したがって AIF は過小評価されることになりますが，それがどの程度かはわかりません. 正常ボランティアで DSC と PET を比較してキャリブレーションを行うことにより定量性の改善をはかる報告もありますが，動脈血流が正常と異なる病態では信頼性に劣ります. **DCE 法**の場合は，平均的な AIF をモデルとして使う方法があります. 個々の症例ごとに AIF を求めるよりはよい結果が得られますが，それ

でも病態によっては正確には予測できません.

では **ASL 法**はどうでしょうか. 事実，脳灌流の定量法として有望と考えられており，他臓器への応用も始まっています. ラベル方法を最適化し，スピン交換時間をモデルに含めることにより，大きな問題点が克服できる可能性があります. 脳灌流では DSC よりも精度，再現性に優れることが示されており，施設間の比較でもよい結果が得られています. まだ「使える」とは断言できませんが，期待の星といえます.

19.5 脂肪定量

肥満が激増するなか，疾患のマーカーとして，あるいは治療効果のモニター法としての脂肪定量が関心を集めています. 皮下脂肪に比して腹部内臓脂肪が多いタイプの体型（TOFI 体型：Thin on the Outside, Fat on the Inside）は，2 型糖尿病，心臓血管障害などメタボリックシンドロームになりやすいことが知られています. MRI は皮下脂肪（Sub-Cutaneous Adipose Tissue：SCAT），内臓脂肪（Visceral Adipose Tissue：VAT）の計測に理想的な方法で，脂肪とその他の組織のコントラストが良好な **T1 強調高速 GE 法**で撮像するのが一般的です. SCAT，VAT の定量は画像解析の問題で，それぞれの体積を測定するソフトウェアがいくつかあります. 図 19.9 には，シングルスライスの T1 強調像から，半自動的に抽出した SCAT，VAT を示します. 現在では，T1 強調像に替わって Dixon 法も使われています.

肝臓など内臓に沈着した脂肪の定量はもっと複雑です. **脂肪変性**（steatosis）は，トリグリセリドの大きな空胞が肝細胞内に蓄積する状態です. アルコールも原因のひとつで，脂肪肝はアルコール性脂肪肝と非アルコール性脂肪肝に大別されます. また炎症を合併している場合は，それぞれアルコール性脂肪肝炎，非アルコール性脂肪肝炎（NASH）といわれます. このような生活習慣病の診断，治療が問題となる西欧諸国では，肝内脂肪の定量が非常に重要になっています.

肝臓の場合，**肝脂肪含有率**（Hepatic Fat Fraction：HFF）は，GE 法による Dixon 法の水および脂肪の

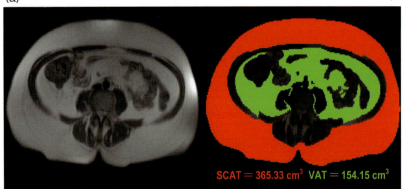
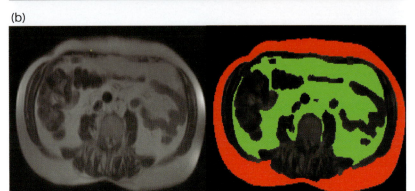

図 19.9 脂肪定量 2つの異なる症例における皮下脂肪 (SCAT), 内臓脂肪 (VAT) の定量. (a) 皮下脂肪が多い例, (b) 内臓脂肪が多い例 (いわゆる TOFI 体型).

マグニチュード画像から，次の式で容易に計測できます．

$$\mathrm{HFF} = \frac{|S_\mathrm{f}|}{|S_\mathrm{f}| + |S_\mathrm{w}|}$$

しかしこの簡略法には，いくつか考慮されていない問題があります．まず，すでに見たように Dixon 法 (→13.3.1) は少なくとも 2 つのエコー，場合によっては 5 つ以上のエコーを収集します．当然のことながら最初のエコーの TE と，それに続くエコーの TE は異なりますから，モデルに T_2^* の影響を考慮する必要があります．一般に T_2^* は 5〜6 個のマルチエコーの信号から推定します．これは特に，肝臓の鉄含有量が多い場合には重要で，脂肪変性の症例の 40% は鉄含有量が増加していることが知られています．第二に，T1 緩和も HFF 測定の精度に影響します．このため，脂肪定量では 5° 程度の小フリップ角を使用します．それでも T1 の小さな変化が残りますが，これは脂肪と肝臓の T1 文献値で補正できます．最後に，正確な HFF 計測には，単一のメチレンピークだけではなく 6〜7 本以上のピークを考慮したモデルが必要です (図 19.10)．HFF マップだけでなく，T_2^* マップ，R_2^* マップも出力するようなソフトウェアパッケージが市販されています (図 19.11) [→BOX：Dixon 法の詳細]．R_2^* マップは，T_2^* が短縮する病変部が高輝度に表示されるので，臨床的に有用です．

Dixon 法の詳細

インフェーズ (IP) のエコー (S_IP) は，水の信号 (S_w) と脂肪の信号 (S_f) の和，アウトオブフェーズ (OP) のエコー (S_OP) はその差です．すなわち

$$S_\mathrm{IP} = (S_\mathrm{w} + S_\mathrm{f}) \cdot \exp(i\phi_0)$$
$$S_\mathrm{OP} = (S_\mathrm{w} - S_\mathrm{f}) \cdot \exp(i\phi_0) \cdot \exp(i\phi)$$

$\exp(i\phi)$ は B_0 不均一 (ΔB_0) に起因する位相シフトで，エコー時間 τ の間に蓄積し，OP 画像にのみ影響します．

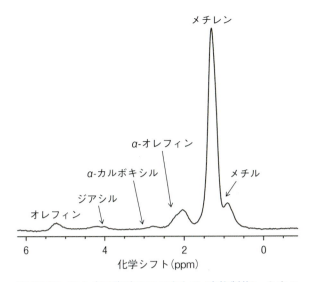

図 19.10 ヒト皮下脂肪のスペクトル (水抑制後) 6本の
ピークが認められる. (Dr. Mary McLean, University of
Cambridge, UK 提供)

$$\phi = \gamma \Delta B_0 \tau$$

$\exp(i\phi_0)$ はその他すべての位相シフトで, IP, OP
いずれの画像にも影響します. 位相シフトを無視し
て単に2つの画像を足すと水画像, IP 画像から OP
画像を引くと脂肪画像が得られます.

$$S_{IP} + S_{OP} = (S_w + S_f) + (S_w - S_f) = 2S_w$$
$$S_{IP} - S_{OP} = (S_w + S_f) - (S_w - S_f) = 2S_f$$

これがいわゆる2ポイント Dixon 法 (2PD) で
{0, π} 法ともいわれます. これは2つの画像の間
に, 0〜π の位相シフトがあることを表しています.
この方法のおもな問題点は, 背景の位相シフトが0
である ($\exp(i\phi) = 1$) という前提が実際には正し
くないことです. Dixon の原法では, 位相を無視し
てマグニチュード画像だけを扱うことによってこの
問題を回避していました.

$$S_w = 0.5 \times (|S_{IP}| + |S_{OP}|) \quad S_f = 0.5 \times (|S_{IP}| - |S_{OP}|)$$

しかし, これはボクセル内の水が脂肪と等しいかそ
れより多い場合のみ成立します. 逆に脂肪が水より
多い場合は, ピクセル値が入れ替わります. 以下に
その例を示します. まずボクセルの60％が水,
40％が脂肪の場合は,

$$S_{IP} = (S_w + S_f) = 0.6 + 0.4 = 1.0$$
$$S_{OP} = (S_w - S_f) = 0.6 - 0.4 = 0.2$$

信号のマグニチュードを使うと,

$$S_w = 0.5 \times (|1.0| + |0.2|) = 0.6$$
$$S_f = 0.5 \times (|1.0| - |0.2|) = 0.4$$

これは正しい値になります. しかし, ボクセル内の
水が40％, 脂肪が60％とすると,

$$S_{IP} = (S_w + S_f) = 0.4 + 0.6 = 1.0$$
$$S_{OP} = (S_w - S_f) = 0.4 - 0.6 = -0.2$$

この場合は,

$$S_w = 0.5 \times (|1.0| + |-0.2|) = 0.6$$
$$S_f = 0.5 \times (|1.0| - |-0.2|) = 0.4$$

となって答えが違います. 水と脂肪の比率が入れ替
わっており, 水が脂肪より多いことになってしまい
ます. Dixon 法はこの問題が起こらないように
なっていますが, 肝頂部など位相シフトが大きい部
位ではこの現象が発生することがあります. 図
19.12 にこの Dixon 水-脂肪交換アーチファクト
(Dixon water–fat swap artifact) の例を示します.

背景の位相シフトがわからないという問題を解決
するために, 3ポイント Dixon (3PD) が導入されま
した. それぞれ異なるエコーごとに π のシフトをも
たせて {0, π, 2π} となります. 0と2π は, い
ずれも水と脂肪がインフェーズですが, これから
$\exp(i\phi)$ を計算できます. ここでは3つの式を作
ることができ,

$$S_0 = (S_w + S_f) \cdot \exp(i\phi_0)$$
$$S_\pi = (S_w - S_f) \cdot \exp(i\phi_0) \cdot \exp(i\phi)$$
$$S_{2\pi} = (S_w - S_f) \cdot \exp(i\phi_0) \cdot \exp(i2\phi)$$

これから ϕ が求められます.

$$\hat{\phi} = 0.5 \cdot \tan^{-1}(S_0 \cdot S_{2\pi}^*)$$

S^* は複素共役を示します. ϕ ではなく $\hat{\phi}$ とした
のは, $-\pi$〜$+\pi$ の範囲のみ取りうるからです. つ
まり, $-\pi$ 以下あるいは $+\pi$ 以上の位相シフトは
2π の倍数を足すか引くかして $-\pi$〜$+\pi$ の範囲に
収める必要があります. このことから, 位相が折り
返す場合は, 水と脂肪の信号が入れ替わる可能性が
あることがわかります. 幸いなことにこの位相折り
返しの問題は, 物理学, 工学の各分野において復元
アルゴリズムに関する豊富な文献があります.

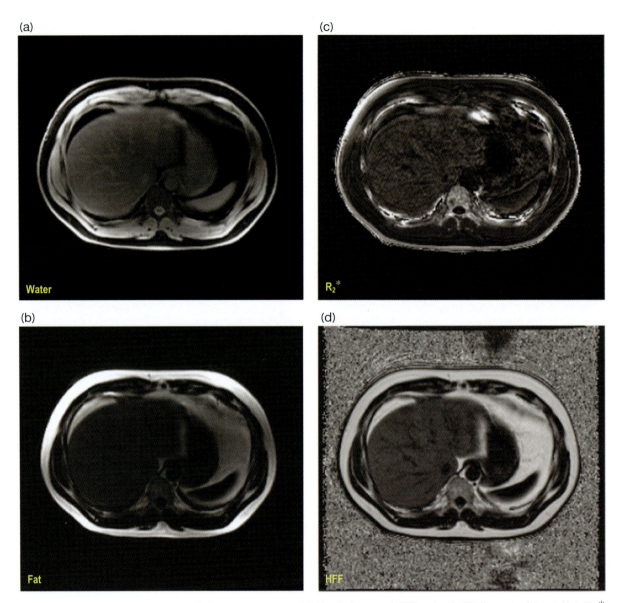

図 19.11 肝脂肪含有率マップ　1回息止め下，6エコーのGE法で撮像．(a) 水画像，(b) 脂肪画像，(c) ピクセル値をT_2^*減衰曲線にフィッティングして得られたR_2^*マップ，(d) HFFマップ．肝ROI値は20%であった．

19.6 MR エラストグラフィ

　MR エラストグラフィ（MR Elastography：MRE）は，組織の物理的な硬さの定量評価方法です．過去数百年にわたって，医師は臓器の大きさ，形，位置，硬さを触診してきました．多くの疾患で臓器は局所的あるい全体的に硬くなることから，特に硬さの評価は重要です．正常と病態における硬さは5桁も異なる場合があります．たとえば脂肪の剛性率は10^2 Pa，骨は10^7 Paです．したがって組織の硬さのマップを非侵襲的に得られれば，疾患の診断，治療に役立つ情報が期待できます．

　MR エラストグラフィ（MRE）は 1995 年にメイヨークリニックの Ehman らが開発しました．外部の加振装置を使って体内に伝播する物理的な振動波を作り，エラストグラム（elastogram）とよぶ組織の剛性率を表す定量的画像を作ります．2012 年には通常の MRI で利用できる商用アプリケーションが提供されるようになり，アルコール性肝障害，肥満などに関連する肝線維症の評価に使われるようにな

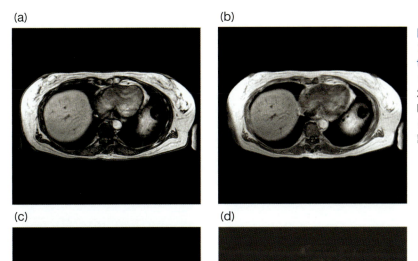

図 19.12　Dixon 水–脂肪交換アーチファクト (Dixon water-fat swap artifact)　2 エコーの GE 法による．(a) 最初の OP 画像, TE＝2.3 ms, (b) 2 番目の IP 画像, TE＝4.6 ms, (c) Dixon 法による水画像, (d) Dixon 法による脂肪画像．肝頂部で水と脂肪が誤って表示されている (→).

りました．

弾性の定量評価

学校の理科の時間に，物体の硬さは**ヤング率**で表されることを教わった憶えがあると思います．ヤング率は，応力 (stress, 物体の単位面積あたりに加わる力) の歪み (strain, 物体の線形変形) に対する比率です．ヤング率 E は，

$$E = \frac{応力}{歪み} = \frac{F/A_0}{\delta l / L_0}$$

ここで F は方向 L_0 に加わる力，A_0 は L_0 に垂直な断面積，δl は変形です．ヤング率は (学校でやったように) 静力学的な力を加えて測定しますが，物体に縦波を与えて測定することもできます．この場合は波の速度を c とすると，

$$c = \sqrt{\frac{E}{\rho}} \Rightarrow E = \frac{(\lambda f)^2}{\rho}$$

ここで ρ は物体の密度 (プロトン密度に相当)，λ と f は縦波の波長と周波数です．これとは別のタイプの弾性変形を表す弾性率もありますが，MRE で扱うのは**剛性率** (shear modulus, ずれ弾性率ともいう) です．剛性率は，物体の 1 つの面を固定し，反対側の面にこれに平行な力を加えたときの硬さを表します．平皿の上に置いたゼリーを考えると，ゼリーの表面を上から押しつけるとヤング率が測れます (図 19.13a)．剛性率を測るときは，ゼリーの表面を 1 方向に引っ張ってずらします (図 19.13b)．

ヤング率と同じく，剛性率も静力学的な力を加えるほか，横波を与えて測ることができます．

$$c = \sqrt{\frac{\mu}{\rho}} \Rightarrow \mu = \frac{(\lambda f)^2}{\rho}$$

ここで ρ は物体の密度，μ は剛性率 (磁気モーメントや平均値ではありません) です．ゼリーに横波を与える場合は，ゼリーの表面を前後に揺するか，あるいはゼリーを載せた皿を水平方向に揺すります (図 19.13c)．

MRE のパルス系列は，位相コントラスト MRA

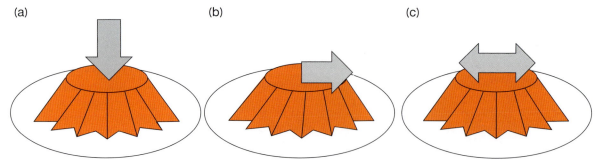

図 19.13 ゼリーの弾性率　(a) ヤング率. ゼリーを上から押しつけて硬さを測る. (b) 剛性率. ゼリーの表面を1方向に引っ張って硬さを測る. (c) ゼリーに横波を与えても剛性率を測定できる.

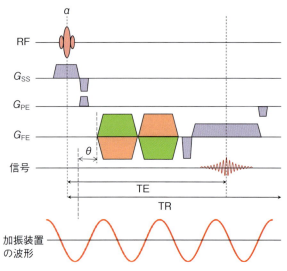

図 19.14　MRE のパルス系列　GE 法をもとにした MRE のパルス系列. PC-MRA と同じく双極性傾斜磁場 (Motion Encoding Gradients：MEG) (赤, 緑) を加える. 外部加振装置の波形と MEG の関係は, 同じ周波数, 位相差 θ.

(PC-MRA) の変形です (→15.3.2). MEG (Motion Encoding Gradients) とよばれる双極性傾斜磁場を使います (図 19.14). 外部加振装置により体に物理的な振動を加えながら撮像し, MEG によって微小な組織の変位を位相にエンコードします. 実際の変位は非常に小さく 10^{-7} mm 程度で, MEG は機械的振動と同じ周波数を, 位相差 θ で加えます. 通常の MR スキャナの傾斜磁場の制約から, MRE のパルス系列は組織に与える横波の周波数に合わせることになり, これよりずっと速い縦波は現在の技術では見ることができません. PC-MRA と同じように, MEG の極性を変えたパルス系列で2回撮像して加えてサブトラクションし, 振動以外の原因による背景の位相シフトを除去します.

組織の硬さを求めるには, 横波の組織中の伝播速度を知る必要があります. これは振動波と MEG の位相差 θ を変えながら何回も撮像することにより知ることができます. 基本的には, 等間隔の位相差4点で測定します. この4枚をシネ表示すると, 波が伝播する状態を見ることができます.

前述の通り剛性率は $(\lambda f)^2/\rho$ で示されますが, ここで ρ は 1000 kg/m^3 と仮定し, f は加振装置の周波数ですから, λ がわかれば計算できます. λ は波形画像から決定する必要がありなかなか難しいのですが, 前提条件を単純化することにより可能になります. このデータをもとに, MR エラストグラムが得られます (図 19.15).

原理的には, MEG はさまざまなパルス系列と組み合わせることができますが, 肝疾患に応用するうえでは1回の息止め下で高速に撮像できる必要があります. 商用機上の標準的なプロトコルは, 加振装置の周波数に合わせて低空間分解能とした GE 法で, スライス枚数にも制限を加えて撮像するものです. 各位相オフセット θ の画像をそれぞれ15秒の息止め下で撮像します. ここに示した画像は, 空気圧作動式加振装置の周波数を 60 Hz として撮像したものです. 加振装置は基本的にスピーカーと同じで, これをスキャンルーム外に置いて交流電源をスピーカーの電磁石に加えます. これによってコーンが振動して空気を振動させ, これをビニールチューブで患者の腹壁上, 肝臓の真上に置いた小さなまるいドラム型パドルに送気して振動させます. 加振装

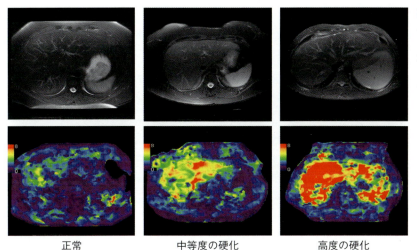

図 19.15 MR エラストグラム　上段：T2 強調像，下段：MR エラストグラム．左：正常例，中：中等度の硬化，右：高度の硬化．エラストグラムのカラースケールは 0〜8 kPa．T2 強調像では同じようにみえるが，エラストグラムでは肝臓の硬さに明らかな違いがある．

正常　　　　　中等度の硬化　　　　高度の硬化

置の出力は縦波ですが，横隔膜，肋骨など臓器境界面で縦波と横波の混合波に変換されます．痛くはありませんが，特に初めてのときは奇妙な感じがします．

MRE の臨床応用

MRE は，おもに肝疾患の進行を評価する目的で，肝臓の硬さを計測するために利用されています．肝臓の硬さと肝生検で得られる病理組織学的な評価の間によい相関があることが多く報告されています．現在のところ，肝疾患の診断が商用機上では唯一のアプリケーションですが，他の領域の研究も行われています．たとえば乳腺では，悪性腫瘍は良性腫瘍より硬いことがわかっており，脳では変性疾患，腫瘍の診断への応用が研究されています．部位に応じて新しい加振装置が必要で，特に脳の場合は頭蓋による振動の減衰があるので応用が難しい領域です．

19.7 計測値の正確度・精度・信頼性

定量的 MRI を目指す動きは，データの客観性，エビデンスに立脚した臨床判断を支援するという意味で，医療にとって有意義なことです．検査法を普及させるためにも，特に検査の正確度，精度など，計測方法についてより深く知ることはとても重要です．ここでは医学統計学の基礎を簡潔に解説します．詳細については章末の参考文献を参照してください．

今ここに真の T1 が 446 ms の試料があり，これを何かゴールドスタンダードといえる標準的な方法で計測するとします．前述のような方法 (→19.2.1) で測定し，この数値が得られることを期待しますが，まったく同じ値にならなくても驚くにはあたりません．試料を計測する際には必ず**正確度**(accuracy) の問題に遭遇します．つまりゴールドスタンダードの方法で計測される真の値にどれだけ近いか，という問題です．一方，検査の**精度**(precision) は，再現性 (test–retest reliability，repeatability) ともいわれる問題です．

数学的に**正確度**(バイアス bias ともいいます) は，試料の計測値の平均値 μ_{test}，たとえば 435 ms と，真の値 μ_{true} (446 ms) の差です．つまり $\mu_{test} - \mu_{true}$ です (本章に登場する μ は平均値を意味します．磁気モーメントや剛性率ではありません．悪しからず)．**精度**は，一般には試料の計測値が正規分布 (ガウス分布) すると仮定してその標準偏差とします．この場合は $\sigma_{test} = 16$ ms とします．精度は，95% 信頼限界で表すこともあります．この場合も正規分布を仮定すると，95% 信頼限界は $\mu_{test} \pm 1.96 \times \sigma_{test}$，すなわち 405〜467 ms となります (図 19.16)．

ここでさらに実験を続けて，正常人と患者群で T1 を測定することを考えます．いずれの群も正規分布を仮定すると，それぞれに平均値，標準偏差が得られます．両者の平均値が十分離れていれば，ある 1 人の計測値から正常か異常かを自信をもって言

うことができます．一般にこのような群の分離については，スチューデントのt検定を行います．

$$t = \frac{\mu_1 - \mu_2}{\sqrt{(\sigma_1^2/n_1) + (\sigma_2^2/n_2)}}$$

ここから求めたtから統計ソフトウェアで確率pを求めると，2つの試料に差がないか(帰無仮説)を検定することができます．pが小さいほどT1値測定の信頼性が高いことを意味します．多くの論文は，$p<0.05(5\%)$，$p<0.001(0.1\%)$などを「統計学的に有意」としています．言い換えれば「この検査によって，本当は差がないにもかかわらず，差があると間違って判断される確率は$N\%$である」といえます．この例では p<0.00001，T1測定によって正常群と疾患群をきわめて容易に分離できるといえます．

さらに一歩進めて，このT1測定法を1人の患者の臨床診断に使うことを考えます．図19.17 に示すように，正常群と疾患群にはオーバーラップがあり，測定値がこのオーバーラップ領域に入ると問題が起きます．真陽性(true positive：TP)，真陰性(true negative：TN)に加えて，偽陽性(false positive：FP)，偽陰性(false negative：FN)が発生します．これから2つのパラメータ，**感度**(sensitivity)と**特異度**(specificity)を求めます．

$$感度 = \frac{TP}{TP+FN}$$

$$特異度 = \frac{TN}{TN+FP}$$

この例では，カットオフ値(閾値)を 460 ms とすると，感度 0.86，特異度 1.00 となります．ここで T1

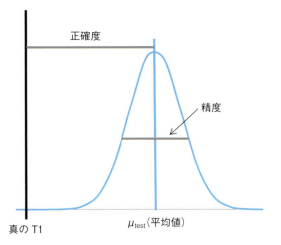

図 19.16　正確度と精度　正確度：計測値と真の値との隔たり(平均値の差)．精度：計測値のばらつき(標準偏差)．

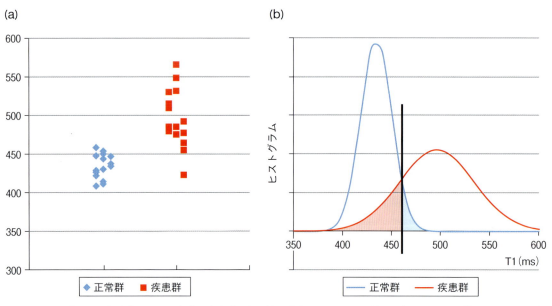

図 19.17　2 群のデータ分布　(a) 正常群と疾患群の T1 値の分布．(b) ヒストグラム表示．黒い縦線をカットオフ値(閾値)とすると，青で塗った部分は偽陽性，赤で塗った部分が偽陰性となる．

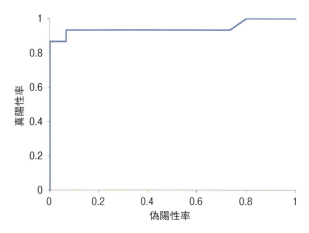

図 19.18　ROC 曲線　カットオフ値を変化させて，偽陰性(FN)，偽陽性(FP)の比率をプロットしたもの．曲線が，FP＝FN の直線から左上に離れるほど 2 群間の識別に優れ，検査として有用性が高い．

の閾値を変化させれば，感度，特異度も変化します．この関係を表すのが **ROC 曲線**（receiver operating characteristic 受信者操作特性）です（図 19.18）．

最後に，疾患有病率（prevalence）が既知の場合，検査の**陽性的中率**（positive predictive value：PPV），**陰性的中率**（negative predictive value：NPV）を求めることができます．この場合の有病率は，個別の小さなデータからではなく大規模な統計から求める

必要があります．

$$PPV = \frac{Sens \cdot Prev}{Sens \cdot Prev + (1-Spec) \cdot (1-Prev)}$$

$$NPV = \frac{Spec \cdot (1-Prev)}{Spec \cdot (1-Prev) + (1-Sens) \cdot Prev}$$

ここで Sens, Spec, Prev は感度，特異度，有病率です．先の例に戻ると，有病率を 1％ とすると，PPV＝12.3％，NPV＝99.9％ となります．これは T1 計測によって陽性とされた患者の約 12％ が実際に病気をもっており，検査結果が陰性の患者はそのほとんどが実際に正常である，ということを意味します．PPV，NPV もカットオフ値によって変化します．

以上からわかるように，定量 MRI は，真に有用な臨床検査としての第 1 歩にすぎません．測定結果は，正常群，疾患群の平均値を表すだけであることに留意する必要があります．新しい方法を考えるときは常に，その信頼性，感度，特異度を検討することが重要です．

本章で解説したことについては，さらに以下の章も参照してください．

● 脂肪抑制法（→7.3）

参考文献

Delfaut EM, Beltran J, Johnson G, Rousseau J, Marchandise X and Cotten A. (1999) 'Fat suppression in MR imaging: techniques and pitfalls'. RadioGraphics 19: 373–382.

Deoni SCL, Rutt BK and Peters TM (2003) 'Rapid combined T_1 and T_2 mapping using gradient recalled acquisition in the steady state'. Magn Reson Med 49: 515–526.

Eggers H and Börnert P (2014) 'Chemical shift encoding-based water-fat separationmethods'. J Magn Reson Imaging 40: 251–268.

Leenders KL, Perani D, Lammertsma AA, et al. (1990) 'Cerebral blood flow, blood volume and oxygen utilisation: normal values and effect of age'. Brain 113: 27–47.

Thomas Dixon WT (1984) 'Simple proton spectroscopic imaging'. Radiology 153: 189–194.

Wood JC, Enriquez C, Ghurgre N, et al. (2005) 'MRI R_2 and R_2^* mapping accurately estimates hepatic iron concentration in transfusion-dependent thalassaemia and sickle cell disease patients'. Blood 106: 1460–1465.

20章

MRI の安全性

But is it Safe? Bio-effects

20.1 はじめに

　磁石には何世紀にもわたって確たる科学的根拠や理屈もわからないままに，治療効果，催眠効果があるといわれてきました．治療効果はともかくとして，有害ではないのでしょうか？　MRI 検査では，患者は**静磁場，傾斜磁場，RF パルス**に曝露されます(表 20.1)．スタッフが曝露されるのは，一般に B_0 の漏洩磁場(→2.3.2)だけです．MRI が臨床に供された 35 年の間に，磁石に関連する致命的事故は 16 件報告されており，その内訳は心臓ペースメーカー 13 件，動脈瘤クリップの移動 1 件，プロジェクタイル(ミサイル物体)1 件，原因不明 1 件です．MRI の安全性についてはすでに 2 章でも触れましたが，各施設における安全対策，スクリーニング手順に習熟している必要があります．自分と患者の金属チェックの習慣は，もう体にしみこんでいると思います．本章では，このような MRI の危険性に関する背景知識について，特に次のようなことを勉強します．

- RF 波のおもな影響は，組織の加温である．SAR (比吸収率)を制限することにより 1℃以内に抑える．
- 傾斜磁場のおもな影響は，末梢神経刺激 (Peripheral Nerve Stimulation：PNS)である．有害ではないが不快感がある．
- 高磁場(3T 以上)では，静磁場中で動くことにより，軽度，一過性の感覚異常をおぼえることがある．
- 胎児への副作用は知られていないが，妊娠しているスタッフ，患者には配慮が必要である．
- スタッフの職業的曝露は少なく，常識的な範囲である．
- ガドリニウム造影剤の安全性についても簡単に触れる．

20.2 RF 波の影響

　RF 波の生体への影響は，オペレータの裁量が大きいこともあって，おそらく最も議論の多いところでしょう．おもな生理的効果は**加熱効果**で，組織が熱せられ，心拍出量が増加する可能性もあります．特に問題となるのは，眼，精巣など熱に敏感な臓器ですが，MR が有害であるというデータは現在に至るまでありません．(非強磁性以外の)金属インプラントでは，局所加熱効果の可能性があるので注意が必要です(図 20.1)．モニター機器のリード線の不良があると，電極の加熱による火傷の危険があります．その他のインプラントについては，2 章および章末の参考文献を参照してください．

20.2.1 SAR(比吸収率)

　RF エネルギーの効果は，**比吸収率** (Specific Absorption Rate：SAR)で示され，組織 1 kg あたりの送信エネルギー(W)を表します．検査に際して患者の体重の入力が必要とされるのは，このためです．スキャナは，各スキャン開始前に SAR を推定しま

表 20.1　患者の磁場曝露　スタッフの曝露は一般に漏洩磁場，およびその空間勾配に限られる．

	振幅	周波数/スルーレート	一般的な持続時間
静磁場 B_0	0.2〜7 T	0 Hz	常に存在
漏洩磁場の空間勾配	0〜25 T/m	動きによる．dB/dt<1 Hz	常に存在
撮像傾斜磁場	0〜50 mT/m	0〜10 kHz/0〜200 T/m/s	0〜10 ms
RF 送信磁場 B_1	0〜50 μT	8〜300 MH	0〜1 ms

20章 MRIの安全性

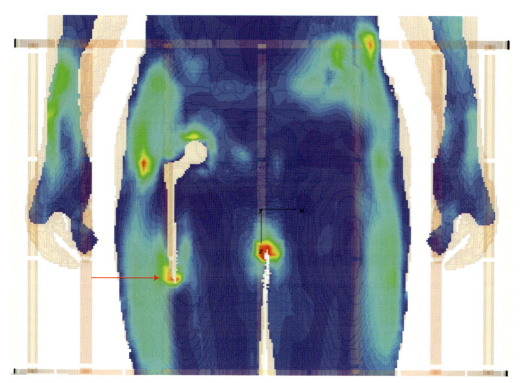

図20.1　金属インプラントによる限局性加熱効果　SAR分布マップ．大腿骨の非強磁性インプラントの先端部に，インプラントそのものよりも温度が高いホットスポットがある(→)．(Prof. J. Hand, King's College, London 提供)．

す．またスキャン中はRF送信機をモニターして平均SARを計算します(→BOX：SARの数学)．一般にRF照射は2つのレベルがあります．低レベルの**通常操作モード**(→2.3.1)では制限がありません．**第1次水準管理操作モード**では，オペレータの確認が求められます．**第2次水準管理操作モード**は，研究管理ガイドラインに基づく研究にのみ許されるレベルです．

SARの数学

伝導率 σ の均一な物体についてSARを求める方法を示します．エネルギーの蓄積は，誘導電流密度 J と誘導電場 E の積となります．容積導体であることを別にすれば，通常の電力＝電圧×電流と同じことです．

$$P = \mathbf{J} \cdot \mathbf{E} = \sigma E^2$$

および

$$SAR = 0.5\sigma \frac{E^2}{\rho}$$

ここで ρ は組織の密度，係数0.5は交流の時間平均によるものです(通常の交流の計算に同じ)．したがって，SARの単位は[W/kg]となります．

ファラデーの法則から(→BOX：ファラデーの法則)で B_1 がサイン波(あるいは簡単のために矩形パルスすなわちハードパルス)とすると，平均SARは

$$SAR = 0.5\sigma \frac{\pi^2 r^2 f^2 B_1^2 D}{\rho}$$

ここで D はデューティサイクルで，スキャン時間中にRFが照射されている時間の比率です(→10.3.2)．これから，以下のことがわかります．SARは，

- ラーモア周波数(つまり静磁場強度)の2乗に比例して増加する．
- フリップ角の2乗に比例して増加する．
- 患者が大きいほど大きい．

Part II　エキスパート編

- 一定時間内の RF パルスの数に比例して増大する.

　もちろんこの計算は単純化しすぎており，実際には被写体の形状によっても RF の出力は変化します．局所的なホットスポットが制約条件になることもあります．特に 3T 装置では，SAR が検査の制約条件になることが少なくありません．

　スキャナによっては，全照射エネルギー量をジュールの単位で表示するものもあります．

20.2.2 SAR の低減方法

　SAR はオペレータがコントロールできます．次のような方法が，SAR の低減に役立ちます．

- クアドラチャ送信コイルを使う（一般にはこれが使われている）．高磁場装置では，可能であればパラレル送信を利用する（→10.4.1）.
- 局所送信コイルを使う（頭部用送受信コイル，可能であれば四肢用送受信コイルなど）.
- TR を長くする.
- スライス数を減らす.
- ETL（ターボファクター）を小さくする（TSE/FSE）.
- 再収束パルスのフリップ角を小さくする〔特に TSE/FSE，バランス型 GRE（bFFE，True-FISP，FIESTA）〕.

　SAR は B_1^2 に比例し，B_1 はフリップ角に依存するので，再収束パルスのフリップ角を小さくすることが最も効果的です．180°パルスを 150°にすると SAR は 30％低減でき，画質にはほとんど影響ありません．SAR はラーモア周波数の 2 乗（B_0 の 2 乗）に比例するので，3 T ではなく 1.5 T を使うなど，静磁場強度が低いスキャナの方が熱負荷は小さくな

ります（→BOX：定常波）．パラレルイメージングを使うと，RF パルスの数を減らせる場合があります．SAR が大きいパルスと小さいパルス系列で交互に撮像することも，全体的な熱負荷の低減に役立ちます．

定常波

　誘電率 ε_r の物質内の波長 λ は，

$$\lambda = \frac{c}{\sqrt{\varepsilon_r}f}$$

ここで，c は光速（3×10^8 m/s）です．この式から，空気中の B_1 磁場の「波長」は，1.5 T（63 MHz）で 4.8 m，3 T（126 MHz）で 2.4 m となります．ここで扱っているのは電磁波ではなく磁場であることに注意してください．厳密にいえば電磁波のなかの近接場領域（near field region）です．しかし，組織（基本的には水）の誘電率を 80 とすると，1.5 T，3 T における波長はそれぞれ 0.52 m，0.56 m となります．患者の体や金属インプラントのサイズがこの波長の 1/2 に等しいと定常波（standing wave）が発生します．これが B_1 不均一，ひいては信号の不均一の原因となるとともに，RF の熱負荷の一因ともなります.

20.2.3 RF 波の規制基準

　IEC 60601-2-33 標準（→2.3.1）では，RF 波による体内深部温度の上昇を，通常操作モード（normal mode），第 1 次水準管理操作モード（first-level controlled mode）それぞれについて 0.5℃，1℃に制限しています．これは全身 SAR にすると，2 W/kg，4 W/kg に相当します（いずれも 6 分間の平均）．表 20.2, 3 に IEC 60601-2-33 による体温上昇，SAR

表 20.2　体温上昇の上限 (IEC 60601-2-33)

操作モード	体内深部温度(℃)	最大体温(℃)	
		深部	局所
通常	0.5	39	39
第 1 次水準管理	1	40	40
第 2 次水準管理	>1	>40	>40

20 章　MRI の安全性

表 20.3　SAR の上限(IEC 60601-2-33)

操作モード	SAR(W/kg)			局所送信コイル		
	全身	部分		頭部	軀幹	四肢
		部位を問わず	頭部			
通常	2	2〜10	3.2	10	10	20
第 1 次水準管理	4	4〜10	3.2	20	20	40
第 2 次水準管理	>4	>4〜10	>3.2	>20	>20	>40
短期間 SAR：任意の 10 秒間の SAR が平均 SAR の 3 倍を超えてはならない[訳注 1]						

注：短期 SAR の規定以外はすべて 6 分間の平均値

の規制の概要を示します.

20.3　傾斜磁場の影響

傾斜磁場によって発生する変動磁場は, 電磁波の周波数スペクトルでいうと超低周波(extremely low frequency：ELF)に分類されます. 高圧線や電気器具から発生する ELF の慢性的な影響に関しては議論の多いところです. しかし MRI では急性的な影響について考えます. MRI の傾斜磁場に, 発癌性, 催奇形性があるという報告はありません.

20.3.1　末梢神経刺激

傾斜磁場をオン/オフすると電界が発生し, ファラデーの法則によって導電体に電流が流れ(→BOX：ファラデーの法則), これが神経を脱分極するほど強いと**末梢神経刺激**(peripheral nerve stimulation：PNS)の原因となります. また少なくとも理論的には, 心筋を刺激する危険が考えられます. 運動神経, 骨格筋の刺激は患者にとっては不快ですが(感覚刺激よりも 50〜100% 不快との報告があります), それ自体危険なものではなく, また通常の撮像では発生しません. イヌを使った実験では, 呼吸筋刺激が起こるのは PNS を起こすよりも 3 倍強い

レベルの傾斜磁場が加わる場合で, 心筋刺激は PNS の 100 倍の傾斜磁場でないと起こらないとされています. 傾斜磁場の大きさ, 変化率(dB/dt)に加えて, 刺激の発生確率は膜の時定数にも関連しており, 傾斜磁場が大きいと持続時間が短くても刺激が発生します(→BOX：強度-時間曲線).

ファラデーの法則

ファラデーの法則によると, 均一な変動磁場によって断面積 A の円形コイルに誘導される EMF (electromagnetic force, 電磁力=電圧) は (図20.2),

$$\text{EMF} = A\frac{dB}{dt} = \pi r^2 \frac{dB}{dt}$$

円形コイル周囲に誘導される電界は, 電圧/距離(数学が得意な人なら $\int E\, dl$), あるいは

$$E = \frac{1}{2}r\frac{dB}{dt}$$

となります. 傾斜磁場の最大振幅時に, 軀幹に巻いた半径 r のコイルに誘導される最大電界 E は,

$$E_{max} = \frac{1}{2}r^2 SR_{max}$$

ここで SR_{max} は最大スルーレート (T/m/s) です. $r=0.25$ m とすれば,

$$E_{max} = 0.03125 \times SR_{max}$$

$SR_{max}=64$ T/m/s の場合, $E_{max}=2$ V/m の電界が発生しますが, 最近の MRI はこの程度のスルーレートは備えています. 実際には, 刺激はパルスの

[訳注 1]　短期 SAR(short-term SAR)：SAR の上限値は一般的なスキャン時間を考慮して 6 分間の平均値で表す. 短期 SAR は, その間に一時的に高い SAR 値があっても 6 分間の平均値がその範囲にあればよいが, その場合でも任意の 10 秒間に超えてはならない範囲を定めている.

351

Part II　エキスパート編

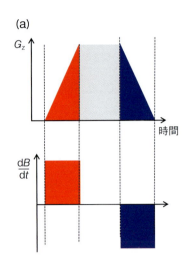
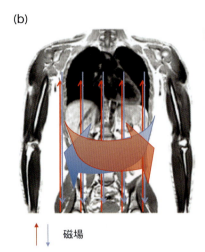

図 20.2　**傾斜磁場による電磁誘導**　(a) 傾斜磁場の台形波形で，磁場変化 dB/dt は立ち上がり，立ち下がりでのみ発生する．(b) 軀幹に巻いた円形コイルに電界が誘導され，導電組織に電流が流れる．電流の向きは，立ち上がり (赤)，立ち下がり (青) でそれぞれ逆転する．

磁場

誘導される電界，電流密度 (J)

持続時間にも依存します (→BOX：強度−時間曲線)

古い文献だと，電流密度 J (A/m^2) も考慮されており，

$$J = \sigma E$$

これは容積導体におけるオームの法則で，σ は導電率 (S/m) です．

PNS が最も発生しやすいのは EPI ですが，特に斜位断面を撮像する場合は，2 つあるいは 3 つの傾斜磁場が同時に立ち上がってスルーレートが増大する可能性があるので注意が必要です．スキャナは常に dB/dt を計算して刺激の可能性を評価し，第 1 次管理水準モードの場合はオペレーターの確認を要求します．

このほかよく知られた生体作用に**磁気閃光** (magnetophosphenes) があります．目に閃光を感じますが無害です．誘導電界による網膜刺激によると考えられており，10〜100 Hz 領域で最も起こりやすく，MRI では比較的まれです．

強度−時間曲線

傾斜磁場，RF 波は，いずれも経時的に変動する磁場を作って組織に電流が発生しますが，なぜ両者の生体効果には大きな違いがあるのでしょうか？その理由は，**強度−時間曲線 (SD 曲線，strength-**

duration curve) にあります．SD 曲線は，刺激の持続時間に対して刺激の閾値をプロットしたグラフです．MRI の刺激の持続時間は，組織に電流が発生する傾斜磁場の立ち上がりあるいは立ち下がりの傾斜の時間に相当します (図 20.2a)．

筋肉線維，神経線維によって時定数が異なるので，SD 曲線の形が異なりますが，MRI の場合，次のような双曲線関係があると考えられます．

$$\left(\frac{dB}{dt}\right)_{threshold} = C \cdot rb \cdot \left[1 + \frac{\tau_{chron}}{\tau}\right]$$

ここで (dB/dt)$_{threshold}$ は PNS の閾値 (約 20 T/s)，τ は傾斜磁場の変化時間 (マイナス側の最大からプラス側の最大まで変化する時間)，τ_{chron} は**時値** (chronaxie，クロナキシー) といわれる組織の時定数で，末梢神経については 0.5 ms，心筋では 3.0 ms 程度です．rb は**基電流** (rheobase，レオベース) といわれ，長期刺激の場合の最小電流閾値です [訳注 2]．定数 C は組織の半径，傾斜磁場の方向に依存します．図 20.3 に，心筋および末梢神経刺激における理論的な SD の双曲線カーブと，IEC の通

[訳注 2]　時値 (クロナキシー)：直流による神経や筋の刺激実験で，電流を一定にして通電時間を長くしていくとき，興奮が起こる時間を利用時 (utilization time) という．この現象が起こる電流の強さを通電時間に対してプロットすると，双曲線となるが，十分長く通電したときの漸近値を基電流 (レオベース) といい，この基電流の 2 倍の強さの電流に対応する利用時を時値という．時値が小さいほど興奮性が高いといえる．

常操作モード，第 1 次管理水準モードを示しました．これからわかるように立ち上がり/立ち下がり時間が長いほど閾値は低下し，傾斜磁場が急速に変化する場合は大きな振幅にも耐えられることがわかります．つまり心筋が刺激されるのは，傾斜磁場のスイッチングが非常に遅い場合で，実際の MRI では考えにくい状況です．いずれにせよ，電流ループが形成されると心筋刺激よりも前に強い末梢神経刺激を感じますから，それがよい警告となります．

SD 曲線の別の表現法として，B を段階的に ΔB ずつ変化させてこれを電荷のような刺激と考えると，

$$\Delta B_{stim} = \Delta B_{min}\left(1 + \frac{\Delta t}{\tau_{chron}}\right)$$

ここで ΔB_{min} は段階的な変化量，ΔB_{stim} は時間 Δt における B の (マイナスの部分も含めた) 最大変化量です．この場合，SD は直線となり，それ以上小さな ΔB では刺激が起こらない閾値が存在します．MRI の傾斜磁場では，約 9 mT に相当します．

20.3.2 傾斜磁場の騒音

MRI 撮像中のドンドン，カンカンという特有の騒音は，静磁場存在下に電流が変化することによるコイルに働くローレンツ力が原因です．コイルがこれを支える筐体に対して移動することによって発生し，スキャナやパルス系列によっては 100 dB(A) を超える場合もありえます．このため，患者には聴覚防護策が必要とされます．メーカーにとっては，騒音低減策は重要な開発課題となっており，音響遮蔽法，傾斜磁場のスイッチングを最小限とする非直交データ収集法 (スパイラルスキャン，ラジアルスキャン) などが考案されています (→14.8)．

20.3.3 傾斜磁場の規制基準

IEC 60601-2-33 標準の傾斜磁場に関する規制は，すべての水準管理操作モードにおいて，心筋刺激がないこと，末梢神経刺激 (PNS) を最小限とすることを目的としています．図 20.3 に通常操作モード，第 1 次水準管理操作モードにおける PNS，心筋刺激を示しました．通常操作モードでは，PNS 知覚閾値の中央値の 80％，第 1 次水準管理操作モードでは 100％に設定されています (→BOX：閾値を超える撮像)．

騒音について IEC は，99 dB(A) を超えるパルス系列については，コンソールに警告を表示することを定めています．FDA の推奨も事実上同じです．急性音響外傷の閾値は 140 dB とされ，耳栓を適切に使用すれば 20 db(A) 低減できます．dB(A) は，一般の聴力曲線を考慮した音圧レベルの単位です．

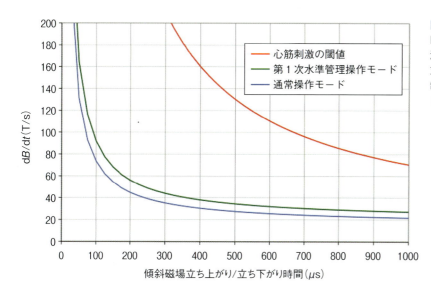

図 20.3 強度-時間曲線 (SD 曲線)
IEC 60601-2-33 標準による，心筋刺激の閾値 (赤)，末梢神経刺激 (PNS) に対する第 1 次水準管理操作モードの規制 (L12，緑)，通常操作モードの規制 (L01，青)．

Part II　エキスパート編

表 20.4　レオベースの値 (IEC 60601-2-33 標準)

傾斜磁場の種類	$rb\,(dB/dt)$	$rb\,(E)$
全身用傾斜磁場 (水平ボア)	2.2 V/m	20 T/s
特別な傾斜磁場	2.2 V/m	(該当せず)

閾値を超える撮像

IEC 60601-2-33 標準では，すべての傾斜磁場の出力を合わせたものが次の条件を満たせば心筋刺激を避けられるという前提に立っています．

$$\frac{dB}{dt} < 20/1 - \exp\left(\frac{-ts}{3}\right)$$

ここで dB/dt の単位は [T/s]，ts は傾斜磁場の変化時間 [ms] (マイナスの最大値からプラスの最大値に変化する時間) です．

通常操作モード，第 1 次水準管理操作モードにおける末梢神経刺激 (PNS) の規制値はそれぞれ L01，L12 で，

$$L01 = 0.8 \cdot rb \cdot \left(1 + \frac{0.36}{ts}\right)$$
$$L12 = 1.0 \cdot rb \cdot \left(1 + \frac{0.36}{ts}\right)$$

ここで ts は有効刺激時間，rb はレオベース (どんなに長く刺激しても興奮が起こらない電流値，基電流．→BOX：強度–時間曲線) です．メーカーは L01，L12 の値を実験による閾値から定めることができ，実際にはボランティア実験による閾値の中央値の 80%，100% としています．

IEC 60601-2-33 標準におけるレオベースの値を表 20.4 に示しました．レオベースは，患者の体内に誘導される電界 E (V/m)，あるいは体内の磁場の変化率 dB/dt (T/s) で表します．

20.4　静磁場の影響

静磁場が，めまい (いわゆる magnet sickness「磁石酔い」)，眼振 (眼球の不随意運動)，味覚異常など，軽度の知覚異常をきたすこと，また 1.5 T，3 T，7 T 装置の間で量的相関があることが知られています．このほか，頭痛，耳鳴，嘔吐，しびれ感などの症状もありますが，因果関係は不明で，磁場をオフにしても訴える患者がいます．軽度，一過性の認知機能

低下が最近報告されましたが，逆に磁場存在下で心理学的検査の成績が向上するという研究もあります．450 T といった非常に強い磁場の下では，少なくとも理論的には，膜のイオン輸送や化学反応性が変化して神経伝導特性が影響を受ける可能性があります．しかしこのような仮説は，実験的に証明されていません．

動物実験の報告は再現性に乏しいものが多く，対照実験が不完全であったり曝露条件が不詳なものもあって混沌としています．たとえば，ラットを使った 9.4 T 装置による実験では，出生仔数，成長率，摂食行動，血液・尿検査，雌雄の行動発達に変化がないとしています．一方，マウスを使った 4 T 装置による実験では (RF 波，傾斜磁場，超音波を合わせて照射した実験ですが)，胎児の体重，出生率，運動能力学習，精子生成率に軽度の差があったとしています．また，10 T 装置では，実験動物の行動の変化が報告されています．このような実験の最終的な結果はわかりませんが，MRI の静磁場による急性生理学的効果は，著しく軽微なものと思われます．

MRI における静磁場への曝露はごく短時間であること，前述のような影響は磁場がなくなれば消失することに留意してください．MRI 検査室の女性スタッフにおける，妊孕性，妊娠，子供への影響は知られていません．しかしそれでも，患者，妊娠中のスタッフには慎重な姿勢で臨むべきでしょう．

いわゆる「mag lag (磁気ボケ)」[訳注 3] はあるのでしょうか？　磁場への曝露は，認知機能，記憶に影響するのでしょうか？　そのようなエビデンスはありませんし，そのようなものはそもそも存在しません (短期記憶が低下しているとしたら，それはトシのせいです！)．

20.4.1　フローの影響

静磁場の生体影響としてよく知られているものに，導体が移動することによる電位の発生，たとえば大動脈のような血管内の血流の影響があります (→15.2)．危険性は知られていませんが，少なくとも理論的には，誘発された電位が心筋脱分極の閾値

[訳注 3]　jet lag (時差ボケ) にかけた言葉．

20章 MRIの安全性

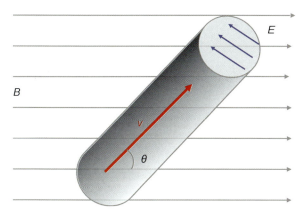

図20.4 磁気流体力学的効果　磁場 B の中にある血管内を導電体(血液)が速度 v で移動すると電界 E を生じ, 血管を横切る起電力(電圧)を発生する.

(約 40 mV)を超える可能性はあります(→BOX：磁気流体力学効果).

磁気流体力学効果

図 20.4 に**磁気流体力学的効果** (magneto-hydrodynamic effect) (→16.2) を示します. 磁場 B の中を電荷が速度 v, 磁場に対して角度 θ で移動するとき発生する電界 E は,

$$E = vB\sin\theta$$

磁場に平行なフロー ($\theta = 0°$) は効果がなく, 磁場とフローが直交する場合 ($\theta = 90°$) に最大となることがわかります. 理想的な状態では, 導電体(血液)を含む血管径 d に対する電位は,

$$V = dvB\sin\theta$$

これから, 大動脈の場合, 2.5 T で 40 mV の電位が直径に対して発生することがわかります. この電位は生体で証明されていますが, 悪影響を及ぼすというエビデンスはありません.

20.4.2 牽引力

静磁場は, 強磁性体インプラント(クリップ, コイル, ステントなど)の移動による危険の原因でもあります. 静磁場は, **並進力**および**回転力**(トルク)を生み出します(→BOX：浮揚するカエル). また, 心臓ペースメーカーの機能にも影響します. これまでに報告された MRI 事故関連死 16 件中, 13 件がペースメーカー装用者を不注意にスキャンしたことに起因しています. 最近の新しい MRI 対応型ペースメーカーは, 専門施設で厳重な管理下であればスキャンできるようになっていますが, 適切な手順が確立していない一般施設ではスキャンしないようにすることが推奨されます.

浮揚するカエル

生体組織は反磁性です (→2.4.2). つまり完全ではありませんがほとんど無磁性です. 反磁性物質は, 磁場中に置かれると反対方向の磁場を作るので, 反発力が発生します. これは, 16T 装置の漏洩磁場中でカエルが浮揚する実験でよくわかります[訳注4].

静磁場の牽引力, トルクについてはすでに解説しました (→2.3.2) が, カエルはともかくとして, 磁場が生体におよぼす力は, 生理的な機械力や心血管系の力に比べれば無視しうるレベルです. 0.5T 装置で鎌状赤血球の変位が報告されていますが, 患者あるいは正常血球では証明されていません.

20.4.3 静磁場の規制

IEC 60601-2-33 は, 静磁場について次のように定めています.
- 通常操作モード：3 T 以下.
- 第 1 次水準管理操作モード：3～8 T.
- 第 2 次水準管理操作モード：8 T 以上.

20.5 MRI と妊娠

MRI が胎児に影響を及ぼすという生物学的, 生理学的, 疫学的エビデンスはありませんが, 妊娠初期の妊婦については十分に配慮し, 可能な限り検査を遅らせるか, ほかの非電離放射線検査で代替するのが一般的です. 妊娠の問題に関してはほとんど問題ないと考えられているために, たとえば英国健康保護局(Health Protection Agency)の最新のガイドラ

[訳注4] 10 T 以上の実験用の強力な MRI 装置で, 小動物が浮揚することが知られている. カエルの実験が有名だが, 小動物に限らず小さな軽い反磁性物体であれば同様の現象がみられる. YouTube で "levitating frog" で検索すると多くの動画が掲載されている.

インでは妊娠に関する記載がありません．これもエビデンスはありませんが，胎児の聴覚への影響を考えて，できるだけ静かなパルス系列を使うことも推奨されています．撮像は通常操作モードに限り，ガドリニウム造影剤はできる限り使用しないことが推奨されます．

妊娠しているスタッフについては，特に業務内容を変える必要はありません．米国放射線専門医会（American College of Radiology：ACR），英国放射線技師協会（Society and College of Radiographers：SCoR）のガイドラインでは，胎児の聴覚への理論的な影響を避けるために，スキャン中のスキャナルームへの滞在を避けるように勧奨していますが，それ以外の業務については問題ありません．

20.6 職業的曝露

MRIの患者曝露については非常によく管理されていますが，検査室に働くスタッフはどうでしょうか？ 2004年に採択されたヨーロッパ連合の「電磁界に関する指示」〔EU Physical Agents Directive (Electromagnetic Fields)〕以来，この点について多くの議論が重ねられています．

一般に静磁場に関する研究では，スタッフの磁場の最大曝露は（ボア内に入らない限り）静磁場強度 B_0 の40％程度で，8時間勤務とした場合の時間平均は約5mTです．多くの場合，スタッフの磁気曝露はこれだけです．RF波，傾斜磁場への曝露は，たとえば鎮静患者を観察するとか，不安な患者に声をかける，インターベンション手技を行うなどの理由で，スキャン中のスキャナルームでボアのすぐ近くにいない限りは発生しません．EUの委託研究の結果でも，2010年にICNIRPが設定，2012年にEU指示に採択された基準を超えることは考えにくいといえます．EUの規程は，臨床，研究，技術開発などにおける特殊な状況ではこれを超えることを許容しています（→BOX：職業的曝露の規制）．

職業的曝露の規制

EU以外で，MRの職業的曝露に関する規制を設けているところを知りません．これに代わるものとして多くの国々では，ICNIRP (International Com-mission on Non-Ionizing Radiation Protection 国際非電離性放射線防護委員会）のような国際機関が定めたガイドラインを適用しています．電磁場の「有害」作用からの職業人の防護をうたう組織はたくさんあります．しかし我々の（そしてMRI業界全般の）意見としては，「有害」とする範囲が広範にすぎると考えられ，科学的根拠を欠くものもあります．

このようなガイドラインは，一般に図20.5に示した2つの基準を含んでいます．基本制限（Basic Restriction：BR）あるいは曝露限界値（Exposure Limit Value：ELV）は，生理学的影響の原因となる組織内に誘導される電界で表示されるのが一般的です．体内の電界を測定することは非常に難しいので（事実上不可能），参考レベル（Reference Level：RL），最大許容曝露量（Maximum Permissible Exposures：MPE），行動目標値（Action Values：AV）などが，容易に測定できる磁場，通常は B_1 から求められます．RL，MPE，AVなどを遵守すれば，BRあるいはそれに相当する基準もクリアできます．表20.5，表20.6は，MRIにおける静磁場，RF波に対する職業的曝露の上限値を示しています．詳細については章末の参考文献を参照てください．

IECのMRI職業曝露の制限は，RFの制限が0.4 W/kgである点を除けば，患者に対する制限と同じです．

20.7 造影剤の安全性

MRI造影剤は，浸透圧，安全性が異なるいくつかの製品が市販されています（表20.7）．一般に，ガドリニウム（Gd）は副作用の少ない安全な薬剤です．**腎性全身性線維症(NSF)** 以外には，重篤な有害事象は比較的少数です（→BOX：腎性全身性線維症）．2010年，**EMA**（European Medicines Agency 欧州医薬品庁）はNSFとガドリニウムに関して，すべてのガドリニウム製剤の危険性を高度，中等度，軽度に分類して勧告を発行しました．アメリカではFDAがガドリニウム製剤メーカーのための新たなガイドラインを発行し，ラベルにNSFに関する警告を，リスクの差にかかわらず記載するように求めています．

おもな禁忌は**腎機能低下**（GFR＜30 mL/分）と**妊娠**です．ガドリニウム製剤は胎盤を通過して胎児循環に入りますが，胎児の安全性については十分な

20章 MRI の安全性

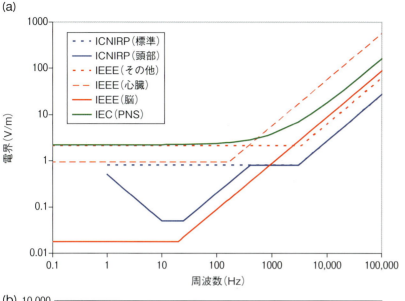

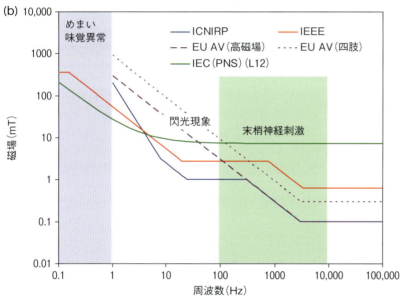

図 20.5 職業的曝露に対する基本制限 (a) 周波数 1〜100 kH に対する各種ガイドラインの規制. (b) 対応する参考レベル. 青の範囲は静磁場中の物体の動き, 緑の範囲は傾斜磁場に相当. 数値は二乗平均平方根値. おもな生体現象の閾値も合わせて示した.

データがありません. ガドリニウムは乳汁にも分泌されるので, 授乳中の母体は造影剤使用後 24 時間は授乳を控える必要があります. 禁忌に関する詳しい情報は, 各製剤の添付文書を参照してください.

2014 年以降, ガドリニウムを繰り返し投与すると脳に沈着するという報告が増えています. これが遊離ガドリニウムなのかキレート状態なのかについては不詳ですが, 遊離ガドリニウムに毒性があることは知られています. ガドリニウム造影剤は X 線造影剤やアイソトープよりも安全性は高いと考えられていますが, 常に危険性を念頭に置いて最新の研究動向に目を配る必要があります.

腎性全身性線維症 (NSF)

腎性全身性線維症 (Nephrogenic Systemic Fibrosis : NSF) が初めて報告されたのは 1977 年です. 重篤な腎機能障害がある場合, NSF は数日ないし数週間の経過で発症します. 初期症状は赤色〜暗赤色の皮疹で, 次第に皮膚が硬く, 板状, みかんの皮状になります. 患部に疼痛を訴える場合もあります. 皮膚の肥厚により関節運動が障害されることが多く, その他の臓器がおかされる場合もあります. 約 5% では急速進行性で, 致死的な経過をとる場合もあります.

2006 年に, NSF の 9 症例中 5 症例で, 発症 2〜4 週前にガドリニウム造影剤が投与されていたとい

357

Part II エキスパート編

う重要な報告があり，その後まもなくいくつかの研究でガドリニウムと NSF の関係が確認されました．特に大量投与 (造影 MRA における倍量投与，急速投与など) がリスク因子とされ，ガドジアミドに多いこともわかりました．2010 年までに，ガドリニウムを投与された腎不全患者の NSF 報告例が

約 250 症例となりました (正常腎機能例には NSF の報告はありません)．

20.8 MRI は安全か？

過去 40 年間で何千万人もの人が MRI を撮像されており，これまで考えられなかった新たな有害事象が出現することはかなり考えにくいといえます．しかし，ガドリニウム造影剤の使用については十分な注意が必要です．NSF 以外にも，少量のガドリニウムが脳に蓄積することがわかっています．しかしこれは薬物学的な問題であって，磁場の問題ではありません．結局のところ，MRI に関する日常的な危険は，金属異物の牽引と，インプラントの過熱，機器の動作不良の問題につきます．残念ながら，事故のほとんどは装置の問題はなく人的ミスです．この本で勉強したあなたが MRI 室にいる限り，MRI は安全です．

本章で解説したことについては，さらに以下の章も参照してください．

● MRI の安全性 (→2.3)

表 20.5　職業的曝露：静磁場の規制値

	軀幹・頭部 (瞬時上限値) (T)	四肢 (T)
IEC*a	8	8
ICNIRP*b	2	8
IEEE*c	0.5	0.5

＊a International Electrotechnical Commission (2013) *Medical Electrical Equipment - Part 2-33: Particular Requirements for the Safety of Magnetic Resonance Equipment for Medical Diagnosis,* 3rd edition. Geneva: IEC.
＊b International Commission on Non-Ionising Radiation Protection (2009) 'Guidelines on limits to exposure from static magnetic field'. *Health Physics* 96: 504–514.
＊c The Institute of Electrical and Electronics Engineers (IEEE) (2002) *IEEE Standard for Safety Levels with Respect to Human Exposure to Radio Frequency Electromagnetic Fields. 0-3 kHz.* New York: IEEE.

表 20.6　職業的曝露：RF 波の規制値

	周波数 (MHz)	基本制限 (BR) SAR (W/kg)	参照レベル/制限値/最大許容値		
			電界 E (V/m)	磁界 H (A/m)	磁束密度 B (μT)
IEC*a	指定なし	4			
ICNIRP*b	10〜400	0.4	61	0.16	0.2
IEEE*c	0.1〜100	0.4	61.4	0.163	
	127.7		61.4	0.128	
	298.0		61.4	0.0547	

＊a International Electrotechnical Commission (2013) *Medical Electrical Equipment - Part 2-33: Particular Requirements for the Safety of Magnetic Resonance Equipment for Medical Diagnosis*, 3rd edition. Geneva: IEC.
＊b International Commission on Non-Ionising Radiation Protection (2010) 'Guidelines for limiting exposure to time-varying electric, magnetic, and electromagnetic fields (up to 100 kHz)'. *Health Physics* 99: 818-836 and Erratum: *Health Physics* (2011) 100: 112.
＊c The Institute of Electrical and Electronics Engineers (2005) *IEEE Standard for Safety Levels with Respect to Human Exposure to Radio Frequency Electromagnetic Fields, 3 kHz to 300 GHz*. New York: The Institute of Electrical and Electronics Engineers.

表 20.7　市販のガドリニウム造影剤

ガドリニウム濃度順．EMA は NSF に対するリスクによりすべての造影剤を分類している（2010 年）．Ablavar は 2011 年に EU 各国では発売中止となった．

主成分	分子構造	商品名	EMAによる NSF リスク分類	Gd濃度 (mmol/mL)	適応 成人	適応 小児 >2歳	血管異常を伴う病変 脳脊髄および関連臓器	血管異常を伴う病変 頭頸部	体部/肝臓	心臓	血管病変 大動脈～腸骨動脈	血管病変 腸骨動脈～大腿動脈	脳脊髄
Gadoxetate disodium ガドキセト酸ナトリウム	線状, イオン性	Eovist, Primovist プリモビスト (バイエル薬品)	中	0.25	X				X				
Gadofosveset trisodium ガドホスベットトリナトリウム	線状, イオン性	Ablavar(US) previously Vasovist	—	0.25	X						X	X	
Gadoterate meglumine ガドテル酸メグルミン	環状, イオン性	Dotarem マグネスコープ (富士製薬工業)	低	0.5	X	X	X						X
Gadoteridol ガドテリドール	環状, 非イオン性	Prohance プロハンス(エーザイ)	低	0.5	X	X	X	X					
Gadobenate dimeglumine ガドベン酸メグルミン	線状, イオン性	Multihance	中	0.5	X	X	X		X		X	X	
Gadopentetate dimeglumine ガドペンテト酸ジメグルミン	線状, イオン性	Magnevist マグネビスト (バイエル薬品)	高	0.5	X	X	X	X	X		X		
Gadobenate dimeglumine ガドベン酸メグルミン	線状, イオン性	Magnegita (some EU countries)	高	0.5	X	X	X	X	X	X	X	X	
Gadobenate dimeglumine ガドベン酸メグルミン	線状, イオン性	Gado-MRT, RatioPharm (Germany only)	高	0.5	X	X	X	X	X	X	X	X	
Gadoversetamide ガドベルセタミド	線状, 非イオン性	Optimark	高	0.5	X	X	X		X				X
Gadodiamide ガドジアミド	線状, 非イオン性	Omniscan オムニスキャン(第一三共)	高	0.5	X	X	X		X				
Gadobutrol ガドブトロール	環状, 非イオン性	Gadavist (US) Gadovist (EU) ガドビスト(バイエル薬品)	低	1	X	X	X					X	X

FDA のウェブサイトより

Part II エキスパート編

参考文献

American College of Radiology Expert panel on MR Safety (2013) 'ACR guidance document on MR safe practices: 2013'. J Magn Reson Imag 37: 501–530.

Capstick M, McRobbie D, Hand J, et al. (2008) 'An investigation into occupational exposure to electro- magnetic fields for personnel working with and around medical magnetic resonance imaging equipment'. Report on Project VT/2007/017 of the European Commission Employment, Social Affairs and Equal Opportunities DG. www.myesr.org/html/img/pool/VT2007017FinalReportv04.pdf [accessed 8 May 2015].

Health Protection Agency (2008) Protection of patients and volunteers undergoing MRI procedures. Chilton: Health Protection Agency.

Institute of Electrical and Electronics Engineers (IEEE) (2002) IEEE Standard for Safety Levels with Respect to Human Exposure to Radio Frequency Electromagnetic Fields. 0–3 kHz. New York: IEEE.

International Commission on Non-Ionising Radiation Protection (2009) 'Guidelines on limits to exposure from static magnetic field'. Health Physics 96: 504–514.

International Electrotechnical Commission (2013) Medical Electrical Equipment - Part 2–33: Particular Requirements for the Safety of Magnetic Resonance Equipment for Medical Diagnosis, 3.2 edition. Geneva: IEC.

Kanal E and Tweedle MF (2015) 'Editorial: residual or retained gadolinium: practical implications for radiologists and our patients'. Radiology 275(3): 630–634.

Kanal E, Gillen J, Evans JA, Savitz DA and Shellock FG (1993) 'Survey of reproductive health among female MR workers'. Radiology 187: 395–399.

Kanda T, Osawa M, Oba H, et al. (2015) 'High signal intensity in dentate nucleus on unenhanced T1- weighted MR images: association with linear versus macrocyclic gadolinium chelate administration'. Radiology 275: 803–809.

McRobbie DW (2012) 'Occupational exposure in MRI'. Br J Radiol 85: 293–312.

Medicines and Healthcare products Regulatory Agency (2014) 'Magnetic resonance imaging equipment in clinical use: safety guidelines, version 4'. www.gov.uk/government/publications/safety-guidelines-for-magnetic-resonance-imaging-equipment-in-clinical-use [accessed 26 March 2015].

Shellock FG (2015) Reference Manual for Magnetic Resonance Safety 2015. Salt Lake City, UT: Amirsys Inc. (new edition published annually).

Shellock FG and Crues JV (eds) (2013) Magnetic Resonance Procedures: Health Effects and Safety. Los Angeles, CA: Biomedical Research Publishing.

21章 MRI の最新動向

Where Are We Going Now?

21.1 はじめに

We've come a long, long way —— 古い歌にもあるように，MRI が発明がされてから，あるいは本書を読み始めから，長い道のりを歩んできたものです．第 1 章では，ロケットサイエンスの話から始めましたが，この最終章ではほんの数年前まではサイエンスフィクション，夢物語でしかなかった話をします．未来の MR スキャナはどんな形になるでしょうか？ 何ができて，何ができないでしょうか？ 本章ではこの点について予想してみます．

● **インターベンショナル MRI**：低侵襲治療の発展とともに，インターベンショナル MRI の利用が増加，拡大し，遺伝子治療にまで及ぶ —— 現在進行形です．

● **新型の磁石**：インターベンショナル MRI 用に，(冷蔵庫に使用されているような)常温の平板型磁石が開発される —— まだ実現していません．

● **ウォークスルー MRI**：スクリーニング用に簡単に立ち寄れるウォークスルー MRI システムが開発される —— スタートレックの世界！

● **パラレルイメージングの発展**：パラレルイメージングが発展して，fMRI の一部を除いて EPI は不要になる —— ノーコメント．

● **高磁場装置**：静磁場強度は上昇を続け，3 T は標準的な装置となる —— これは確かでしょう．

● **新しい造影剤**：分子特異的な新しい「インテリジェントな」造影剤が開発される —— この領域は要注目．

● **スペクトロスコピーの普及**：スペクトロスコピーがついにルチーンの臨床検査の一部となる —— やったー！ やっと使える！

21.2 7 T MRI システム

本書の旧版で「静磁場強度は上昇を続け，3 T は標準的な装置となる」と控えめながらも予測しました．2014 年の時点で，この後半部分については確かに現実のものとなりました．3 T 装置に特有の B_1 不均一の問題が解決され，3 T はすべての領域で高画質を提供できるようになり，多くの施設で経済的にも十分ひき合うものとなりました．では前半部分はどうでしょうか．静磁場強度はさらに上昇し続けるでしょうか．確かに，1999 年にミネソタ大学で世界初の 7 T 全身 MRI が開発され，2003 年には 3 大メーカーがいずれも，世界中の研究施設からの需要に応じて 7 T 装置を発売しました．しかし，臨床レベルでは 3 T から 7 T への移行はまだ見られません．以下に述べるような理由で，おそらく数年あるいはそれ以上かかるでしょう．

7 T の魅力は，1990 年代における 1.5 T から 3 T への移行と同じく，明らかにその高い SN 比にあります(図 21.1)．すでに見たように，SN 比は概ね B_0 に比例しますから(→11.3.1)，7 T は 3 T に比べて 2 倍以上の SN 比が期待できます．高 SN 比であることにより高分解能画像が得られます．このほかの違いとしては，T2 が短縮，T1 は延長(表 21.1)します．SAR は B_0 の 2 乗に比例して増大しますから，T1 の延長もあって TR を長くする必要があり，スキャン時間は延長します．

もちろん磁場が大きくなることによる(装置の価格以外にも)短所があります．波長が短くなり，脳のような小さな FOV 撮像における定常波による B_1 不均一(→20.2.2)が顕著となり，脳の中心部が表面より高信号になることがあります(→10.4.2)．臨床的な観点からいうと，全体の画質は 3 T と同程度です．この点を克服するには，おそらく 8 チャネル程度のパラレル送信(マルチ送信)コイル，RF チェーンが必要です(→10.4.1)．パラレル送信技術の問題は 3 T についてはひとまず「解決」されていますが，8 チャネルシステムはそれに付随する安全

361

表 21.1　脳の緩和時間と静磁場強度の関係

組織	T1 (ms) [a] 1.5 T	3 T	7 T	T2 (ms) [b] 1.5 T	3 T	7 T
白質	646	838	1126	72	62	37
灰白質	1197	1607	1939	90	71	43

[a] Wright PJ, Mougin OE, Totman JJ, et al. (2008) 'Water proton T1 measurements in brain tissue at 7, 3, and 1.5 T using IR-EPI, IR-TSE, and MPRAGE: results and optimisation'. Magn Reson Mater Phy 21: 121-130.

[b] Zhu J, Klarhofer M, Santini F, et al. (2014) 'Relaxation measurements in brain tissue at field strengths between 0.35T and 9.4T'. Proc Intl Soc Mag Reson Med 22: 3208.

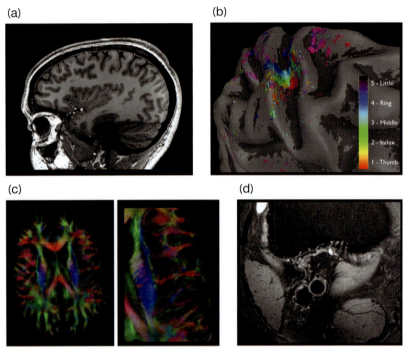

図 21.1　7 T MRI の画像　7 T では SN 比が高いため，高分解能の画像が得られる．(a) MP-RAGE，スライス厚 0.6 mm の等方性ボクセル画像 (Utrecht Medical Centre, Netherlands 提供)，(b) 高分解能フィンガータッピング法 fMRI．それぞれの指の賦活領域を識別できる (Sir Peter Mansfield MRI Centre, Nottingham, UK 提供)，(c) 高分解能 FA マップ (Vanderbilt University, Nashville, TN 提供)，(d) 膝窩動脈壁 (Utrecht Medical Centre, Netherlands 提供)

面の問題を含めなお開発が必要です．7 T では SAR が非常に大きいので，一般的なパルス系列の使用が大きく制限されることになります．たとえば，TSE による T2 強調像，T1 強調像の撮像では，エコートレイン長がそれほど長くなくても，SAR を制限内に収めるには TR を延長する必要がありスキャン時間が延長します．したがって，GE 法が基本となります．

7 T では磁化率効果も大きく，特別な B_0 シミングが必要です．通常の 1 次，2 次シミングに加えて，3 次シミングが必要となり，このためのシムコイルが場所をとるため，ボア径が標準的な 70 cm ではなく 55～60 cm と小さくなります．しかし磁化率効果が大きいことは利点ともなり，特に fMRI の BOLD 効果の検出には有用です．高分解能 fMRI は，7 T スキャナのよい適応のひとつといえます．

現時点 (2015 年前半) で，7 T 装置は世界で約 60 台が稼働しています [訳注]．臨床的に有用なシステムにするには，まだまだ多くの研究開発が必要です．さらに多彩な受信コイル，パラレル送信コイルの開発，SAR の低い励起パルス，再収束パルスの開発に

[訳注]　2017 年末の時点で，日本国内に 5 台設置されている．

よる安全性の確保が必要です．今後 10 年，7 T は臨床的に有用な MRI になるでしょうか？　まだわかりません．

21.3 超偏極イメージング

MRI における**分極**(polarization)とは，原子核が低エネルギー状態と高エネルギー状態に別れ，低エネルギー状態の原子核が多いために全体として磁化をもつことをいいます．原子核熱平衡状態にあるスピン量子数 1/2 の原子核の分極は(→9.3)，

$$P \approx 1 - \frac{\gamma \hbar B_0}{k_B T}$$

で与えられます．ここで P は 1.5T のとき，生体組織のプロトン密度 80M として約 5×10^{-6} です．しかしプロトン以外に観察したい核種のなかには，^{13}C のように非常に微量であったり，^{129}Xe のように生体内には自然には存在しない場合もあります．特定の核種に対する MRI の SN 比は，理論的には $C\gamma P$(C は密度，γ は磁気回転比，P は分極)で表されます．ここで C は容易に変更できず，γ は定数ですから，大きな信号を得るには分極 P を大きくしなければなりません．P を増大させるには，静磁場 B_0 を大きくする方法もありますが，コストをはじめとしていろいろ問題があります．替わりにまったく異なるアプローチとして，原子核を**超偏極状態**(hyperpolarization)とよばれる人工的な非平衡分布にする方法を使うと，分極の程度を大幅に増大することができます．超偏極状態を作る最も効果的な方法は，適当な基質を外部的に分極させ，ここに超偏極物質を急速に加えることです．たとえば，^{129}X，^{3}He のような稀ガスの場合は光ポンプ(optical pumping)により，^{13}C を含むさまざまな有機物質の場合はパラ水素誘起分極法(parahydrogen-induced polarization：PHIP)あるいは動的核分極法(dynamic nuclear polarization method：DNP)によって超偏極できます．

DNP 法は，電子の分極をプロトンに移行することにより ^{13}C を超偏極する方法です．この現象は，1953 年にアルバート・オーバハウザーによって予測されたもので，電子と原子核の確率論的なランダムな相互作用に基づいています．超偏極する ^{13}C を電子常磁性物質(electron paramagnetic agent：EPA)とよばれる不対電子をもつ有機ラジカルと混合します．この試料をポラライザーに入れて超低温(<1K)，高磁場(通常 5 T)の環境におきます．この極端な環境下で，EPA の電子はほぼ 100%分極します．ここで，EPA の電子の共鳴周波数のマイクロ波を照射します．これによって電子の分極が ^{13}C の原子核に移動します．この過程は 15〜60 分で進行し，その後凍った試料を取りだして加温した水あるいは緩衝液で室温に戻します．この過程を溶解(dissolution)といいます．一般に DNP 法による超偏極によって SN 比は 1 万倍にもなり，代謝をリアルタイムに観察することができるようになります．

超偏極原子核イメージングの利点は，^{129}Xe，^{3}He のように自然には生体内に存在しない物質，あるいは ^{13}C のように極めて微量な物質を観察できること，背景信号が低いのでコントラストが良好なことがあげられます．欠点は，磁場に応じた共鳴周波数をもつ送信コイル，受信コイルを個別に用意する必要があることです．また，プロトン MRI と同等の空間分解能を得ようとする場合，スライス厚，ピクセルサイズはいずれも γ(磁気回転比)に比例するので，それに応じて強力な傾斜磁場が必要になります．したがって，超偏極イメージングの分解能は，一般にプロトン MRI に劣ります．ほとんどの生体分子の超偏極信号は数十秒オーダーの T1 で減衰するので，物質を溶解して投与したらできるだけ速く，超偏極した磁化を無駄にしないように GE 法で撮像しなくてはなりません．

^{129}Xe，^{3}He などのガスは，簡単に吸入できて気腔を直接観察できるので，肺のイメージングに利用されます(図 21.2)．いずれもガスが肺胞に到達する状態を「換気」イメージングとして表示できるので，慢性閉塞性肺疾患(COPD)，囊胞性線維症，喘息などの評価に重要な役割を果たします．ガスの拡散係数(ADC)の計測は，肺気腫などによって変化する気道のサイズの評価に有用です．^{129}Xe は組織，血液にわずかに溶解することから，肺線維症，間質性肺疾患などにおけるガス交換異常の評価にも有用です．

Part II　エキスパート編

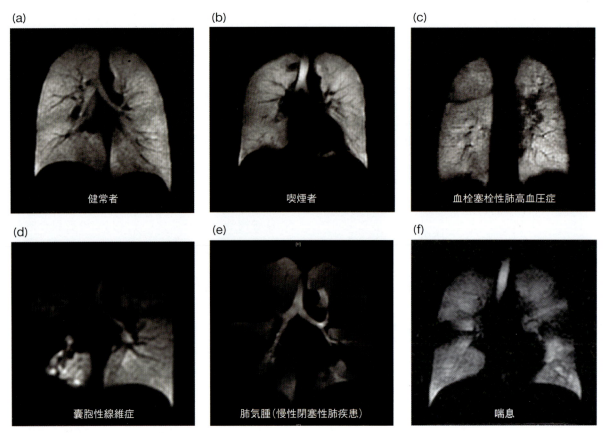

図 21.2　超偏極イメージング　^{3}He による換気イメージング．いずれも息止め下に撮像された異なる症例．(Prof. Jim Wild, University of Sheffield, UK 提供)

DNP 法による超偏極 ^{13}C イメージング

^{13}C イメージングは，腫瘍代謝の描出に優れています．悪性腫瘍の代謝は正常細胞の 200 倍以上に及び，PET はこれを放射性グルコースの取り込みとして捉えます．正常組織では，酸素存在下でグルコースがピルビン酸になり，これが TCA 回路を経て細胞のエネルギー源である ATP 分子を産生します．これが酸化的リン酸化といわれる過程です．酸素がない状態では，ピルビン酸は乳酸脱水酵素 (LDH) によって乳酸に変換されます．これを嫌気性解糖といいます．癌細胞では，好気性解糖，すなわち酸素が存在するにもかかわらずピルビン酸の大部分が乳酸になります．これはワールブルグ (Warburg) 効果として知られる現象ですが，このグルコースの乳酸への変換は，化学療法によって腫瘍細胞が破壊されると減少します．

ヒトにおける唯一の超偏極 ^{13}C を使った研究は，T1 が 30 秒と十分長い ^{13}C でラベルしたピルビン酸を使い，生検によって証明された前立腺癌において [1-^{13}C] 乳酸/[1-^{13}C] ピルビン酸比が上昇していることを示したものです．多くの動物実験がある一方で，臨床研究が少ない理由は，ヒトに静注できる滅菌超偏極物質を作ることが難しいことにあります．この初の臨床研究では，MRI 室に隣接するクリーンルームで試料を含む SFP (sterile fluid path 無菌流体経路) を用意し，溶解後すばやく品質検査 (QC) を行って静注しています．最近，無菌操作可能なスタンドアローンの DNP ポラライザーが発売されました．使い捨て SFP には無菌環境で試料を入れる必要がありますが，その後は－20℃に保存してピルビン酸の冷凍状態を維持し，ポラライザーに挿入されます．超偏極が終わると，システムはこれを非接触 QC システムで検査し，自動的にパワーインジェクターのシリンジに試薬を詰めて速やかにスキャンルームに移して患者に静注します．

21.4 PET/MR

　PET/CT が広く普及している現在，PET/MR は当然その延長線上にあります．しかし PET/MR については多くの未解決な問題があります．おもな問題は PET の検出器です．PET/CT は，511 keV の γ 線が無機シンチレーターに入射すると膨大な数の光子を発生する現象を利用しています．これをシンチレーションといいますが，シンチレーターのクリスタルは光子検出器，一般的には**光電子増倍管**（**P**hoto**M**ultiplier **T**ube：**PMT**）に連結しており，これがシンチレーションを電流に変換します．PMTでは，光子が光電陰極の表面に衝突すると少数の電子を放出します．これを真空管で加速し，少し離れた位置にあるもう 1 つのダイノード電極に衝突させるとさらに多くの電子が発生します．これを何回か繰り返すことによって大量の電子が発生し，これが陽極に衝突することによって電流が発生します．

　ここで問題となるのは，PMT が磁場にきわめて敏感であることです．あるメーカーは，MRI と PET を物理的に隔離してこの問題を解決しました．共通の患者テーブルが MRI 室から PET まで移動して，連続してスキャンする方式です．別のメーカーの方法は，PET の検出器を MRI の磁石の内部に設置するもので，この場合は本当の意味で同時に PET と MRI を撮像できます（図 21.3）．しかしこのためには，磁場の影響を受けない光子検出器の開発が必要です．最も一般的なものは，アバランシェ・フォトダイオード（**A**valanche **P**hoto **D**iode：**APD**）といわれるもので，簡単にいえば PMT の半導体バージョンですが，ゲインはずっと劣ります．最近はさらに，シリコン光電子増倍管が開発されていますが，これはたくさんの APD を並列につないだもので，感度，応答速度がより優れています．

　PET/MR のもう一つの問題は，**減衰補正**です．PET は，陰電子が陽電子と衝突して消滅する際に 180° 方向に放出される 2 本の γ 線の同時検出を利用します．γ 線が体内で吸収されたり，FOV 外に散乱するなどの理由で短時間内に同時検出できなかった場合に起こるのが減衰（attenuation）です．これによる光子の消失は，雑音の増加，アーチファクト，画像の歪みの原因となります．光子の減衰は，組織の X 線吸収係数がわかれば補正できます．PET/CT の場合，CT は単に低分解能の PET 画像を重ねるための高分解能画像を提供するだけではなく，組織の X 線吸収係数を HU 単位で計測することができます．MRI の信号強度はもちろん X 線吸収係数とは無関係ですから，PET/MR における重要課題は，MRI のデータから減衰補正マップを作り出すことにあります．現在のところおもな方法は，異なるパルス系列，たとえば Dixon 法を使うことによって，脂肪，水，肺，空気など異なる組織を識別し，それぞれに適当な吸収係数を割り当てるやり方です．骨の X 線吸収係数が非常に大きいことを利用して，MR のデータを CT の骨アトラスにあてはめ，症例ごとに疑似 CT 画像を作る方法を提唱しているグループもあります．MR 画像で骨を同定するには，ウルトラショート TE（UTE）（→14.8.1）が使われています．組織による減衰のほか，RF コイル，患者テーブルなどによる減衰も考慮する必要があります．頭部コイルのようにボア内の位置が固定しているものについては，事前に CT を撮像して減衰マップを作ることができます．自由に設定できるフレキシブルコイルの位置の同定は解決すべき問題で

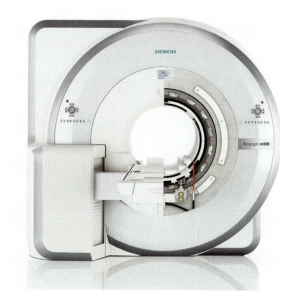

図 21.3　**PET/MR システム**　シーメンス mMR BioGraph．右半の内部構造には PET 検出器リングが見える．（シーメンス提供）

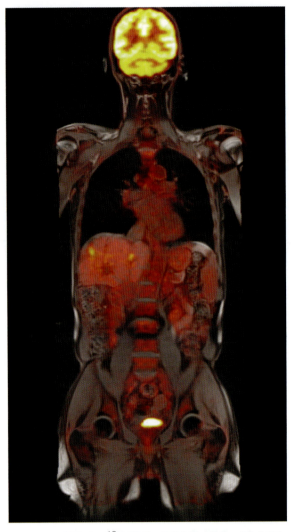

図 21.4　PET/MR　^{18}F-FDG，370 MBq 静注，60 分後に撮像，T1 強調脂肪抑制冠状断像に重ねたもの．肝内に多発する FDG 集積亢進がある．(Dr. Anna Barnes, University College Hospital, London 提供)

すが，この場合も UTE が利用できるかもしれません．

最後に，PET/CT では，上肢が X 線吸収に影響しないように腕を上げて撮像するのが普通です．しかし PET/MR ではボア径が小さいので，これは一般に不可能です．しかし上肢が MRI の FOV に含まれていないと，減衰補正マップが不完全になります．これはトランケーションアーチファクトといわれるもので，各メーカーが解決に向けてさまざまな努力をしています．

21.5 MR-LINAC

定位放射線治療〔conformal radiotherapy (RT)〕には，腫瘍とその周囲の正常組織の正確な 3D 解剖が必須です．現在のところ治療計画には，3D 画像とともに正確な線量計算に必要とされる電子密度に関する情報を提供できる CT が第一選択の検査法となっています．しかし CT は高速である一方，軟部組織の濃度分解能では MRI に劣り，また MRI で利用可能なナビゲーターエコーのような先進的な体動の補正技術も使えません．呼吸による臓器の移動を考慮して，病変部が確実に照射野に収まるように広めの範囲を照射する必要があります．軟部組織のコントラストと動きの補正機能に優れる MRI を利用することにより，照射容積を小さくして周囲の健常組織の被曝を軽減できる可能性があります．

治療用加速器 (LINAC) と MRI の統合に当たっては，高エネルギー (6 MeV) の電子線を精密に制御する必要があり，技術的な難関があります．LINAC は，電子線をマイクロ波技術を利用して加速し，これを照射野に合わせて磁場を使って偏向する技術です．このため一般には(地)磁気ができるだけ低いところに設置します(表 2.1)．したがって MRI の磁場の中でこれを使うには，大きな設計変更が必要になります．ひとつの可能性としては，split bore magnet (分割式マグネット) といわれる 2 つに分離した磁石の間に LINAC を置く方法があります(図 21.5)．もう一つは，MRI の磁石の軸上に LINAC を置く方法です．患者テーブルを回転させる設計も考えられています．このほかの問題点としては，PET/MR の場合と同じように，テーブルやコイルなどによる減衰があります．これについては，骨を描出できるウルトラショート TE (UTE) 法が有望です．

現時点はいくつものプロトタイプが開発されており，前臨床研究が行われている段階です．

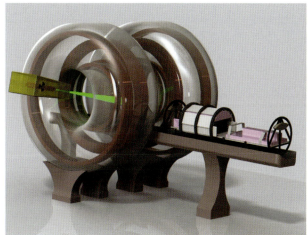 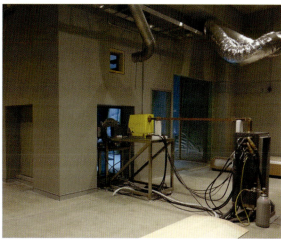

図 21.5　MR-LINAC　(a) イラストレータによる予想図，(b) 開発中のシステム．

参考文献

Feinberg DA and Yacoub E (2012) 'The rapid development of high speed, resolution and precision in fMRI'. Neuroimage 62: 720–725.

Kauczor H-U (ed.) (2000) 'Special issue: hyperpolarised gases in MRI'. NMR Biomed 13(4): 173–264.

Stafford RJ (2004) 'High field MRI: technology, applications, safety, and limitations'. American Association of Physicists in Medicine, 46th Annual meeting. www.aapm.org/meetings/04AM/pdf/14-2351-12342.pdf [accessed 8 May 2015].

付録

多くの人にとって数学は難しく，学校を卒業したら忘れたいものだと思いますが，ここでは MRI を理解するために役立つ数学だけを簡単にまとめました．

- ベクトル
- 正弦波と余弦波
- 指数関数
- 複素数
- フーリエ変換の基礎

A.1 ベクトル

ベクトル(vector)は，**大きさ**と**向き**をもつ量です．たとえば速度(velocity)は特定の方向への動きの変化率を表すベクトルです〔これに対して速さ(speed)は変化率だけを表すスカラー量です〕．ベクトルは通常，矢印で表し，その長さで大きさを示します．1本の矢印の先端と，もう1本の矢印の終端を重ねると，**ベクトルの和**を求めることができます．ベクトルを任意の座標系について，x, y, z の各軸の**成分**に分解することもできます(図 A.1)．

数式の中に書くときは，文字の上に小さな矢印を付けるか(例：$\vec{M}$)，あるいは太字で表します(例：**M**)．本書では，特にベクトルの向きが重要な場合に限って太字を使っています．ベクトルの成分は，各方向の単位ベクトル **i**, **j**, **k** の大きさとして表します．ベクトルには，**内積**(・)および**外積**(×)を定義することができます．内積の結果はスカラー，外積の結果はベクトルになります．

$$\mathbf{A}=A_x\mathbf{i}+A_y\mathbf{j}+A_z\mathbf{k}$$
$$\mathbf{A}\cdot\mathbf{B}=AB\cos\theta=A_xB_x+A_yB_y+A_zB_z$$
$$\mathbf{A}\times\mathbf{B}=-\mathbf{B}\times\mathbf{A}=(A_yB_z-A_zB_y)\mathbf{i}+(A_zB_x-A_xB_z)\mathbf{j}+(A_xB_y-A_yB_x)\mathbf{k}=AB\sin\theta\,\mathbf{n}$$

ここで θ は2つのベクトルのなす角度，**n** は **A** と **B** に垂直な単位ベクトルです．

A.2 正弦波と余弦波

最も基本的な波形が，**正弦波**(sine wave)と**余弦波**(cosine wave)です．この2つは同じ形ですが，横にずれています(図 A.2a)．波形には3つの基本的性質があります．すなわち，**振幅**(amplitude)：波が最も大きい所の高さ，**周波数**(frequency)：単位時間あたりの波の数(単位は Hz)，**位相**(phase)：周期の中のどこに位置するか．

単位ベクトルを中心点の回りに回転すると，x 軸，y 軸に余弦波，正弦波を作ることができます(図 A.2b)．これを見ると位相を簡単に理解することができます．すなわちベクトルが軸となす角度が位相です．位相は 0° から 360° まで変化し，360° 以上は

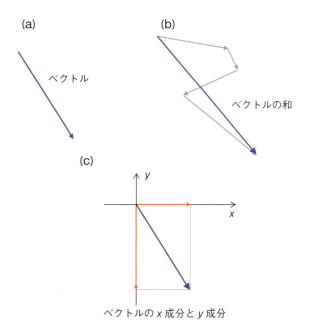

図 A.1　ベクトル　(a) ベクトルは矢印で表す．(b) ベクトルの和．複数のベクトルを連結することにより和を求めることができる．(c) ベクトルの成分．ベクトルは軸に沿う成分に分解できる．

付録

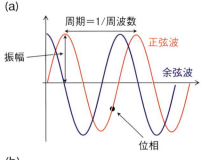

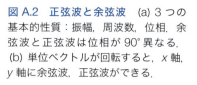

図 A.2　正弦波と余弦波　(a) 3つの基本的性質：振幅, 周波数, 位相. 余弦波と正弦波は位相が 90°異なる.
(b) 単位ベクトルが回転すると, x 軸, y 軸に余弦波, 正弦波ができる.

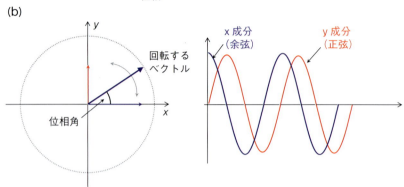

また元に戻ってこれを繰り返します.

　円周の長さは**ラジアン**(radian)で表されます. 360°が 2π ラジアンになります. ここでπ は円周率（円周と直径の比）で, 約 3.14 です. $\pi/2$ は 90°, π は 180°で, 一般に $2n\pi$ は 0°になります.

A.3　指数関数

　指数関数(exponentials)の説明は難しいのですが, いくつかの重要な性質さえ知っておけば十分です. 基本となる数字は e で表され, その大きさは約 2.718 です. 数式では e^x あるいは $\exp(x)$ と書きますが, 本書では後者を使っています. 指数関数は自然対数関数(ln)の逆関数で, $y=\exp(x)$ なら $\ln(y)=x$ となります.

　おもな性質を見てみましょう.

$$\exp(-x)=\frac{1}{\exp(x)}$$
$$\exp(x)\exp(y)=\exp(x+y)$$
$$\exp(0)=1$$
$$\exp(\infty)=\infty$$
$$\exp(-\infty)=0$$

　MRI では, 特に**指数関数的減衰**(exponential decay)といわれる $\exp(-x)$ が重要です. これは 0 に限りなく近づきます（図 A.3）. この関数は, 放射能の減衰, MRI の自由誘導減衰(FID)だけでなく, コーヒーの温度が低下する様子も表すことができます. つまり初めは急速に, 次第にゆっくりと冷めていって水のように冷たくなります. 逆に指数関数的増加は, どんどん大きくなる様子を表します. 世界の人口はこれです！

A.4　複素数

　複素数(complex number)は, 2つの要素, **実部**(real), **虚部**(imaginary)をもつ数です. 虚部は $i=\sqrt{-1}$ との乗算で表されます. したがって一般的な複素数は

$$A=R+iI$$

このとき,

$$A^*=R-iI$$

を**複素共役数**(complex conjugate number)といい, 両者を掛けると実数になります.

$$A \cdot A^* = R^2 - I^2$$

電気工学系の本では, i のかわりに j が使われる

こともあります．実世界では負数の平方根はありませんから虚部に相当するものは存在しませんが，複素数はMRIのように回転を表すには便利です．たとえば複素数を使えば，円周上の任意の点を次のように表すことができます．

$$A = x + iy = \cos\theta + i\sin\theta$$

さらに回転演算子 $\exp(i\theta)$ を

$$\exp(i\theta) = \cos\theta + i\sin\theta$$

と定義すれば，$\theta = \omega t/2\pi$ に対して回転ベクトルを $\exp(i\omega t/2\pi)$ と表すことができ，指数を足し合わせることによって回転現象をいくつでも合成することができます．

A.5 フーリエ変換の基礎

フーリエ理論によれば，どんな複雑な波形も，適当な周波数と振幅をもつ正弦波と余弦波を合成することにより表すことができます．式で書くと，

$$s(x) = \frac{a_0}{2} + \sum_{n=1}^{\infty}(a_n\cos nx + b_n\sin nx) = \sum_{n=-\infty}^{\infty} a_n\exp(inx)$$

ここで a, b はそれぞれ余弦波，正弦波の振幅，$i = \sqrt{-1}$ です．MRIで利用する最も重要な性質は**フーリエ変換**（Fourier transform）で，

$$S(k) = \int_{-\infty}^{\infty} s(x)\exp(-i2\pi kx)dx$$

$$s(x) = \int_{-\infty}^{\infty} S(k)\exp(i2\pi kx)dk$$

と表されます．この積分は難しそうにみえますが，

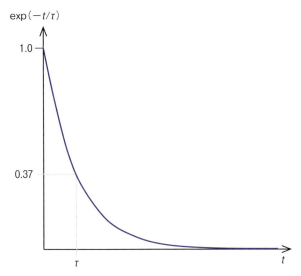

図 A.3 指数関数 指数関数的減衰は，放射能の減衰，MRIのT2緩和などを表す．時間 t の指数関数 $y = \exp(-t/\tau)$ について，τ を時定数(time constant)とよび，$t = \tau$ のとき $y = 0.37$（初期値の37%）となる．

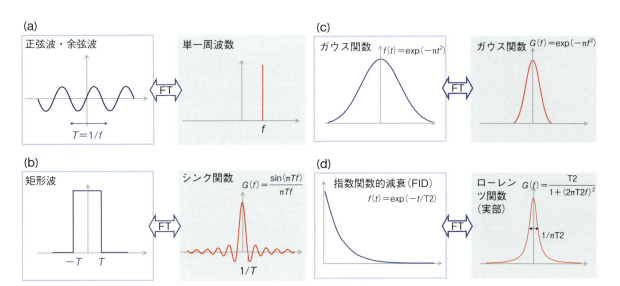

図 A.4 重要なフーリエペア (a) 正弦波（周波数 f，周期 T）↔周波数 f のスパイク．(b) 矩形波（持続時間 $2T$）↔シンク波．最初の横軸との交点が $1/T$．(c) ガウス関数↔ガウス関数．(d) 指数関数↔ローレンツ関数

371

付録

自分で計算できる必要はありません．形を知っているだけで十分です．$S(k)$，$s(x)$ はそれぞれ k と x の関数で，これを**フーリエペア**（Fourier pair）とよび，k と x は逆の関係にあります．重要なフーリエペアの例を図 A.4 に示しました．MRI では，x が実空間領域（イメージ領域），k が空間周波数領域に相当します．もう一つ重要なフーリエペアとして，時間領域 t と周波数領域 f があります．2 次元フーリエ変換は 2 方向，3 次元フーリエ変換は 3 方向に積分して得られます．

$$S(k_x, k_y) = \iint_{x,y} s(x,y) \exp(-i2\pi k_x x) \exp(-i2\pi k_y y) \, dxdy$$

$$S(k_x, k_y, k_z) = \iiint_{x,\,y,\,z} s(x,y,z) \exp(-i2\pi k_x x) \exp(-i2\pi k_y y)$$
$$\exp(-i2\pi k_z z) \, dxdydz$$

A.6 重要な定数

ボルツマン定数	k_B	1.38×10^{-23} J/K
プランク定数	h	6.63×10^{-34} J s
	$\hbar = \dfrac{h}{2\pi}$	1.05×10^{-34} J s
プロトンの磁気回転比	γ	2.68×10^{8} rad/s/T
	$\bar{\gamma} = \dfrac{\gamma}{2\pi}$	42.57 MHz/T

和文索引

■あ

アイソクロマート　128, 214
アイソセンター　151
アウトオブフェーズ　36, 92
アウトオブフェーズ画像　216
アクティブシールド　151, 153
アーチファクト　82, 181
圧縮センシング　253
アナログ・デジタル変換　55
アバランシェ・フォトダイオード　365
アポディゼーション　292, 300
アレイコイル　13
アンダーサンプリング　96

■い

息止めスキャン　83
位相　105
　——再収束　107, 134
　——分散　107
位相エンコード　112, 114
　——, 仮想　235
位相エンコード傾斜磁場　41, 105, 114
位相エンコード方向　59
位相画像　119
位相効果　87
位相コントラスト法　38
位相コントラストMRA　263
異方性拡散　308, 310
異方性比率　311
陰性的中率　347
インターベンショナルMRI　166
インターリーブ法　94, 111, 194
インフェーズ　36, 92
インフェーズ画像　216
インプラント　17, 18
　——, 受動的　18
　——, 能動的　18

■う

ウィンドウ値　63

ウィンドウ幅　63
ウェッジ法　179
渦電流　153
打ち切りアーチファクト　96, 122
ヴュートリッヒ　5

■え

永久磁石　13, 148
エコー　133, 210
エコー間隔　189
エコーシェアリング法　191
エコー時間　31, 41
エコートレイン長　46
エコープラナー法　53, 54, 204
エーデルスタイン　3
エルンスト　3, 4
エルンスト角　215

■お

オーダリング　223
　——, シーケンシャル　223
　——, セントリック　223, 267
　——, リニア　223
　——, リバースセントリック　223
オートキャリブレーション　233
　——信号　234, 237
オーバーサンプリング　57, 96
オフレゾナンスパルス　142
オープンMRI　166
折り返しアーチファクト　121
　——, 位相方向　95
折り返し現象　57

■か

回転座標系　129, 131
回転磁場(B_1)　126
回転力(トルク)　16, 355
ガウス　13
化学シフト　181, 292
化学シフトアーチファクト　88
　——タイプ1　89

　——タイプ2　90
化学シフトイメージング　302
拡散強調画像　38, 39, 307
拡散テンソル　312
拡散テンソル画像　310
加算系パラメータ　74
カットオフ周波数　57
カップリング　161
ガドリニウム造影剤　27, 37, 143
加熱効果　348
可変ビューシェアリング　281
肝脂肪含有率　339
　——マップ　342
感度　346
冠動脈MRI　291
灌流　315, 339
灌流強調画像　315
緩和　132
緩和パラメータ　180

■き

幾何学的パラメータ　175
基線補正　302
基電流(レオベース)　352
起電力　153
機能的MRI　324
キーホールイメージング　270
吸収スペクトル　292
強磁性　19
強制回復法　48, 198
強度–時間曲線　352
共鳴オフセット　219
金属アーチファクト　97
金属異物　17

■く

クアドラチャゴースト　181
クアドラチャ方式(直行位相方式)　157
空間高調波　235
空間周波数　113
空間分解能　72
空間飽和パルス　42, 88, 259

373

和文索引

クエン酸　303
クエンチ　13, 148
クライオスタット　147
グラジエントエコー　107, 210
　　──の形成　50
グラジエントエコー法（→GE法）
　35, 48, 134
　　──, インコヒーレント型　48
　　──, コヒーレント型　48
　　──, スポイル型　48, 51
　　──, タイムリバース型　48
　　──, 超高速　53
　　──, ハイブリッド型　49
　　──, リワインド型　48, 52
クラッシャー　196
繰り返し時間　31, 41
グリッディング　248
グルタミン–グルタミン酸複合体
　293
クレアチン　293
クロストーク　94
クロナキシー　352

■け

経時的安定性　182
傾斜磁場（グラジエント）　3, 14,
　41, 106, 126, 151, 353
　　──の線形性　153
　　──の非線形性　101
傾斜磁場コイル　14
傾斜磁場アンプ　154
傾斜磁場スポイリング　216
血液脳関門　144
血液プール造影剤　271
結合水　140, 141
血行動態応答関数　327
血行動態遅延　327
牽引力　17, 355
減衰補正　365

■こ

コイル感度プロファイル　230
コイル感度マップ　232
コイル負荷　171
格子　132
剛性率　343
構造水　140, 141
高速化　122
高速スピンエコー法　46, 189
高速度信号損失　256
広帯域デジタルMRシステム　163

光電子増倍管　365
呼吸位相エンコードリオーダリン
　グ法　83
呼吸ゲート法　83
呼吸トリガー　275
ゴースト　82, 122, 181
　　──, 位相　181
ゴースト/信号比　181
コヒーレンス　210
コヒーレンス経路　214
コリン　293
コールドヘッド　147
コンカティネーション　77
コントラスト　69, 180
コントラスト雑音比　71, 180
コントラスト分解能　180

■さ

歳差運動　126
再収束パルス　31
最小値投影法　272
サイズ系パラメータ　74
最大値投影法　260
サイドバンド（側波帯）　156
細胞外液腔容積　333
サイレントスキャン　250
サチュレーションバンド　88
雑音　71
雑音指数　162
残存水ピーク　292
サンプリング周波数　56
サンプリングレート　56

■し

磁化　44
　　──, 正味の　129
磁化移動　142, 262
磁化移動飽和パルス　42
磁化回復パルス　42
磁化準備パルス　42
磁化率　19, 98
磁化率アーチファクト　97
磁化率強調画像　225, 271
磁化率強調血管撮像法　272
時間濃度曲線　318
磁気回転比　105, 127
磁気閃光　352
磁気モーメント　126
磁気流体力学的効果　355
シーケンシャル法　194
磁石（マグネット）　13

磁石酔い　354
二乗平均平方根　149
時値（クロナキシー）　352
実効TE　190
実効TI　222
ジッパーアーチファクト　99, 165
シネ位相コントラスト法　283
磁場強度　146
磁場均一性　149
脂肪定量　339
脂肪飽和法　92
脂肪抑制　181
脂肪抑制パルス　42
脂肪抑制法　88
シミング　146, 292
自由水　140, 141
周波数　105
周波数エンコード　112, 117
周波数エンコード傾斜磁場　41,
　105
周波数エンコード方向　59
自由誘導減衰　132
受信機　162
受信コイル　13, 160
受信バンド幅　57, 90
腫瘍透過性　320
常磁性（体）　19, 37
常電導磁石　13, 148
心位相　278
真陰性　346
シンガー　2
心機能解析　282
心筋灌流画像　286
心筋血流予備能　287
心筋ストレイン解析　284
心筋バイアビリティ　288
信号　70
信号雑音比　71
信号–背景法　171
信号パラメータ　171
腎性全身性線維症　357
心電ゲート　84, 86
心電トリガー　274, 277
振幅　105
振幅画像　119
真陽性　346

■す

水和層　140
スキャンルーム　11
スキャン時間　74
ストリークアーチファクト　251

374

和文索引

スパイクノイズ 101
スパイラル法 251
スパース 253
スピード画像 265
スピン
——, 上向き 127
——, 下向き 127
——, 反平行 127
——, 平行 127
スピンエコー 136
——, 部分 211
——の形成 45
スピンエコー法(→SE法) 44, 135
スピン–格子緩和 133, 140
スピン–スピン緩和 132, 140
スピン–スピン相互作用 132
スペクトロスコピー 182
スペーシャルハーモニクス 235
スポイラー 215
ズーグマトグラフィ 3
スライス厚 74, 179
スライスギャップ 66
スライス選択 108
スライス選択傾斜磁場 41, 105, 108
スライスの位置 110
スライス幅 110
スライスパラメータ 179
スライスプロファイル 94, 179
スライス方向 61
スルーレート 152

■せ

正確度 345
正弦波 105
静磁場(B_0) 16, 126, 354
——の不均一 132
精度 345
設置面積 150
ゼロフィル法 79, 123, 124, 300
ゼロ・ボイルオフ 148
線形性 176
全身拡散強調画像 315
全身コイル(ボディコイル) 13
選択パルス 195
線広がり関数 177
前立腺癌 303
栓流 258

■そ

造影MRA 38, 267

造影T1強調像 29
騒音 155, 353
相関時間 τ_c 138, 139
早期造影効果 289
双極子–双極子相互作用 140
操作モード 15
——, 第1次水準管理 15, 349
——, 第2次水準管理 15, 349
——, 通常 15
送信機 155
送信コイル 13, 158
送信バンド幅 157
層流 259
速度エンコード 259
速度エンコード傾斜磁場 263
速度画像 264
速度補正(流速補正) 258
ゾーン区分 11

■た

体動アーチファクト 82
ダイナミック磁化率コントラスト法 315
タイムオブフライトMRA 260
タイムオブフライト効果 38, 256
タイムオブフライト法 38
タギングパルス 286
立ち上がり時間 152
縦緩和 132, 133
ダブルフリップ角法 158
ターボスピンエコー法 46
ターボファクター 46, 189
ダマディアン 2
断層画像 65
断熱通過パルス 93, 196

■ち

遅延時間(TD) 223
遅延造影効果 288
チューニング(同調)キャパシタ 160
超高速グラジエントエコー法 53
超電導磁石 13, 146, 147
超偏極イメージング 363
直接デジタル化 57
鎮痙薬 87

■て

ディアクティベーション 328
デュアルTR法 158

定位放射線治療 366
定常状態 217
定常波 350
ディスタンスファクター 66
デューティサイクル 152
ディフェーズ 107, 134
デオキシヘモグロビン 324
デカップリング 161
デジタイザ 162
テスラ(T) 13, 146
データ収集システム 165
電磁シールド 13

■と

投影画像 65
投影再構成法 247
等方性拡散 308, 310
動脈スピンラベル法 319
特異度 346
トフツモデル 322
トラクトグラフィ 311
トレース 311

■な

ナイキストゴースト 205
ナイキスト周波数 56
ナイキスト定理 56
ナビゲーターエコー法 84, 275

■に

二項パルス 196, 198
乳酸 293
妊娠 355

■ぬ・の

ヌルポイント 28, 34

ノイズブレークスルー 97
脳血液量 315
脳血流量 315

■は

バイアビリティ 288
ハイパーエコー 192
倍量投与 144
パーセル 3
ハチソン 3
パッシブシールド 151

375

バードケージコイル 159
ハードパルス 196
ハーフ NEX 123
ハーフスキャン 123
ハーフフーリエ法 79, 123
パラレルイメージング 229
パラレルイメージングアーチファクト 97
パラレル送信 157
バランス型 SSFP 法 267, 279
バルクフロー 308
パルス傾斜磁場スピンエコー法 308
パルス系列 14
パルス系列図 104
パルスプログラマー 165
ハーンエコー 211
反磁性 19
半値幅 94, 292
反転回復法 28, 33, 48, 330
反転時間 194

■ひ

比吸収率 348
ピーク濃度 318
ピクセル 55, 59, 64
非造影 MRA 260
非対称エコー 191
非直交データ収集法 247
皮膚効果 173
ビュー 279
ビューシェアリング 270, 281
表面コイル 161
品質管理 168
品質管理サイクル 168
品質保証 168

■ふ

ファラデーケージ 13
ファラデーの法則 351
ファントム 172, 175
フィルター 116
フィルターパネル 165
フェーズドアレイコイル 161, 230
不整脈拒絶期間 279
部分容積アーチファクト 93
部分容積効果 64
ブラックブラッド法 277
プリアンプ 162
フーリエ変換 108, 116
フーリエ変換ペア 108, 120

プリエンファシス 154
フリップ角 35, 49
ブリップ 204, 225
フルオロスコピック・トリガー法 268
ブルームバーゲン 4
プレスキャン 146
ブレード 202
プレパルス 42
プロジェクタイル 16
プロスペクティブ・トリガー法 280
ブロッホ 3
プロトン(陽子) 126
　——の交換 140, 142
プロトン密度強調像 31, 32
フロー補正法 88, 258
分解能 119, 176

■へ

平均通過時間 315
並進力 355
ベクトル心電ゲート法 274
ペネトレーションパネル 165
ヘリングボーンアーチファクト 101
ベローズ 83
変調伝達関数 177

■ほ

飽和 137
飽和帯(サチュレーションバンド) 88, 259
ボクセル 55, 64
ボーラスチェイス法 269

■ま

マグニチュード画像 35, 265
マグネットルーム 11
マジックアングル 141
末梢神経刺激 351
末梢脈波ゲート(ペリフェラルゲート) 85, 86, 276
マッチングキャパシタ 160
マトリックス 59
マトリックスコイル 13
マルチスライス(撮像)法 66, 110
マルチスラブ法 124
マルチバンド RF パルス 240
マルチプレクサ 163

マンスフィールド 3

■み・む

ミオイノシトール 293
見かけの拡散係数 39, 308, 310
ミキサー回路 156
水選択励起 198, 253

ムービングテーブル法 269

■や・ゆ

ヤング率 343

誘発エコー 191, 295, 296
歪み 176

■よ

陽性的中率 347
横緩和 132

■ら

ラインペア 113
ラジアルスキャン 202
ラジアル法 247
ラビ 5
ラムゼイ 5
ラーモアの式 105, 127
ランプパルス 263
ランプ法 179

■り

リアルタイムシネ MRI 282
リダクションファクター 232
リファレンススキャン 232
リファレンスライン 233
リフェーズ 107, 111, 134, 136
流入効果(インフロー効果) 38, 87, 256
量子力学 131
リワインド 191
リンギングアーチファクト 96

■る・れ

ルックアップテーブル 62

励起 RF パルス 105
励起パルス 31

冷媒　13
レオベース　352
レトロスペクティブ・ゲート法
　280

■ろ

漏洩磁場　16, 146
　——の空間勾配　16
ローターバー　3
ローデータ空間　59
ローパスフィルター　57
ロールオフ　57

欧文索引

＊英語の略語については，前付け（目次の後）の「略語集」も参照.

0 次モーメント　257
1 次モーメント　257, 259
2D 法　76
2PD　217
3D FT 法　124
3D ボリューム撮像　76
3D 法　76
5 ガウスライン　165
^{13}C イメージング　364

■ A

AAR　278
absorption spectrum　292
accuracy　345
acetylaspartate　293
acoustic noise　155
ACS　234, 237
active implantable medical device　17
ADC　39, 308, 310, 311, 338
adiabatic pulse　196
adiabatic spectral inversion recovery　194
AIMD　17
aliasing　57
amide proton transfer　142
amplitude　105
anisotropic diffusion　310
APD　365
apodization　292, 300
apparent diffusion coefficient（→ADC）　39, 308
APT　142
ARC　238, 239
area at risk　278
ARP　279
arrhythmia rejection period（→ARP）　279
arterial spin labelling（→ASL）　319, 339
artifact　82
ASL 法　319, 339
　——, continuous　319
　——, pseudo-continuous　319
　——, pulsed　319
ASPIR　194
ASSET　234
asymmetric echo　191
auto-calibrating reconstruction for Cartesian imaging　239
autocalibration signal　234
averaging parameter　74

■ B

b 値　308
B_0 マップ　150
B_1 マップ　158
B_1^+ マップ　158
balanced FFE（bFFE）　53, 218
balanced gradient echo　218
balanced steady-state free precession（→bSSFP）　267, 279
bFFE　53, 218
binomial pulse　196, 198
black blood　277
Bloch, Felix　3
Bloch 方程式　139
Bloembergen, Nicolaas　4
blood oxygenation level dependent　324
BOLD 効果　324
bolus chase　269
bound water　140, 141
BPP（緩和）理論　138, 141
bridged gradient　155
broad-use linear acquisition speed-up technique　246
bSSFP　267, 279
b-TRANCE　267

■ C

CAIPIRINHA　239
cardiac phase　278
Carr-Purcell 法（→CP）　334
Carr-Purcell-Meiboom-Gill 法（→CPMG）　334

CASL　319
CBF　315
CBV　315
CE-MRA　267
　——, 4D（ダイナミック）　270
cerebral blood flow（→CBF）　315
cerebral blood volume（→CBV）　315
CEST　142
chemical exchange saturation transfer（→CEST）　142
chemical shift　181, 292
chemical shift artifact　88
chemical shift imaging（→CSI）　302
chemical shift selective　92
CHESS パルス　92, 294
choline（Cho）　293
chronaxie　352
cine phase contrast　283
CISS　220, 221
CN 比　71, 180
coherence pathway　214
coil loading　171
cold head　147
compressed sensing　253
concatenation　77
conformal radiotherapy　366
constructive interference in steady state（→CISS）　220, 221
contrast　69
contrast resolution　180
contrast-to-noise ratio（→CN 比）　71, 180
controlled aliasing in parallel imaging results in higher acceleration　239
correlation time　138
CPC　283
CPMG 法　188, 334
CP 法　188, 334
creatine（Cr）　293
cross-sectional image　65
crusher　196
cryostat　147

欧文索引

CS 253
CSI 302
——, マルチスライス 303
——, Turbo 303

■ D

Damadian, Raymond 2
DAS 165
data acquisition system(→DAS)
 165
DCE-MRI 320
DCE 法 339
DE 法 48, 198
deactivation 328
delayed gadolinium-enhanced MRI
 of cartilage 338
DENSE 286
dephase 107
DESPOT$_1$ 330
DESPOT$_2$ 335
DESS 220
dGEMRIC 338
diamagnetic 19
diameter of a spherical volume
 149
DICOM 62
DIET 193
diffusion tensor imaging(→DTI)
 310
diffusion-weighted image(→DWI)
 38, 39, 307
diffusion-weighted whole-body
 imaging with background sup-
 pression(→DWIBS) 315
Digital Imaging and
 Communications in Medicine
 (→DICOM) 62
DIR 277
displacement encoding with stimu-
 lated echoes 286
distance factor 66
distortion 176
Dixon 水-脂肪交換アーチファクト
 341
Dixon 法 340
——, 2-point 217, 341
——, 3-point 341
DNP 法 363
double inversion recovery(→DIR)
 277
driven equilibrium(→DE) 48, 198
driven equilibrium single pulse

observation of T1 330
driven equilibrium single pulse
 observation of T2 335
DSC-MRI 315
DSC 法 339
DSV 149
DTI 310
dual interval echo train 193
duble echo steady state 法 220
duty cycle 152
DWI 38, 39, 307
DWIBS 315
dynamic contrast enhancement
 MRI 320
dynamic nuclear polarization meth-
 od 363
dynamic susceptibility contrast
 MRI 315

■ E

early gadolinium enhancement
 (→EGE) 289
ECG triggering 274
ECG-prep 266
echo planar imaging(→EPI) 53,
 54, 204
echo sharing 281
echo spacing 189
echo time(→TE) 31, 41
echo train length 42, 46, 189
ECV 333
eddy current 153
Edelstein 3
effective TE 190
EGE 289
electromotive force 153
EPI 法 53, 54, 204
——, マルチショット 207
——, GE- 225
——, SE- 204
Ernst, Richard 3, 4
ESP 189
ETL 42, 46, 189
excitation pulse 31
extracellular volume 333

■ F

FA 311
FAIR 319
fast field echo(→FFE) 52, 210
fast imaging with steady precession

217
fast spin echo(→FSE) 43, 46, 189
fat saturation 42, 92
FBI 266
fBIRN 182
FC 88, 258
FE 41, 210
FerriScan 335
ferromagnetic 19
FFE 52, 210
FID 132, 210
field echo 210
FIESTA 53
first-level controlled mode 15
FISP 法 52, 217
fixed parameter option：basic 15
FLAIR 28, 194
FLASH 51
FLASH バンド 215
flip angle 35
flow compensation(→FC) 88, 258
fluid attenuated inversion recovery
 (→FLAIR) 28, 194
fluoroscopic triggering 268
fMRI 324
——, event-related(事象関連)
 325
——, block design(ブロックデザ
 イン) 324
Foldover suppression 96
FONAR 3
Fourier transform 108
Fourier transform pair 108
FOV 74, 119
——, rectangular(長方形) 79,
 123
FPO：B 15
fractional anisotropy 311
free induction decay(→FID) 132,
 210
free water 140, 141
frequency 105
frequency encoding 117
frequency-encode gradient 41
fresh blood imaging 266
fringe field 16, 146
FSE 法 43, 46, 189
——, single-shot 43
full width at half maximum
 (→FWHM) 94
functional MRI(→fMRI) 324
FWHM 94

379

■ G

g ファクター　242
gauss(G)　13
GE 法　35, 48, 134, 210
　　――, スポイル型　213, 215
　　――, タイムリバース型　213, 220
　　――, デュアルエコー　150
　　――, バランス型　218
　　――, リワインド型　213, 217
　　――, 超高速　221
generalized auto-calibrating partially parallel acquisitions (→GRAPPA)　238
geometric parameter　175
ghosting　122
ghost-to-signal ratio　181
Gibbs アーチファクト　96, 122, 304
GMN　88, 258
gradient amplifier　154
gradient and spin echo(→GRASE)　43, 53, 194, 202
gradient coil　14
gradient echo　35, 107, 134, 210
gradient moment nulling(→GMN)　88, 258
gradient recalled echo(→GRE)　52, 210
gradient spoiling　216
GRAPPA　238
GRASE 法　43, 53, 194, 202
GRE　52, 210
gridding　248
GSR　181
gyromagnetic ratio(GMR)　127

■ H

Hahn echo　211
half Fourier single shot TSE (→HASTE)　43, 48, 199
hard pulse　196
harmonic phase　286
HARP　286
HASTE　43, 48, 199
hemodynamic delay　327
herring bone artifact　101
high velocity signal loss　256
HRF　327
Hutchison　3
hydration layer　140
hyperecho　192

■ I

IAUGC　321
IES　189
image selective in vivo spectroscopy　305
implant
　　――, active　18
　　――, passive　18
infact sizing　289
inflow effect　38
initial area under the gadolinium curve(→IAUGC)　321
in-phase(→IP)　36, 216
inter echo spacing(→IES)　189
interleave　94
intra-molecular dipole-dipole interaction　140
IP　36, 216
iPAT　239
iPAT ファクター　239
IR 法　28, 33, 48, 330
ISIS　305
isocenter　151
isochromat　128, 214
isotropic diffusion　310
IVIM　338

■ J・K

J カップリング(現象)　143, 193

k 空間　59, 119
　　――のシェアリング　270
　　――上の軌跡　120
k 空間オーダリング　193
k 空間シャッター法　123
k 空間分割イメージング　187, 189, 279
keyhole imaging　270
k-space　59
k-space shutter　123
k-t BLAST　246
k-t SENSE　247

■ L

lactate(Lac)　293
laminar flow　259
Larmor equation　127
late gadolinium enhancement　288
lattice　132
Lauterbur, Paul　3

LAVA　224
LGE　288
linearity　176
line-pair　113
linewidth　292
LL 法　330
longitudinal relaxation　132, 133
Look-Locker 法　330

■ M

MAGIC　335
magnet sickness　354
magnetic resonance image compilation　335
magnetization preparation　42
magnetization prepared rapid acquisition by gradient echo (→MP-RAGE)　224
magnetization restoration　42
magnetization transfer　262
magnetization transfer saturation　42
magneto-hydrodynamic effect　355
magnetophosphenes　352
magnitude image　265
Mansfield, Sir Peter　3
matrix　59
MAVRIC　99
maximum concentration　318
maximum intensity projection (→MIP)　260
mean transit time　315
MEG　344
metal artifact　97
minimum intensity projection (→mIP)　272
MIP　260
mIP　272
modified Look-Locker imaging (→MOLLI)　333
MOLLI 法　333
motion artifact　82
motion encoding gradients　344
MOTSA　263
moving table　269
MPICORE　319
MP-RAGE　224
MPRI　287
MR エラストグラフィ　342
MR スペクトロスコピー(→MRS)　292

欧文索引

MR 血管撮像（→MRA） 38
MR 消化管撮像 87
MR 信号 13, 55
MR 胆道膵管撮像法（→MRCP）
　200
MR angiography（→MRA） 38
MR conditional 18
MR enterography 87
MR safe 18
MR signal 13
MR spectroscopy（→MRS） 292
MR unsafe 18
MRA 38
　──, 4D 270
MRCP 200
MR-LINAC 366
MRS 292
　──, アルツハイマー病の 297
　──, シングルボクセル 295
　──, リン（31P）の 305
MT 262
MTT 315
multi-acquisition variable reso-
　nance image combination
　（→MAVRIC） 99
multiple overlapping thin slab ac-
　quisition（→MOTSA） 263
multislice imaging 66
myocardial perfusion 286
myocardial perfusion reserve index
　287
myo-inositol（mI） 293

■ N

N-アセチル-L-アスパラギン酸
　（NAA） 293
N/2（エヌハーフ）ゴースト 205
NAA 293
NATIVE 266
native T1 mapping 333
NATIVE-TrueFISP 267
navigator echo 275
NC-MRA 260
NEMA 法 172
nephrogenic systemic fibrosis
　（→NSF） 357
net magnetization 129
NEX 42, 74
No Phase Wrap（→NPW） 96
noise 71
noise break-through 97
non-contrast MR of arteries and

veins 266
normal mode 15
NPW 96
NSA 42, 74
NSF 357
null point 28, 34
number of excitation 42
number of signal averaging
　（→NSA） 42, 74
Nyquist ghost 205

■ O

off-resonance pulse 142
OP 36, 216
ordering 223
　──, centric 223
　──, linear 223
　──, reverse centric 223
　──, sequential 223
oscillating magnetic field 126
out-of-phase（→ OP） 36, 216
oversampling 57, 96

■ P

parallel acquisition technique 239
parallel imaging 229
paramagnetic 19
partial volume artifact 93
PASL 319
PC-MRA 38, 263
PCASL 320
PD 33
PE 41
perfusion 315, 339
periodically rotated overlappint
　parallel lines with enhanced re-
　construction（→PROPELLER）
　202, 225
peripheral gating（→PG） 85, 276
peripheral nerve stimulation
　（→PNS） 351
PET/MR 365
PG 85, 276
PGSE 308
phase 105
phase contrast MRA（→PC-MRA）
　38, 263
phase encoding 114
phase offset multi-planar
　（→POMP） 240
phase wraparound artifact 95

phased array coil 161
phase-encode gradient 41
photomultiplier tube 365
pixel 55
plug flow 258
PMT 365
PNS 351
point-resolved spectroscopy 295
POMP 240
PR 247
precession 126
precision 345
preemphasis 154
preparation pulse 42
Pre-sat 88
pre-scan 146
PRESS 法 295
projection image 65
projection reconstruction 247
PROPELLER 法 202, 225
prospective triggering 280
proton density（→PD） 33
PSIF 220
pulse programmer 165
pulse sequence 14
pulsed gradient spin echo（→PGSE）
　308
Purcell, Edward 3
PWM アンプ 155

■ Q

Q 値 160
QA 168
QC 168
quality assurance 168
quality control 168
quench 13

■ R

Rabi, Isidor 5
radial acquisition 202
radial imaging 247
radiofrequency pulse 13
RAGE 法 53
ramped pulse 263
Ramsey, Norman 5
rapid acquisition gradient echo 53
rapid acquisition with relaxation
　enhancement（→RARE） 46, 189
RARE 法 46, 189
readout segmentation of long varia-

381

ble echo trains 207
receiver coil 13
refocusing pulse 31, 41
regional saturation technique 88
relaxation 132
repetition time(→TR) 31, 41
rephase 107
residual water peak 292
RESOLVE 207
respiratory-ordered phase encoding(→ROPE) 83
REST 88
retrospective gating 280
rewind 191
RF コイル 13
──の均一性 174
RF シールド 165
RF スポイリング 216
RF パルス 41
RF 火傷 15
RF 波 13
rheobase 352
ringing artifact 96
rise time 152
RMS 149
ROAST 法 219
ROC 曲線 347
roll off 57
root mean square 149
ROPE 法 83
rotating frame of reference 129
RT 366

■ S

SAR 15, 192, 348
saturation 137
saturation band 88
SD 曲線 352
SE 法 44, 135
──, マルチエコー 188
second-level controlled mode 15
segmentation 187, 189
selective pulse 195
SEMAC 99
SENC 286
SENSE 231
sensitivity encoding 231
shimming 146, 292
ShMOLLI 334
short TI inversion recovery
(→STIR) 30, 92, 194
shortened MOLLI(→ShMOLLI)

334
signal 70
signal parameters 171
signal-background method 171
signal-to-noise ratio(→SN 比)
71, 171, 173
simultaneous acquisition of spatial
harmonics(→SMASH) 234
Singer, JR 2
size parameter 74
skin effect 173
slew rate 152
slice encoding for metal artifact
correction(→SEMAC) 99
slice parameter 179
SMASH 234
──, Auto- 236
──, variable density Auto-
237
SN 比(SNR) 71, 171, 173
──, 絶対 174
SPAIR 93, 194
SPAMM 286
sparse 253
spatial frequency 113
spatial modulation of magnetization
286
spatial presaturation pulse 259
spatial resolution 72
spatial saturation 42, 88
SPECIAL 93
specific absorption rate(→SAR)
15, 192, 348
spectral adiabatic inversion recovery(→SPAIR) 93, 194
spectral inversion at lipid 93
spectral inversion recovery 93
speed image 265
SPEEDER 234
SPGR 51
spike noise 101
spin echo 135
──, partial 211
spin-echo echo planar imaging
(→SE-EPI) 43
spin-lattice relaxation 133, 140
spin-spin interaction 132
spin-spin relaxation 132, 140
SPIO 37
SPIR 93
Stack of Stars 法 225
standing wave 350
STAR 319

static field spatial gradient 16
static field 126
steady state 217
STEAM 法 295
Stejskal-Tanner 法 308
stimulated echo 191, 295, 296
stimulated echo acquisition mode
(→STEAM) 295
STIR 法 30, 92, 194
strain encoding 286
strength-duration curve 352
structured water 140, 141
super-paramagnetic iron oxide
(→SPIO) 37
surface coil 161
susceptibility 19
susceptibility artifact 97
susceptibility-weighted angiography(→SWA) 272
susceptibility-weighted imaging
(→SWI) 225, 271
SWA 272
SWAN 272
SWI 225, 271

■ T

t 検定 346
T1-FFE 51
T1-weighted image 28
T1ρ 338
T1 緩和 133
T1 緩和時間 330
T1 強調像 29
T2 308
T2 緩和 132
T2 緩和時間 334
T2 強調像 27
T2-shine through(シャインスルー) 39, 308
T2-weighted image 27
T2* 緩和時間 334
T2* 強調像 36
TE 31, 41
──, ウルトラショート 248
tesla(T) 13
TF 46, 189
TGSE 202
THRIVE 224
TI 194
tilted optimized non-saturating excitation(→TONE) 263
time-spatial labelling inversion

pulse 267
time-of-flight(→TOF) 256
time-of-flight effect 38
time-of-flight MRA 260
time-resoloved imaging of contrast
    kinetics(→TRICKS) 270
time-resolved angiography with
    interleaved stochastic trajecto-
    ries 270
time-reversed GE 220
time-SLIP 267
TOF 256
TOF MRA 38, 260
    ——, 2D 260
    ——, 3D 261
Tofts' model 322
TOF 効果 38
TONE 263
TR 31, 41
tractography 312
TRANCE 266
transmitter 155
transmitter coil 13
transverse relaxation 132
TRICKS 270
triggered angiography non-con-
    trast enhanced(→TRANCE)
    266

True-FISP 53, 218
True-IR 194
truncation artifact 96, 122
TSE 法 43, 46, 189
    ——, IR- 194
    ——, シングルショット(→SS-
    TSE) 199
    ——, 3D 200
    ——, ラジアル 201
    ——, 反転回復 194
tumor permeability 320
turbo factor 46, 189
turbo gradient spin echo 202
turbo spin echo(→TSE) 43, 46,
    189
Turbo-FLASH 法 222
Turbo-IR 194
TWIST 270

■ U

ultrashort TE(→UTE) 248
ultra-small superparamagetic iron
    oxide(→USPIO) 248, 271
undersampling 96
USPIO 271
UTE 248

■ V

VCG 274
vector cardiac gating(→VCG)
    274
velocity encoding 259, 263
velocity encoding gradient 263
velocity image 264
venc 259, 263, 265, 283
viability 288
VIBE 224
view 279
view sharing 270, 281
    ——, variable 281
voxel 55

■ W

window level 63
window width 63
Wüthlich, Kurt 5

■ Z

zero boil off 148
zero-filling 300
zeugmatography 3
zipper artifact 99

しっかり学べる！
最新 MRI スタンダード　　　　　　　定価：本体 7,000 円＋税

2018 年 10 月 5 日発行　第 1 版第 1 刷 ©

著　者　ドナルド W. マクロビー，エリザベス A. ムーア，
　　　　マーチン J. グレーブス，マーチン R. プリンス

訳　者　百島 祐貴，押尾 晃一

発行者　株式会社 メディカル・サイエンス・インターナショナル
　　　　代表取締役　金子 浩平
　　　　東京都文京区本郷 1-28-36
　　　　郵便番号 113-0033　電話(03)5804-6050

印刷：アイワード／表紙装丁：岩崎邦好デザイン事務所

ISBN 978-4-8157-0137-6　C3047

本書の複製権・翻訳権・上映権・譲渡権・貸与権・公衆送信権(送信可能化権
を含む)は(株)メディカル・サイエンス・インターナショナルが保有します．
本書を無断で複製する行為(複写，スキャン，デジタルデータ化など)は，「私
的使用のための複製」など著作権法上の限られた例外を除き禁じられていま
す．大学，病院，診療所，企業などにおいて，業務上使用する目的(診療，研
究活動を含む)で上記の行為を行うことは，その使用範囲が内部的であっても，
私的使用には該当せず，違法です．また私的使用に該当する場合であっても，
代行業者等の第三者に依頼して上記の行為を行うことは違法となります．

JCOPY 〈(社)出版者著作権管理機構　委託出版物〉
本書の無断複写は著作権法上での例外を除き禁じられています．
複写される場合は，そのつど事前に，(社)出版者著作権管理機構
(電話　03-3513-6969，FAX　03-3513-6979，info@jcopy.or.jp)
の許諾を得てください．